Gerlinger/Kümpers/Lenhardt/
Wright (Hrsg.)
**Politik für Gesundheit**

Verlag Hans Huber
**Programmbereich Gesundheit**





HUBER

# Bücher aus verwandten Sachgebieten

Rosenbrock / Gerlinger
**Gesundheitspolitik**
2. Aufl. 2006. ISBN 978-3-456-84225-7

Braun / Buhr / Klinke / Müller / Rosenbrock
**Pauschalpatienten, Kurzlieger und Draufzahler – Auswirkungen der DRGs auf Versorgungsqualität und Arbeitsbedingungen im Krankenhaus**
2010. ISBN 978-3-456-84825-9

Wright (Hrsg.)
**Partizipative Qualitätsentwicklung in der Gesundheitsförderung und Prävention**
2010. ISBN 978-3-456-84867-9

Hurrelmann / Klotz / Haisch (Hrsg.)
**Lehrbuch Prävention und Gesundheitsförderung**
3. Aufl. 2010. ISBN 978-3-456-84866-2

Klemperer
**Sozialmedizin – Public Health**
Lehrbuch für Gesundheits- und Sozialberufe
2010. ISBN 978-3-456-84824-2

Gerlinger / Röber
**Die Pflegeversicherung**
2009. ISBN 978-3-456-84598-2

Schaeffer (Hrsg.)
**Bewältigung chronischer Krankheit im Lebenslauf**
2009. ISBN 978-3-456-84726-9

Wulfhorst / Hurrelmann (Hrsg.)
**Handbuch Gesundheitserziehung**
2009. ISBN 978-3-456-84701-6

Simon
**Das Gesundheitssystem in Deutschland**
Eine Einführung in Struktur und Funktionsweise
3. Aufl. 2009. ISBN 978-3-456-84757-3

Geene / Gold (Hrsg.)
**Kinderarmut und Kindergesundheit**
2009. ISBN 978-3-456-84635-4

Reiners
**Mythen der Gesundheitspolitik**
2009. ISBN 978-3-456-84679-8

Schmidt
**Eigenverantwortung haben immer die Anderen**
Der Verantwortungsdiskurs im Gesundheitswesen
2008. ISBN 978-3-456-84552-4

Badura / Iseringhausen (Hrsg.)
**Wege aus der Krise der Versorgungsorganisation**
Beiträge aus der Versorgungsforschung
2005. ISBN 978-3-456-84283-7

Weitere Informationen über unsere Neuerscheinungen finden Sie im Internet unter www.verlag-hanshuber.com

Thomas Gerlinger
Susanne Kümpers
Uwe Lenhardt
Michael T. Wright
(Herausgeber)

# Politik für Gesundheit

## Fest- und Streitschriften zum 65. Geburtstag von Rolf Rosenbrock

Meinen lieben
Schwiegereltern,

als Gruß aus 'meiner' Welt!

Mai 2010

Verlag Hans Huber

Lektorat: Dr. Klaus Reinhardt
Herstellung: Peter E. Wüthrich
Umschlag: Claude Borer, Basel
Druckvorstufe: Susanne El-Gindi, Berlin
Druck und buchbinderische Verarbeitung: AZ Druck und Datentechnik, Kempten
Printed in Germany

*Bibliografische Information der Deutschen Nationalbibliothek*
Die Deutsche Nationalbibliothek verzeichnet diese Publikation in der Deutschen Nationalbibliografie; detaillierte bibliografische Daten sind im Internet über http://dnb.d-nb.de abrufbar.



*Anregungen und Zuschriften bitte an:*
Verlag Hans Huber
Lektorat Medizin/Gesundheit
Länggass-Strasse 76
CH-3000 Bern 9
Tel: 0041 (0)31 300 4500
Fax: 0041 (0)31 300 4593
verlag@hanshuber.com
www.verlag-hanshuber.com

1. Auflage 2010

ISBN 978-3-456-84827-3

*Inhalt*


Für Rolf Rosenbrock ........ 9

## Public Health

*Horst Noack*
Modernisierung und Gesundheit: Chance in der Krise? ........ 14

*Raimund Geene*
New Public Health zwischen »Sozialemanzipation« und »Sozialkompensatorik« ........ 28

*Holger Kilian, Fabian Engelmann*
Auf dem Weg zu »Health in All Policies«: Was kann die soziallagenbezogene Gesundheitsförderung von der Umweltpolitik lernen? ........ 41

*Thomas Altgeld*
Gender – kein Thema für den Mainstream der Public Health-Forschung? ........ 53

*Rainer Müller, Frauke Koppelin*
Lebenslauf, Arbeit und Gesundheit ........ 65

*Doris Schaeffer, Martin Moers, Klaus Hurrelmann*
Public Health und Pflegewissenschaft – zwei neue gesundheitswissenschaftliche Disziplinen. Eine Zwischenbilanz nach 15 Jahren ........ 75

*Thomas Elkeles*
Evidenzbasierung in der Gesundheitsförderung? Anmerkungen aus Sicht der Evaluationsforschung ........ 93

## Gesundheitspolitik

*Rudolf Hickel*
Keynes wiederentdecken und weiterentwickeln: Theoretiker des Kasinokapitalismus ........ 104

*Norbert Schmacke*
Gesundheitsreform: Welche Logik zählt? ........ 112

*Hartmut Reiners*
Die Enquete-Kommission zur GKV-Reform: Masterplan für die Gesundheitspolitik ..... 122

*Jens-Uwe Niehoff*
Warum und wieso ist Gesundheitspolitik ein Thema für Wissenschaft? ..... 131

*Jens Holst*
Moral Hazard – Über die Irrelevanz eines theoretischen Konzepts für die Praxis des Gesundheitswesens ..... 143

*Bernard Braun*
Mythos »Jobmotor Gesundheitswesen«!? ..... 154

*Daniel Rühmkorf*
Die hausärztliche Versorgung als Spielball der Politik ..... 165

*Jörg Schaaber*
Arzneimittel um jeden Preis? Ein Exkurs über die Macht der Pharmaindustrie ..... 176

*Heiko Waller*
Gesundheit und Gesundheitsversorgung von Menschen ohne Papiere ..... 189

*Alf Trojan*
Patientenselbsthilfe als Akteur in der Gestaltung und Verbesserung des Gesundheitswesens ..... 200

## Prävention

*Andrea Fischer, Stefan Etgeton*
Prävention und ihre Grenzen ..... 211

*Bettina Schmidt, Dieter Ahrens*
Die Gesundheitsförderung frisst ihre Klienten ..... 223

*Volker Wanek*
Stärkung der Prävention als gesamtgesellschaftliche Aufgabe ..... 234

*Hans-Jürgen Urban*
Kampf um Gesundheit. Settingbasierte Prävention und gute Arbeit im Finanzmarkt-Kapitalismus ..... 246

*Bernhard Badura*
Sozialkapital und Gesundheit: Voraussetzungen erfolgreicher Unternehmensführung ..... 261

*Michael Drupp*
Betriebliches Gesundheitsmanagement durch die GKV – Möglichkeiten und Grenzen ihrer sozialpolitischen Instrumentalfunktion ..... 268

*Wolfhard Kohte*
Betriebsärzte zwischen Reduktion, Prävention und Integration ..... 280

*Michael Bochow*
Safer Sex: Der lange Weg einer kurzen Formel ..... 291

*Gesine Bär*
Krankenkassen als Partner der Kommunen bei der gesundheitsfördernden Stadt(teil)entwicklung ..... 302

*Gerd Glaeske*
Prävention mit Arzneimitteln. Medikamentöse Behandlung zur Verhütung von Krankheiten? ..... 316

## Krankenversorgung

*Wolf-Dieter Narr*
Die verlorene Integrität. Patientenerfahrung und sozialwissenschaftliche Reflexionen gegenwärtiger Medizin und Gesundheitspolitik: 15 Schnappschüsse ..... 326

*Heinz-Harald Abholz*
Public Health, evidenzbasierte Medizin und Prävention als Bedrohung des Individuums in der Medizin ..... 340

*Hans-Ulrich Deppe*
Zur Kommerzialisierung der Arzt-Patient-Beziehung ..... 352

*Sebastian Klinke*
Elemente eines ordnungspolitischen Wandels – Auswirkungen auf das ärztliche und pflegerische berufliche Selbstverständnis ... 365

*Anja Dieterich*
›Setting‹, ›Zielgruppe‹ und ›Partizipation‹ – Good Practice-Kriterien auch für die Krankenversorgung? ... 377

*Jürgen M. Pelikan*
Das Was, Warum und Wie des Gesundheitsfördernden Krankenhauses als Beitrag zur Neuorientierung der Gesundheitsdienste ... 389

Über die Autoren ... 402

# Für Rolf Rosenbrock

In diesem Band haben sich Freundinnen und Freunde, Kolleginnen und Kollegen sowie Weggefährten aus rund vier Jahrzehnten wissenschaftlichen und politischen Wirkens zusammengefunden, um Rolf Rosenbrock zu ehren, der am 1. Mai 2010 seinen 65. Geburtstag begeht.

Rolf Rosenbrock hat die Gesundheitswissenschaften / Public Health in Deutschland seit den 80er Jahren maßgeblich geprägt, indem er wichtige Themen etablierte und auf zahlreichen Feldern bedeutende Impulse zur Schärfung ihres Profils gab.

Dabei war die Entwicklung zum Gesundheitswissenschaftler nicht unbedingt vorgezeichnet – während seines wirtschaftswissenschaftlichen Studiums an der FU Berlin und in den ersten Jahren seiner beruflichen Karriere war eine besondere Affinität zum Thema Gesundheitspolitik nicht zu erkennen. Auf diesem Feld trat Rolf Rosenbrock erst 1977 in Erscheinung, als er gemeinsam mit Volker Friedrich und Adam Hehn unter dem Titel »Neunmal teurer als Gold« eine provozierende und viel gelesene Studie über Arzneimittelpolitik und die Marketing- und Lobby-Strategien von Pharmaunternehmen veröffentlichte. Standen hier noch Deformationen auf dem Gebiet der Krankenversorgung im Mittelpunkt der Analyse, so wandte er sich im Übergang zu den 80er Jahren präventionspolitischen Themen zu, die ihn in seinem wissenschaftlichen und politischen Wirken fortan nicht mehr loslassen sollten.

Zwei Themen waren es, die ihn während der 80er Jahre vorrangig beschäftigten. Zunächst arbeitete er unter Leitung von Frieder Naschold am Wissenschaftszentrum Berlin für Sozialforschung (WZB) an einem Projekt, das mit der empirischen Erforschung betrieblicher Strukturen des Arbeitsschutzes hierzulande echtes Neuland betrat. In einem der zentralen – von der damaligen »Arbeitsschutzgemeinde« teilweise empört zurückgewiesenen – Befunde des Projekts, wonach der etablierte Arbeitsschutz die subjektiven Belastungswahrnehmungen der Beschäftigten weitgehend ausblendete und genau darin eine wesentliche Ursache für seine gravierenden Funktionsdefizite lag, wurde das später zum präventionswissenschaftlichen Gemeingut avancierte Postulat der Partizipation gleichsam vorweggenommen. In der zweiten Hälfte der 80er Jahre widmete sich Rolf Rosenbrock dann, auch in Reaktion auf die sich entwickelnde öffentlichen Hysterie, dem Thema Aids-Prävention. In der überaus heftig geführten politischen Auseinandersetzung über die richtige präventionspolitische Antwort auf diesen neuen Krankheitstypus focht er wie kaum ein anderer gegen repressive Kontrollkonzepte und für die Anwendung einer gesellschaftlichen Partizipations- und Lernstrategie. Auf dem Politikfeld »Aids-Prävention« gewann damit jenes Konzept an Konturen, das er später, inspiriert durch einen längeren Forschungsaufenthalt in den USA und durch die Diskussionen über die 1986 veröffentlichte Ottawa-Charter der WHO, oft als »New Public Health« bezeichnete. Sein Buch »Aids kann schneller besiegt werden«, das binnen weniger Monate bereits in dritter Auflage erschien, gehörte sicherlich zu den einflussreichsten Arbeiten, die zu diesem Thema im deutschsprachigen Raum erschienen sind.

In der Bearbeitung dieser seiner Leitthemen der 80er Jahre traten zugleich Rolf Rosenbrocks gesundheitspolitischer Gestaltungsanspruch sowie seine Fähigkeit zu Tage, wissenschaftliche Analysen in praktische Handlungsorientierungen umzusetzen. Hier kommt – wenngleich in einer deutlicher »realpolitischen« Färbung – eine Grundüberzeugung zum Ausdruck, der er bereits zu Zeiten der Studentenbewegung anhing: dass Wissenschaft ein Instrument für eine bessere gesellschaftliche Praxis sein und sich an diesem Kriterium messen lassen müsse. Dafür stehen nicht nur seine präventionspolitischen Konzepte zum Thema Aids, sondern auch seine im Rahmen eines empirischen Forschungsprojekts am WZB entwickelten Überlegungen über die von den Krankenkassen wahrzunehmende Rolle auf dem Gebiet der Primärprävention. Der 1985 gemeinsam mit Friedrich Hauß herausgegebene Band »Prävention durch Krankenkassen« stellt die erste systematische Erörterung dieses Themas dar und wies – vor allem mit Blick auf, wie es später hieß, das »Setting« Betrieb – den Krankenkassen eine neue Rolle zu, die Jahre später im deutschen Krankenversicherungsrecht kodifiziert wurde.

Zugleich war Rolf Rosenbrock – ebenfalls Ausdruck seines Praxisbezugs – in der zweiten Hälfte der 80er Jahre an den Berichten zweier Enquête-Kommissionen des Deutschen Bundestags beteiligt, deren Ruf bis heute nachwirkt und deren Lektüre noch heute lohnenswert ist: der Enquête-Kommission »Aids« (1986/87) und der Enquête-Kommission »Strukturreform der gesetzlichen Krankenversicherung« (1988/90). In den Endberichten beider Kommissionen sind unschwer seine Positionen zu identifizieren. Manches – sicherlich viel zu wenig – von dem, was dort formuliert worden ist, fand später Eingang in politische Reformen.

Der institutionelle Rahmen seiner wissenschaftlichen Arbeit war und blieb das WZB, an das er 1977 kam. Hier war er zunächst in dem von Frieder Naschold geleiteten Forschungsschwerpunkt Arbeitspolitik im Internationalen Institut für Vergleichende Gesellschaftsforschung tätig. Im Zuge einer weit reichenden Umstrukturierung der Forschungseinheiten initiierte Rolf Rosenbrock 1988 die Gründung einer Arbeitsgruppe »Gesundheitsrisiken und Präventionspolitik« und wenige Jahre später, 1995, der Forschungsgruppe »Public Health« (damals Arbeitsgruppe »Public Health«), zu deren jeweiligem Leiter er ernannt wurde. Diese Einrichtungen stellten wirkliche Innovationen in der deutschen Wissenschaftslandschaft dar. Sie waren Ergebnis einer intensiven Auseinandersetzung mit der nicht selten bitteren Realität des Umgangs mit Gesundheit und Krankheit in Politik und Gesellschaft der Bundesrepublik einerseits und mit modernen Public Health-Konzepten andererseits. Die wissenschaftlichen Vorarbeiten Rolf Rosenbrocks und das inhaltliche Profil dieser WZB-Arbeitsgruppen haben nachhaltig zur Identitätsbildung der in Deutschland gerade im Entstehen begriffenen Disziplin »Public Health« beigetragen.

Im Verlauf der 90er Jahre wandte sich Rolf Rosenbrock neuen Themen zu, oder besser: bearbeitete er alte Themen aus neuen Perspektiven und mit neuen Fragestellungen. Zu einem zentralen Forschungsfeld wurde die betriebliche Gesundheitsförderung. Dabei wandte er Handlungskriterien des »New Public Health«-Ansatzes auf das traditionell mit dem Begriff »Arbeitsschutz« bezeichnete Handlungsfeld an, um die – wie er gerne sagte – »fördernden und hemmenden Bedingungen« einer modernen betrieblichen Präventionspraxis zu analysieren. In diesem Zusammenhang – wie auch generell in seinem Verständnis von Prävention und Gesundheitsförderung – wandte sich Rolf Rosenbrock stets gegen simplifizierende Fokussierungen auf bloße Verhaltensprävention oder die wohlfeile Rede von einem vermeintlich prinzipiellen Interesse des Arbeitgebers am Gesundheitsschutz seiner Beschäftigten. Effektive Prävention war für ihn immer gebunden an das Zusammenwirken von Partizipation, Kontextsteuerung und Verhaltensveränderung unter Berücksichtigung der sozialen und politischen Spezifika des jeweiligen Settings. Präventionspolitik war und blieb in seinem Denken eng verknüpft mit Kapitalismuskritik, weil eben der Kapitalismus systembedingt genau jene Bedingungen generiert, welche die Gesundheit von Arbeitnehmern gefährden und beschädigen.

Neben der betrieblichen Gesundheitsförderung schob sich das Problem der sozialen Ungleichheit von Gesundheitschancen immer stärker in den Vordergrund. In der Fokussierung von Präventionsanstrengungen auf sozial und gesundheitlich am stärksten benachteiligte Bevölkerungsgruppen sah Rolf Rosenbrock eine Chance, den gesundheitlichen Nutzen der verwendeten Ressourcen zu steigern, einen effizienten Ressourceneinsatz mit egalitären Zielen zu verknüpfen und zugleich den allerorten – mit zum Teil übertriebener Dramatik heraufbeschworenen – Folgen des demographischen Wandels wirksam zu begegnen. Kontextsteuerung und Empowerment mit dem Ziel der Herstellung von Chancengleichheit und Selbstbestimmung – heute würde man vielleicht sagen: eine Verbesserung der Verwirklichungschancen in der Gesellschaft – waren und sind unverrückbare Eckpfeiler seines wissenschaftlichen und politischen Engagements.

Die erwähnte Einsicht in den Zusammenhang von Kapitalismus und Krankheitsentwicklung hat Rolf Rosenbrock nicht davon abgehalten, sich in besonderer Weise für konkrete Reformen in der Prävention und Krankenversorgung einzusetzen – wie er überhaupt immer auch bestrebt war, bei denjenigen Gehör zu finden, die politische Entscheidungen zu treffen haben. Diese Verknüpfung von normativ begründeten Zielen und Pragmatismus zählt zu den unverwechselbaren Merkmalen seiner Person und seiner wissenschaftlichen und politischen Arbeit. Wie nur wenige hat Rolf Rosenbrock es verstanden, linken, kritischen Positionen treu zu bleiben und dennoch (in den Grenzen des Möglichen) praktischen Einfluss auf Gesundheitspolitik zu erlangen.

Dabei erstreckten sich seine Bemühungen zur politischen Einflussnahme auch auf einzelne, ihm wichtig erscheinende Aspekte der gesundheitspolitischen Gesetzgebung. So hatte er maßgeblichen Anteil an der im Jahre 2000 mit dem GKV-Gesundheitsreformgesetz in Kraft getretenen Wiedereinführung und Reform der Bestimmungen zur Primärprävention und Gesundheitsförderung durch Krankenkassen. Die bekannte Formulierung, dass die einschlägigen Aktivitäten der Krankenkassen insbesondere das Ziel der »Verminderung der sozialen Ungleichheit von Gesundheitschancen« verfolgen sollen – eine Formulierung, die an emanzipatorischer Tragweite in der beinahe 130-jährigen Geschichte der gesetzlichen Krankenversicherung Ihresgleichen vergeblich sucht –, geht nicht zuletzt auf seine Interventionen zurück. In den zurückliegenden Jahren galten seine Bemühungen um Einflussnahme auf die Gesetzgebung primär der Verabschiedung eines Präventionsgesetzes. Hier war ihm allerdings nicht jener Erfolg beschieden wie bei der Reform des Gesundheitsförderungsparagraphen vor gut zehn Jahren.

Seit dem Ende der 90er Jahre erhielt Rolf Rosenbrocks wissenschaftliche Politikberatung eine stärkere institutionelle Verankerung, vor allem durch seine 1999 erfolgte Berufung in den Sachverständigenrat für die konzertierte Aktion im Gesundheitswesen (seit 2004 Sachverständigenrat für die Begutachtung im Gesundheitswesen) und, 1998, in den Wissenschaftlichen Beirat der Bundeszentrale für gesundheitliche Aufklärung, seit 2003 als dessen Vorsitzender. Seine Handschrift ist nicht nur in den präventionspolitischen Teilen der Sachverständigenratsgutachten deutlich sichtbar.

In den letzten Jahren verbreiterte sich das Spektrum der Themenfelder und differenzierten sich die analytischen Perspektiven aus. Die Untersuchungen erstreckten sich auf neue Bereiche der gesundheitlichen Versorgung (z.B. integrierte Versorgung), politikwissenschaftliche Perspektiven bei der Analyse von Prävention und Krankenversorgung gewannen an Bedeutung, und neue methodische Zugänge, z.B. in der Analyse der Aids-Prävention, fanden Anwendung.

Sein Einfluss in Wissenschaft und Politik erschließt sich aber nicht allein aus den Inhalten, für die er steht, sondern werden nur verständlich, wenn man die Person Rolf Rosenbrock in den Blick nimmt. Da sind zunächst die normativen Wurzeln seines Engagements: Selbstbestimmung, Chancengleichheit und Partizipation sind für ihn unverrückbare Orientierungspunkte seines wissenschaftlichen und politischen Handelns – man könnte auch sagen, die Vision einer Gesellschaft, »worin die freie Entwicklung eines jeden die Bedingung für die freie Entwicklung aller ist« und die nur als solche in der Lage ist, die Menschen zu gesundheitsförderlichem Handeln zu befähigen. Daraus speist sich sein starker Wille, als veränderungsbedürftig erkannte Zustände zum Besseren zu wenden. Hinzu kommt, dass Rolf Rosenbrock sich durch großen persönlichen Mut auszeichnet. Auseinandersetzungen ging und geht er nicht aus dem Wege, und bisweilen, wenn er es für sachlich geboten hält, sucht er sie auch. Wer ihn als Diskutant oder Referent erlebt hat, wird sich kaum seiner Überzeugungskraft entziehen können. In seinen Analysen, Vorträgen und Stellungnahmen legt er die manchmal verblüffende Fähigkeit an den Tag, radikale Lösungen als Gebote des gesunden Menschenverstandes zu präsentieren, und es gelingt ihm damit häufig, weit über das linke Spektrum hinaus Gehör zu finden. Vielen sind insbesondere seine Auftritte als Diskutant und Debattenredner in Erinnerung. Blitzgescheit und ungemein schnell im Kopf, kann er präzise und mit manchmal schneidender Schärfe Argumente seiner Gegner widerlegen,

Widersprüche offenlegen und den Kern der Dinge herausarbeiten. Dank seines sprühenden Humors sind seine Beiträge überdies häufig von hohem Unterhaltungswert. Er hat sich damit zwar nicht bei allen beliebt gemacht, sich aber bei einem großen Kreis von Personen höchsten Respekt und große Zuneigung erworben. Daher hat er auch in Zeiten, da ihm der Wind scharf ins Gesicht blies, sich stets auf den Rückhalt seiner »Community« verlassen können.

Bei aller Ernsthaftigkeit seines Engagements und gelegentlicher Ungeduld hat Rolf Rosenbrock sich seinen wunderbaren Humor und ein gerütteltes Maß an Selbstironie bewahrt. Die Gelassenheit, die sich in den letzten Jahren hinzugesellt hat, wird gewiss nicht dazu führen, dass er in seinem wissenschaftlichen und politischen Engagement nachlässt. Seine produktive Unruhe wird in der Gesundheitspolitik in Zukunft mehr denn je gebraucht werden.

In seiner Funktion als langjähriger Leiter der Forschungsgruppe Public Health am WZB hat er viele ›nachwachsende‹ WissenschaftlerInnen (nicht zuletzt die HerausgeberInnen und manche AutorInnen dieses Bandes) in ihrer wissenschaftlichen Entwicklung und in ihren Berufswegen als ein Kollege und Vorgesetzter unterstützt, der streitbar wie fürsorglich, humorvoll wie bissig sein konnte und kann, der nach fairem Umgang sucht, mit Sinn für Gerechtigkeit und Loyalität ausgestattet und nicht zuletzt zu großer Freundlichkeit begabt ist.

Der vorliegende Band umfasst Beiträge von FreundInnen, KollegInnen und WeggefährtInnen aus vier Jahrzehnten. Sie beleuchten in den Bereichen Public Health, Prävention, Krankenversorgung und Gesundheitspolitik unterschiedlichste Aspekte der Themen, mit denen sich Rolf Rosenbrock in den vergangenen Jahrzehnten befasst hat. Die Herausgeberinnen und Herausgeber danken allen Autorinnen und Autoren für ihre engagierte, kundige und zuverlässige Mitarbeit an diesem Buch.

Berlin, im Februar 2010

Thomas Gerlinger
Susanne Kümpers
Uwe Lenhardt
Michael T. Wright

Horst Noack

# Modernisierung und Gesundheit: Chance in der Krise?[1]

## 1. Einleitung

Seit Beginn der Industrialisierung sind in den Industrieländern zwei nachhaltige Trends der Gesundheitsentwicklung zu beobachten: ein stetiger Anstieg der Lebenserwartung und der zu erwartenden gesunden Lebensjahre und eine kontinuierliche Zunahme der sozialen Unterschiede in den Lebens- und Gesundheitschancen der Menschen. Diese Entwicklung kann als ein Modernisierungsphänomen analysiert und interpretiert werden. Unter Modernisierung wird allgemein ein offener gesellschaftlicher Entwicklungsprozess verstanden, in dem kollektives Wissen (Rationalität) und die Beschleunigung des technologischen und sozialen Wandels und des Lebens als zentrale gesellschaftliche Triebkräfte wirksam sind. Herausragende Ergebnisse der Modernisierung sind die fortschreitende gesellschaftliche Differenzierung und die Herausbildung gesellschaftlicher Institutionen und Funktionssysteme wie Recht, Wirtschaft, Wissenschaft, Bildung und Gesundheitsversorgung. Mit der systematischen Erzeugung und Nutzung der Basisressource Wissen geht eine kontinuierliche Mengensteigerung gesellschaftlich produzierter technischer, materieller und kultureller Güter und damit verbunden eine wachsende Verknappung der Zeit einher. Die Folgen sind fortscheitende Beschleunigung technologischer Innovationen und sozialer Veränderungen und eine Beschleunigung des Lebenstempos.

Ausgehend von empirischen Beobachtungen gesundheitlicher Entwicklungen werden wir uns im Folgenden mit zwei Fragen auseinandersetzen: Was ist und was bewirkt Modernisierung? Wie beeinflusst Modernisierung die Entwicklung der Gesundheitschancen und der gesundheitsbezogenen Ungleichheit der Menschen?

## 2. Entwicklung der Lebenserwartung und Gesunden Lebensjahre

In den letzten 100 Jahren, einem lebensgeschichtlich äußerst kurzen Zeitraum, hat sich in den hoch entwickelten Industrieländern die Lebenserwartung bei Geburt und im späteren Leben mehr als verdoppelt, und auch in den ärmeren und armen Teilen der Welt

---

1 Ich danke Dorli Kahr-Gottlieb für die kritische Durchsicht des Manuskripts.

ist sie kontinuierlich gestiegen. Gleichzeitig sind die Lebenserwartungsunterschiede innerhalb und zwischen diesen Ländern stärker gewachsen als jemals zuvor.

In Japan, dem OECD-Land mit einer der ältesten Bevölkerungen der Welt, betrug im Jahre 2005 die Lebenserwartung der Männer bei Geburt 78,6 Jahre und der Frauen 85,5 Jahre. In der Türkei, dem OECD-Land mit der niedrigsten Lebenserwartung, konnten Männer bei Geburt 68,9 Lebensjahre und Frauen 73,8 Lebensjahre erwarten. Unter den ärmsten Ländern der Welt hatte Zimbabwe mit 45 Jahren bei Männern und mit 44 Jahren bei Frauen eine um 34 bzw. 42 Jahre niedrigere Lebenserwartung als Japan (OECD 2007). Im Zeitraum 1960–2005 stieg die Lebenserwartung bei Geburt in den 30 OECD-Ländern, den reichen Ländern der Erde, in unterschiedlichem Maße: Norwegen hatte mit 1,4 Jahren pro Jahrzehnt den geringsten Zuwachs, in Europa lagen Spanien und Österreich mit 2,4 Jahren pro Jahrzehnt an der Spitze, weltweit Japan mit 3,2 Jahren pro Jahrzehnt. Im gleichen Zeitraum sank die Lebenserwartung in Afrika drastisch; mit insgesamt 19 Jahren war der Verlust in Zimbabwe am größten (WHO 2009).

Gesellschafts- und gesundheitspolitisch wichtiger als der Anstieg der Lebenserwartung ist häufig die zu erwartende Zunahme der Lebenszeit, die frei von eingeschränkter Gesundheit oder Behinderung gelebt werden kann, in der Fachsprache die zu erwartenden ›Gesunden Lebensjahre‹ (*Healthy Life Years / HLYs* oder »Gesundheitserwartung«). Mit fortschreitendem Alter stellt sich die Frage: Wieviel der verbleibenden Lebenserwartung können Männer und Frauen erwartungsgemäß noch bei guter Gesundheit leben?

Nach einer Studie von Jagger/Gilies/Moscone et al. (2008) sind dies im Alter von 50 Jahren bei den italienischen Männern noch 67,9 % und bei den italienischen Frauen noch 59,0 % der Lebenserwartung. Bei den lettischen Männern und Frauen sind die Anteile mit 51,7 % und 43,5 % deutlich geringer. Die Differenzen zwischen beiden Ländern deuten auf große Unterschiede der gesellschaftlichen Einflussfaktoren auf die Bevölkerungsgesundheit hin, den nichtmedizinischen und medizinischen Gesundheitsdeterminanten.

Nahezu alle Gesundheitsindikatoren in den armen und reichen Ländern zeigen eine große, teilweise wachsende gesundheitsbezogene Ungleichheit. Die Unterschiede der Lebenserwartung bei Geburt zwischen den unteren und oberen Bildungsklassen betragen in Europa ca. 4–6 Jahre bei Männern und 2–4 Jahre bei Frauen (Mackenbach 2006), in Australien zwischen den Aboriginen und der übrigen Bevölkerung bis zu 20 Jahre (Marmot 2005). Die Veränderung der Lebenserwartung und der Gesundheitserwartung und ebenso der wachsenden sozialen Ungleichheit der Lebens- und Gesundheitschancen können als Folgeerscheinungen gesellschaftlicher Modernisierung interpretiert werden.

## 3. Theoretische Zugänge zum Phänomen Modernisierung

In neueren Arbeiten sind zwei Richtungen des wissenschaftlichen Zuganges zum Thema Modernisierung zu beobachten: zum einen die Theorie der »Wissens-Modernisierung«, wie sie Antony Giddens und Scott Lash in Großbritannien und Ulrich Beck in Deutschland vertreten (Beck 2008; Beck/Giddens/Lash 1996), zum anderen die Theorie der »Beschleunigungs-Modernisieurung«, die – gestützt auf eine große Zahl einschlägiger Vorarbeiten – Hartmut Rosa ausgearbeitet hat (Rosa 2005). Wir gehen davon aus, dass beide Ansätze für die wissenschaftliche Auseinandersetzung mit dem Thema soziale Ungleichheit der Gesundheitschancen in der Moderne von Interesse sind. Welche Hinweise und Erkenntnisse ergeben sich aus den beiden Modernisierungstheorien für die zukünftige Gestaltung der Krankenversorgung und für die Entwicklung des interdisziplinären Feldes bevölkerungsweiter Gesundheitsförderung?

## 3.1 Wissens-Modernisierung

Anthony Giddens hat drei Dynamiken der Modernisierung im späten 20. Jahrhundert identifiziert, die den Prozess der Wissens-Modernisierung näher beschreiben (Giddens 1991):

- *Trennung von Zeit und Raum:* Durch die Separierung von Raum und Zeit können soziale Beziehungen über große räumliche und zeitliche Distanzen unterhalten werden. Bekannte Beispiele im Gesundheitssektor sind die Entwicklung und Pflege sozialer Netze mit Hilfe des Internet als Quelle sozialer und emotionaler Unterstützung; oder die Nutzung elektronischer Medien in der telemedizinischen Diagnostik und Behandlung.
- *Auslagerung (Disembedding) sozialer Interaktionen aus sozialen Räumen:* Moderne Fachsprachen sowie Experten- und Informationssysteme werden zunehmend genutzt, um gesundheitswissenschaftliche Erkenntnisse außerhalb etablierter wissenschaftlicher Einrichtungen zu gewinnen, z.B. im Rahmen von Bevölkerungserhebungen, Sekundäranalysen oder Reviews. Gesundheitspolitische Entscheidungsträger machen bereits heute ausgiebig von der Möglichkeit Gebrauch, sich außerhalb der bisher genutzten Infrastrukturen durch Wirtschaftsexperten und VertreterInnen von Gesundheitsnetzwerken beraten zu lassen.
- *Institutionelle Reflexivität:* Die systematische Nutzung und Überprüfung von neuem wissenschaftlichen Wissen, beispielsweise über die Wirksamkeit neuer Therapien, wird integraler Teil der professionellen Routine in der Krankenversorgung. Repräsentative Gesundheitssurveys zur gesundheitlichen Lage der Bevölkerung z.B. im Rahmen von Routinebefragungen oder Sentinels können auf der politischen Ebene zur Verlaufsdiagnose und Steuerung des Gesundheitssystems genutzt werden.

Über lange Zeiträume hinweg galt Modernisierung als ein Synonym für moralischen, sozialen, wirtschaftlichen und gesellschaftspolitischen Fortschritt, auch im Gesundheitssystem. Davon kann schon länger nicht mehr ausgegangen werden (Beck1986; Giddens 1991). Die Frauenbewegung, die Umweltbewegung und bis zu einem gewissen Grade auch die Gesundheitsbewegung sind klassische Beispiele für die fortschreitende Erosion eines naiven Fortschrittsglaubens. In seinem 1986 erschienenen Buch *Risikogesellschaft – Auf dem Weg in eine andere Moderne* diagnostiziert Beck die Konturen eines neuen Gesellschaftstypus, der aus den (unerwarteten) Folgen der

Industriemoderne hervorgegangen ist (Beck 1986). Am Beispiel der In-Vitro-Fertilisation zeichnet der Autor die Entwicklung einer Subpolitik der Medizin in Form einer »Extremfallstudie« nach. Sie zeigt, wie es ohne demokratische Legitimation möglich war, eine ethisch bedenkliche und medizinisch brisante biotechnologische Innovation einzuführen, die heute tausendfach praktiziert wird. Das war kein Einzelfall. Die Innovationskraft und autonome Gestaltungsmacht professioneller Expertenzirkel ist nicht nur in der Medizin, sondern in zahlreichen anderen Bereichen kontinuierlich gewachsen, so etwa in der Energietechnik, der Gentechnik oder der Informationstechnologie.

In dem 2008 erschienenen Werk *Weltrisikogesellschaft* erneuert und erweitert Beck seine zeitkritische Analyse im Sinne einer umfassenden Risiko-Soziologie der Moderne. Wie schon in früheren Schriften interpretiert der Autor die Risiken der Industriemoderne als Nebenfolgen ihrer Erfolge oder »Siege« (Beck 2008). Als nachhaltige »Logiken« globaler Risiken identifiziert Beck schwere Finanzkrisen, ökologische Krisen und terroristische Risiken. Geburtenrückgang, alternde Gesellschaften und Massenarbeitslosigkeit gelten als Krisensymptome. Die aktuelle Finanzkrise und die kaum noch geleugnete ökologische Krise haben die Regierungen vieler Länder zu beträchtlichen fiskalischen Stützmaßnahmen für Banken und Industrien und zu neuen umweltpolitischen Reformschritten veranlasst und teilweise zur Entgrenzung der Nationalgesellschaften geführt. Sie haben aber auch zur Selbstbezweifelung der Wissenschaften und Expertenrationalität beigetragen. Sich verstärkende Individualisierungsschübe schwächen die Wertbezüge und normativen Grundlagen von Ehe, Familie und Politik: »Was den Zeitgenossen ängstigt, ist die Ahnung, dass die anthropologische Sicherheit der Moderne aus Treibsand besteht« (Beck 2007: 409).

Die Wissens-Modernisierung stellt die bevölkerungsbezogenen, öffentlichen Gesundheitswissenschaften in einem doppelten Sinne vor wachsende Probleme: Ihre zentrale Aufgabe ist es, die kontinuierlich wachsende Menge neuen Wissens in Bezug auf ihren praktischen und gesundheitlichen Mehrwert und auf mögliche Folgeprobleme zu überprüfen. Zusätzlich sollen sie einer breiten Öffentlichkeit neue gesundheitsrelevante Erkenntnisse vermitteln. Giddens und Lash sehen in institutionalisiertem Expertenwissen den Motor für die ›reflexive‹ Veränderung sozialer Handlungsformen und -strukturen. *Reflexive Modernisierung* heißt für sie ständige Auseinandersetzung mit und Anwendung von neuem, positivem Wissen (Beck/Giddens/Lash 1996).

Beck erweitert den Begriff der reflexiven Modernisierung, indem er ihn sowohl auf positives Wissen als auch auf Nicht-Wissen bezieht. Nicht-Wissen hat für ihn eine besondere Bedeutung als mögliche Erklärung für die Nebenfolgen der Moderne: »Kurz und zugespitzt gesagt: Nicht Wissen, sondern – mehr oder minder – reflexives Nichtwissen ist das ›Medium‹ reflexiver Modernisierung« (Beck 2007: 224). Er schlägt eine Typologie des Nicht-Wissens mit vier großen Kategorien vor: Selektive Vermutungen, Nicht-Wissen-Wollen, Reflektiertes Nichtwissen und Nicht-Wissen-Können (Beck/Giddens/Lash 1996: 19ff.). Reflexive Modernisierung heißt für ihn nicht lineare Zunahme von Wissen und auch nicht sozialer Wandel durch mehr Wissen und Kontrolle. Vielmehr gehen im Zuge reflexiver Modernisierung die institutionellen Stützen der Routinen und Gewissheiten verloren, die durch die Industriegesellschaft entstanden sind. Die Folge sind Unsicherheit, Politisierung und ein offenes, multiples Feld konflikthaft konkurrierender Wissensakteure. Im Extremfall stehen Experten-Monopol und »Palaver-Modell« einander gegenüber, wobei unklar wird, wer mitreden darf und wer nicht (Beck 2008: 28 ff.). Auf das gesundheitliche Versorgungssystem übertragen kann dies beispielsweise bedeuten, dass die fortschreitende öffentliche Kommunikation über die medizinische Bekämpfung bestimmter Krankheiten den Glauben an ihre Erfolge schwächt.

## 3.2 Beschleunigungs-Modernisierung

Hartmut Rosa (2005) präsentiert in seinem Buch »Beschleunigung – Die Veränderung der Zeitstrukturen in der Moderne« eine umfassende Theorie der Beschleunigung gesellschaftlicher Entwicklungsprozesse und der damit verbundenen komplementären Paradoxie sozialer Erstarrung. Für Rosa ist Beschleunigung das Charakteristikum der Modernisierung schlechthin. Beschleunigung heißt Mengenzunahme von Bewusstseinsakten oder Handlungsepisoden pro Zeiteinheit, entweder durch Verknappung der Zeitressourcen bei gleichzeitig unveränderter Zahl der Bewusstseinsakte oder Handlungsepisoden, oder umgekehrt durch deren Steigerung bei unveränderten Zeitressourcen. Soziale Beschleunigung wird als selbstantreibender Prozess, als sich selbst verstärkendes *Feedback-System* verstanden. Drei Dimensionen bilden einen geschlossenen *Akzelerationszirkel: technische Beschleunigung, Beschleunigung des sozialen Wandels* und *Beschleunigung des Lebenstempos* (Rosa, 2005: 243ff.).

Der Akzelerationszirkel ist eine zirkuläre kausale Kette. Historisch gesehen sind die Verknappung der Zeitressourcen kollektiver und individueller Akteure und der dadurch bedingte Stress wesentliche Triebkräfte für technische und technologische Innovationen. Technologische Basisinnovationen zur Beschleunigung zielgerichteter Prozesse in Produktion, Transport und Kommunikation verstärken den sozialen Wandel. Als Folge schrumpfen lebenslange Berufskarrieren und Beschäftigungsverhältnisse zu instabilen und teilweise prekären Beschäftigungen. Familiensysteme verlieren an Beständigkeit, der Anteil von Patchwork-Familien und Lebensabschnittpartnerschaften steigt. Die Lebenszeit von Wirtschaftsunternehmen, kulturellen Einrichtungen und sozialen Organisationen sinkt, die Zahl ihrer Neugründungen nimmt zu.

Der beschleunigte soziale Wandel hat zur Folge, dass das Lebenstempo wächst. Beschleunigtes Leben äußert sich in objektiver Steigerung der Handlungsgeschwindigkeit, so etwa des Arbeitstempos, der Sprech- und Gehgeschwindigkeit. Beschleunigtes Leben heißt wachsender Zeitdruck und das Gefühl rasender Zeit. Beschleunigtes Leben führt zur Veränderung von Zeitstrukturen und Selbstverhältnissen in Lebensalltag und Beruf, Multitasking wird zu einer neuen Lebens- und Arbeitsform. Die soziale Beschleunigung kann unter besonderen Bedingungen wie z.B. extremer Vermehrung der Handlungsoptionen oder extremer Verknappung der Zeitressourcen in einen paradoxen gegenläufigen Prozess der sozialen Entschleunigung oder Erstarrung umschlagen.

Die entfaltete Dynamik sozialer Beschleunigung und Erstarrung erfasst und verändert die gesellschaftlichen Strukturen, die Kultur, das Verhältnis zur inneren und äußeren Natur und die Persönlichkeit (Tabelle 1; Rosa 2005: 428f):

- *Struktur:* Nachhaltiges Ergebnis struktureller Modernisierung ist die wachsende funktionale Differenzierung, im Krankenversorgungssystem beispielsweise in Gestalt zunehmender Spezialisierung und vielfältiger Anstrengungen zur Koordinierung der Versorgungsangebote oder aber - als paradoxe Entwicklung – die Desintegration und Desynchronisation der Versorgung.
- *Kultur:* Kulturelle Modernisierung bedeutet Rationalisierung und »Gegenwartsschrumpfung« – »alles wird schneller«, z.B. im Gesundheitssystem die Diagnostik oder die Therapie nach den Leitlinien evidenzbasierter Medizin – oder, als Gegenbewegung, die Erosion der Sinnressourcen und die Verfestigung (»Kristallisation«) des Bestehenden, etwa im Falle von »therapeutischem Nihilismus«.

*Tabelle 1: Neubestimmung der Moderne: Beschleunigung und Erstarrung*

| Soziale Beschleunigung | Dimension | Soziale Erstarrung |
|---|---|---|
| Beschleunigung des strukturellen Wandels von sozialen Gruppen und Rollen, funktionale Differenzierung, Wachstum sozialer Strukturen und Netze | Struktur | Verfestigung und Verselbständigung der Wachstums- und Beschleunigungszwänge, Gefahr der sozialen Desintegration und Desynchronisation |
| Steigerung kultureller Angebote und Anforderungen in der Lebens- und Arbeitswelt, Beschleunigung des kulturellen Wandels, Rationalisierung und ›Gegenwartsschrumpfung‹ | Kultur | Erosion der Sinnressourcen, Wiederkehr des ›Immergleichen‹, kulturelle Kristallisation, Auseinandertreten von Erfahrungsraum und Erwartungshorizont |
| Technische Beschleunigung der Nutzung und Beherrschung (Domestizierung) der Natur und der technischen Systeme von Produktion, Transport und Kommunikation | Naturverhältnis | Missachtung der Eigenzeiten der Natur; wachsende ›normale Katastrophen‹, Gefahr der Naturzerstörung, physische Immobilität, der fortbewegte Mensch als ›unbeweglich Bewegter‹ |
| Beschleunigung und Individualisieung des Lebens, gesteigerte Möglichkeiten individueller Entfaltung, wachsende psychosoziale Anforderungen und risikobelastete Bewältigungsstrategien | Person | Richtungslose Dynamisierung, Eindruck des Stillstandes, ereignislose, existenzielle Langweile, Verhaltensabhängigkeiten, ›eingefrorene‹ Zeit der Depression trotz hoher Ereignisdynamik |

*In Anlehnung an Rosa 2005, S. 428 ff.*

- *Naturverhältnis:* Die Nutzbarmachung (Domestizierung) der äußeren Natur des Menschen geht mit technischer Beschleunigung von Produktion, Transport, Kommunikation und wachsender Naturbelastung einher. Als paradoxe Gegenbewegung drohen die Veränderungen in eine globale Ökokatastrophe umzuschlagen, insbesondere bei anhaltender Missachtung der dynamischen Gleichgewichte und Eigenzeiten der Natur. Die verheerenden prognostizierten Folgen einer fortgesetzten Rodung des Regenwaldes oder die katastrophalen Konsequenzen eines weiteren Abschmelzens der polaren Eismassen illustrieren die Gefahren zweier nicht mehr auszuschließender Entwicklungen.
- *Person:* Eine besonders markante Veränderung ist die Beschleunigung des Lebens, verbunden mit kontinuierlich wachsenden psychosozialen Anforderungen im Lebensalltag, häufig aber auch mit neuen Möglichkeiten individueller Entfaltung. Nachhaltiges Ergebnis ist die fortschreitende Individualisierung der Gesellschaft und der Wandel sozialer Beziehungen. Die paradoxe Kehrseite der Individualisierung ist ein Prozess anonymer »Vermassung«, die Entstehung einer homogenisierenden Massenkultur. Wie bereits beschrieben hat die Modernisierung in den Industrieländern zu einer in der Menschheitsgeschichte bisher einmaligen Steigerung der Lebenserwartung geführt und zu einer deutlichen Zunahme der bei guter Gesundheit gelebten Lebensjahre. Gleichzeitig sind die soziale Ungleichheit der Lebenserwartung und wahrscheinlich auch die Ungleichheit der in guter Gesundheit verbrachten Lebensjahre in bisher unbekanntem Ausmaß gewachsen. Die paradoxe Seite der Entwicklung ist eine in der Frühphase der Industrialisierung beobachtete Zunahme übertragbarer Krankheiten und nach deren drastischem Rückgang ein nachhaltiger Anstieg von nicht übertragbaren chronischen Erkrankungen, deren Häufigkeit mit dem fortschreitenden Anstieg der Lebenserwartung teilweise sinkt.

Die Vorstellungen über den Modernisierungsprozess in der Neuzeit gehen weit auseinander. Beck (2008) vertritt die Ansicht, dass die Idee einer Unterscheidung von Klassischer Moderne und Spätmoderne falsch ist, dass die Entwicklung vielmehr zur parallelen Herausbildung mehrerer Modernisierungsformen in Gestalt einer »Mehr-Moderne« führt. Demgegenüber definiert Rosa (2005), ähnlich wie eine Reihe anderer Autoren, den neuzeitlichen Modernisierungsprozess als Abfolge von drei Modernisierungsphasen: Vor- und Frühmoderne, »Klassische« Moderne und Spätmoderne. Tabelle 2 gibt in Anlehnung an Rosa (2005: 444ff.) einen differenzierten Überblick über die Veränderungen in der Neuzeit entlang von fünf Dimensionen: Tempo des endogenen Wandels, Berufs- und Familienstrukturen, Zeitperspektive, Geschichtsperspektive und Lebensperspektive.

*Tabelle 2: Verzeitlichung und Entzeitlichung in der Moderne*

| Dimension | Veränderungen |
|---|---|
| Tempo des endogenen sozialen Wandels | Im Verlaufe dieser Phasen wandeln sich gesellschaftliche Strukturen und Kulturen in der Vor- und Frühmoderne zunächst während mehrerer Generationen (inter-generational), sodann in der Moderne während einer Generation (generational) und schließlich in der Spätmoderne mehrfach innerhalb einer Generation (intra-generational). |
| Berufs- und Familienstrukturen | Diese Strukturen sind in der Vor- und Frühmoderne inter-generational stabil, wandeln sich sodann in der Moderne im Tempo der Generationenfolge und in der Spätmoderne schließlich intra-generational (aus Berufen werden Jobs, aus Familien Lebensabschnittspartnerschaften). |
| Zeitperspektive | In der Vor- und Frühmoderne sind Erfahrungsraum und Erwartungshorizont deckungsgleich (zyklische Zeit), in der Moderne treten Zeithorizonte von Vergangenheit und Zukunft auseinander (lineare Zeit). In der Spätmoderne wird die Zeit schließlich ›zeitlos‹ und zugleich verzeitlicht: Über Rhythmus, Dauer, Sequenz und Zeitpunkt von Handlungen und Ereignissen wird in der verzeitlichten Zeit im Vollzug entschieden. |
| Geschichtsperspektive | In der Vor- und Frühmoderne ist die Geschichte statisch: historische Zeit wird als Raum der Geschichte verstanden. In der Moderne erfolgt sodann eine Verzeitlichung der Geschichte: Sie ist ein gerichteter, versteh- und gestaltbarer Prozess (Fortschrittsidee). Politik erhält einen temporalen Richtungsindex (konservativ, progressiv) und dient als historischer ›Schrittmacher‹. In der Spätmoderne hat die Geschichte ein Ende, die Fortschrittsidee und Geschichtsphilosophie erlöschen, der Fortschrittsindex geht bei hohem Wandlungstempo (›situative Politik‹) verloren. Die Folge ist die ›Entzeitlichung der Geschichte‹ – ein vorläufig letztes Stadium der Spätmoderne, die Vision ›rasender Stillstand‹. |
| Lebensperspektive | Diese ist in der Vor- und Frühmoderne ›situativ‹. Dabei geht es sowohl um die Bewältigung von (exogen bestimmten) Tagesproblemen auf der Grundlage ›substanzieller Identität a priori‹, als auch um die Bewältigung von exogen bedingten und metaphysisch sowie kulturell geprägten Wechselfällen des Lebens. In der Moderne erfolgt eine Verzeitlichung des Lebens. Charakteristisch ist die Perspektive des planbaren, narrativ als Entwicklungsgeschichte angelegten Lebenslaufs auf der Grundlage stabiler, selbstbestimmer Identität ›a posteriori‹ und institutioneller Absicherung (Lebenslaufregime). Die Spätmoderne führt zur De-Institutionalisierung des Lebenslaufs und zur Preisgabe stabiler Identität im Sinne eines ›Lebensprojekts‹. Die Lebensführung wird durch ›situative Identität‹ und ›Entzeitlichung des Lebens‹ geprägt. |

*Quelle: Rosa, 2005, S. 446*

Wie aus Tabelle 2 hervorgeht, verläuft der neuzeitliche Dynamisierungsprozess nicht linear, sondern in Form struktureller Umbrüche. Diese erfolgen im Zuge einer für den gesellschaftlichen Transformationsprozess charakteristischen Dialektik von *Verzeitlichung* und *Entzeitlichung*. Verzeitlichung heißt, dass das Leben generational oder zumindest intra-generational in prästabilisierten Bahnen verläuft, die durch Institutionen, Recht, sozialstaatliche Regelungen oder Arbeitsregime geregelt sind. Gegen Ende des 20. Jahrhunderts gerät diese Verzeitlichung des Lebens unter Dynamisierungsdruck: Die Zeit selbst wird verzeitlicht und das Leben (der Alltag, die Geschichte) entzeitlicht (Rosa, 2005: 446). Das heißt, über Qualitäten wie Zeitpunkt, Reihenfolge, Dauer, Rhythmus und Tempo von Ereignissen oder Handlungen wird nicht mehr nach einem vorgegebenen Regelsystem oder Plan, sondern in der Zeit selbst entschieden. Es ist zu erwarten, dass die Dynamik der Entzeitlichung des Lebens (des Alltags, der Geschichte) – sofern sie Gestalt annimmt – schwerwiegende Konsequenzen für die Lebenswelt, das Leben, die Gesundheit und die Gesellschaft haben wird, da diese nun ihre stabilen, vorhersagbaren Grundmuster verlieren. Der Übergang von der ›Klassischen‹ Moderne zur Spätmoderne lässt sich im Sinne Rosas (2005: 455) als der Moment in der fortschreitenden Beschleunigungsgeschichte bestimmen, in dem die Verzeitlichung des Lebens und der Geschichte nicht mehr gelingt und durch die Verzeitlichung der Zeit selbst abgelöst wird.

## 3.3 Folgen der Modernisierung

Die Perspektiven beider Modernisierungsszenarien, der Wissens-Modernisierung und der Beschleunigungs-Modernisierung, sind wenig ermutigend. Reflexive Wissens-Modernisierung im Sinne von Giddens and Nash ist die optimistischere Perspektive. Allerdings nur dann, wenn man anzunehmen bereit ist, dass die Systeme und Akteure, die wesentlich zur Entstehung globaler Großrisiken, extremer Armut und riesiger Unterschiede in den Lebens- und Gesundheitschancen der Menschen beigetragen haben, in der Zukunft eine radikale Wende ihrer Politik und Praxis vollziehen werden. – Eine Annahme, die der wirtschaftsliberalen politischen Philosophie und Systemlogik der demokratisch verfassten kapitalistischen Länder widerspricht. Diese Länder waren in der Lage, in einer lebensgeschichtlich sehr kurzen Zeitspanne für einen großen Teil ihrer Bevölkerungen Lebensbedingungen zu schaffen, die erheblich zu einer bislang unbekannten Wohlstandsentwicklung und Steigerung der Lebens- und Gesundheitserwartung beigetragen haben.

Der Preis der unbestreitbaren Erfolge reflexiver Modernisierung ist ein doppelter, in seinen Dimensionen noch nicht vollständig fassbarer. Er besteht zum einen im nachhaltigen Wachstum sozial ungleicher und damit ungerecht verteilter Lebens- und Gesundheitschancen: relativ arme Menschen sterben wesentlich früher als relativ reiche Menschen, und sie tragen eine viel größere Krankheitslast. Zum anderen sind im Zuge »westlicher« Modernisierung die Massenproduktion von Gütern und Dienstleistungen, für die kein primärer Bedarf besteht, die Krisenanfälligkeit der globalen Wirtschaft und die Massenarbeitslosigkeit stark gewachsen. Zugleich hat die Umweltbelastung und Umweltzerstörung erschreckende Ausmaße erreicht und droht, falls nicht radikale Gegenmaßnahmen ergriffen werden, in eine globale ökologische Katastrophe zu münden.

Die Perspektive der »Reflexiven Nicht-Wissens-Modernisierung« im Sinne Becks (2008) veranschaulicht das mögliche Dilemma zweier globaler Negativ-Szenarien, die immer wahrscheinlicher und unausweichlicher werden dürften, wenn es nicht gelingt, der »organisierten Unverantwortlichkeit« gegenüber der Menschheit und der Natur allmählich ein Ende zu setzen. Dies sind

- die Krisenanfälligkeit der Weltwirtschaft und
- die irreversible globale Klimakatastrophe.

Inszenierte Gewalt in Gestalt realer oder virtueller Kriege oder als Selbstmordterrorismus folgen insofern einer anderen Logik, als sie intendiert sind und geplant erfolgen.

Die Perspektive der von Rosa (2005) untersuchten Beschleunigungs-Modernisierung hat in großen Teilen der Welt maßgeblich zur Steigerung der kulturellen und technischen Produktion und zur Institutionalisierung der sozialen Beschleunigung gesellschaftlicher Prozesse geführt. Ergebnisse sind:

- Mengenausweitung kultureller und technischer Produkte,
- soziale Beschleunigung in Form eines geschlossenen Akzelerationszyklus mit den drei Dimensionen technische Beschleunigung, Beschleunigung des sozialen Wandels und Beschleunigung des Lebenstempos.

Wie bereits mehrfach angeklungen ist, gibt es gute Gründe für die Hypothese, dass die Beschleunigungs-Modernisierung sowohl die gesellschaftlichen Rahmenbedingungen als auch die ökonomischen, sozialen, kulturellen und ökologischen Determinanten der Lebenserwartung, der Gesundheit und der gesundheitlichen Versorgung nachhaltig beeinflusst.

## 4. Modernisierung und Gesundheitsentwicklung

Zur Beschreibung und Erklärung der Gesundheitsentwicklung von Bevölkerungen werden heute komplexe theoretische Modelle verwendet, die folgende Elemente enthalten:

*Regionaler und nationaler Lebens- und Gesundheitskontext*

- Wirtschaftliche Lage und Wohlstandsverteilung (Ökonomisches Kapital)
- Lebens- und Gesundheitskultur (Kulturelles Kapital)
- Modernisierungsgrad: Technik- und Technologieentwicklung, Verzeitlichung und Entzeitlichung

*Distale Gesundheitsdeterminanten*

- Sozioökonomische Determinanten: sozialer Status, Einkommen und soziale Sicherheit

- Soziale Determinanten: soziale Bindungen, soziales Vertrauen und soziale Werte (Soziales Kapital)
- Krankenversorgung: Bereitstellung zugänglicher bedarfsgerechter und qualitativ angemessener Krankenbehandlung und Pflege
- Gesundheitsförderung: Ermöglichung eines gesundheitsgerechten Lebensstils und Zugang zu wirksamen Gesundheitsprogrammen
- Sozial-ökologische Determinanten: Informations- und Kommunikationsangebote, Lernangebote und Empowerment, gesundheitsgerechte Arbeitswelten und Arbeitsplätze, Konsumgüter- und Nahrungsmittelangebote, Transport- und Bewegungsmöglichkeiten

*Proximale Gesundheitsdeterminanten*

- Lebensstildeterminanten: individuelle und in sozialen Lebenswelten verankerte kollektive Werte, Verhaltensregeln und Verhaltensmuster
- Genetische und biologische Determinanten: ererbte und erworbene körperliche Gesundheits- und Risikopotenziale

Gesundheitsmodelle postulieren, wie komplexe Gesundheitsdeterminanten in einem definierten gesellschaftlichen und zeitlichen Kontext die Gesundheit und Befindlichkeit beeinflussen können. Soweit bekannt, wurden die gesundheitsbezogenen Veränderungen und Konsequenzen der Modernisierung bisher jedoch noch nicht systematisch untersucht.

Die epidemiologische und empirische sozialwissenschaftliche Forschung vermittelt der unreflektierten Fachperson oder dem Laien häufig den Eindruck, dass Gesundheitsdeterminanten im Sinne linear-kausaler Wirkungsketten auf den Lebensverlauf, das Wohlbefinden oder die Krankheitsbelastung einwirken. Eine solche Interpretation ist im günstigsten Falle bei langfristigen Verläufen auf der Makroebene gerechtfertigt, sofern Interaktionseffekte mehrerer Determinanten ausgeschlossen werden können. In der Regel werden die derzeit verfügbaren quantitativen Forschungsmethoden den vorherrschenden nichtlinearen, interaktiven Wirkungsketten salutogener und pathogener Einflussfaktoren auf die kollektive und individuelle Gesundheit nur wenig gerecht.

Generell stellt sich die Frage, wie sich im Verlaufe fortschreitender Modernisierung die Gesundheitschancen der Menschen entwickeln dürften. Drei Szenarien sollen abschließend mögliche Entwicklungen illustrieren.

## Gesundheitsentwicklung im gesellschaftlichen Kontext

Die wachsende Krisenanfälligkeit der Weltwirtschaft wird die gesamtwirtschaftliche Lage voraussichtlich nachhaltig belasten und die Investitionsbereitschaft in gesundheitsfördernde Programme bremsen. Dadurch werden die Ungleichheit der Wohlstandsverteilung und die Armut weiter wachsen und die Lebens- und Gesundheitskultur der Menschen geschwächt werden. Eine wachsende Entzeitlichung der Gesellschaft und des Lebensalltags hat wahrscheinlich schwerwiegende Folgen für die Synchronisation der Lebens- und Arbeitswelten und für das Zusammenleben der Menschen. Die Folgen des Klimawandels dürften in unseren Breiten weniger bedrohliche Veränderungen bewirken als in den ärmeren und armen Regionen der Welt. Dort werden sich potenziell lebensbedrohliche und gesundheitsschädigende Dürreperioden, Überschwemmungen und Stürme häufen. Schwieriger einzuschätzen sind die Auswirkungen des Beschleunigungszirkels auf das gesamtgesellschaftliche Geschehen. Die Dynamik der gesellschaftlichen Verhältnisse und des Lebens wird insgesamt weiter zunehmen und damit auch die Stressbelastung und Krankheitshäufigkeit in zahlreichen Bevölkerungsgruppen, wobei gleichzeitig örtlich und zeitlich begrenzte Erstarrungstendenzen zu erwarten sind.

## Gesundheitsentwicklung im makrosozialen Kontext

Häufigere Wirtschaftskrisen verstärken die absolute und relative Armut und vergrößern die Unterschiede der Gesundheitschancen von Arm und Reich. Sie belasten das Vertrauen in die gesellschaftlichen Institutionen und in die Politik. Für sozialökologische Programme und gesundheitsfördernde Projekte stehen weniger Mittel zur Verfügung. Die technische Beschleunigung im Medizingeräte- und Pharmasektor bewirkt eine Steigerung akutmedizinischer Versorgungsangebote, die den Finanzierungsbedarf im Krankenversorgungsbereich zu Lasten präventiver und gesundheitsfördernder Leistungen weiter in die Höhe treibt und den Ausstieg aus dem Reparaturzeitalter der gesundheitlichen Versorgung weiter erschwert. Die Entwicklung des Krankenversorgungssystems wird weitgehend durch privatwirtschaftlich initiierte und getragene Innovationen getrieben, auf die die Gesundheitspolitik und die Versorgungseinrichtungen in der Regel reagieren , statt das System zielorientiert zu steuern. Gleichzeitig setzt sich der beschleunigte soziale Wandel der Beschäftigungs- und Familienstrukturen ungemindert fort, wodurch das Lebenstempo weiter wächst.

## Gesundheitsentwicklung im mikrosozialen Kontext

Wirtschaftskrisen belasten vor allem sozial benachteiligte Bevölkerungsgruppen: alleinstehende Frauen, Arbeitslose, Erwerbstätige in prekären Beschäftigungsverhältnisse und alte Menschen, d.h. Bevölkerungsgruppen, deren Gesundheitschancen geringer und deren Krankheitsrisiken größer als diejenigen der übrigen Bevölkerung sind. Dies gilt in abgeschwächter Form auch für ökologische Veränderungen, die in Mitteleuropa weniger belastende Veränderungen als in südlichen Regionen erwarten lassen. Dies gilt umso mehr für die Bewältigung des beschleunigten sozialen Wandels und Lebenstempos. Die Folgen sind insbesondere in den einkommensschwachen und bildungsfernen Schichten häufig eine Verstärkung gesundheitsgefährdender Verhaltensmuster und Bewältigungsstile, die in diesen Bevölkerungsgruppen generell häufiger praktiziert werden. Daraus folgt, dass gerade diese sozialen Gruppen in wirtschaftlich schwierigen Zeiten in besonderer Weise schutz- und hilfebedürftig sind.

## 5. Ein kurzer Ausblick

Folgt man den Gegenwartsdiagnosen der Modernisierungsforschung, dann ist es nicht leicht, eine zuversichtliche Perspektive einzunehmen. Wenn es nicht gelingt, sowohl international als auch national einen nachhaltigen Politikwandel einzuleiten, werden negative Modernisierungsfolgen die vorhandenen Modernisierungsgewinne übersteigen. Die gesellschaftlichen Kontextbedingungen und die Determinanten der Gesundheit werden sich weltweit, in den hochentwickelten Industrieländern ebenso wie in vielen Schwellen- und Entwicklungsländern, in den nächsten Jahrzehnten deutlich verändern. Zu erwarten sind wachsende Krisenanfälligkeit der Wirtschaft, anhaltender Klimawandel und eine fortschreitende Beschleunigung technischer Innovationen, sozialer Veränderungen und eine weiter zunehmende Beschleunigung des Lebenstempos.

Nicht wenige der in diesem Beitrag zusammengefassten Erkenntnisse sprechen für eine solche Entwicklung. Unter diesen Voraussetzungen ist kaum zu erwarten, dass die Gesundheit der Bevölkerungen durch nationale, auf die Versorgung kranker Menschen ausgerichtete Strategien und Maßnahmen nachhaltig verbessert werden kann. Das erscheint selbst in den Ländern wenig wahrscheinlich, denen es gelingt, ihre gesundheitspolitischen Strategien im Sinne komplexer Vielfachsteuerung auf vorrangige Gesundheitsziele auszurichten und wirksam umzusetzen.

Die Großtrends der Gesundheitsentwicklung europäischer Bevölkerungen – steigende Lebens- und Gesundheitserwartung bei anhaltender oder wachsender Ungleichheit der Lebens- und Gesundheitschancen – sind aus gesundheitswissenschaftlicher Sicht Ergebnis eines länderübergreifenden Entwicklungs- und Modernisierungsprozesses und daher relativ gleichförmig. Sie können folglich nur im europäischen Verbund oder global nachhaltig beeinflusst werden. Deshalb gilt es, die einst vielversprechende gesundheitspolitische Maxime »Global denken – lokal handeln« zu erweitern. Das ist in der europäischen Strategieentwicklung im öffentlichen Gesundheitsbereich ansatzweise der Fall. Die EU-Strategie für 2008–2013 »Gemeinsam für die Gesundheit« (EU-Kommission 2007) zielt auf eine Neuorientierung der Gesundheitspolitik in Richtung Gesundheitsförderung und auf die Einbeziehung aller relevanten Politikbereiche im Sinne von Health in All Policies. Die EU-Länder wären gut beraten, bei ihren Strategien und Anreizsystemen zur Steuerung der Krankenversorgung nationale Souveränitätsansprüche zu reduzieren und Voraussetzungen für wachsende länderübergreifende Kooperationen in der Gesundheitspolitik zu schaffen.

»Nicht nationale Souveränität ermöglicht Kooperation, sondern transnationale Kooperation ermöglicht nationale Souveränität.« (Beck 2008: 412)

## Literatur

Beck, Ulrich (1986): Risikogesellschaft. Auf dem Weg in eine andere Moderne Frankfurt a.M.

Beck, Ulrich (2008). Weltrisikogesellschaft. Frankfurt a.M.

Beck, Ulrich/Giddens, Anthony/Lash, Scott (1996): Reflexive Modernisierung. Eine Kontroverse. Frankfurt a.M.

EU, Kommission der Europäischen Gemeinschaften (2007): Weißbuch Gemeinsam für die Gesundheit: Ein strategischer Ansatz der EU für 2008-2013. Brüssel. http://ec.europa.eu/health/ph_overview/Documents/strategy_wp_de.pdf (letzter Zugriff 13.09.2009).

Giddens, Anthony (1991): Modernity and Self-Identity. Self and Society in the Late Modern Age. Stanford, California.

Jagger, Carol/Gillies, Clare/Moscone, Francesco, et al. (2008): Inequalities in healthy life years in the 25 countries of the European Union in 2005: a cross-national meta-regression analysis (online). http://www.thelancet.com/journals/lancet/article/PIIS0140-6736(08)61594-9/fulltext (letzter Zugriff 13.09.2009).

Mackenbach, J.P. (2006): Health Inequalities: Europe in Profile. University Medical Center Rotterdam.

Marmot, Michael (2005): Social determinants of health inequalities, in: The Lancet 5, 1099 -1104.

Rosa, Hartmut (2005). Beschleunigung. Die Veränderung der Zeitstrukturen in der Moderne. Frankfurt a.M.

OECD (2007): Health at a Glance, OECD Indicators. http://oberon.sourceoecd.org/vl=2713149/cl=38/nw=1/rpsv/health2007/g5-3-03.htm (letzter Zugriff 09.09.2009).

WHO EUR (2009): Health for All Database (HFA-DB). Kopenhagen: Regional Office for Europe. http://data.euro.who.int/hfadb/ (letzter Zugriff 10.09.2009).

Raimund Geene

# New Public Health zwischen »Sozialemanzipation« und »Sozialkompensatorik«

## 1. Vom Scheitern der Medizinexpansion zur Gesundheitsförderung

Als sich die WHO in den 70er Jahren auf ihre 1946 beschlossene Gründungsdefinition von Gesundheit – vollkommenes physisches, psychisches und soziales Wohlbefinden – rückbesann, geschah dies nicht zuletzt vor dem Hintergrund eines problematisch gewordenen Status der kurativen Medizin.

Im Fortschrittsglauben der 50er und 60er Jahre spielte die weltweite Expansion der »Western Medicine« eine wichtige Rolle. Zentraler Bestandteil der Entwicklungshilfe in Asien, Afrika und Lateinamerika war es, den Aufbau moderner Kliniken nach westlichem Standard voranzutreiben. Allerdings wurde rasch deutlich, dass die infrastrukturellen, ökonomischen und sozialen Voraussetzungen für das Funktionieren dieser Einrichtungen – vor allem aber für deren bevölkerungsweite Zugänglichkeit – vielfach gar nicht gegeben waren. Dessen ungeachtet wurde im Zuge des medizinischen »Fortschritts« das System der traditionellen Heiler, wie es gerade in Afrika große Bedeutung hatte, mehr und mehr diskreditiert und teilweise sogar bekämpft. Ohne dass die »neue« Medizin den Kranken in ihrer Mehrheit hätte helfen können, wurden so bestehende Strukturen der gesundheitlichen Versorgung zerstört. Dieses Fiasko führte zur (Re-)Orientierung auf Basisgesundheitsdienste, in denen die kulturelle Verankerung der Heiler und die Erkenntnisse der Medizin zusammen geführt werden sollten (Lenz/Haag 1981).

In der Alma-Ata Deklaration von 1977 wurde dieser Situation erstmals umfassend mit der Strategie des Primary Health Care (PHC) Rechnung getragen. PHC orientiert darauf, bei der Gesundheitssicherung immer zuerst dem einfacheren bzw. logisch vorgelagerten Prinzip zu folgen: Selbsthilfe vor Fremdhilfe, präventiv vor kurativ, ambulant vor stationär. Gesundheit, so ein weiterer Grundgedanke, sollte nicht von oben geplant und verordnet, sondern von den Menschen selbst, ausgehend von ihren tatsächlichen Bedürfnissen, entwickelt werden.

Auch in Industrieländern wie Deutschland traten die problematischen Seiten einer extrem teuren, die Subjektivität der Kranken ignorierenden und den vorherrschenden chronisch-degenerativen Erkrankungen oft machtlos gegenüberstehenden Hochleistungs- und Apparatemedizin immer mehr zutage (Franzkowiak/Sabo 2003). Die wachsende Unzufriedenheit mit dem bestehenden Versorgungssystem brachte u.a. eine Vielzahl von Selbsthilfegruppen hervor und fand ihren deutlichsten Ausdruck Anfang der 80er Jahre in den Berliner und Hamburger Gesundheitstagen, auf denen zehntausende Teilnehmer/innen Forderungen nach alternativen Konzepten der Gesundheitssicherung diskutierten (Dersee/Dupke 1981; Huber 1998).

## 2. Gesundheitsförderung als Konzept der Bewegungen

Die Gesundheitstage führten zahlreiche emanzipationsorientierte Gruppen zusammen: kritische Mediziner/innen, die die unheilvolle Rolle der Ärzteschaft im Nationalsozialismus zum Thema machten; unzufriedene Krankenpfleger/innen, die gegen traditionelle Krankenhaushierarchien opponierten; Patienten- und Selbsthilfegruppen, die sich – heute fast nicht mehr vorstellbar – das Motto des Heidelberger Sozialistischen Patientenkollektivs »Aus der Krankheit eine Waffe machen« auf die Fahnen schrieben; und eine neue Generation von kritischen Wissenschaftler/innen, die die Reduktion der Gesundheitspolitik auf medizinische Versorgungsfragen in Frage stellten (ebda.).

Eine von ihnen, die Selbsthilfe- und Gesundheitsforscherin Ilona Kickbusch, verdichtete einige der zentralen Anliegen der kritischen Gesundheitsbewegung in ihrem Entwurf für eine »Magna Charta« der Gesundheitsförderung, die 1986 im kanadischen Ottawa verabschiedet wurde und in deren Einführungssatz es heißt: »Gesundheitsförderung zielt auf einen Prozess, allen Menschen ein Höchstmaß an Selbstbestimmung über ihre Gesundheit zu ermöglichen« (WHO 2006). Die Ottawa-Charta ist ein eminent politisches Dokument, in dem es nicht so sehr um eine exakte Definition von Gesundheitsförderung geht als vielmehr darum, einen Orientierungsrahmen für diese zu liefern. Als Grundbedingungen werden dabei Frieden und soziale Gerechtigkeit genannt, die Leitprinzipien sind Partizipation und Autonomie.

Das Konzept der Gesundheitsförderung – so wie es sich in der Ottawa-Charta skizziert findet – ist wesentlich prozesshaft und politisch. Dies muss deshalb betont werden, weil Gesundheitsförderung in der Folgezeit allzu häufig reduktionistisch im Sinne eines spezifischen, abgegrenzten Zielbereichs, Aktionsfelds oder Maßnahmetyps interpretiert worden ist. Die Ottawa-Charta hat Gesundheitsförderung aber vielmehr als ein Set übergreifender Handlungs- und Gestaltungsprinzipien beschrieben, die eine Art Querschnittsanforderung an alle Bereiche der gesundheitlichen und sozialen Sicherung darstellen und anschlussfähig an neue Entwicklungen und Erkenntnisse sind. In der schönen Sprache der Ottawa-Charta – oftmals als »Lyrik« bewitzelt – wird Gesundheitsförderung umrissen mit drei Kernstrategien (enable, advocate, mediate) und fünf Handlungsfeldern (Förderung einer gesunden Gesamtpolitik, gesunder Lebenswelten, Gemeinschaftsaktionen, persönlichen Kompetenzen und Neuorientierung der Gesundheitsdienste) (ebda.).

## 3. AIDS als Anwendungsfall

Die Dringlichkeit einer Neuorientierung im Sinne der Gesundheitsförderung wurde nicht zuletzt mit dem Anstieg chronisch-degenerativer Erkrankungen in einer älter werdenden Gesellschaft bei gleichzeitigem Rückgang insbesondere der infektionsbedingten Akuterkrankungen begründet. Doch mit Beginn der 80er Jahre ließ AIDS die Schreckensvorstellung einer neuen, medizinisch zunächst unerklärlichen und sich schnell ausbreitenden Seuche entstehen. Sehr bald – zu einer Zeit, als Homosexualität noch auf der Krankheitsliste der WHO stand und auch hierzulande noch deutlich stärker diskriminiert war – bildete sich eine Selbsthilfebewegung vor allem aus Mitgliedern der Hauptbetroffenengruppe der schwulen Männer, die angesichts des Fehlens medizinischer Betreuungsansätze die Bewältigung des AIDS-Problems in die eigenen Hände nahm und sich im Sinne des Community-Organizings um den Aufbau entsprechender Kommunikations- und Unterstützungsstrukturen bemühte (Geene 2000). Dies wurde von verschiedenen gesellschaftlichen Faktoren begünstigt: dem Engagement von Bürgerrechtsinitiativen aus dem Umfeld des Volkszählungsboykotts, die seuchenpolizeiliche Maßnahmen kritisierten, der Durchsetzung liberaler, Offenheit gegenüber neuen Lebensformen demonstrierender Kräfte in der Gesundheitspolitik, schließlich dem generellen Erstarken der Schwulenbewegung.[1] Doch was sich im Nachhinein als Erfolgsgeschichte liest, war seinerzeit häufig von massiven Kontroversen geprägt: nicht nur auf konservativer Seite, führend vertreten durch den CSU-Politiker Gauweiler mit seiner »bayerischen Lösung« von Zwangsmaßnahmen gegen HIV-Infizierte, auch in der linken Diskussion war der Ansatz der Primärprävention umstritten, galt er doch mitunter als »autoritäre Expertensprache« und »soziale Kontrolle«, wie es der Hamburger Sexualwissenschaftler Gunter Schmidt (1989: 49) in direkter Kritik an der »aufgedonnert-technischen Sprache des alerten Gesundheitsprofis« Rolf Rosenbrock, dem führenden AIDS-Präventionsforscher in Deutschland, formulierte.[2]

Nachträglich legitimierten neue medizinische Handlungsoptionen (HIV-Tests, medikamentöse Behandlungen) die pragmatische Haltung der Präventionsexperten und entzogen umgekehrt den Fundamentalkritiken insbesondere aus dem Bereich der Sexualwissenschaften den Boden.[3] Aber auch heute noch leben diese unterschiedlichen Haltungen in der schwulen Szene weiter, etwa in der Diskussion um die Zunahme ungeschützten Geschlechtsverkehrs (sog. »Bare-Backing«), wenngleich diese weitgehend hinter verschlossenen Türen geführt wird.

1 Eine im weiteren Verlauf vieldiskutierte Frage war: Ist die Schwulenbewegung in den 80er Jahren trotz oder wegen AIDS so groß geworden?

2 Auch die auf Rosenbrock gemünzte Rede von den »sozialwissenschaftlichen Mundschenken« der AIDS-Enquète-Kommission – so der Politologe Wolf-Dieter Narr (1990: 246) – war durchaus nicht schmeichelhaft gemeint.

3 Am Rande bemerkt: Den Aufstieg von Public Health im Kontrast zum zeitgleichen Niedergang der deutschen Sexualwissenschaften zu analysieren wäre sicherlich ein interessantes Unterfangen.

Vergegenwärtigt man sich rückblickend die »Blütezeit« der AIDS-Diskussion, so sticht deren starker Bewegungs- und Selbstorganisationsbezug hervor. Dieser war z.T. allerdings auch Ausdruck einer spezifischen, durch fehlende medizinische Problemlösungen gekennzeichneten Situation. In dem Maße, wie diese Krankheit zum Gegenstand medizinischer Interventionstechniken wurde, verlor die Selbsthilfe ihre anfänglich dominante Stellung hinsichtlich der Bewältigung des AIDS-Problems. Die einsetzende Medikalisierung der Krankheit drängte dabei genau jene Aspekte in den Hintergrund, deretwegen die Präventionsstrategie der AIDS-Hilfen und der BZgA so erfolgreich war: ihre Gemeinschaftsbezogenheit, Vielgestaltigkeit und Diskussionsintensität (ausführlich: Geene 2000).

## 4. Gesundheitsförderung als politisches Konzept

Ende 1988 – nur etwas mehr als zwei Jahre nach Verabschiedung der Ottawa-Charta – wurde den gesetzlichen Krankenkassen in Deutschland mit dem § 20 des neu geschaffenen Sozialgesetzbuchs V die Zuständigkeit für Gesundheitsförderung übertragen. Allerdings zeigte sich schnell, dass hier nicht so sehr sozialkontextbezogene Ansätze wie in der AIDS-Prävention zum Tragen kamen, sondern vorrangig mittelschichtorientierte individualpräventive Kursangebote. Als die Krankenkassen ab 1993 in Wettbewerb miteinander gestellt wurden, bildeten Gesundheitskurse eines der wenigen Leistungsfelder, die den Kassen die Möglichkeit zur Profilunterscheidung boten. Und als hätte der damalige Bundesgesundheitsminister Seehofer (bereits in seiner vorherigen Funktion als Staatsekretär im BMAS) nicht selbst an der Schaffung entsprechender (Fehl-)Anreize mitgewirkt, skandalisierte er im Folgenden einen Missbrauch der Gesundheitsförderung für Marketingzwecke und initiierte die Streichung dieses Leistungsbereichs im Neuordnungsgesetz 1997 (Geene 2009a). Dies war ein schwerer Rückschlag für die sich gerade neu formierenden Gesundheitswissenschaften, die mit dem plötzlichen Versiegen der Hauptfinanzierungsquelle von Gesundheitsförderung ihres wichtigsten praktischen Betätigungsfeldes weitgehend beraubt wurde. Viele Einrichtungen und Fachkräfte, die sich in Expansionserwartung auf das Handlungsfeld Gesundheitsförderung ausgerichtet hatten, mussten aufgelöst werden bzw. nach einem alternativen Broterwerb Ausschau halten.

Eine Korrektur dieser Kahlschlagspolitik erfolgte erst im Jahr 2000 – nicht zuletzt auf Initiative von Rolf Rosenbrock – durch die damalige rot-grüne Bundesregierung. Allerdings tauchte der Begriff »Gesundheitsförderung« im SGB V nunmehr lediglich im Zusammenhang mit betrieblichen Maßnahmen auf (§ 20a), wogegen der klassische Gesundheitsförderungsparagraph 20 die – vermeintlich präzisere und weniger Angriffsfläche bietende – Überschrift »Primärprävention« erhielt. Die hierunter fallenden Leistungen sollten zudem – auch dies ein Novum – »insbesondere einen Beitrag zur Verringerung sozial bedingter Ungleichheit von Gesundheitschancen erbringen« (§ 20 Abs.1 SGB V) (Priester 1999). Nun kann man sich – bei aller Sympathie für eine solche Regelung – natürlich fragen, ob das nicht eigentlich der Auftrag sämtlicher Sozialgesetzbücher sei. Andererseits: wie wahrscheinlich ist es, dass die Kassen ausgerechnet in einem Leistungssegment ihren Wettbewerb aussetzen (oder zumindest stark zügeln), in dem sie eine besonders große Gestaltungsautonomie besitzen? Und sind es nicht insbesondere die Angehörigen der Mittel- und Oberschichten, die ihr Leben im Sinne des Wohlbefindens gesund gestalten – ›Health Literacy‹ als Wissen für ein gesundes, glückliches Leben – und damit Vorreiter einer »Gesundheitsgesellschaft« (Kickbusch 2006) sind?

Aber es stellen sich auch einige ethisch brisante Fragen: Wollen »die Benachteiligten« überhaupt diese besondere Art der öffentlichen Beachtung und Fürsorge? Kann man und soll man vermeintliche soziale Defizite »kompensieren«? Ist es plausibel, auf soziale Gruppen in Schulen oder Stadtteilen vermeintlich »diskriminierungsfrei« zuzugehen, oder liegt nicht genau in der Problemdefinition und Defizitzuschreibung schon die erste, nachhaltige Diskriminierung? Wird eine solche mit entsprechenden Programmen nicht eher verfestigt als aufgelöst?

Ein weiteres Problem ist eher theoretischer Art, allerdings mit erheblichen praktischen Implikationen: Ist es richtig, Gesundheitsförderung auf primäre Prävention zu fokussieren? Während viele Public Health Wissenschaftler/innen (z.B. Glaeske et al. 2003) Gesundheitsförderung und Prävention als untrennbares Begriffspaar sehen, definiert Rosenbrock die Primärprävention als Handlungsfeld, Gesundheitsförderung hingegen als Querschnittsanforderung an alle (Teil-)Systeme der gesundheitlichen und sozialen Sicherung (Rosenbrock/Michel 2006). Auch wenn dies von der wissenschaftlichen Systematik durchaus einleuchtet, bleibt die Frage nach der institutionellen Verankerung dieser Querschnittsanforderung: Welches sind die Strukturen, Akteure und konkreten Handlungsfelder der Gesundheitsförderung?

## 5. Präventionsgesetz: Vision oder Albtraum?

Angesichts des Spannungsverhältnisses zwischen normativem sozialpolitischem Anspruch des Gesetzgebers einerseits und widerstrebenden kasseneigenen Interessen andererseits war kaum zu erwarten, dass der neue Auftrag zur Primärprävention zufrieden stellend umgesetzt werden würde. Erst der Entwurf eines Präventionsgesetzes im Jahr 2003 brachte neue Bewegung und demonstrierte so, dass die Drohung weiter gehender gesetzlicher Vorschriften für den parastaatlichen Sektor ein starker Handlungsantrieb sein kann, mitunter wirkungsmächtiger als bestehende Soll-Bestimmungen (Conrad/Geene 2009).

Im Koalitionsvertrag der zweiten rot-grünen Bundesregierung 2002 wurde die Absicht verkündet, mit einem Präventionsgesetz die Zuständigkeiten im Bereich der nichtmedizinischen Primärprävention zu regeln und zugleich dieses Handlungsfeld zu stärken. Alle Sozialversicherungszweige – mal mit, mal ohne die Bundesagentur für Arbeit – sollten gemeinsam Finanzmittel im jährlichen Gesamtumfang von 250 Mio. €

aufbringen, von denen 40 % (= 100 Mio. €) für gemeinsame Aktivitäten in Lebenswelten (sog. Setting-Ansatz), 40 % für eigene Präventionsaktivitäten der Sozialversicherungsträger und 20 % für Kampagnen, Qualitätsentwicklungsmaßnahmen und Modellprojekte einer neu zu schaffenden bundesweiten Stiftung vorgesehen waren. Als normatives Ziel wurde die Verminderung sozialer und geschlechtsspezifischer Ungleichheit herausgestellt (Rosenbrock/Gerlinger 2006).

Obwohl die Krankenkassen das Vorhaben als Enteignungsversuch kritisierten und mit dem Vorschlag einer eigenen Stiftung (jährliches Finanzvolumen: 30 Mio. €) konterten (Stuppardt 2008), wurde das Gesetz nach Ergänzungen der Gesundheitsministerkonferenz im Bundestag verabschiedet, trat aber wegen vorzeitiger Neuwahlen 2005 nicht in Kraft. Auch die Variante einer kassengetragenen Stiftung zur Gesundheitsförderung kam nicht zum Zuge, abgegeben wurde lediglich eine Absichtserklärung der GKV, mindestens 50 Cent pro Versicherten und Jahr für die nichtbetrieblichen Settings aufzuwenden. Die Gesamtausgaben für Leistungen gem. §§ 20, 20a und 20b entwickelten sich in der Folgezeit bis auf 4,26 € (statt der vorgeschriebenen 2,79) pro Versicherten und Jahr in 2008. Indessen lagen die auf nichtbetriebliche Settings bezogenen Pro-Kopf-Leistungen der Kassen mit 26 Cent nach wie vor deutlich unter der angepeilten Marke von einem halben Euro, und selbst hinter dieser Summe verbergen sich z.T. konventionelle individualpräventive Maßnahmen ohne nennenswerte Veränderungswirkungen auf das Setting selbst (Geene 2009b).

Wie zum Trotz fand sich im Koalitionsvertrag der schwarz-roten Bundesregierung 2005 das Vorhaben eines Präventionsgesetzes erneut bekräftigt. Die Verhandlungen glichen jedoch einem Trauerspiel. Zunächst misslang der Versuch, im Zuge der Einführung des Gesundheitsfonds neue Regelungen zu finden. Das Gesetz der Vorgängerregierung wurde von Entwurf zu Entwurf stärker gerupft, bis schließlich nur noch eine ländergefällige, dezentrale Geldverteilung vorgesehen war. Im Entwurf vom November 2007 schrumpfte die bundesweite Stiftung zu einem Präventionsrat, doch selbst dieser wurde noch als »bürokratisches Monster« kritisiert. Nach wochenlangem Streit sollte das Präventionsgesetz 2008 in einem Paket mit dem umkämpften Pflegeweiterentwicklungsgesetz verabschiedet werden, doch die hierzu anberaumte abendliche Sitzung endete in den frühen Morgenstunden lediglich mit einem Kompromiss zur Pflege – bei gleichzeitiger Ausklammerung der Prävention (ebda.).

Das letztendliche Scheitern des Präventionsgesetzes macht deutlich, dass Gesundheitsförderung trotz ihrer inzwischen doch recht breiten fachlichen Anerkennung und Popularität ein eher »schwaches« Thema bleibt, so lange sie nicht von einer sozialen und politischen Bewegung eingefordert und unterstützt wird. Im schwarz-gelben Koalitionsvertrag 2009 findet sich Prävention nur noch im Begriffspaar mit Eigenverantwortung. Dennoch wird das Thema wohl am Köcheln bleiben – zu beliebt die Option, mit wohlklingenden Lippenbekenntnissen zur Gesundheitsförderung zu punkten. Dabei könnte sich das häufig gescholtene »Visionäre« der Gesundheitsförderung sogar als Vorteil erweisen, bietet es doch – oberflächlich betrachtet – Anschlussfähigkeit für durchaus unterschiedliche politische Intentionen und Strategien.

## 6. Perspektive rechtlicher Regulierung?

Die erwähnten politischen Halbheiten, Rückschläge und Fehlentwicklungen wiegen schwer angesichts der Tatsache, dass sich an der Dringlichkeit einer umfassenden Orientierung auf Gesundheitsförderung nichts geändert hat. Der demografische Wandel wird für eine anhaltende Dominanz chronisch-degenerativer Erkrankungen sorgen, denen kurativ nur sehr begrenzt beizukommen ist und die deshalb im Vorfeld präveniert werden müssen. Schon im Kindesalter sind Ursachen und erste Anzeichen späterer Gesundheitsprobleme erkennbar, in diesem Zusammenhang alarmiert v.a. die wachsende Zahl der in Armut lebenden Kinder.

Es geht indes nicht nur darum, Lebenswelten im Sinne der Primärprävention gesundheitsförderlich zu organisieren, vielmehr sollte sich die gesamte gesundheitliche und soziale Versorgung auf allen Stufen am Konzept der Ottawa-Charta ausrichten. So wie in der Pflege die Leitprinzipien patientennahe Information, Einbeziehung der Angehörigen und menschliche Versorgung längst nicht durchgängig realisiert sind, so mangelt es auch in Rehabilitation und Kuration an aktivierenden Ansätzen. Die Stärkung der Patientenrechte ist bislang auf halber Strecke stehen geblieben – zwar sind nunmehr Patienten(vertreter/innen) in die Entscheidungsprozesse des Gemeinsamen Bundesausschusses mit beratender Stimme einbezogen, jedoch fehlt es ihnen an demokratischer Legitimation wie auch an fachlichem Unterbau. Die Selbsthilfe wiederum wird herumgeschubst zwischen den unterschiedlichen Zuständigkeiten in den Bereichen Jugend und Familie, Gesundheit und Soziales.

So entstehen lauter Insellösungen: Pflegestützpunkte werden eingerichtet, als kämen die Menschen als Pflegebedürftige erstmals in Kontakt mit dem Gesundheitswesen. Mit Modellprojekten der Frühen Hilfen wollen Familienministerium und Jugendämter den Entwicklungsstörungen im Kindesalter begegnen, scheitern jedoch an der fehlenden Einbindung in die pädiatrische Versorgung. Schließlich bleibt auch die Primärprävention mit anderen Bereichen der gesundheitlichen und sozialen Sicherung weitgehend unverbunden. So wichtig die Orientierung auf den Setting-Ansatz ist, nach dem »Lebenswelten« wie Betriebe, Kitas und Schulen zu gesunden Organisationen entwickelt werden sollen, so wird er in der Praxis doch allzu oft auf therapeutische oder pädagogische Settings verkürzt und damit gründlich missverstanden. Übergestülpt auf weitere Lebensbereiche wie Familie, Community oder Stadtteil verliert er an klarer Ausrichtung, wie sich in der Sozialraumorientierung zeigt, die mit der Insellösung des Programms ‚Soziale Stadt' aufwartet, oder der Gemeinwesenorientierung, die sich vor allem über die Selbstorganisation oft benachteiligter gesellschaftlicher Gruppen wie Frauen, Migrant/innen oder älteren Menschen realisiert. Hinzu kommt als weitere Baustelle das Allgemeine Gleichstellungsgesetz, flankiert durch das – als gesundheitsförderlicher, weil ressourcenorientierter Ansatz zu betrachtende, nur leider nicht mit Gesundheit verknüpfte – Diversity-Konzept (Geene 2009b).

Auch wer nicht zu etatistischen Sichtweisen neigt oder die baldige Neuauflage eines Präventionsgesetzes mit Blick auf die politischen Realitäten als wenig wahrscheinlich einschätzt, dürfte sich der Einsicht kaum verschließen können, dass eine Überwindung der genannten Partikularismen *ohne* jegliche gesetzliche Neuregelung des Handlungsfeldes Prävention und Gesundheitsförderung letztlich unerreichbar bleiben wird. Wie immer ein solches Gesetz konkret auszugestalten wäre, müsste es doch in jedem Fall die Instrumente und Angebote der verschiedenen Sektoren des Gesundheits- und Sozialsystems – Sozialpädagogik und Psychologie, Jugend- und Familienhilfe, primäre, sekundäre und tertiäre Prävention, Selbsthilfe und Patientenunterstützung, Pflege und Kuration – unter dem Leitprinzip der Gesundheitsförderung im Sinne der Ottawa-Charta enger verknüpfen. Hierbei hätten die am Gesetzgebungsprozess Beteiligten einige der weiter oben bereits angedeuteten kritischen Fragen an die Gesundheitsförderung wenn nicht definitiv zu beantworten, so doch gründlich zu reflektieren:

- Warum wird der Primärprävention die Soziallagenorientierung abverlangt, anderen Versorgungsangeboten aber nicht?
- Sind die im Wettbewerb stehenden Kassen nicht ungeeignet als Träger der Primärprävention?
- Inwieweit ist die Gesundheitsorientierung der Mittel- und Oberschichten als Motor einer »Gesundheitsgesellschaft« zu betrachten?
- Wie sind die (zumeist nur verdeckten) Widerstände »der Benachteiligten« gegen die ihnen verpassten Zuschreibungen einzuschätzen?
- Wenn Gesundheitsförderung kein Handlungsfeld, sondern eine Querschnittsanforderung ist – wie ist sie dann institutionell verankerbar?

## 7. Sozialer Wandel und sozialkompensatorischer Anspruch

Im Hinblick auf die Gesundheitsförderung spricht Rolf Rosenbrock an besseren Tagen von der Schnecke des Fortschritts, bei der man immerhin froh sein könne, wenn sie sich wenigstens in die richtige Richtung bewege. An düsteren Tagen hingegen klassifiziert er seine diesbezüglichen Bemühungen auch schon mal als ›pissing into the ocean‹. Natürlich kann die Gesundheitsförderung an den gesellschaftlichen Ursachen von Krankheit allenfalls partiell etwas ändern. Gleichwohl kommt speziell der Fokussierung auf die Lebenslagen sozial Benachteiligter eine besondere Bedeutung im Sinne ethisch verantwortbaren Handelns zu, die gerade im Hinblick auf die zentrale Fragestellung dieses Aufsatzes – Public Health zwischen Sozialemanzipation und Sozialkompensatorik – einer vertieften Reflexion bedarf. Hierbei geht es nicht zuletzt um die Innen- und Außensicht sozialer Benachteiligung.

Die Gesellschaft befindet sich in dauerndem Wandel und Umbruch, und die Dynamik der Veränderungen nimmt weiter zu. Ein zentraler Aspekt dieser Entwicklung ist der hohe Individualisierungsdruck, der nicht nur auf den einzelnen Personen, sondern auch auf Familien und sozialen Gemeinschaften lastet und diese formt. Aber Individualisierung wird auch als – an durchaus unterschiedlichen Leitbildern orientiertes –

subjektives Bedürfnis nach Selbstverwirklichung erlebt. Dabei kollidiert insbesondere das bildungsbürgerliche Modell der Mittel- und Oberschichten (und mithin die veröffentlichte Meinung) mit den Lebenskonzepten von sozial benachteiligten Menschen. Deren »Gemeinsames« dürfte allerdings zunächst einmal in nicht viel mehr als einem Gefühl der Diskriminiertheit bestehen. Darüber hinaus sind »die Benachteiligten« völlig unterschiedliche Individuen, die sich – teilweise – nach ethnischen, religiösen, geschlechtlichen, ökonomischen, gesundheitlichen oder Altersgruppen sortieren und dementsprechend zusammen finden. Migrant/innen beispielsweise wehren sich häufig gegen ihre Zuordnung als sozial schwache Gruppe. »Migration« ist ein von außen gesetzter Sammelbegriff für so völlig verschiedene Lebensrealitäten wie die von vietnamesischen Rentnern und türkischen Mädchen, von jungen Russlanddeutschen oder arabischen Frauen (eine Auflistung, die zugegebenermaßen ebenfalls Klischeevorstellungen transportiert). Hiervon abgegrenzt sind wiederum jene sozialen Desintegrationsphänomene in jungen herkunftsdeutschen Familien, welche in Unterhaltungssendungen wie der »Super-Nanny« oder noch weit schlimmeren Vorabendshows im Privatfernsehen der Öffentlichkeit vorgeführt werden (Geene 2009c).

»Migration« und »Benachteiligung« stellen also – ungeachtet der ihnen zweifellos unterliegenden sozialen Realitäten – gedankliche Konstrukte dar, die selbst noch in der menschenfreundlichen Ausformulierung sozialer Schutz- und Unterstützungskonzepte eine Abgrenzung der hegemonialen (bildungsbürgerlichen) Wertvorstellungen nach unten implizieren. Es wäre naiv anzunehmen, die akademisch gebildeten Gesundheitsförderer und Public-Health-Experten könnten sich diesem Zusammenhang entziehen. »Wir« diskutieren die Armut wohlwollend und ausführlich auf dem jährlichen Kongress zu Armut und Gesundheit, wobei »uns« eine Distanzierung von der als sensationslüstern und ausbeutend qualifizierten Medienberichterstattung nicht schwer fällt. Allerdings: Auch die Super-Nannys der bunten Fernsehwelt sehen sich einem Fördergedanken verpflichtet und wollen »nur das Beste« für die armen Armen …

## 8. Respekt statt Zwangsbeglückung: Der Diversity-Ansatz

Aktuell werden Konzepte zur Inklusion von Migrant/innen unter dem Leitbegriff Diversity diskutiert. Mit dem Ansatz des Diversity-Managements wird schon heute in weltweit operierenden Unternehmen versucht, die Durchlässigkeit zwischen den unterschiedlichen Lebenswelten und Lebensrealitäten, mit denen diese »global players«, ihre Mitarbeiter/innen und ihre Kunden konfrontiert sind, zu erhöhen (Stuber 2009). Statt in der Unterschiedlichkeit das Trennende zu betonen, behandelt sie der Diversity-Ansatz als Ausdruck kulturellen Reichtums: Was zunächst befremden und irritieren mag, erscheine bei näherem Hinsehen als eine andere, »interessante« Art der Lebensgestaltung. Ganz unproblematisch ist diese Sichtweise nicht, bedient sie doch nicht nur eine Reihe von Klischees (die Effekte des Ethnopop, das Schwärmen von den besonderen kulinarischen Genüssen exotischen Essens, die Behauptung eines besonders ausgeprägten südländischen Familiensinns, die Rede von der Vitalität und Emotionalität Lateinamerikas etc.), sondern stützt u.U. auch ethisch fragwürdige Kulturrelativismen wie Frauendiskriminierung als Ausdruck kulturspezifischer Tradition o.ä.

Gleichwohl ist dem dieser Sichtweise inhärenten Plädoyer für Aufgeschlossenheit und Toleranz Positives abzugewinnen – auch im Hinblick auf die Praxis von Public Health und Gesundheitsförderung. Diversity-Management zielt nicht nur auf die Entwicklung von Konsumanreizen und auf die Optimierung von multinationalen Arbeitsprozessen durch kultursensible Wahrnehmung unterschiedlicher Werte. Diversity spiegelt sich auch in der Selbstwahrnehmung der Menschen, die nicht als Benachteiligte (als »Opfer«) gesehen, sondern als Individuen in ihrer Vielfalt *und* Einzigartigkeit erkannt werden wollen.

Ganz im Sinne der Ottawa-Charta verlangt Diversity nach einer professionellen Haltung, die von Respekt und Empathie gegenüber den Klienten und Zielgruppen geprägt ist. In den neuen Bildungskonzepten für den Elementarbereich verstehen sich Erzieher/innen als Dienstleister der Eltern, die helfen, deren pädagogisches »Bauchgefühl« in Worte zu fassen, oder, abstrakt ausgedrückt: das implizite elterliche Erziehungskonzept als explizite Erziehungskonzeption herauszuarbeiten – dies wäre Hilfe zu Health Literacy (im Sinne von: »Kompetenz zu Wohlbefinden«) auch für bildungsferne Schichten (Geene/Möllmann/Wlodasch 2009). Ein entscheidender Punkt ist, inwieweit dabei tatsächlich »Authentisches«, »Eigenständiges« (als solches aber nicht umstandslos und in jedem Fall als etwas positiv zu Wertendes!) zum Ausdruck kommt oder doch eher nur Adaptionen bildungsbürgerlicher Moralvorstellungen.

Wenn wir die Erkenntnisse von Diversity auf die Gesundheitsförderung anwenden, sehen wir den dringenden Bedarf an stärkerer Ausdifferenzierung von Analyse, Zielgruppenorientierung und insgesamt des Methodenprogramms. Die alleinige Fokussierung auf soziale Benachteiligung birgt ein grundsätzliches Problem, das nicht dadurch zu verdecken ist, dass der Zugang möglichst unauffällig bzw. »diskriminierungsfrei« erfolgen soll – die Adressaten spüren diese »Opferzuschreibung« in jedem Fall.

## 9. Sozialemanzipation durch Gesundheitsförderung? Der Community-Ansatz

Allen Maßnahmen der Verhältnisprävention, strukturellen Prävention oder auch verhältnisgestützten Verhaltensprävention ist gemeinsam, dass nicht das Individuum, sondern die Strukturen eigentliche Zielgröße der Intervention sind: beim Setting-Ansatz die Organisation/Lebenswelt, beim Sozialraum-Ansatz der Stadtteil, beim Community-Ansatz die soziale Gruppe. Soziale Gruppen verfügen dabei vermutlich über das höchste Potential an Eigenständigkeit und Authentizität. Demgegenüber zeigt sich bei den ersten beiden Ansätzen folgendes Dilemma: Werden für die Entwicklung eines – etwa im Sinne der Gesundheitsförderlichkeit – funktionierenden Stadtteils gerade die lokalen »Meinungs- und Leistungsträger« benötigt und von daher gestützt, so sind auch Programme zur Gesundheitsförderung in betrieblichen und schulischen Settings zunächst und vor allem auf die Schlüsselakteure und wichtigsten Stakeholder ausgerichtet – aber nicht unbedingt auf die am stärksten Belasteten.

Wenn wir die drei Orientierungen an Hand ihrer Wirkungsmöglichkeiten abgleichen und diskutieren, zeigt sich, dass Begrifflichkeiten der bundesdeutschen Diskussion wie Teilhabe, Partizipation, Empowerment oder gesunde Organisationsentwicklung sehr gut passen zum Ansatz der Lebensweltorientierung. Sie stehen vor allem für »Regeln« der Gesundheitsförderung, weniger jedoch für Ergebnisse. Wenden wir hingegen die Begrifflichkeiten der internationalen Diskussion um Health Promotion an – Social Capital, Capacity-building, Advocacy-Approach – wird deutlich, wie unterentwickelt insbesondere der Ansatz der Community-Orientierung ist.

Dabei gibt es nicht nur die AIDS-Prävention, sondern weitere historische Bezugspunkte der Community-Orientierung für die deutschen Gesundheitswissenschaften, etwa die Entwicklung des Breitensports durch Turnvater Jahn (bei aller gebotenen Distanz zu seinem Nationalismus und Antisemitismus) oder, 150 Jahre später, die Trimm-dich-Bewegung. Auch Frauenbewegungen (die häufig explizite Gesundheitsthemen wie Gewaltprävention, Fitness, Brustkrebsrisiko, Schwangerschaftsabbruch aufgreifen) oder aktuell erstarkende ethnische Bewegungen können vielfältige Anknüpfungspunkte für eine solche Orientierung innerhalb von Public Health bieten. So wie in der bundesdeutschen AIDS-Prävention der 80er Jahre die Emanzipation der bis dato marginalisierten schwulen Männer die erfolgreiche Eindämmung der Infektionen begründete, kann dieser Grundansatz – entsprechend angepasst und weiterentwickelt – auch in anderen Bevölkerungsgruppen zur Basis einer erfolgversprechenden Strategie der Gesundheitsförderung werden. Dazu bedarf es aber einer empathischen Haltung gegenüber den Habitusformen und Lebensweisen der Zielgruppen sowie einer wirklichen Einsicht darin, dass Gesundheit – im Sinne von Kompetenz zu einem »guten Leben« nach dem Capability-Ansatz (Sen 2000) – nur durch die Menschen selber erreicht werden kann. Wir können sie bestenfalls dabei unterstützen.

## 10. Bewegung für Gesundheit

New Public Health und (als dessen Methode) Gesundheitsförderung haben in Deutschland fast 25 Jahre nach Ottawa zwar vielerlei konzeptionelle Anschlüsse, aber keine präzise institutionelle Verortung. Ein inhaltlich-konzeptionell auf der Höhe der Zeit befindliches Gesundheitsförderungsgesetz könnte hier womöglich Abhilfe schaffen. Die gescheiterten Anläufe der letzten Jahre zeigen indes, dass der Gestaltungswille in Politik, Praxis und Wissenschaft bislang nicht ausreicht.

Sozialkompensatorische Ansätze lassen sich durchaus im Sinne des Marketings und der politischen Legitimationsbeschaffung nutzen: mit gesunden Schulen oder Bevölkerungskampagnen für mehr Bewegung und gesünderes Essen schmücken sich

Krankenkassen, Politiker und Medien auch gerne gemeinsam. Dass es dabei zu einer genaueren Kenntlichmachung von bzw. verstärkten Sensibilisierung gegenüber Handlungsdefiziten kommt, ist ebenso wenig zu bestreiten wie die Tatsache, dass eine Kompensation solcher Defizite in manchen Programmen und Projekten zumindest partiell gelingt. Die Folgewirkungen einer breiten gesellschaftlichen Thematisierung von Gesundheit(srisiken) sind sicherlich nicht zu unterschätzen, die Effekte in Mittel- und Oberschichten können hoch sein und auch »Durchsickereffekte« bei benachteiligten Gruppen nach sich ziehen.

Ein »Fenster der Möglichkeiten« hin zu einer umfassenden und nachhaltigen (d.h. auch: institutionell solide verankerten) Orientierung auf die Ottawa-Charta wird sich aber wohl erst dann öffnen, wenn die Gesundheitsförderung eine soziale Basis gefunden hat. Die verstärkte Gesundheitsorientierung in der Gesellschaft, das gewachsene Selbstbewusstsein von Patient/innen, die komplexeren Denk- und Lebensweisen multimedial vernetzter junger Menschen, die Cleverness einer nachwachsenden Public Health-Generation – all dies sind mögliche Keimzellen einer neuen Gesundheitsbewegung, deren soziale und organisatorische Konturen sich aber erst noch entwickeln müssen.

## Literatur

Conrad, Peter/Geene, Raimund (2009): Politikantizipation durch Netzwerkbildung? Ein Beitrag zur Innovationsfähigkeit in der Gesundheitspolitik am Beispiel der Gesundheitsförderung bei sozial Benachteiligten, in: Amelung, Volker/Sydow, Jörg/Windeler, Arnold (Hrsg.): Vernetzung im Gesundheitswesen. Wettbewerb und Kooperation. Stuttgart, 117-136.

Dersee, Thomas/Dupke, Stephan (1981): Bankrott der Gesundheitsindustrie, Kritik des bestehenden medizinischen Versorgungssystems. Dokumentation des Gesundheitstages Berlin 1980, Bd. 4. Berlin.

Franzkowiak, Peter/Sabo, Peter 2003 (Hrsg.): Dokumente der Gesundheitsförderung. Internationale und nationale Dokumente und Grundlagentexte zur Entwicklung der Gesundheitsförderung im Wortlaut und mit Kommentierungen. Reihe Blickpunkt Gesundheit 1. Schwabenheim.

Geene, Raimund (2000): AIDS-Politik. Ein Krankheitsbild zwischen Medizin, Politik und Gesundheitsförderung. Frankfurt a.M.

Geene, Raimund (2009a): Gesundheitsförderung und Prävention im bundesdeutschen Korporatismus. Ansätze und Hemmnisse einer soziallagenbezogenen Gesundheitsförderung, in: Bittlingmayer, Uwe H./Sahrai, Diana/Schnabel, Peter E. (Hrsg.): Normativität und Public Health. Vergessene Dimensionen gesundheitlicher Ungleichheit. Wiesbaden, 301-321.

Geene, Raimund (2009b): Präventionsgesetz neu denken. Gesundheitsförderung statt Primärprävention als weitere Säule, in: Prävention 32(1), 28-29.

Geene, Raimund (2009c): Desintegration und Teilhabedefizit. Determinanten und Ansätze für familiäre Armutsbekämpfung und Gesundheitsförderung, in: Gesundheit Berlin (Hrsg.): Gesunde Lebenswelten im Quartier. Berlin, 101-107.

Geene, Raimund/Möllmann, Andrea/Wlodasch, Ina (2009): Der Setting-Ansatz der Gesundheitsförderung – Gesunde Kita, gesunde Schule, gesunder Stadtteil, in: Geene, Raimund/Gold, Carola (Hrsg.): Kinderarmut und Kindergesundheit. Bern, 47-69.

Glaeske, Gerd/Francke, Robert/Kirschner, Klaus et al. (2003): Prävention und Gesundheitsförderung stärken und ausbauen. Diskussionspapier der Friedrich Ebert-Stiftung. Bonn.

Huber, Ellis (1998): Unser Lotse in den Wirrnissen der Verhältnisse, in: Haland-Wirth, Trin/Spangenberg, Norbert/Wirth, Hans-Jürgen (Hrsg.): Unbequem und engagiert: Horst-Eberhard Richter zum 75. Geburtstag. Gießen, 193-209.

Kickbusch, Ilona (2006): Die Gesundheitsgesellschaft. Megatrends der Gesundheit und deren Konsequenzen für Politik und Gesellschaft. Gamburg.

Lenz, Renate/Haag, Friedrich (Hrsg.) (1980): Befreiung zur Gesundheit. Der Kampf gegen Krankheit und Unterdrückung in der Dritten Welt. Dokumentation des Gesundheitstages Berlin 1980, Bd. 2. Berlin.

Narr, Wolf-Dieter (1990): Aids: Prävention, Aufklärung, Demokratie – Steinige Wege, Fluchtwege und Abwege, in: Rosenbrock, Rolf/Salmen, Andreas (Hrsg.): Aids-Prävention. Berlin, 241-256.

Priester, Klaus (1999): Gesundheitsförderung light? Zur gesetzlichen Neuregelung von Gesundheitsförderung und Primärprävention im Rahmen der »Gesundheitsreform 2000«, in: Gerlinger, Thomas/Herrmann Markus/Hinricher, Lioba et al. (Hrsg.): Jahrbuch für Kritische Medizin 31: Chronische Krankheiten. Hamburg, 128-140.

Rosenbrock, Rolf/Gerlinger, Thomas (2006): Gesundheitspolitik. Eine systematische Einführung. 2., überarb. Aufl. Bern.

Rosenbrock, Rolf/Michel, Claus (2007): Primäre Prävention. Bausteine für eine systematische Gesundheitssicherung. Berlin.

Schmidt, Gunter (1989): Weiße Flecken. Rezension zum Kursbuch »Die Seuche«, in: Konkret (33)2, 46-47.

Sen, Amartya K. (2000): Ökonomie für den Menschen. München/Wien.

Stuber, Michael (2009): Diversity. Das Potenzial-Prinzip. Ressourcen aktivieren – Zusammenarbeit gestalten. Köln.

Stuppardt, Rolf (2008): Stärkung der Primärprävention und Gesundheitsförderung durch unbürokratische Organisation und aufgabengerechte Finanzierung – Die Position der Gesetzlichen Krankenversicherung, in: Kirch, Wolfgang/Badura, Bernhard/Pfaff, Holger (Hrsg.): Prävention und Versorgungsforschung. Heidelberg, 435-450.

WHO – Weltgesundheitsorganisation (2006): Die Ottawa-Charta, in: Kickbusch: Die Gesundheitsgesellschaft, 167-172.

Holger Kilian, Fabian Engelmann

# Auf dem Weg zu »Health in all Policies«: Was kann die soziallagenbezogene Gesundheitsförderung von der Umweltpolitik lernen?

## Einleitung

Abhängig von der sozialen Lage ist die Ressource »Gesundheit« in Deutschland ungleich verteilt. Anders als die Mainstream-Debatte um die Kosten im Gesundheitswesen suggeriert, liegen die wesentlichen Einflussfaktoren auf den Gesundheitszustand der Bevölkerung außerhalb der kurativ oder rehabilitativ ausgerichteten Strukturen der ambulanten und stationären Versorgung. Vielmehr ist die »Öffentliche Gesundheit« das Ergebnis komplexer Wechselwirkungen von Einflussfaktoren (Determinanten) auf unterschiedlichen Ebenen, die nur zu einem kleinen Teil durch gesundheitspolitische Maßnahmen beeinflusst werden können. Diese »Determinants of Health« werden in dem Mitte 2008 vorgestellten Bericht einer WHO-Kommission benannt und die sozial ungleiche Verteilung von Ressourcen und Belastungsfaktoren kritisiert (WHO 2008): Ein großer Teil dieser Ungleichheiten ist nicht unvermeidbaren Einflussfaktoren wie beispielweise genetischer Disposition oder altersbedingten Erkrankungen geschuldet, sondern grundsätzlich beeinflussbaren sozial bedingten Faktoren.

Bereits 1986 formulierte die Ottawa-Charta, dass das Ziel der Verbesserung von Gesundheitschancen den Blick über den Tellerrand sowohl des individuellen Verhaltens als auch des Gesundheitswesens notwendig macht. Ernst gemeinte Strategien zur Verbesserung der Gesundheitschancen insbesondere sozial benachteiligter Bevölkerungsgruppen müssen diesem Ansatz zufolge sowohl auf den Ebenen a) individueller Lebensstile, b) kollektiver Lebenswelten und Institutionen als auch c) der gesundheitsgerechten Ausrichtung aller Politikbereiche im Sinne der »Entwicklung einer gesundheitsfördernden Gesamtpolitik« ansetzen (vgl. WHO 1994). Während die individuellen und lebensweltbezogenen Ansätze a) und b) inzwischen zunehmend umgesetzt werden, ist die politikfeldübergreifende Perspektive c) »Health in all Policies« bislang noch weitgehend Zukunftsmusik (z.B. SVR 2007: Absatz 790, vgl. auch Stahl et al. 2006).

Ein Themenfeld, in dem diese Verankerung auf den drei Ebenen Individuum/Lebenswelt/Gesamtpolitik bereits weiter fortgeschritten zu sein scheint, ist der Umweltbereich. Das Thema »Umwelt« spielt inzwischen sowohl im Rahmen individueller (Konsum-) Entscheidungen eine Rolle (Einweg- oder Mehrwegflaschen? Spritfresser oder Kleinwagen?) und hat z.B. in Gestalt routinemäßiger Mülltrennung Eingang in den Alltag gefunden. Ähnlich wie gesundheitliche Chancengleichheit ist auch die Umweltqualität von Determinanten abhängig, die in jeweils autonomen Handlungs- bzw. Politikfeldern gestaltet werden, z.B. Industrie, Verkehr, Bauen oder auch dem Gesundheitsbereich. Hier ist es dem Umweltthema gelungen, zu einer als relevant anerkannten Nebenbedingung für die erfolgreiche Umsetzung der Kernaufgabe zu werden: Umweltverträglichkeitsprüfungen sind z.B. die Voraussetzung für die Realisierung von Straßenbauprojekten und die durch positive Umwelteffekte legitimierte Energieersparnis fordert eine umfassende Wärmeisolierung bei der Sanierung von Altbauten.

Der Blick auf den Umweltbereich ist für die Gesundheitsförderung insofern besonders interessant, als zwischen beiden Themenfeldern eine Reihe auffälliger Parallelen sichtbar sind:

- Beide Themenfelder werden durch komplexe, wechselseitig vermittelte Einflussfaktoren bestimmt. Diese Einflussfaktoren überschreiten politische Ressortgrenzen und sind nur – wenn überhaupt - durch politikfeldübergreifende, abgestimmte Maßnahmen veränderbar.
- Beide Themenfelder sind nicht notwendig Gegenstand alltäglicher Erfahrungen. Im individuellen Alltagserleben spielen i.d.R. weder »die Umwelt« noch »gesundheitliche Chancengleichheit« eine wesentliche Rolle i.S. eines konkret wahrgenommenen, handlungsleitenden Problemdrucks.
- Beide Themenfelder sind durch individuelles Handeln nur in sehr engen Grenzen beeinflussbar.

Welche Faktoren sind dafür verantwortlich, dass »Health in all Policies« heute noch Zukunftsmusik, ein »Umwelt-Mainstreaming« im oben beschriebenen Sinn aber bereit Realität ist und breite Akzeptanz findet? Dieser Beitrag befasst sich mit der Frage, welche Schlussfolgerungen und Empfehlungen die Erfahrungen aus dem Umweltbereich für die erfolgreiche Etablierung eines politikfeldübergreifenden *Health Mainstreaming* ermöglichen. Wir sind uns der Tatsache bewusst, dass die vorgestellten Beobachtungen und Schlussfolgerungen nicht »evidenzbasiert« sind und hoffen, mit diesem Beitrag eine Diskussion zu diesem wichtigen Thema anzustoßen.

## Gesundheit und Gesundheitsförderung

Das deutsche Gesundheitswesen ist hochgradig ausdifferenziert und im internationalen Vergleich überdurchschnittlich gut budgetiert (OECD 2009). Dennoch gelingt es nicht, Menschen unabhängig von ihrer individuellen sozialen Lage die gleiche Chance auf ein Leben in Gesundheit zu eröffnen. Die vorliegenden epidemiologischen Daten belegen, dass mit geringem Einkommen, gering qualifizierter oder fehlender Erwerbstätigkeit und/oder einem niedrigen Bildungsstatus ein relativ schlechterer Gesundheitsstatus einhergehen, auch bereits bei Kindern und Jugendlichen (z.B. Mielck 2000 und 2005/

SVR 2008/Richter et al. 2008/RKI 2007). Dies ist kein spezifisch deutsches Problem. Der Vergleich entwickelter Industriegesellschaften zeigt, dass sich mit steigender sozialer Ungleichheit auch, aber nicht nur, gesundheitliche Ungleichheiten verstärken (Pickett/ Wilkinson 2009).

Die Ausgaben im Gesundheitswesen haben nur einen relativ geringen Einfluss auf die Gesunderhaltung der Bevölkerung. Der Sachverständigenrat beziffert den Beitrag der medizinisch-kurativen Versorgung zur Verbesserung der gesundheitlichen Ergebnisse und der Lebenserwartung der Bevölkerung in der Vergangenheit auf ca. 10 bis 40% (SVR 2006: Absatz 16). Die relevanten Einflussfaktoren auf den Gesundheitszustand einer Bevölkerung liegen zu weiten Teilen außerhalb des engeren (kurativen) Gesundheitssystems und werden durch dieses nicht beeinflusst, oftmals nicht einmal wahrgenommen. In ihrem Modell der »Determinants of Health« unterscheiden Whitehead und Dahlgren (1991) als Einflussfaktoren:

- Alter, Geschlecht und Erbanlagen
- Faktoren individueller Lebensweisen
- Soziale und kommunale Netzwerke
- Lebens- und Arbeitsbedingungen
- Allgemeine Bedingungen der sozioökonomischen, kulturellen und physischen Umwelt

Die Übersicht, auf die sich auch die WHO-Kommission in ihrem Bericht 2008 bezieht macht deutlich, dass die gesundheitsgerechte Gestaltung der Bestimmungsfaktoren für Gesundheit eine Einflussnahme auf unterschiedlichen Ebenen erfordert. Die Ottawa-Charta greift diese Erkenntnis in ihren Empfehlungen auf, indem sie als handlungsleitende Strategien formuliert:

1. Entwicklung einer gesundheitsfördernden Gesamtpolitik
2. Schaffung gesundheitsfördernder Lebenswelten
3. Unterstützung gesundheitsbezogener Gemeinschaftsaktionen
4. Stärkung persönlicher Kompetenzen und Ressourcen
5. Neuorientierung der Gesundheitsdienste

In den letzten Jahren ist die Sensibilität für die gesundheitlichen Folgen sozialer Ungleichheit in Deutschland gewachsen, nicht zuletzt durch eine inzwischen sehr differenzierte Datenlage. Eine Reihe von Aktivitäten wurden mit den Ziel angestoßen, die gesundheitliche Chancengleichheit zu verbessern:

- Der im Jahr 2000 wieder eingeführte § 20 des fünften Sozialgesetzbuches beauftragt die gesetzlichen Krankenkassen, durch Maßnahmen der primären Prävention einen Beitrag zur Verminderung sozial bedingter ungleicher Gesundheitschancen zu leisten.
- Zahlreiche Programme auf Bundes- oder Länderebene (beispielsweise das Programm IN FORM des BMG) mit Gesundheits(förderungs)-Bezug sind prioritär auf die Zielgruppe sozial Benachteiligter ausgerichtet. Andere Programme außerhalb des Gesundheitsbereiches, z.B. das Bund-Länder-Programm »Soziale Stadt«, stärken zunehmend den gesundheitlichen Aspekt in ihren Aktivitäten.

- Der von der Bundeszentrale für gesundheitliche Aufklärung (BZgA) initiierte bundesweite Kooperationsverbund »Gesundheitsförderung bei sozial Benachteiligten« führt Akteure aus dem Gesundheitswesen und darüber hinaus zusammen, um gemeinsam an der Verbesserung der gesundheitlichen Chancengleichheit zu arbeiten (Kilian 2008).

Diese Aktivitäten verfolgen überwiegend Downstream-Ansätze[1] und wenden sich unmittelbar an die besonders von ungleichen Gesundheitschancen betroffenen Bevölkerungsgruppen. Sie können auf die gesundheitsgerechte Gestaltung individueller Lebensstile ausgerichtet sein oder auch im Rahmen des Setting-Ansatzes auf integrierte Konzepte zur Schaffung gesundheitsgerechter Lebenswelten. Der Setting-Ansatz greift den »Health in all Policies«-Gedanken insofern auf, als Gesundheit als Ergebnis des Zusammenwirkens unterschiedlicher, auch scheinbar »gesundheitsferner« Handlungsfelder innerhalb einer Lebenswelt begriffen und gestaltet wird.

Eine flächendeckende Umsetzung des Setting-Ansatzes, die sowohl verhaltens- als auch verhältnispräventive Bestandteile umfasst, steht in Deutschland allerdings noch am Anfang. Die zu beobachtenden erfolgreichen Ansätze beispielsweise gesundheitsfördernder Schul- oder Stadtteilentwicklung gehen immer noch in erster Linie auf die Initiative überdurchschnittlich sensibilisierter und engagierter Akteure in den jeweiligen Settings zurück und nur selten auf politisch konsentierte und verbindliche Vorgaben. Gesundheitsförderung wird selbst innerhalb des Gesundheitsbereiches meist als eine Zusatzaufgabe begriffen, die fakultativ nach Kassenlage durchgeführt werden kann. Man denke an das Befremden, das der Begriff »Gesundheitsförderndes Krankenhaus« z.T. bis heute auslöst – ist denn das Krankenhaus nicht per se gesundheitsfördernd? Der jeweilige Gesundheitsbeitrag wird ebenso wenig gesehen wie die Tatsache anerkannt, dass die Stärkung und Erhaltung der Gesundheit eine wichtige Voraussetzung für die Erfüllung des Kernauftrages beispielsweise der Bildungs- oder Stadtentwicklungspolitik ist. Jenseits der technischen Vorgaben des »Gesundheitsschutzes« werden vorhersehbare gesundheitliche Auswirkungen insbesondere auf sozial benachteiligte Bevölkerungsgruppen entweder gar nicht reflektiert oder nur am Rande thematisiert.

Die Berücksichtigung gesundheitlicher Konsequenzen auch im Kontext der Politikentscheidungen in »gesundheitsfernen« Themenfeldern bedeutet, dass bei zu erwartenden gesundheitsbelastenden Auswirkungen dieser Entscheidungen

- diese nicht umgesetzt oder so modifiziert werden, dass die negativen Konsequenzen vermieden oder sie weniger wahrscheinlich werden oder
- kompensatorische Maßnahmen mit der Umsetzung verknüpft werden.

1 *Downstream*-Interventionen setzen bei den Betroffenen oder in deren unmittelbarem Lebensumfeld an, während *Upstream*-Interventionen die Probleme »flussaufwärts«, an der Quelle zu beeinflussen versuchen.

Zwei Beispiele aus den Bereichen Arbeitsmarkt- und Bildungspolitik sollen dies illustrieren.

1. Die Einführung der Hartz-Reformen war mit ihrer Philosophie des »Forderns und Förderns« in erster Linie darauf ausgerichtet, Arbeitslose durch Unterstützung und positive Anreize wie auch durch negative Sanktionen zu aktivieren und zu einer Arbeitsaufnahme zur bewegen. Insbesondere die Hartz IV-Reform bedeutet für viele Langzeitarbeitslose eine verstärkte Belastung, da die relativ geringen Transfereinkommen (Grundsicherung) mit einem hohen Kontroll- und Aktivierungsdruck einhergehen. Gleichzeitig ist die Chance der Wiedereingliederung in den ersten Arbeitsmarkt meist gering. Die materiellen Einschränkungen und psychischen Belastungen gefährden die Gesundheit der Langzeitarbeitlosen und verringern wiederum deren Beschäftigungsfähigkeit: Ein Teufelskreis beginnt (vgl. auch SVR 2008). Ein konsequent verfolgter »Health in all Policies«-Ansatz hätte hier entweder auf die Umsetzung der Reform im bekannten Umfang verzichtet oder die Umsetzung an entsprechende kompensatorische Unterstützungsangebote gekoppelt. Stattdessen ist es bis heute so, dass die Arbeitsmarktpolitik sich für gesundheitliche Problemlagen der »Kunden« ihrer Jobcenter als nicht zuständig erklärt und diese im Krankheitsfall an den Gesundheitsbereich übergibt. Die Berücksichtigung und Stärkung gesundheitlicher Ressourcen und die Verminderung von Belastungen spielt auch im Rahmen von Berufsbildungs- und Qualifizierungsmaßnahmen bislang noch eine weitgehend untergeordnete Rolle (vgl. auch die Beiträge in Hollederer 2009).

2. Die Verkürzung der Schulzeit auf zwölf statt wie bislang dreizehn Jahre in vielen Bundesländern bedeutet eine Verdichtung der Anforderungen sowohl für die Schüler/innen als auch für das Lehrpersonal an den betroffenen Schulen. Es ist damit zu rechnen, dass diese Belastungen auch Auswirkungen auf die Gesundheit aller beteiligter Gruppen haben wird. Gleichzeitig ist nicht zu erkennen, dass diese gesundheitsbezogene Perspektive in die Ausgestaltung der Umsetzung des Konzeptes »G 12« eingeht. Gesundheitsbezogene, »weiche« Themen wie Schulklima, angepasste Lernformen, gesunde Ernährung und Bewegung in der Schule werden – wenn überhaupt – als abgespaltene Themen des »Gesundheitsbereiches« ohne weiteren Bezug zur Neuausrichtung im Bildungswesen diskutiert.Auch ist davon auszugehen, dass die zusätzlichen gesundheitlichen Belastungen dazu führen werden, dass Kinder aus sozial benachteiligten Familien noch stärker als bislang gesundheitlich belastet und sich damit deren sowieso schon geringere Möglichkeit weiter verringert, zur Hochschulreife zu kommen.

Wie oben beschrieben, scheint es dem Umweltthema besser gelungen zu sein, Eingang in das Entscheidungskalkül auch zunächst »umweltferner« Politikfelder gefunden zu haben. Im folgenden Abschnitt reflektieren wir, was die Gründe hierfür sein können und welche Empfehlungen sich für das Zukunftsprojekt »Health in all Policies« daraus ableiten lassen.

## Umwelt Mainstreaming und Health Mainstreaming

Im Folgenden diskutieren wir mit Bezugnahme auf die Erfolge im Bereich des *Umwelt Mainstreaming* vier Voraussetzungen für eine stärkere Verankerung eines *Health Mainstreaming*. Dabei werden folgende Aspekte berücksichtigt:

- (Alltägliche) Wahrnehmung
- Lobbyismus und Professionalisierung
- Gesellschaftspolitische Relevanz
- Politische Handhabbarkeit

### (Alltägliche) Wahrnehmung und individuelle Betroffenheit

Umweltpolitik ist ein gesellschaftliches Leitthema, das allgegenwärtig ist. Es vergeht kein Tag, an dem man nicht mit umweltpolitischen Fragestellungen konfrontiert wird, sei es durch Alltagserfahrungen, die unser persönliches Leben betreffen oder durch die Medialisierung von Umweltthemen. So konsumieren wir umweltfreundliche Produkte in allen nur denkbaren Varianten. Ökologische Lebensmittel, Strom aus erneuerbaren Energien, emissionsarme Autos oder energiesparende Technik gehören längst zu unserem Alltag. Gleichzeitig werden wir immer wieder daran erinnert, möglichst ökologisch zu handeln. Die Medien vermitteln das Umweltthema auf unterschiedliche Art und Weise: Populärwissenschaftliche Sendungen oder spektakuläre Naturkatastrophen sorgen dafür, dass die Umwelt in unseren Köpfen präsent ist. Im Rahmen einer Grönlandreise inszenierten sich die deutsche Bundeskanzlerin und ihr Umweltminister im Jahr 2007 demonstrativ vor schmelzenden Eisschollen und machten das Thema zur Chefsache.

Im Bereich der gesundheitlichen Ungleichheit gelingt Gleiches nur sehr schwer, denn eine Berichterstattung über adipöse, den ganzen Tag vor dem Fernseher sitzenden Hartz IV-Empfänger/innen lenkt den Blick nicht auf die eigentliche Problematik, sondern trägt dazu bei, Fernsehkonsumenten an der Lebenswirklichkeit bestimmter Bevölkerungsgruppen teilhaben zu lassen und diese allenfalls nach dem Motto »so möchte ich nie leben« abzulehnen. Das Thema wird zunehmend negativ besetzt und taugt allenfalls noch zur Unterhaltung. Das Interesse, sich mit sozialen Fragestellungen auseinander zu setzen schwindet. Der soziallagenbezogenen Gesundheitsförderung steht damit etwas bevor, was dem Umweltthema bereits gelungen ist. Die Bedeutung eines ressourcenschonenden Umgangs ist sowohl auf individueller, als auch auf kollektiver und letztendlich auch globaler Ebene verdeutlicht. Es handelt sich nicht nur um symbolische Politik, sondern um konkrete Initiativen, die auf allen Ebenen stattfinden. Umweltgerechtes Handeln bedeutet längst keinen Verzicht auf Konsum und Enthaltsamkeit mehr. Ganz im Gegenteil: Umweltgerechtes Konsumieren und Leben ist zur gesellschaftlichen Selbstverständlichkeit geworden. Umwelt Mainstreaming ist da angekommen, wo es hingehört – in der alltäglichen Lebenswirklichkeit der Menschen.

## Lobbyismus und Professionalisierung

Die Konjunktur des Themas Umwelt-Mainstraming ist durch eine starke Interessenvertretung gelungen. Eine Vielzahl von Organisationen hat sich umweltpolitischen Fragestellungen angenommen und diese resolut vertreten und weiterentwickelt. Organisationen wie Greenpeace, Robin Wood, BUND und unzähligen lokalen und regionalen Bürgerinitiativen ist es gelungen, ihr Anliegen zu etablieren und ihre Arbeit zu verstetigen und zu professionalisieren. Das Besondere an der Umweltschutzpolitik war, dass es gelungen ist, sowohl den individuellen als auch den kollektiven Bereich mit der Thematik zu verbinden. In seiner Typologie der Umweltbewegungen hat Castells (2002) den Typus »Schutz des eigenen Bereichs« identifiziert. Damit meint er lokale Gemeinschaften, deren Zielsetzung darin besteht, Lebensqualität und Gesundheit in der Lebensumwelt zu fördern. Ausgangspunkt waren oft konkrete Anliegen wie die Ablagerung von Giftmüll, Autobahnbau oder die Ansiedlung gefährlicher Einrichtungen in Wohnortnähe: »Was durch diese Bewegungen in Frage gestellt wird, ist einerseits die Schlagseite bei der Platzierung unerwünschter Materialien und Tätigkeiten in Gegenden mit niedrigem Einkommen, oder solchen, die von Minderheiten bewohnt werden/andererseits der Mangel an Transparenz und Partizipation bei der Entscheidungsfindung über die Flächennutzung. Die Bürger fordern deshalb die Ausweitung lokaler Demokratie, verantwortliche Stadtplanung und Fairness bei der Verteilung der Lasten städtischer und industrieller Entwicklung, und sie wollen zugleich vermeiden, gefährlichen Abfallstoffen oder Einrichtungen ausgesetzt zu sein« (Castells 2002: 126). Neben dieser Bewegung »von unten« haben sich auch Organisationen wie Greenpeace im Jahr 1971 gegründet, die zu einer Popularisierung und Medialisierung des Umweltthemas beigetragen haben.

Kennzeichnend für die Umweltpolitik ist auch die Ausdifferenzierung von Fachbehörden und das Engagement politischer Entscheidungsträger. In Deutschland hat die Gründung der Grünen im Jahr 1980 entscheidend dazu beigetragen, den Umweltschutz in den politischen Raum transportieren und somit durch das politische System zu bearbeiten.

Im Gegensatz zur soziallagenbezogenen Gesundheitsförderung ist es im Umweltbereich gelungen, dass sich einerseits die Betroffenen selbst organisiert und sich anderseits Anwaltschaften für die Umwelt gebildet haben. Im Gesundheitsbereich ist die Thematik allenfalls als Mitvertretung in Parteien, Wohlfahrts- und Sozialverbänden vorhanden. Bis auf wenige Ausnahmen – wie zum Beispiel einige Landesvereinigungen für Gesundheitsförderung – gibt es keine Akteure, die das Thema zu einem Arbeitsschwerpunkt gemacht haben. Weder artikulieren sich starke Betroffenen-Initiativen noch eine einflussreiche Lobby, die dem Thema zu mehr öffentlicher Annerkennung und Durchsetzungsfähigkeit verhelfen. Hervorzuheben sind allerdings einzelne Akteure wie Rolf Rosenbrock, die sich in der öffentlichen Debatte Gehör verschafft und die soziallagenbezogene Gesundheitsförderung »politikfähig« gemacht haben. Die Gesundheitsförderung scheint zunehmend anderen Akteuren – zum Beispiel der

Gesundheitswirtschaft – überlassen zu werden. Aus diesem Dilemma lässt sich vor allem eine Frage ableiten: Wer hat eigentlich ein Interesse an soziallagenbezogener Gesundheitsförderung und wie lässt sich ein solches Interesse begründen?

## Gesellschaftspolitische Relevanz

An erster Stelle sollten die Betroffenen, also Menschen genannt werden, die sich dauerhaft in einer schwierigen sozialen Lage befinden. Sie haben ein im Wortsinn vitales Interesse daran, unabhängig vom individuellen Bildungsstatus oder dem verfügbaren Einkommen die gleichen Chancen auf Gesundheit als Voraussetzung für eine aktive Teilnahme am gesellschaftlichen Leben zu haben. Die Betroffenen brauchen jedoch eine Stimme, die das Thema in den öffentlichen Diskurs bringt. Diese Funktion sollte der Public Health-Bereich übernehmen und neben den innerfachlichen Fragestellungen vor allem thematisieren, warum demokratische, sozialstaatlich organisierte Gesellschaften ein Interesse daran haben müssen, auf sozialen Ungleichheiten rückführbare gesundheitliche Ungleichheiten zu bekämpfen.

Hochgradig interpretationsbedürftig, aber zweifelsohne auch hochrelevant, sind die mit den gesundheitlichen Ungleichheiten einhergehenden Exklusionsprozesse für die Zukunft unseres Demokratiemodells. Abgesehen von finanziellen Mehrbelastungen der sozialen Sicherungssysteme wie etwa der gesetzlichen Krankenversicherung geht es vor allem um die Frage der gesellschaftlichen Teilhabe. Wir wissen, dass soziale Benachteiligung nicht nur gesundheitliche Benachteiligung mit sich bringt, sondern dass gesundheitliche Chancenungleichheit Menschen daran hindert, sich aktiv an gesellschaftlichen Entscheidungsprozessen zu beteiligen (Siegrist et al. 2006). Damit wird Gesundheit zu einer Grundvoraussetzung für gesellschaftliche Teilhabe und Mitbestimmung. Ilona Kickbusch (2006) hat die Bedeutung der Gesundheit für moderne Gesellschaften mit dem Begriff der Gesundheitsgesellschaft umschrieben.

Auch in dieser Frage ist der Umweltbereich der Gesundheitsförderung weit voraus. Wir wissen, dass sozial benachteiligte Bevölkerungsgruppen die ersten Verlierer von Naturkatastrophen und Umweltzerstörung sind. Der Zusammenhang von Umweltschutz und sozialer Inklusion ist hier – auch aufgrund der medialen Berichterstattung – oft viel präsenter als im Fall der Gesundheitsförderung. Dabei müsste die Gesundheitsförderung eigentlich im Vorteil sein, denn Gesundheit ist eine grundlegende individuelle Voraussetzung für gesellschaftliche Teilhabe. Im Unterschied zu umweltbezogenen Problemstellungen ist diese Feststellung allerdings hoch abstrakt und vielfach vermittelt. Während beispielsweise durch den Klimawandel bedingte Ernteausfälle oder häufigere und stärkere Unwetter sowohl volkswirtschaftlich und versicherungsmathematisch quantifizierbar und damit als »Belastung« objektivierbar sind und gleichzeitig auch – wie oben dargestellt – als individuelle Schicksalsfälle medial inszenierbar sind, fehlen für die Folgen gesundheitlicher Ungleichheit vergleichbare Kennzahlen und mediale Inszenierungen. Hinzu kommt der Aspekt der individuellen bzw. subjektiven Betroffenheit. Inzwischen spürt jede/r ganz alltäglich die Folgen des

»Klimawandels« – unabhängig vom Realitätsgehalt. Es wird einfach jedes Wetterphänomen – egal ob es im Sommer beispielsweise regnerisch oder heiß ist – darunter subsumiert. Gesundheitliche Ungleichheiten dagegen sind – soweit keine individuelle Betroffenheit vorliegt – leicht vom individuellen Erleben abspaltbar.

## Politische Handhabbarkeit

Politisch ist das Thema Gesundheitsförderung weitaus schwieriger zu handhaben als die Umweltpolitik. Gesundheitspolitik ist in Deutschland bislang vor allem Finanz- und Krankenversorgungspolitik.

Kein Politiker wird sich grundsätzlich gegen die Gesundheitsförderung stellen – Befürworter gibt es genug. Bei der Politikformulierung stößt die Gesundheitsförderung aber an ihre Grenzen. Die Debatte um das Präventionsgesetz hat dies mehrmals deutlich gemacht. Inzwischen zweimal im Anlauf gescheitert, ist das Präventionsgesetz in weite Ferne gerückt. Dies mag zum Einen damit zusammenhängen, dass die Erfolge der Gesundheitsförderung spät sichtbar sind und Politiker sich im Allgemeinen eher an kurzfristigen Ergebnissen messen lassen wollen. Zum Anderen liegt es in der Anlage des Themas Gesundheitsförderung, das im politischen System der Bundesrepublik sowohl auf vertikaler als auch auf horizontaler Ebene weit – und damit gleichzeitig gar nicht - verankert ist. In dieser Konstellation gleichen sich Umwelt und Gesundheit, denn auch die Umweltpolitik findet sich letztendlich auf allen Ebenen des politischen Systems wieder. Anders als bei der Umwelt – in der zum Beispiel objektivierbare Messwerte wie $CO_2$-Emmissionen relevant sind – geht es in der Gesundheitsförderung jedoch immer auch um spezifische Menschenbilder, die sich über die politischen Parteien und anderen Akteuren der Zivilgesellschaft hinweg sehr stark voneinander unterscheiden. Das Spektrum erschließt sich über die Forderung nach der Verantwortung des Staates bis zur Verantwortung des Einzelnen für seine Gesundheit. Andere Parteien stehen für staatliche Fürsorge oder die Selbstbestimmtheit des Individuums. In diesem Geflecht lässt sich nur schwer ein gemeinsamer Nenner finden, der dann zu politischen Ergebnissen führt.

Darüber hinaus spielen die bereits diskutierten Aspekte eine wesentliche Rolle: Der Gesundheitsförderung ist es nicht gelungen, die Thematik alltags- und gesellschaftspolitisch relevant zu vermitteln. Die schwierige und kaum überschaubare Konstitution des Politikfeldes Gesundheitsförderung macht ein fruchtbares und zielführendes Agenda-Setting sowie die anschließende Politikformulierung sehr schwierig.

Auch die Umweltpolitik stößt an ihre Grenzen. In der Rot-Schwarzen Legislaturperiode bis Oktober 2009 ist es nicht gelungen, ein einheitliches Umweltgesetzbuch auf den Weg zu bringen. Mit diesem sollten wichtige Bereiche, wie die Verzahnung des Naturschutzes, des Klimaschutzes, die Angleichung der Klagerechte und Öffentlichkeitsbeteiligung an das EU-Recht oder die Biodiversitätsstrategie miteinander verzahnt werden. Angesichts ihrer bisherigen Erfolge kann die Gesundheitsförderung von der Umweltpolitik jedoch nur lernen – auch im Hinblick auf ihre politische Handhabbarkeit.

## Fazit und Schlussfolgerungen

Die oben entwickelte – kursorische – vergleichende Betrachtung der Politikfelder Umwelt- und Gesundheits(förderungs)-Politik hat gezeigt, dass das Umweltthema leichter in seiner individuellen und gesellschaftlichen Relevanz darstellbar ist, sich besser medial inszenieren lässt und auch leichter politisch händelbar ist als die Bedingungszusammenhänge und Auswirkungen sozial bedingter gesundheitlicher Ungleichheit. Dies macht es auch den Politikfeldern, die ursprünglich keinen direkten Umweltbezug aufweisen schwer, sich der Berücksichtigung des Umweltaspektes zu verweigern. Was bedeutet dieser Befund für das Ziel, gesundheitliche Chancengleichheit im Sinne einer Leitstrategie »Health in all Policies« zu verfolgen?

Alle Bemühungen zur stärkeren politikfeldübergreifenden Verankerung des Themas werden relativ fruchtlos bleiben, wenn es nicht gelingt, den Aspekt der gesellschaftspolitischen Relevanz herauszustellen. Da, wie oben dargestellt, sowohl die mediale Inszenierung als auch eine primär »humanistische« Argumentation an die engen Grenzen unterschiedlicher Menschenbilder und Wohlfahrtskonzepte stoßen muss, ist es aus unserer Sicht wichtig, die materiellen und immateriellen Belastungen bzw. Kosten sozialer und insbesondere gesundheitlicher Ungleichheiten stärker sichtbar zu machen. Dies bedeutet zum einen, die auf sozial bedingte gesundheitliche Ungleichheiten rückführbaren (und damit grundsätzlich vermeidbaren) Versorgungskosten im Gesundheitssystem zu benennen. Pickett und Wilkinson (2009) zeigen in ihrer Synthese internationaler Untersuchungen zu den Folgen sozialer Ungleichheit allerdings darüber hinaus, dass auch gesellschaftlich erwünschte Zustände wie soziales Vertrauen, Friedfertigkeit oder Bildungschancen sich mit zunehmender Ungleichheit verringern bzw. verschlechtern. Auch diese unerwünschten Wirkungen lassen sich in Form erhöhter Aufwendungen beispielsweise für Strafverfolgung und Haftanstalten quantifizieren und den Einsparpotenzialen gegenüberstellen, die in Initiativen zur Verbesserung sozialer Chancengleichheit liegen.

Doch methodisch komplexe, im Endeffekt aber einfache Kosten-Nutzen-Kalkulationen sind als exklusive Strategie wenig tragfähig. Zu leicht lassen sich die mit Unsicherheiten behafteten (gesundheits-) ökonomischen Berechnungen durch Alternativmodelle in Frage stellen und das Thema in einer nur noch Expert/innen zugänglichen Methodendiskussion zerreiben.

Dieses Problem kennt auch das Umweltthema. Auch hier sind sowohl die Bedingungszusammenhänge multifaktoriell determiniert als auch die Zukunftsprognosen, beispielsweise zur Klimaentwicklung und deren Folgen, nur in hochkomplexen, für Laien nicht nachvollziehbaren Modellberechnungen ermittelbar. Der Aufwand, der für diese Berechnungen inzwischen betrieben wird, ist aber nicht der »intrinsischen Relevanz« des Themas selbst geschuldet, sondern der Aufmerksamkeit und dem politischen *Agenda Setting*. Dieses ist Ergebnis des Engagements Einzelner, von NGOs, Bürgerinitiativen und schließlich auch politischen Parteien. Wie oben dargestellt, fehlen diese Akteure nicht für das Anliegen gesundheitlicher Chancengleichheit.

Die Konsequenz kann aus unserer Sicht nur sein, das Thema »Gesundheitschancen« in den von Pickett und Wilkinson beschriebenen breiteren Kontext sozialer Chancengleichheit zu stellen und es auf der Akteursebene als ein professions- und handlungsfeldübergreifendes, gemeinsames Thema zu verstehen und zu entwickeln. In diesem Prozess müssen sowohl die Vertreter/innen der Gesundheitsförderung ihre Sensibilität und Kompetenz im Umgang mit Institutionen und Akteuren aus anderen Politikfeldern erhöhen bzw. entwickeln und gleichzeitig auch »gesundheitsferne« Felder wie beispielsweise die soziale Stadtentwicklung, die Arbeitsmarkt- und Bildungspolitik die Relevanz gesundheitliche Chancengleichheit für sich realisieren. Initiativen aus dem Feld der Gesundheitsförderung wie der bundesweite Kongress »Armut und Gesundheit« (www.armut-und-gesundheit.de) oder der Kooperationsverbund »Gesundheitsförderung bei sozial Benachteiligten« (www.gesundheitliche-chancengleichheit.de) gehen bereits diesen Weg. Hier gilt es anzuknüpfen und weiter für die Relevanz des Themas sozial bedingter gesundheitlicher Ungleichheit zu sensibilisieren und zu mobilisieren.

## Literatur

Castells, Manuel (2002): Die Informationszeitalter II: Die Macht der Identität. Opladen.

Hollederer, Alfons (Hrsg.) 2009: Gesundheit von Arbeitslosen fördern! Ein Handbuch für Wissenschaft und Praxis. Frankfurt a.M.

Kilian, Holger/Brandes, Sven/Köster, Monika (2008): Die Praxis der soziallagenbezogenen Gesundheitsförderung – Handlungsfelder, Akteure und Qualitätsentwicklung, in: Gesundheit & Gesellschaft Wissenschaft 8 (2), 17-26.

Kilian, Holger (2008): Vernetzung und Qualitätsentwicklung in der soziallagenbezogenen Gesundheitsförderung als gemeinsame Aufgabe: Der Kooperationsverbund »Gesundheitsförderung bei sozial Benachteiligten«, in: Göpel, Eberhard (Hrsg.): Systemische Gesundheitsförderung. Frankfurt a.M., 187-200.

Kickbusch, Ilona (2006): Die Gesundheitsgesellschaft. Megatrends der Gesundheit und deren Konsequenzen für Politik und Gesellschaft. Gamburg.

Mielck, Andreas (2000): Soziale Ungleichheit und Gesundheit. Bern, Göttingen, Toronto, Seattle.

Mielck, Andreas (2005): Soziale Ungleichheit und Gesundheit, Einführung in die aktuelle Diskussion. Bern.

OECD (Organisation for Economic Co-Operation and Development) 2009: OECD Health Data 2009, June 09 http://www.oecd.org/document/16/0,3343,en_2649_34631_2085200_1_1_1_1,00.html

Richter, Matthias/Hurrelmann, Klaus/Klocke, Andreas et al (2008): Gesundheit, Ungleichheit und jugendliche Lebenswelten, Ergebnisse der zweiten internationalen Vergleichsstudie im Auftrag der Weltgesundheitsorganisation WHO. Weinheim, München.

RKI (Robert Koch-Institut) (2007): Ergebnisse der Kinder- und Jugendgesundheitsstudie KIGGS, Zusammenfassung von Beiträgen im Bundesgesundheitsblatt Mai/Juni 2007. Berlin: Robert Koch-Institut. http://www.kiggs.de/experten/erste_ergebnisse/Basispublikation/index.html

Stahl, Timo/Wismar, Matthias/Ollila, Eeva et al (2006): Health in All Policies, Prospects and potentials. Helsinki.http://www.euro.who.int/document/E89260.pdf

Whitehead, Margaret/Dahlgren, Göran (1991): What can we do about inequalities in health?, in: Lancet 338, 1059-1063.

WHO (Weltgesundheitsorganisation) (1994): Ottawa-Charta zur Gesundheitsförderung, Erklärung der 1. Internationalen Konferenz zur Gesundheitsförderung in Ottawa/Kanada 1986, deutsche Übersetzung. Gamburg.

WHO (Weltgesundheitsorganisation), Commission on Social Determinants of Health (2008): Closing the gap in a generation: Health equity through action on the social determinants of health, Final Report of the Commission on Social Determinants of Health. Genf. http://www.who.int/social_determinants/thecommission/finalreport/en/index.html

Pickett, Kate/Wilkinson, Richard (2009): The Spirit Level. Why more equal societies almost always do better. London.

Rosenbrock, Rolf (2008): Primärprävention – Was ist das und was soll das? (Wissenschaftszentrum Berlin für Sozialforschung, Forschungsgruppe Public Health, Discussion Paper SP I 208-303). Berlin. http://bibliothek.wz-berlin.de/pdf/2008/i08-303.pdf

Siegrist, Johannes/Dragano Nico/Knesebeck, Olaf von dem (2006): Soziales Kapital, soziale Ungleichheit und Gesundheit, in: Richter, Matthias/Hurrelmann, Klaus (Hrsg.): Gesundheitliche Ungleichheit, Grundlagen, Probleme, Perspektiven. Wiesbaden, 157-170.

SVR (Sachverständigenrat zur Begutachtung der Entwicklung im Gesundheitswesen) (2006): Koordination und Qualität im Gesundheitswesen, Band 1: Kooperative Koordination und Wettbewerb, Sozioökonomischer Status und Gesundheit, Strategien der Primärprävention. Stuttgart.

SVR – Sachverständigenrat zur Begutachtung der Entwicklung im Gesundheitswesen (2008): Gutachten 2007: Kooperation und Verantwortung, Voraussetzungen einer zielorientierten Gesundheitsversorgung, Bd. I. Baden-Baden.

Thomas Altgeld

# Gender – kein Thema für den Mainstream der Public Health-Forschung?

Zunehmende Heterogenisierungsprozesse in allen entwickelten Ländern erfordern Forschungs- und Handlungskonzepte, die differenzorientiert sind und den entstehenden »Diversitäten« Rechnung tragen. Insbesondere im angelsächsischen Sprachraum haben deshalb »Diversity Studies« Konjunktur, die grundsätzlich ausloten, welche Vielfalt in den heutigen Gesellschaften und ihren unterschiedlichen Subsystemen vorhanden ist und wie ein produktiver Umgang damit, z.B. in der Arbeitsmarktpolitik und -forschung oder im Bildungsbereich, aussehen könnte (vgl. Krell et al. 2007). Im Wirtschaftssektor spielen Ansätze des Diversity Managements schon länger eine wichtige Rolle. Insbesondere international orientierte Betriebe entwickeln bereits seit der Jahrtausendwende Personalentwicklungskonzepte, die auf veränderte Bewerbungslagen und Mitarbeiterstrukturen reagieren. Seit 2001 existiert beispielsweise bei der Lufthansa AG eine Organisationseinheit »Change Management und Diversity«, auf einer website des Unternehmens heißt es: »Unter Diversity Management ist bei der Lufthansa der zielgerichtete Umgang mit der Heterogenität – zum Nutzen den Unternehmens und der Mitarbeiter gleichermaßen – zu verstehen« (http://www.lufthansaregional.org/de/downloads/ueber_uns/balance/faq_divers04.pdf; Zugriff 11/2009). Der *Umgang mit Vielfalt* gehört somit zu den wichtigsten Herausforderungen im gesellschaftlichen Zusammenleben, in der Politik und in der Forschung.

Auch in der gesundheitswissenschaftlichen Forschung wird diesen gesellschaftlichen Herausforderungen langsam Rechnung getragen. Allerdings scheint die Relevanz des Diversity-Konzeptes nur in Teilbereichen ausgelotet worden zu sein. Folgende Dimensionen spielen in den angelsächsischen und mittlerweile auch ersten deutschen Diversity Studies eine herausgehobene Rolle:

- geschlechterbezogene Unterschiede
- Unterschiede in der sozialen Lage
- Kulturspezifische Unterschiede
- Menschen mit und ohne Behinderungen
- altersspezifische Unterschiede
- Unterschiede in der sexuellen Orientierung.

Wenn man sich die Gutachten des Sachverständigenrates zur Begutachtung der Entwicklung im Gesundheitswesen seit Beginn des Jahrtausends anschaut, fällt auf, dass einige dieser Diversity-Dimensionen in den Schwerpunktsetzungen der Gutachten bereits gut abgedeckt sind:

- im Gutachten 2000/2001 die Versorgung chronisch Kranker
- im Gutachten 2005 der sozioökonomische Status und die Auswirkungen auf die Gesundheit und Strategien der Primärprävention
- im Gutachten 2007 die Primärprävention bei vulnerablen Gruppen
- im Sondergutachten 2009 die Gesundheitsversorgung in einer Gesellschaft des längeren Lebens (vgl. Sachverständigenrat 2009: 184).

Unterschiedliche Gesundheitszustände sowie Versorgungslagen und Bedarfe, die auf Alter, soziale Lage und Behinderung (im Sinne chronischer Erkrankung) zurückzuführen sind, spielen mit diesen Schwerpunktsetzungen in der gesundheitswissenschaftlichen Politikberatung bereits eine zentrale Rolle.

## 1. Geschlechterfragen spielen in den Gutachten zur Entwicklung im Gesundheitswesen keine relevante Rolle

Geschlechterfragen tauchen dagegen nur am Rande oder in Details der Gutachten punktuell auf, wurden aber nie systematisch analysiert oder standen gar im Mittelpunkt der Interessen des Rates bzw. der ihn beauftragenden Gesundheitspolitik. Teilweise werden geschlechtsspezifische Gesundheitsaspekte sogar direkt ausgeblendet. Die Einflussgrößen gesundheitlicher Outcomes, die in dem Meilensteingutachten von 2000/2001 zur Bedarfsgerechtigkeit und Wirtschaftlichkeit festgehalten werden, benennen als individuelle Variablen folgende Faktoren (vgl. Sachverständigenrat 2001: 24):

- Erbfaktoren
- Geschlecht, Alter
- Krankheitsgeschichte
- Einkommen, Vermögen
- Ausbildung, Beruf, Status
- Ernährung
- Gesundheitsverhalten.

Die konsequente Unterschätzung des Faktors »Geschlecht« in den Gutachten zeigt sich hier schon in dem Detail, das »Geschlecht« – anders als etwa »Ernährung« oder »Erbfaktoren« – nicht einmal für sich allein steht, sondern nur in Kombination mit »Alter« ein relevanter Faktor zu sein scheint.

In welche Sackgassen man durch diese Ausblendung gerät, zeigt das Ratsgutachten 2009 bei der Abhandlung der Themenstellung »Aufwachsen in psychischer Gesundheit – Aspekte der Versorgung von Kindern und Jugendlichen mit ADHS« (Sachverständigenrat 2009: 68ff.). Bei der Ätiologie werden zwar »multifaktorielle Auslöser und Einflüsse vermutet« (ebda: 69), aber nur »familiäres und soziales Umfeld« sowie

»Medienkonsum« (ebda.) explizit benannt. Die einzigen Aussagen zu Geschlechterfragen in der Zusammenfassung weisen in Bezug auf mögliche Über- oder Unterversorgungslagen wahrscheinlich auf einen eher nachrangigen Handlungsbedarf hin: »Feststellbar ist auch, dass geschlechtsspezifische Unterschiede in der ADHS-Symptomatik nicht ausreichend berücksichtigt werden. Dies führt dazu, dass Mädchen wegen der geringer auftretenden Hyperaktivität und der damit verbundenen geringeren Störwirkungen auf das soziale Umfeld möglicherweise unterversorgt, damit auch vor all zu schneller Medikalisierung geschützt werden« (ebda.: 70). Vorher war keineswegs von höchstwahrscheinlich zu schnell medikalisierten und überversorgten Jungen die Rede, sondern ausschließlich von »Kindern«. Zwar fordert das Gutachten eine »bessere Aufklärung über diese geschlechtsspezifischen Unterschiede (…) im Hinblick auf die Häufigkeit (…) und bezüglich der Art der beobachtbaren Symptome« (ebda.), aber nur in einem Nebensatz und ohne vorher in der Beschreibung des Symptombildes, der Verbreitung der Therapieformen und der medikamentösen Versorgungsformen auch nur eine einzige Geschlechterfrage anzusprechen.

Dabei wird ADHS bei Jungen viermal häufiger diagnostiziert wie bei Mädchen. Die Daten des Kinder- und Jugendgesundheitssurveys (KIGGS) zeigen, dass etwa bei jedem achten Jungen der Stichprobe ADHS-Erkrankungen aus Sicht der Eltern eine Rolle spielen, aber nur bei jedem zwanzigsten Mädchen (RKI 2009: 58). Die Aufmerksamkeitsdefizit-/Hyperaktivitätsstörung ist damit die häufigste kinderpsychiatrische Störung, ohne das bezüglich der Leitsymptome (Unaufmerksamkeit, Hyperaktivität und Impulsivität) und der Diagnoseverfahren auch nur eine einzige nennenswerte Public Health-Forschung zu geschlechtsspezifischen Ausprägungen stattgefunden hätte. Die mögliche Relevanz des sozioökonomischen Status der Kinder wird dagegen stärker betont als die Relevanz des Faktors »Geschlecht«. Dabei zeigt die vom Robert-Koch-Institut vorgenommene logistische Regressionsanalyse, dass der statistische Zusammenhang zwischen dem Merkmal Geschlecht und der Diagnose mit einer Odds Ratio von 4,8 (für Jungen) mehr als doppelt so stark ist wie der zwischen niedrigem Sozialstatus und Diagnose (RKI 2008: 59).

## 2. Die Gesundheitsberichterstattung beschreibt lediglich Unterschiede zwischen den Geschlechtern, analysiert sie aber nicht

Weder die Sachverständigengutachten und der Mainstream der Public Health-Forschung noch die meisten Gesundheitsberichte auf Bundesland- oder nationaler Ebene kommen bei Fragestellungen der Epidemiologie und der Versorgungsforschung über die bloße Konstatierung von Geschlechtsunterschieden hinaus. Eine tiefergehende, differenzierte Analyse der spezifischen Bedingungen der Gesundheit von Männern und Frauen, Jungen und Mädchen findet hier nicht statt. Kolip hat schon 2003 festgestellt: »Derzeit sind einige Bemühungen erkennbar, die gesundheitliche Benachteiligung von

Frauen zu beheben, während eine genauere Analyse männerspezifischer Gesundheitsprobleme noch aussteht.« (Kolip 2003: 653) Auf diesem Status verharrt die Public Health-Forschung auch Jahre später immer noch.

Zu den Fortschritten im Bereich der Frauengesundheit in Deutschland gehört der 2001 erschienene Frauengesundheitsbericht der Bundesregierung. Dieser sollte eigentlich nur den ersten Aufschlag für eine geschlechtersensible Gesundheitsberichterstattung liefern. Der Bericht thematisiert nicht nur Zusammenhänge zwischen Gesundheit und Herkunft (z.B. alte und neue Bundesländer), sondern auch die Wechselwirkungen zwischen Gesundheit und Arbeit (frauentypische Berufsgruppen, Haus- und Familienarbeit), sozialer Lage sowie Lebensalter. »Darüber hinaus werden ausgewählte Erkenntnisse zur Umsetzung frauenspezifischer Ansätze in der Praxis sowie deren Bewertung vorgestellt. Auf Grundlage der dargestellten Daten und Erkenntnisse formuliert der Bericht Perspektiven, die Eingang in den Koalitionsvertrag der Bundesregierung vom Oktober 2002 fanden.« (http://www.bkfrauengesundheit.de/cms/4_1_gbe/index.html; Zugriff 11/2009)

Nach dem Erscheinen dieses Frauengesundheitsbericht waren auf Bundesebene allerdings keine nennenswerten und schon gar keine konsequenten Folgeaktivitäten mehr zu verzeichnen. Lediglich der 2005 vom Robert-Koch-Institut publizierte Gesundheitsbericht zur »Gesundheit von Frauen und Männern im mittleren Lebensalter« (Lademann/Kolip 2005) setzte einige weitere Akzente. Ein Bericht zur gesundheitlichen Situation von Männern in Deutschland im Auftrag der Bundesregierung steht ebenso aus wie eine gendersensible Weiterentwicklung der Instrumente der Gesundheitsberichterstattung. Zwar werden in den meisten Berichten auf Bundes- und Landesebene Geschlechterunterschiede bei der Prävalenz von Erkrankungen oder in der Morbidität mittlerweile standardisiert ausgewertet und publiziert, aber tiefergehende Analysen oder eine Anpassung von Erhebungsinstrumenten erfolgen nicht.

So liefert etwa der Kinder- und Jugendgesundheitssurvey KiGGS des Robert-Koch-Instituts seit 2007 eine Fülle neuer Daten zur Gesundheit von Jungen und Mädchen und stellt diese auch in Bezug zur sozialen Lage. Zudem werden Faktoren bei bestimmten gesundheitlichen Auffälligkeiten gewichtet, wobei sich Geschlecht manchmal als ein wesentlicher Faktor erweist. Aber eine Geschlechterrollen reflektierende Analyse der Daten erfolgt nicht. Beispielsweise werden die Selbsteinschätzungen der Jugendlichen oder die Elternbewertungen nicht kritisch in Bezug auf mögliche geschlechtspezifische Verzerrungen hin bewertet. Die Daten der Elternurteile werden auch nur auf einer Ebene, nämlich der der Kinder, geschlechtspezifisch ausgewertet. Nachfolgende Abbildung zeigt den Anteil von Jungen und Mädchen, die von ihren Eltern als psychisch und verhaltensauffällig eingeschätzt werden nach Altersgruppen.

*Abbildung 1: Anteil von Jungen und Mädchen, die von ihren Eltern als psychisch und verhaltensauffällig eingeschätzt werden, nach Altersgruppen*

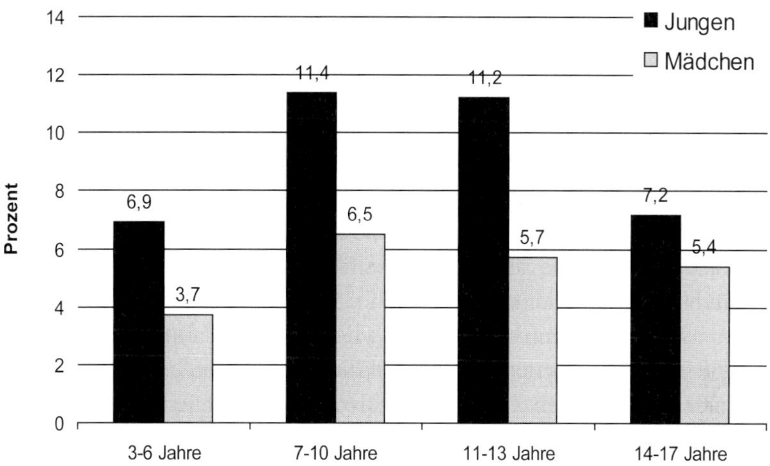


Es finden sich bei den gesamten Auswertungen der Elternurteile im KIGGS keine Aussagen darüber, ob es die Urteile von Vätern oder von Müttern über ihre Töchter oder Söhne sind. In der – mit einer ausführlichen Response- und Non-Responseanalyse verbundenen – Darstellung des Stichprobendesigns (vgl. Kamtsiuris/Lange/Schaffrath Rosario 2007) wird die Fragestellung nach dem Response der Väter oder Mütter nicht einmal aufgeworfen, geschweige denn Daten darüber publiziert, wie viele Väter und wie viele Mütter tatsächlich mit ihren Kindern an den Untersuchungen teilgenommen haben. Es kann jedoch davon ausgegangen werden, dass sich an den Untersuchungen deutlich mehr Mütter als Väter beteiligt haben und dass die Elternbeurteilungen vor allem Mütterbeurteilungen über ihre Töchter und Söhne sind. Das bei fast allen Gesundheitsaspekten deutlich schlechtere Abschneiden der Jungen in den Elternurteilen könnte natürlich auch einer möglicherweise besorgteren Haltung der Mütter gegenüber ihren Söhnen geschuldet sein. Zumindest wäre eine Analyse spannend, ob und inwiefern sich Väter- und Mütterbeurteilungen in der Wahrnehmung des Gesundheitszustandes ihrer Töchter und Söhne unterscheiden. Wahrscheinlich sind die Väterbeurteilungen jedoch kaum repräsentativ. Diese Fragestellungen müssen aber bereits beim Stichprobendesign und auch bei der Einladung zur Untersuchungsteilnahme eine wesentliche Rolle spielen, will man wirklich aussagekräftige, genderrelevante Daten erhalten. Um eine repräsentative Väterstichprobe zu gewinnen, hätten möglicherweise gezielte Einladungsschreiben versandt oder andere Untersuchungszeitpunkte gewählt werden müssen.

## 3. Genderfragen werden als reine Frauengesundheitsfragen verkannt

Als weiterer wesentlicher Fortschritt in der Zugänglichkeit von Forschungsergebnissen, Daten und Materialien zur Frauengesundheit ist die Einrichtung eines Frauengesundheitsportals durch die Bundeszentrale für gesundheitliche Aufklärung (BZgA) 2003 zu sehen (www.frauengesundheitsportal.de, Zugriff 11/2009). Dort werden Informationen z.B. unter folgenden Oberkategorien angeboten: Lebensphasen (u.a. Schwangerschaft und Wechseljahre), Lebensführung (u.a. Ernährung und Stressbewältigung), Erkrankungen (u.a. Brustkrebs, Essstörungen und Osteoporose) und soziale Bedingungen (u.a. Gewalt, Migration und Behinderung). Bei den weiterführenden Links sind 584 (!) Organisationen verzeichnet, von »3A Arbeitsgruppe Ärztinnen und AIDS« bis »ZORA – Rat für Opfer von Zwangsprostitutionen«.

In dem Beratenden Arbeitskreis des Portals wirken 26 Expertinnen mit. Da das Portal aufgrund seiner konsentierten Beiträge auch einiges über das Selbstverständnis der Beteiligten offenbart, sei hier etwas ausführlicher zitiert, wie sich die vergleichsweise gut aufgestellte Frauengesundheitsforschung in Deutschland zumindest in diesem Kontext selbst einschätzt: »Das Gesundheitssystem und die medizinische Forschung waren lange auf ein medizinisch-biologisches Verständnis von Krankheit und Gesundheit festgelegt. Hier hat die Frauengesundheitsforschung ein kritisches Bewusstsein entwickelt. Sie sieht die Geschichte der naturwissenschaftlichen Medizin im Licht der Geschlechterverhältnisse. Wo der männliche Körper als das Normale begriffen wurde, galt das Interesse der medizinischen Wissenschaft vor allem den weiblichen Abweichungen von dieser Norm, die häufig als krankhaft gesehen wurden. Die Frauengesundheitsforschung hinterfragt deshalb Zuschreibungen und Diagnosen, die in dieser Tradition einer Pathologisierung des weiblichen Körpers stehen. Für die Gesundheitsforschung fordert sie eine Blickweise, die Unterschiede in Gesundheit und Krankheit zwischen den Geschlechtern angemessen berücksichtigt – in der Gesundheitsberichterstattung, in der Entwicklung von Diagnoseverfahren und Therapien. Sie fordert darüber hinaus eine geschlechtersensible Struktur des Gesundheitswesens, die in der gesundheitlichen Versorgung und bei der Gesundheitsförderung den Bedürfnissen von Frauen entspricht.« (ebda.)

Alle zuvor genannten Fortschritte bei Genderfragen fokussieren ausschließlich auf Frauen, weil sie auch von engagierten Frauen aus Wissenschaft und Politik eingefordert wurden. Aber diese Erfolge tragen eventuell auch dazu bei, dass eine geschlechtersensible Struktur des Gesundheitswesens und der Gesundheitsforschung nicht als zentrales Ziel auf die politische Agenda gelangt, weil Genderfragestellungen im Gesundheitssektor ausschließlich auf Frauengesundheitsfragen reduziert werden. Courtenay hat dazu festgehalten: »Early feminist scholars were among the first to engender health, noting, for example, the absence of women as subjects in health research and the use of males as the standard for health. The result, however, has been an exclusive emphasis on women, and ›gender and health‹ has become synonymous with ›women's health‹.«

(Courtenay 2000: 1386) Kolip teilt diese Einschätzung auch für Deutschland: »Es besteht die Gefahr, dass durch die Konzentration auf einige wenige Projekte, die sich noch dazu ausschließlich an Frauen richten und damit der Annahme Vorschub leisten, von einer geschlechtergerechten Gesundheitsforschung und -praxis profitierten nur die Frauen, keine nachhaltigen Effekte erreicht werden.« (Kolip 2003: 653)

## 4. Männergesundheit ist noch kein Public Health Forschungsthema

Für Männer und die kaum existente Männergesundheitsforschung ergibt sich eine fast schon paradoxe Situation. Auf der einen Seite boomt national und international der Männergesundheitsmarkt, der mehr oder weniger sinnvolle (medizinische) Dienstleistungen erfolgreich an den Mann bringt und damit auch zeigt, dass Männer kein unerreichbares Geschlecht für Gesundheitsangebote sind (vgl. Altgeld 2004, 2007). Auf der anderen Seite will ein etwas wehleidiger, risikobetonter und rein bipolar angelegter Männergesundheitsdiskurs nicht verstummen. Denn das Infragestellen starker Männerbilder sowie in Folge davon die Neuentdeckung des gesundheitlich eigentlich »schwachen Geschlechts« der Männer hat in bestimmten Teilen der gesundheitswissenschaftlichen Literatur mittlerweile Tradition.

Die statistisch nachweisbare kürzere Lebenszeit der Männer in Deutschland verführt gemeinsam mit erhöhten Morbiditätsrisiken für eine Reihe von verhaltensbedingten Erkrankungen (z.B. des Herz-Kreislauf-Systems, der Lungen oder der Leber) zu dem (Kurz-)Schluss, dass Männer im Vergleich zu den diesbezüglich besser abschneidenden Frauen gesundheitlich vielleicht das »schwächere Geschlecht« sein könnten. Das wird schon an den Titeln einiger Publikationen deutlich, z.B. »Der frühe Tod des starken Geschlechts (Klotz et al. 1998), »Männerdämmerung« (Hollstein 1999) oder »Konkurrenz, Karriere, Kollaps – Männerforschung und der Abschied vom Mythos Mann« (Bründel/Hurrelmann 1999).

Aber die meisten Publikationen zur Männergesundheit bleiben ebenfalls auf einer oberflächlich-beschreibenden Ebene stehen. In fast allen geschlechtervergleichenden Analysen wird beinahe schon stereotyp die höhere Risikobereitschaft und vermeintlich geringere Gesundheitsbewusstheit von Männern diagnostiziert. Verwiesen wird in diesem Zusammenhang auf Risikosportarten, den Konsum legaler und illegaler Drogen oder die Nahrungsmittelzufuhr mit fettreicheren Lebensmitteln und Süßgetränken. Außerdem bezieht sich der gesamte Diskurs, wie Dinges betont, »noch zu oft auf ein überholtes monolithisches Bild von Männlichkeit. Ein statistischer Durchschnittsbefund – also ein Mehrheitsverhalten – reicht zur Behauptung einer ›Essenz der Männlichkeit‹ nicht aus« (Dinges 2007: 6).

Tiefer gehende Erklärungen für diese höhere Risikobereitschaft werden jedoch kaum angeboten. »In vielen Kulturen macht es der Prozess der männlichen Sozialisation – aus Jungs ›richtige‹ Männer zu machen – den Männern oft schwer, Schwäche zu zeigen. Dies hält sie möglicherweise davon ab, Vorschläge für Gesundheitsförderung ernst zu nehmen und bei Problemen einen Arzt/eine Ärztin aufzusuchen. So sind viele Männer sich selbst ein Hindernis, was einen möglichst optimalen Nutzen des Gesundheitssystems angeht.« (Doyal 2004: 156) Diese fast schon ontologisierte »männertypische« Sozialisation scheint dann der einzige Grund dafür zu sein, dass Männer kaum auf ihren Gesundheitszustand achten und sich weniger anfällig gegenüber Krankheiten fühlen.

Die zentrale Frage ist jedoch, ob nicht gerade die auf den ersten Blick riskanteren gesundheitsbezogenen Verhaltensweisen von Männern wesentlicher Teil ihrer Art, »ihren Mann zu stehen«, sind. Das heißt, wenn Männlichkeitskonzepte und Rollenerwartungen sich nicht verändern, werden Männer diese Verhaltensweisen kaum aufgeben können, ohne den Verlust ihrer männlichen Identität und ihrer gesellschaftlich nach wie vor privilegierten Situation zu riskieren: »Men and boys do indeed use these resources and adopt unhealthy beliefs and behaviours in order to demonstrate manhood. Although nothing strictly prohibits a man from demonstrating masculinities differently, to do so would require that he cross over socially constructed gender boundaries, and risk reproach and sometimes physical danger for failing to demonstrate gender correctly. By successfully using unhealthy beliefs and behaviours to demonstrate idealised forms of masculinity, men are able to assume positions of power – relative to women and less powerful men – in a patriarchal society that rewards this accomplishment. By dismissing their health needs and taking risks, men legitimise themselves as the ›stronger‹ sex. In this way, men's use of unhealthy beliefs and behaviours helps to sustain and reproduce social inequality and the social structures that, in turn, reinforce and reward men's poor health habits.« (Courtenay 2000: 1396)

Dinges ist der einzige, der im deutschen Sprachraum einen Blick auf die Normen von Männlichkeit, insbesondere bei Heranwachsenden, wirft und sie auf ihren Präventionsbezug hin genauer analysiert. Er stellt fest, das damit konkurrierende Botschaften vermittelt werden: »Gesundheitsdiskurse, die auf Risikovermeidung in der Jugendphase setzen, stehen also in einer Spannung zu anderen gesellschaftlich vermittelten Anforderungen an Männer. (…) Auf Risikovermeidung zielende Gesundheitsdiskurse sollten nicht bei der Abwertung eines gängigen Verhaltens junger Männer als gesundheitsschädlich verharren, sondern die historischen Gründe für die Erziehung zur Härte und den rezenten Wandel in der Arbeitswelt reflektieren und ihre Botschaften darauf einstellen.« (Dinges 2007: 7)

## 5. Der gesamte Public Health Diskurs bleibt seltsam geschlechtslos

Ähnlich weitreichende Männlichkeitskonzepte und Infragestellungen klassischer Männerbilder sind im deutschen Public-Health-Diskurs nicht zu finden. Die Erkenntnisse des konstruktivistischen Männlichkeitsdiskurses (u.a. Connell 1999; Bourdieu 2005), die aufzeigen, wie eng Konstruktionen von Männlichkeit mit Machtfragen assoziiert sind, werden in der gesundheitlichen Forschung genauso wenig aufgenommen wie die Handlungsempfehlungen zu Genderfragen, die von der Weltgesundheitsorganisation oder der EU herausgeben werden. Es mangelt weder an theoretischen Erkenntnissen noch an umsetzbaren Vorschlägen, wie sich die Gesundheitsforschung und -versorgung in eine geschlechtergerechte und geschlechtersensible Richtung entwickeln könnte. Was bislang fehlt, ist der politische Wille, diese Richtung stärker zu verfolgen.

Deshalb taucht Gender Mainstreaming etwa in der Forschungsförderung immer nur als Querschnittsanforderung an die eingereichten Projekte auf. Es gab keine nennenswerte Ausschreibung, die gesundheitsbezogene Geschlechterfragen selbst als Ausschreibungsthema in den Vordergrund gestellt hätte, weder in der Versorgungs- noch in der Präventionsforschung. Als Querschnittsanforderung geht diese Themenstellung aber unter in kleinteiligen, letztlich geschlechterinsensiblen Forschungsdesigns und ungegenderten Instrumenten. Es werden nur die Minimalanforderungen der Ausschreibungen in den Anträgen selbst berücksichtigt, aber nicht die Forschungsfragestellungen geschlechtsspezifisch verändert. Auch die Gutachtergremien sind dominiert von Fachleuten, die Genderfragen keine besondere Relevanz beimessen (und dafür auch gar nicht hinreichend qualifiziert sind).

## 6. Wie kann mehr Geschlechtergerechtigkeit erreicht werden?

Payne ist in einem Grundsatzpapier für die Weltgesundheitsorganisation 2009 der Frage nachgegangen: »How can gender equity be addressed through health systems?« Dabei hat sie drei zentrale Strategien zur Verbesserung der Geschlechtergerechtigkeit benannt: regulatorische Ansätze (z.B. Gesetzgebung), organisatorische Ansätze (z.B. gender-related budgeting, gender impact assessments) und informationelle Ansätze (z.B. gender-sensitive Gesundheitsindikatoren) (Payne 2009). Für die Umsetzung aller dieser Strategien hält sie folgende Bedingungen für entscheidend:

»– good, high-quality gender-disaggregated data that are routinely available in different formats and at the appropriate level;
- political commitment and ownership of the approach used;
- financial and human resources that are committed over the long-term and not likely to change;
- good, regular and evolving training for all those involved;
- evaluation (including external review) of the interventions and strategies used;
- involvement of key stakeholders at all levels;
- commitment from the relevant stakeholders and decision-makers, and
- effective stewardship by the government ministry responsible for health« (ebda.: VIII).

Payne sieht in der Schaffung eines politischen Rückhaltes den Dreh- und Angelpunkt für Fortschritte in Genderfragen. Nur so ließen sich Strukturen verändern und Ressourcen mobilisieren. Für Deutschland besteht insbesondere hier ein Nachholbedarf. Eine Art politischer Meinungsführerschaft zur nachhaltigen Verankerung von Genderfragen in der Gesundheitsforschung und -versorgung ist weder im Gesundheits-, Forschungs- oder Frauenministerium zu erkennen. Der Status quo des Beschreibens von geschlechtsspezifischen Auffälligkeiten und der reinen Verankerung von Gender Mainstreaming in irgendwelchen Präambeln oder Querschnittsanforderungen wird von keiner ministeriellen Seite ernsthaft kritisiert.

Bereits 2007 hatten Sundari Ravindran und Kelkar-Khambete in einer ebenfalls für die WHO erarbeitetenten Analyse von Frauengesundheitspolitiken und -programmen sowie des Gender-Mainstreaming in Gesundheitspolitiken der Mitgliedstaaten der WHO in Europa noch weitergehende Forderungen aufgestellt:

»– It may be time to frame gender mainstreaming explicitly as an issue of equity, rights and justice: health as a basic human right, and gender equality as a basic consideration in health.
– The focus should shift from ›integration‹ of gender issues into existing agendas, to reframing the agenda in a way that promotes gender and social equity in health. (…)
– The approach would consider gender inequity within the context of inequities by caste, class, ethnicity and so on, as a cross-cutting issue.
– The creation of demand for gender equity in health through political mobilisation must be seen as necessary ground work.« (Sundari Ravindran/Kelkar-Khambete 2007: 4)

Die Verankerung von Fragen der gesundheitlichen Chancengleichheit in Bezug auf den sozioökonomischen Status innerhalb der Gesundheitsberichterstattung und der Public Health-Forschung ist nicht zuletzt dank der stetig mahnenden Stimmen und überzeugenden Publikationen von Mielck (u.a. 2005) und Rosenbrock (u.a. in den Sachverständigenratsgutachten 2002, 2007 und 2009) gelungen. Ein vergleichbares Insistieren auf Geschlechterfragen als zentraler Aspekt der Herstellung von gesundheitlicher Chancengleichheit hat es dagegen nie gegeben. Deshalb haben Genderfragen bislang keinen Eingang in den Mainstream der Public Health-Forschung gefunden. Die oben aufgestellte Forderung, nicht mehr auf Integration von Genderfragestellungen in existierende Forschungsagenden zu setzen, sondern die Agenden an sich so umzugestalten, dass sie Geschlechtergerechtigkeit herstellen, wird angesichts des Versagens einer wirklich zielgruppengerechten Gesundheitsversorgung und Gesundheitsförderung immer dringlicher.

Die Bildungsforschung ist bei dem Thema schon weiter, indem sie beispielsweise die Zusammenhänge zwischen Männlichkeiten, männlichen Identitätsentwicklungen und dem Bildungsversagen von Jungen in dem von Frauen dominierten Bildungssystem klar analysiert: »Zu beobachten ist, dass Jungen sich gegen Erzieherinnen und Lehrerinnen deutlich stärker abgrenzen als Mädchen oder dass sie das Übertreten von

Regeln und Grenzen, die von Mädchen und vor allem von erwachsenen Frauen gesetzt werden, offensichtlich systematisch zur Identitätsgewinnung als Jungen (und Männer) brauchen und taktisch einsetzen.« (Rabe-Kleeberg 2005: 19 )

Eine geschlechtergerechte Neuorientierung der Public Health-Forschung und der Gesundheitswissenschaften kann sich nur im interdisziplinären Dialog weiter entwickeln. So lange hier Diskursstrategien, Forschungsparadigmen und Fördergrundsätze des patriachal organisierten Medizinbereiches dominieren und auch von den im Feld tätigen Sozialwissenschaftlern und Sozialwissenschaftlerinnen unhinterfragt bleiben, wird die Gesundheitspolitik gar nicht erst in Versuchung kommen, für veränderte Diskussionsgrundlagen zu sorgen und Geschlechterfragen zu zentralen Effektivitäts- und Versorgungsfragen zu machen. Ein Sachverständigenratsgutachten zu Geschlechterfragen in der Gesundheitsversorgung und -förderung wäre hierfür ein guter Auftakt!

## Literatur

Altgeld, Thomas (Hrsg.) (2004): Männergesundheit – Neue Herausforderungen für Gesundheitsförderung und Prävention. Weinheim und München.

Altgeld, Thomas (2007): Warum weder Hänschen noch Hans viel über Gesundheit lernen – Geschlechtsspezifische Barrieren der Gesundheitsförderung und Prävention, in: Prävention und Gesundheitsförderung 2, 90-97.

Bourdieu, Pierre (2005): Die männliche Herrschaft. Frankfurt a.M.

Brandes, Holger (2003): Männlicher Habitus und Gesundheit, in: Blickpunkt DER MANN 2, 10-13.

Bründel, Heidrun/Hurrelmann, Klaus (1999): Konkurrenz, Karriere, Kollaps – Männerforschung und der Abschied vom Mythos Mann. Stuttgart.

Connell, Robert W. (1999): Der gemachte Mann – Konstruktion und Krise von Männlichkeiten. Wiesbaden.

Courtenay, Will H. (2000): Constructions of masculinity and their influence on men's well-being: A theory of gender and health, in: Social Science and Medicine 50, 1385-1401.

Dinges, Martin (2007): Was bringt die historische Forschung für die Diskussion zur Männergesundheit?, in: Blickpunkt DER MANN 2, 6-9.

Doyal, Lesley (2004): Sex und Gender: Fünf Herausforderungen für Epidemiologinnen und Epidemiologen, in: Gesundheitswesen 66. 153-157.

Hagen, Christine (2009): Gesundheit von Jungen – Epidemiologische Daten zu Problemlagen und Ressourcen. Vortrag auf der Fachtagung »Nicht das Falsche fordern«. http://www.gesundheit-nds.de/CMS/index.php/dokumentationen/86-081209-nicht-das-falsche-fordern.

Hollstein, Walter (1999): Männerdämmerung: von Tätern, Opfern, Schurken und Helden. Göttingen.

Kamtsiuris, Panagiotis/Lange, Michael/Schaffrath Rosario, Angelika (2007): Der Kinder und Jugendgesundheitssurvey (KIGGS): Stichprobendesign, Response und Non-Response-Analyse, in: Bundesgesundheitsblatt 50, 547-556.

Klotz, Theodor (2007): Wohin mit der Männergesundheit?, in: Blickpunkt DER MANN 2, 10-11.

Klotz, Theodor/Hurrelmann, Klaus/Eickenberg, Hans-Udo (1998): Männergesundheit und Lebenserwartung: Der frühe Tod des starken Geschlechts, in: Deutsches Ärzteblatt 95(9), A-460-464.

Kolip, Petra (2003): Frauen und Männer, in: Schwartz Friedrich W./Badura, Bernhard/Busse, Reinhard et al. (Hrsg.): Das Public Health Buch. München und Jena, 642-652.

Kolip, Petra/Altgeld, Thomas (Hrsg.) (2006): Geschlechtergerechte Gesundheitsförderung und Prävention. Weinheim und München.

Krell, Gertraude/Riedmüller, Barbara/Sieben, Barbara et al. (Hrsg.) (2007): Diversity Studies – Grundlagen und disziplinäre Ansätze. Frankfurt a.M./New York.

Lademann, Julia/Kolip, Petra (2005): Gesundheit von Männern und Frauen im mittleren Lebensalter. Berlin.

Mielck, Andreas (2005): Soziale Ungleichheit und Gesundheit. Einführung in die aktuelle Diskussion. Bern, Göttingen, Toronto und Seattle.

Payne, Sarah (2009): How can gender equity be addressed through health systems. Copenhagen.

Rabe-Kleeberg, Ursula (2005): Männer als Kindergärtnerinnen? Oder: Gender Mainstreaming und Kindergarten, in: Bildungsnetz Berlin (Hrsg.): Für eine geschlechtergerechte Bildung und Beschäftigung, Gender, Bildung, Neue Medien – Wie sieht die Kita von morgen aus? – Dokumentation, Berlin, 15-21.

RKI – Robert Koch-Institut (2008): Erkennen – Bewerten – Handeln: Zur Gesundheit von Kindern und Jugendlichen in Deutschland. Berlin und Köln.

Sachverständigenrat zur Begutachtung der Entwicklung im Gesundheitswesen (2001): Bedarfsgerechtigkeit und Wirtschaftlichkeit (Kurzfassung). Berlin.

Sachverständigenrat zur Begutachtung der Entwicklung im Gesundheitswesen (2007): Kooperation und Verantwortung – Voraussetzungen einer zielorientierten Gesundheitsversorgung (Kurzfassung). Berlin.

Sachverständigenrat zur Begutachtung der Entwicklung im Gesundheitswesen (2009): Koordination und Integration – Gesundheitsversorgung in einer Gesellschaft des längeren Lebens (Kurzfassung). Berlin.

Sundari Ravindran, T.K./Kelkar-Khambete, Aarti (2007): Women's health policies and programmes and gender-mainstreaming in health policies, programmes and within health sector institutions. Genf.

Rainer Müller, Frauke Koppelin

# Lebenslauf, Arbeit und Gesundheit

## 1. Lebenszeit und Arbeitszeit

Der »Kampf um die Arbeitszeit« (Negt 1984) ist seit Beginn der Industrialisierung auf der Tagesordnung der gesellschaftspolitischen Auseinandersetzungen und bis heute zentrales Feld der Interessenspolitiken zur Gestaltung der Arbeit. Die »Zerstörung und Wiederaneignung von Zeit« (Zoll 1988) als Prozess (bzw. Postulat) bezieht sich jedoch auf den gesamten Lebenslauf mit seinen Sphären und Sequenzen, wobei auch die Arbeitszeit als Lebenszeit zu begreifen ist. Zeitpolitik und Zeitgestaltung bilden zwar seit jeher eine permanente Herausforderung, erhalten aber unter den heutigen demographischen, ökonomischen und gesellschaftlichen Bedingungen der Globalisierung eine erhöhte Relevanz, da die herrschenden Verständnisse von Produktivität nun noch deutlich enger an eine Ökonomie der Zeit gebunden sind. Eine Ökonomisierung der Zeit wurde in der Moderne nicht nur für die Arbeitswelt durchgesetzt. Sie bestimmt bis heute alle Lebenssphären des Individuums und umfasst die Zeitspanne von der Zeugung bis zum Tod. In einer kapitalistisch organisierten Welt sind Alltagszeit, Lebenszeit und Arbeitszeit einer produktivitätsorientierten Verwendungslogik unterworfen. Begriffe aus der Wirtschaft wie Humankapital oder Humanressource (z.B. in der Bildungspolitik) zeugen davon. Muster der Zeitverwendung sind in erhöhtem Maße nach Rationalitätskriterien von »Nützlichkeit« zu rechtfertigen (Rinderspacher 1985: 67). Die Geltung der linearen, abstrakten Zeit und ihre Ökonomisierung bleiben indessen nicht auf die Produktionssphäre beschränkt, sondern greifen über auf die anderen sozialen und kulturellen Lebenskontexte: »Rationale Lebensmethodik hinsichtlich der Zeit bedeutet für das Individuum, abstrakte Zeit als methodisches Prinzip zu verinnerlichen«(Neumann 1988: 170). Die Maxime moderner Lebensführung lautet: Ein knappes Gut wie die Zeit soll nicht vergeudet werden – in keiner Lebenssituation, in keiner Phase der Biographie.

In den letzten Jahren hat sich die Zeitökonomie in der Arbeit bezüglich Dauer, Lage, Rhythmus, Verdichtung, Autonomie, Verlässlichkeit und Flexibilität vom klassischen Normalarbeitsverhältnis weg bewegt (Chung/Kerkhofs/Engel 2007). Im Zuge dessen ist die Verteilung und Intensität der Arbeit über Tag, Woche, Monat, Jahr und Lebenszeit mehr und mehr durch Variabilität und Diskontinuität geprägt. Dies gilt sowohl für abhängig Beschäftigte als auch für Selbstständige. Flexible und »atypische« Arbeitszeiten, wie Schicht- und Nachtarbeit, sind mit einem erhöhten Gesundheitsrisiko verbunden (Hornberger et al. 2000), wobei hinsichtlich ihrer langfristigen gesundheitlichen Auswirkungen allerdings noch vieles ungeklärt ist (Janssen/Nachreiner 2004).

Die Verpflichtung zur menschengerechten Arbeitsgestaltung sieht sich angesichts des Wandels der Arbeitsformen vor große Herausforderungen gestellt. Diese ergeben sich insbesondere aus den sich ausdifferenzierenden Arbeitszeitregimen (flexible und verdichtete Arbeitszeiten). Die Herausforderungen richten sich nicht nur an die Politik, sondern ebenfalls an die multidisziplinäre Arbeitswissenschaft. In wissenschaftlicher Sicht muss das Verhältnis von Arbeitszeit und Gesundheit sowohl unter pathogenetischer als auch unter salutogenetischer Perspektive angegangen werden: Welche Arbeitszeitformen machen akut oder langfristig krank bzw. führen zu einer Leistungswandlung des Erwerbstätigen oder gar zu einem vorzeitigen Tod? Positiv gefragt: Wie muss Arbeitszeit gestaltet sein, dass sie Gesundheit fördert, aufrecht erhält oder wieder herstellt und ein langes gesundes Leben in Würde ermöglicht? Zu bedenken bleibt, dass die Risiken für Gesundheit und ein gelungenes langes Leben in Würde nicht nur in der Arbeitwelt zu suchen sind. Andere Umweltfaktoren und äußere Einflüsse, soziale Bedingungen sowie individuelles Verhalten sind ebenfalls an der Genese von Krankheit bzw. am Erhalt von Gesundheit beteiligt. Bei der wissenschaftlichen Befassung mit den Determinanten von Gesundheit sind deshalb naturwissenschaftliche wie auch sozialwissenschaftliche und psychologische Konzepte und Erkenntnisse heranzuziehen. Allerdings steht nach wie vor kein Krankheits- bzw. Gesundheitsmodell zur Verfügung, das die Konzepte auf theoretisch überzeugende Weise integriert. Dies gilt insbesondere bei einer auf den gesamten Lebenszyklus bezogenen Betrachtung.

Trotz der Schwierigkeiten, pathogenetische bzw. salutogenetische »Ereignisketten« in den einzelnen Biographien bzw. im Lebenslauf wissenschaftlich zu rekonstruieren, gibt es gute Evidenzen für Erklärungen zum Zusammenhang von Gesundheit/Krankheit und schichtenspezifischen Arbeits- und Lebensbedingungen in ihrer zeitlichen Struktur. In diesem Zusammenhang sind wissenschaftliche Erkenntnisse zum Rhythmus (Hildebrandt/Moser/Lehofer 1998; Spork 2004) und zum biopsychosozialen Stress (Nitsch 1981; Rensing et al. 2006) von besonderer Bedeutung.

Rhythmus und Stress sind Gegenstand sowohl natur- und sozialwissenschaftlicher als auch psychologischer Forschung. Diese beiden Konzepte können deshalb eine wichtige theoretische Scharnierfunktion übernehmen. In Verbindung mit einer »Soziologie des Körpers«(Gugutzer 2004; Schroer 2005) und einer Psychologie des Leibes können Erkenntnisse der Stress- und Rhythmusforschung für Public Health in der Arbeitswelt fruchtbar gemacht werden. In den gebräuchlichen Konzeptionen von Rhythmus und Stress wird nach der Zeit als Ordnungsgefüge für Naturprozesse gefragt. Gegenständliche Strukturen, Dinge, soziale Beziehungen und Reihenfolgen sowie Verständnisse von Vergangenheit, Gegenwart und Zukunft spielen hier eine wichtige Rolle. Beide Konzepte beinhalten implizit wertende Aussagen und ermöglichen so auch einen theoretischen Anschluss an anthropologische Diskurse zu »Identität, Leiblichkeit, Normativität«(Barkhaus et al. 1996). Der Leib als »Umschlagstelle« zwischen »Kultur und Natur«(Waldenfels 2000) ist im Kontext der technisch und ökonomisch bestimmten Arbeit mit ihren modernen Flexibilisierungen zu betrachten. Zwischen Zeitbild und Menschenbild besteht eine wechselseitige Abhängigkeit (Rinderspacher 1985), und es stellt sich die doppelte Frage: Welches Bild vom Menschen liegt den Zeitpolitiken bzw. Zeitregimen in den verschiedenen Sphären der Lebens- und Arbeitswelt explizit oder implizit zu Grunde? Und welches Verständnis von Menschenrecht und Menschenwürde bestimmt wiederum das Bild vom Menschen (Menke/Pollmann 2007)?

## 2. Arbeit und Biographie – »Riskierte Leiblichkeit« im alten und neuen kulturellen Modell

»Riskierte Leiblichkeit« meint zum einen, dass der Körper bzw. Leib ein Risiko sein kann, insoweit seine Verfassung es der Person nicht erlaubt, ihre gesellschaftlichen Verpflichtungen nach Maßgabe rationaler Lebensmethodik – insbesondere hinsichtlich der Zeitnutzung – hinreichend zu erfüllen. Es kann zum anderen bedeuten, dass Körper bzw. Leib riskiert wird, um Herausforderungen bei der Existenzsicherung im Lebensverlauf – in der Marktgesellschaft wesentlich über Erwerbsarbeit vermittelt – bewältigen zu können. Mit dieser Sicht auf Risiko und Leiblichkeit sind grundlegende Verständnisse von Gesundheit und Sicherheit angesprochen. Im Zuge der industriegesellschaftlichen Entwicklung wurden Sicherheit und Gesundheit in den vergangenen 150 Jahren zu normativen Konzepten mit hoher gestaltender Kraft. Sie gewannen den Status allgemein verbindlicher Lebens- und Verhaltensrichtlinien im privaten, öffentlichen und wirtschaftlich-betrieblichen Zusammenhang. Gesundheit wurde dabei im Kern als Leistungs- bzw. Arbeitsfähigkeit begriffen und geriet so zur bloßen Voraussetzung einer uneingeschränkten Nutzung lohnabhängiger Arbeitskraft. Im Zuge dessen wurde Gesundheit auch Gegenstand wissenschaftlicher Deutung durch die arbeits- und gesundheitswissenschaftlichen Disziplinen der Physiologie, Hygiene und später der Soziologie und Psychologie. Nach der Erfindung des Homo oeconomicus wurde um 1900 der Homo hygienicus (Labisch 1992) kreiert. Im Zwang zur rationalen Lebens- und Betriebsführung mit rationaler Zeitverwendung wurden beide Konzepte miteinander verflochten.

Der Zusammenhang von Erwerbsarbeit und Gesundheit wurde zu einem wesentlichen Bezugspunkt für die Ausgestaltung der westlichen Sozialstaaten während der letzten 150 Jahre, denn individuelle und kollektive Wohlfahrt basiert auf Ausbildung und Pflege des Arbeitsvermögens als Teil des Humanvermögens. Zum »kulturellen Gedächtnis« (Assmann, 1992) gehört allerdings auch ein Bewusstsein davon, dass eine emanzipatorische Sozialpolitik zur Überwindung der »industriellen Pathologie« (Marx 1867/1971: 384) gegen massive Widerstände durchgesetzt werden musste. Eine solche »Memoria passionis« (Metz 2006) stellt gerade im Zeitalter marktgetriebener Globalisierung von Arbeits- und Lebenswelten eine fundamentale Herausforderung dar (Senghaas-Knobloch 2008).

Gesundheit als emanzipatorisches Konzept kann in dieser sozialgeschichtlichen Verortung verstanden werden als Fähigkeit zur gesellschaftlichen Teilhabe im Lebensverlauf in den je konkreten lebens- und arbeitsweltlichen Situationen. Damit kann Gesundheit als Kompetenz interpretiert werden, mit eigenen Ansprüchen und Erwartungen auf der einen Seite und mit Anforderungen und Notwendigkeiten der Lebens- und Arbeitswelt auf der anderen Seite souverän umgehen zu können. Dieser Definition von Gesundheit unterliegt die Vorstellung eines über den gesamten Lebensverlauf hinweg – einschließlich der Erwerbsarbeitsphase – verfügbaren funktionierenden, leistungsfähigen Körpers bzw. Leibes.

Das Verhältnis von Arbeit/Erwerbsarbeit, Leib und Biographie hat in der angesprochenen Deutung riskierter Leiblichkeit seine je zeitgenössische Ausgestaltung. Dies wird zum Ausdruck gebracht, wenn im Folgenden vom »alten und neuen kulturellen Modell« die Rede ist. Das alte Modell kann als Maschinen- und Kraftmodell des männlichen Industriearbeiters beschrieben werden. Wissenschaftliches Interesse fand dieser »Industriekörper« als durch Unfälle und Berufskrankheiten geschädigter Organismus in der klinischen Pathologie und Toxikologie. Als störanfälliger Organismus wurde er Gegenstand physikalisch-chemischer Betrachtungsweisen in der Leistungsphysiologie. Als widerspenstiger, eigensinniger und zu erziehender bzw. zu konditionierender Leib wurde er später Gegenstand psychologischer und soziologischer Analyse im Kontext des Taylorismus (Milles/Müller 1985). Mit der Unterstellung einer im Prinzip ständig abrufbaren Normalleistung bleiben betriebliche Leistungspolitik und arbeitswissenschaftliche Konzeptionen zur Ermittlung von Lohn und Leistung zum Teil bis heute dem alten Modell verhaftet.

Das neue kulturelle Modell von Arbeit, Leib und Biographie hingegen betont in der dualistischen Perspektive von Körper und Geist eher die kognitiven bzw. emotionalen Dimensionen von riskierter Leiblichkeit. Hintergrund dessen ist die Durchdringung fast aller Arbeitsfelder mit moderner Informations- und Kommunikationstechnologie und der starke Bedeutungszuwachs von personaler und nichtpersonaler Dienstleistungsarbeit, wodurch zunehmend die »ganze Person« als Geistes- und Gemütsarbeiter (Subjektivierung) gefordert wird (Minssen 2006). All dies findet bei einer Verschärfung der sozialen, organisatorischen und technischen Rationalisierung statt, die als betriebsinterne wie auch betriebsübergreifende systemische Rationalisierung beschrieben wird.

Erfahren wird die Koppelung von Arbeit und Gesundheit, von Tätigsein und Befindlichkeit nicht nur im täglichen, sondern ebenfalls im lebenszeitlichen Rhythmus des Erwachsenwerdens, des Älter- und Altwerdens in sozialer Ungleichheit. Die Ungleichheit zeigt sich in bezug auf Risiken chronischer Erkrankung, der Frühverrentung, der Arbeitslosigkeit und des vorzeitigen Todes (Rosenbrock 2001). Es gehört zu den alltäglichen Erfahrungen, dass Arbeit und Gesundheit an Leiblichkeit gebunden ist. Leiblichkeit wird dabei nicht als bloßer Körper gedeutet, sondern als die lebenspraktische Einheit der organischen, seelischen, geistigen und sozialen Ebenen des eigenen Selbst verstanden. Die biographisch-prozesshafte Integration der Ebenen des Physischen, des Psychischen und Sozialen läuft einerseits über die Sinne und die

Sinnlichkeit des Leibes. Andererseits läuft die Integration auch über die unseren Handlungen Orientierung gebenden alltagspraktischen Sinnstrukturen und Deutungsmuster, welche ebenfalls in der Arbeit präsent sind. In diesem biographischen Prozess bildet die Person ihre Sozialität und Subjektivität aus. Arbeit und Gesundheit werden über eine leibzentrierte Subjektivität erfahren und praktiziert.

Zu den alltagsweltlichen Erfahrungen gehört ebenso, dass unser individuelles leibliches Selbstgefühl als Basis der Identität mit seinen Mustern von innerer und sozialer Kohärenz durch gesundheitliche Krisen und/oder instrumentalisierende risikohafte Arbeitsformen gefährdet werden kann. Dem Kohärenzsinn wiederum liegt ein Gefühl des Selbstvertrauens sowie eine Anerkennung durch andere – das können Personen oder auch Institutionen sein – zugrunde. Der Kohärenzsinn speist sich aus den Erfahrungen der eigenen Handlungsfähigkeit, der Gewissheit, sich selbst planend steuern zu können und der Fähigkeit, dem Leben einen Sinn geben zu können. Antonovsky (1987) hat dies mit den Begriffen Machbarkeit, Vorhersehbarkeit und Sinnhaftigkeit umschrieben. Die Identitätsbildung steht allerdings wie gesagt stets auf einer relativ fragilen Grundlage, der subjektiv konkrete Leib – mithin Gesundheit – ist immer verletzbar und sterblich. Und: Er entfaltet in seiner rhythmischen Dynamik einen Eigensinn. Unter rein funktionalen Aspekten, wie z.B. im Hinblick auf die Arbeitsdisziplin, wurde er primär als störend angesehen und daher zum Objekt sozialer Normierung und Disziplinierung (Foucault 2004). Historisch waren die »kollektive Zurichtung«, die Ausbeutung und Verletzung und die Zerstörung von Körper bzw. Leib jedoch immer auch Quelle von Widerstand und Revolte.

## 3. Gesundheit als privates und öffentliches Gut

Der Gesundheitsbegriff ist nicht von Wertvorstellungen über Person und Gesellschaft zu trennen. Der Begriff verknüpft die Welt der Natur mit der Welt der Gesellschaft, d.h. mit dem Handeln und den kulturellen Mustern von Personen bzw. Gruppen (Labisch 1992).

Gesundheit, definiert als physische, psychische und soziale Leistungsfähigkeit, erhielt in der modernen säkularisierten Gesellschaft einen sehr zentralen Stellenwert. Gesundheit ist sowohl individuelles, privates als auch öffentliches, allgemeines Gut und wird von daher zum Gegenstand der Sozialen Sicherung. Für öffentliche Güter gilt, dass sie nicht als Waren über Marktprozesse zu realisieren sind, sondern der öffentlichen Bereitstellung unter dem Gesichtspunkt gesamtwirtschaftlicher Rationalität bedürfen. Dieser Doppelcharakter von Gesundheit, nämlich ein privates und zugleich ein öffentliches-meritorisches Gut zu sein, macht die Grundauffassung von Public Health aus. Öffentliche Gesundheit kommt implizit in allen gesellschaftlichen Teilbereichen vor, sei es Bildung, Erwerbsarbeit, Familie, Verkehr, Ernährung oder städtisches Leben. Gesundheit wird von Aspekten der Macht und Herrschaft, von Interessen und Konflikten durchdrungen und unterliegt politischen Gestaltungs- und Entscheidungsprozessen. Die politische

Durchsetzung von Public Health in »Private Companies«, also von öffentlicher, sozialstaatlicher Verantwortung im privatwirtschaftlichen Betrieb, ist die Geschichte des Arbeitsschutzes und der betrieblichen Gesundheitsförderung (Rosenbrock/Müller 1998: 10ff.).

Public Health befasst sich mit der uralten Frage nach den Möglichkeiten eines guten Lebens, und zwar unter den Bedingungen der Marktökonomie (Rosenbrock 1995): Wie sollte Erwerbsarbeit gestaltet sein, damit ein gesundes, sicheres und sozial angemessenes Leben möglich ist? Public Health als Theorie und Praxis setzt sich mit der angesprochenen Ambivalenz von riskierter Leiblichkeit auseinander. Im Vordergrund steht die Frage, über welche Maßnahmen bei gestörter Leiblichkeit (also z.B. im Falle krankheitsbedingter Arbeitsunfähigkeit) Gesundheit wieder hergestellt werden kann. Wie sind institutionelle Regulierungen und Steuerungen zu gestalten und Verantwortlichkeiten festzulegen, damit die Existenz des Individuums in seinem sozialen Feld, also der soziale Status, durch Sach- und Finanzleistungen aufrecht erhalten und durch präventive Politiken gesichert werden kann (Rosenbrock/Kühn/Köhler 1994)? Eine auf Nachhaltigkeit orientierte Public Health-Konzeption berücksichtigt gleichermaßen ökologische, ökonomische und soziale Problemfelder in der Gestaltung von Arbeits- und Lebensbedingungen (Senghaas-Knobloch 2008).

In ökonomischer Terminologie heißt dies: dauerhafte Erhaltung von Human- (einschließlich Wissens- und Sozial-), Real- und Naturkapital. Der ökonomische Reduktionismus unterschlägt allerdings die wichtige Bedeutung zivilgesellschaftlicher Größen wie verantwortliche Elternschaft oder Partizipationsfähigkeit der Bürgerinnen und Bürger für den gesellschaftlichen Fortschritt und die Wohlfahrt auch der nächsten Generationen. Der Begriff Humanvermögen mit der Unterkategorie Arbeitsvermögen (Kaufmann 2009) scheint daher angemessener.

## 4. Arbeit, Gesundheit und Sozialpolitik

Human- und Arbeitsvermögen zu sichern ist zentrale Aufgabe der Politik sozialer Sicherheit im nationalstaatlichen Rahmen wie auch im Kontext der Europäischen Union. Diese Aufgabe zielt im Kern auf Inklusion und Partizipation. Jede Person muss danach Zugang zu allen Funktionskreisen der Gesellschaft erhalten können: zum Recht, zum Bildungssystem, zur Gesundheitsversorgung, zur Möglichkeit der Familiengründung oder zum Wirtschaftsleben (Kaufmann 2000). In diesem Verständnis dienen Sozial- und Gesundheitspolitik dazu, die Reproduktion des Humanvermögens – einschließlich des Arbeitsvermögens – zu gewährleisten. Der größte Teil der Reproduktion von Humanvermögen findet in privaten Haushalten – also in der Familie – statt, für die Ausbildung, Aufrechterhaltung und Weiterentwicklung des Arbeitsvermögens sind Bildungseinrichtungen und konkrete berufliche Tätigkeiten die entscheidenden Kontexte. Normativer Kern des Sozialstaatskonzeptes im Rahmen der Europäischen ist es, Verantwortung dafür zu schaffen, »dass die Ziele des Wohlstandes, der Freiheit, der

Sicherheit, der Gleichheit und des Schutzes vor Not verwirklicht und von möglichst vielen Mitgliedern der Gesellschaft verstanden, angenommen und erfahren werden. Die Prinzipien des Einschlusses und der Teilhabe, der Gerechtigkeit und der Solidarität weisen den Weg, auf denen die Ziele zu verfolgen sind« (Zacher 2000: 54).

## 5. Arbeit, Gesundheit und Lebenslauf

Vom Begriff »Biographie« wird in den Sozialwissenschaften ein Verständnis von Lebenslauf bzw. Lebensverlauf abgegrenzt. Untersucht werden Statuspassagen und Risikolagen im Lebensverlauf, ihre institutionelle Steuerung und die darauf bezogenen individuellen Handlungsstrategien (Leisering/Müller/Schumann 2001). Der Lebensverlauf ist an Gesundheit gebunden und gelingt, wenn das Individuum befähigt ist, mit eigenen Ansprüchen und Erwartungen auf der einen Seite und mit Anforderungen der Lebens- und Arbeitswelt auf der anderen Seite im Laufe seines Lebens souverän im Sinne der Vereinbarkeit umgehen zu können. Das Überleben in seinen psychophysischen und sozialen Dimensionen ist in marktwirtschaftlichen Gesellschaften aber an Einkommen, d.h. an Erwerbstätigkeit, gebunden. Erwerbs- bzw. Arbeitsfähigkeit wiederum setzt Leistungsfähigkeit, mithin Gesundheit, voraus.

Gesundheit muss als relative Größe zwischen den Polen vollständigen Wohlbefindens und schwerer, letaler Krankheit angesehen werden. Gesundheit wird somit weniger als eine Eigenschaft, sondern vielmehr als Fähigkeit verstanden, sozialen Anforderungen unter Rückgriff auf eigene individuelle Handlungspotentiale nachkommen zu können. Es stellt sich dabei die Frage, wie das Wechselverhältnis zwischen relativer Gesundheit einer Person und ihrer beruflichen Karriere im Laufe des Lebens gestaltet ist: Was ist hier Ursache und was Wirkung? Wie werden Arbeits- und Erwerbsfähigkeit oder auch die Teilhabe an anderen gesellschaftlichen Feldern beeinflusst? Kumulieren Risiken im Lebenslauf mit der Folge von »Labilisierungsspiralen«? Wirken die Angebote der sozialen und gesundheitlichen Sicherungsinstitutionen gar nicht oder unzulänglich? Gelingt eine Stabilisierung in Auffangpositionen (Behrens/Dreyer-Tümmel 1996)?

In den sozialpolitischen Steuerungen und Regulierungen dominieren traditionell an Versicherungsfällen orientierte Sicht- und Handlungsweisen. Diese erscheinen aber längst nicht mehr angemessen. Stattdessen sollte die Moderation und Stabilisierung von Lebens- und Berufsverläufen konzeptionell wie praktisch in einer Langzeitperspektive erfolgen. Leider ist dies wegen der hohen Arbeitsteilung und Zergliederung der Institutionen sowie den disparaten Verständnissen und Handlungsmustern der darin tätigen professionellen Akteure so gut wie nicht der Fall. Das innovative Rehabilitationsgesetz von 2001 (SGB IX) hat hier kaum Abhilfe geschaffen. Es bestehen weiterhin erhebliche Mängel bei der sozialen, beruflichen und medizinischen Rehabilitation chronisch kranker Bürgerinnen und Bürger (Welti 2006). Statt Inklusion kommt es zu Exklusion und zu einer Verschärfung von Armut sowie sozialer und gesundheitlicher

Ungleichheit. Ebenso fehlt es an einer konsequenten emanzipatorischen Präventionspolitik auf dem Feld der Gesundheitssicherung.

Unter gesundheitlichen Gesichtspunkten betrachtet, bilden Lebensläufe Kurven von Leistungsfähigkeit und sozialen Teilhabechancen und können in dieser Perspektive als Reihen von Übergängen und Verweildauern beschrieben werden. Mit dem Konzept der Statuspassagen lässt sich der interaktive Aushandlungsprozess zwischen biographischen Akteuren und lebenslaufregulierenden (insbesondere sozialpolitischen) Institutionen analysieren. Zeitmuster, Normen und Erwartungen werden in den Passagen von beiden Seiten wechselseitig thematisiert und strukturiert. Sozialstaatliche Institutionen der Bildung, des Arbeitsmarktes und der Gesundheitssicherung regeln zahlreiche Übergänge zwischen Lebensphasen und Lebensbereichen, gerade um die Erwerbstätigkeit herum. Dies schließt eine zum Teil zwangsweise Festschreibung von Statuspassagen mit entsprechend scharfen Zäsuren ein (z.B. Schulpflicht oder Rentenalter). Es gibt nahezu keine Übergänge im Lebensverlauf, die nicht in irgendeiner Weise sozialpolitisch gerahmt wären: von der Geburt über die Eintritte ins Bildungssystem, in einen eigenständigen Haushalt, ins Erwerbssystem, in die Ehe, in Krankheit oder in die Arbeitslosigkeit (bzw. die Austritte aus diesen), bis hin zum Tod. Die Personen sind in diesen Prozessen aktiv Mitwirkende, die sich – innerhalb begrenzter und zudem sozial variierender Spielräume – vorhandener rechtlich-institutioneller Optionen und Angebote (z.B. des Bildungs- oder des Medizinsystems) bedienen, um ihren individuellen Lebenslauf zu organisieren. Sie geben dabei ihrer Biographie einen konkreten historischen, sozialen und leiblich-lebendigen Ausdruck.

Zwischen den Individuen und sozialstaatlichen Einrichtungen bestehen also interaktive Beziehungen. Diese verlangen von dem Einzelnen eine hohe Kompetenz der Selbststeuerung. Sozialpolitische Setzungen bieten für Personen und Berufsgruppen, wie auch für Betriebe, Strukturen und Anreize zur Gestaltung von Berufs- und Lebensverläufen. Entsprechende Gratifikationen und Sanktionen werden von Bürgerinnen und Bürgern sowie von Betrieben bei ihren Überlegungen und Handlungen ins Kalkül gezogen. Der Zugang zu Sach- und Geldleistungen des Sozialversicherungssystems wird in der Regel allerdings von einem vorgängigen Expertenurteil abhängig gemacht. Diese Rolle ist vielfach der ärztlichen Profession zugewiesen. Ärztinnen und Ärzte fungieren gewissermaßen als »Gatekeeper«, ihre Stellungnahmen sind Basis dafür, ob (insbesondere gesundheitsbezogene) Leistungen oder ein neuer Status (z.B. als Frührentner) bewilligt oder verwehrt werden. Neben Ärztinnen und Ärzten wirken auch Fachkräfte aus anderen Disziplinen – wie Pflegewissenschaft, Psychologie, Sozialarbeit oder Gesundheitswissenschaften/Public Health – als Gatekeeper/Lotsen bei der Regulierung von Lebensläufen und Erwerbskarrieren. Sie klären auf, beraten, dirigieren, steuern und entscheiden und führen somit die Personen auf Bahnen, die gesellschaftlich oder institutionell eher erwünscht sind als andere.

Allerdings ist festzuhalten, dass das arbeits- und gesundheitswissenschaftliche Wissen zum diskutierten Wechselverhältnis von Arbeit, Leib und Biographie bzw. Lebenslauf nicht hinreichend konzeptioniert worden ist. Hierzu bedürfte es eines interdisziplinären, fächerübergreifenden Dialogs unter Bezugnahme auf ein theoretisches Konstrukt, welches eine Scharnierfunktion zwischen den naturwissenschaftlichen und sozial- bzw. geisteswissenschaftlichen Disziplinen zu erfüllen vermag. Zurückgegriffen werden könnte dabei auf die angesprochenen Theoreme der Rhythmus- und Stressforschung. Ein auf dieser Grundlage ausgearbeitetes Konzept könnte Orientierungen für die innovative und bedürfnisgerechte Gestaltung von Arbeits- und Lebenswelten sowie von Sach- und Dienstleistungen der kurativen und präventiven Gesundheitssicherung liefern. Im bisherigen Fehlen einer solchen differenzierten, wissenschaftlich gestützten Konzeption liegt ein Grund – nicht der gewichtigste, aber ein bedeutender allemal – für die Unzulänglichkeit sozialpolitischer Interventionen im Hinblick auf die Gestaltung einer nachhaltigen, gerechten und solidarischen Gesellschaft.

## Literatur

Antonovsky, Aaron (1987): Unraveling the mystery of health. How people manage stress and stay well. San Francisco.

Assmann, Jan (1992): Das kulturelle Gedächtnis. Schrift, Erinnerung und politische Identität in frühen Hochkulturen. München.

Barkhaus, Anette/Mayer, Matthias/Roughley, Neil et al. (Hrsg.) (1996): Identität, Leiblichkeit, Normativität. Frankfurt a.M.

Behrens, Johann/Dreyer-Tümmel, Anne (1996): Abstiegskarrieren und Auffangpositionen, in: Behrens, Johann/Voges, Wolfgang (Hrsg.): Kritische Übergänge. Frankfurt a.M./New York, 188-226.

Chung, Heejung/Kerkhofs, Marcel/Ester, Peter (2007): Working time flexibility in European companies. Establishment Survey on Working Time 2004-2005. Luxembourg.

Foucault, Michel (2004): Geschichte der Gouvernementalität 2: Die Geburt der Biopolitik. Frankfurt a.M.

Gugutzer, Robert (2004): Soziologie des Körpers. Bielefeld.

Hildebrandt, Gunther/Moser, Maximilian/Lehofer, Michael (1998). Chronobiologie und Chronomedizin. Stuttgart.

Hornberger, Sonia/Knauth, Peter/Costa, Giovanni et al. (ed.) (2000): Shiftwork in the 21th Century. Frankfurt a.M.

Janssen, Daniela/Nachreiner, Friedhelm (2004): Flexible Arbeitszeiten. Bremerhaven.

Kaufmann, Franz-Xaver (2009): Humanvermögen: Eine neue Kategorie der Sozialstaatstheorie, in: Obinger, Herbert/Rieger, Elmar (Hrsg.): Wohlfahrtsstaatlichkeit in entwickelten Demokratien. Frankfurt a.M./New York, 95-117.

Kaufmann, Franz-Xaver (2000): Der deutsche Sozialstaat als Standortbelastung? Vergleichende Perspektiven, in: Leibfried, Stephan/Wagschal, Uwe (Hrsg.): Der deutsche Sozialstaat. Bilanzen – Reformen – Perspektiven. Frankfurt a.M./New York, 171-198.

Labisch, Alfons (1992): Homo hygienicus. Gesundheit und Medizin in der Neuzeit. Frankfurt a.M./ New York.

Leisering, Lutz/Müller, Rainer/Schumann, Karl F. (Hrsg.) (2001): Institutionen und Lebensläufe im Wandel. Weinheim/München.

Marx, Karl (1867/1971): Das Kapital. Kritik der politischen Ökonomie, Bd. I. Berlin.

Menke, Christoph/Pollmann, Arnd (2007): Philosophie der Menschenrechte zur Einführung. Hamburg.

Metz, Johann Baptist (2006): Memoria passionis. Freiburg/Basel/Wien.

Milles, Dietrich/Müller, Rainer (Hrsg.) (1985): Berufsarbeit und Krankheit. Frankfurt a.M./New York.

Minssen, Heiner (2006): Arbeits- und Industriesoziologie. Frankfurt a.M./New York.

Negt, Oskar (1984): Lebendige Arbeit, enteignete Zeit. Frankfurt a.M./New York.

Neumann, Enno (1988): Das Zeitmuster der protestantischen Ethik, in: Zoll, Reiner (1988), 160-171.

Nitsch, Jürgen R. (Hrsg.) (1981): Stress. Bern/Stuttgart/Wien.

Rensing, Ludger/Koch, Michael/Rippe, Bernhard et al. (2006): Mensch im Stress. München.

Rinderspacher, Jürgen P. (1985): Gesellschaft ohne Zeit. Frankfurt a.M./New York.

Rosenbrock, Rolf (1995): Public Health als soziale Innovation, in: Das Gesundheitswesen 57, 140-144.

Rosenbrock, Rolf (2001): Primärprävention zur Verminderung sozial bedingter Unterschiede von Gesundheitschancen, in: Arbeit und Sozialpolitik 55 (11-12), 49-57.

Rosenbrock, Rolf/Müller, Rainer (Hrsg.) (1998): Betriebliches Gesundheitsmanagement, Arbeitsschutz und Gesundheitsförderung – Bilanz und Perspektiven. Sankt Augustin.

Rosenbrock, Rolf/Kühn, Hagen/Köhler, Barbara Maria (1994): Präventionspolitik. Gesellschaftliche Strategien der Gesundheitssicherung. Berlin.

Schroer, Markus (Hrsg.) (2005): Soziologie des Körpers. Frankfurt a.M.

Senghaas-Knobloch, Eva (2008): Flexible Arbeitsformen als Herausforderung für soziale Nachhaltigkeit, in: Becke, Guido (Hrsg.): Soziale Nachhaltigkeit in flexiblen Arbeitsstrukturen. Berlin, 27-43.

Spork, Peter (2004): Das Uhrwerk der Natur. Chronobiologie – Leben mit der Zeit. Reinbek.

Waldenfels, Bernhard (2000): Das leibliche Selbst. Frankfurt a.M.

Welti, Felix (2006): Fünf Jahre Sozialgesetzbuch IX – eine Bilanz: Chancen und Gefahren für die medizinische Rehabilitation, in: Sozialrecht und Praxis 16, 275-289.

Zacher, Hans F. (2000): Der Deutsche Sozialstaat am Ende des Jahrhunderts, in: Leibfried, Stephan/Wagschal, Uwe (Hrsg.): Der deutsche Sozialstaat. Bilanzen – Reformen – Perspektiven. Frankfurt a.M./New York, 53-90.

Zoll, Rainer (Hrsg.) (1988): Zerstörung und Wiederaneignung von Zeit. Frankfurt a.M.

Doris Schaeffer, Martin Moers und Klaus Hurrelmann

# Public Health und Pflegewissenschaft – zwei neue gesundheitswissenschaftliche Disziplinen

## Eine Zwischenbilanz nach 15 Jahren

Es ist etliche Jahre her, dass wir – Martin Moers und Doris Schaeffer – zusammen mit Rolf Rosenbrock im Herbst 1992 einen Workshop zum Thema »Public Health und Pflege – zwei neue gesundheitswissenschaftliche Disziplinen« durchführten. Der Workshop war ein Erfolg: interessant und zukunftsweisend. Kurz darauf erschien das viel beachtete Buch zum Thema (Schaeffer et al. 1994a/2004). Auch das ist mittlerweile eineinhalb Jahrzehnte her – Zeit für eine erste Bilanzierung, aber auch für einen Blick auf die aktuelle Situation. Denn heute lassen sich beide Disziplinen nicht mehr als »neu« bezeichnen und haben inzwischen mit dem zu kämpfen, was Bert Brecht die »Mühen der Ebene« nannte. Bei der Etablierung beider Disziplinen war das nicht abzusehen, es herrschte große Aufbruchstimmung. Wie haben sie sich entwickelt? Wie ist die Beziehung von *science and art*, also von Wissenschaft und Praxis, und wie stellt sich heute das Verhältnis beider Disziplinen zueinander dar? Zur Beantwortung dieser Fragen haben wir Klaus Hurrelmann als früheren Gründungsdekan der Fakultät für Gesundheitswissenschaften der Universität Bielefeld eingeladen, an dieser Bilanz mitzuwirken, bei der wir uns auch auf unsere damaligen Prognosen beziehen.

## Etablierung als wissenschaftliche Disziplin

Die Etablierung beider Disziplinen kam einem Projekt nachholender Modernisierung gleich, für das anglo-amerikanische Vorbilder Pate standen (Rosenbrock et al. 1996). Denn in den USA sind Public Health und Pflegewissenschaft bereits seit vielen Jahrzehnten etabliert. In Deutschland hielten sie erst Anfang der 1990er-Jahre Einkehr in die Hochschullandschaft. Die Etablierung folgte unterschiedlichen Mustern: Public Health entstand zunächst in Universitäten mit der Vision, eigenständige *Schools of Public Health* mit allen dazu nötigen Teildisziplinen aufbauen zu wollen. Denn Public Health versteht sich als Multidisziplin und bedarf ergo der für sie nötigen Teildisziplinen, um sich wissenschaftlich entfalten zu können. Pflegewissenschaft hingegen versteht sich als Monodisziplin mit spezialisierten Ausdifferenzierungen, was bei der Etablierung allerdings keine Rolle spielte.

Anders als Public Health hielt Pflegewissenschaft vorwiegend in Fachhochschulen Einzug, das jedoch mit großer Schubkraft: Innerhalb weniger Jahre entstanden mehr als 50 Pflegestudiengänge an ähnlich vielen Standorten. Daneben konnte sich Pflegewissenschaft an zunächst fünf, dann sechs Universitäten etablieren, zur Hälfte im Rahmen von Lehramtsstudiengängen. Damit war Pflegewissenschaft von Beginn an anders als Public Health in der Hochschullandschaft verankert: einerseits reichhaltiger, zugleich aber mit schwierigen Ausgangsbedingungen für die Wissenschaftsentwicklung versehen, weil sie – auf Fachhochschulen konzentriert – universitär nur schwach angebunden war. Ursache dafür ist, dass die Etablierung von Pflegewissenschaft noch umstrittener als die von Public Health war und wissenschaftspolitisch lange unklar blieb, ob Pflegewissenschaft überhaupt einen gleichberechtigten Part im Konzert der Wissenschaften spielen sollte oder ob es nicht mit einer Anhebung des Qualifikationsniveaus in Teilbereichen der Pflege getan wäre (Wolters 1998). Public Health hingegen konnte alsbald auf ein Dutzend universitäre Standorte und hier jeweils mehrere Lehrstühle schauen und dehnte sich erst später auch auf die Fachhochschulen aus.

Bei beiden Disziplinen war zu Beginn um die Frage der *Verortung* eine heftige und strittige Auseinandersetzung geführt worden. Beide Disziplinen hatten den Anspruch, ähnlich wie in den USA, eigenständige *Schools* unter dem Dach der *Health Sciences* bilden zu wollen, unter dem analog zum anglo-amerikanischen Vorbild die Medizin, Pharmakologie, Zahnmedizin aber eben auch Public Health und Pflegewissenschaft in eigenständigen *Schools* organisiert sind – ein Ansinnen, das rasch auf Schwierigkeiten stieß, da hierzulande keine Gesundheitswissenschaften als Dachfakultät existierten, sondern einzig medizinische Fakultäten mit spezifischem paradigmatischen Anspruch. In beiden Disziplinen wurde daher anfangs heftig über die Frage »Etablierung innerhalb oder außerhalb der Medizin« debattiert. Die Befürworter des »innerhalb« übersahen, dass ihre Fächer bei einer Verortung in der Medizin leicht das Schicksal einer Subdisziplin der Medizin und der paradigmatischen Überformung durch diese droht. Die Befürworter des »außerhalb« hatten wiederum das Problem, dass die Etablierung beider Disziplinen schrittweise und nicht mit sofort verfügbarer ausreichend großer personeller Ressourcenausstattung erfolgte, um sogleich eigenständige *Schools* oder Fakultäten bilden zu können. Zugleich sahen sie sich großem Legitimationsdruck dabei ausgesetzt, eine gesundheitswissenschaftliche Disziplin ohne Medizin etablieren zu wollen.

Der Ausgang der Auseinandersetzung ist bekannt: Public Health – in Deutschland meist als Gesundheitswissenschaften bezeichnet – etablierte sich von zwei Ausnahmen abgesehen innerhalb der Medizin. Pflegewissenschaft war an drei universitären Standorten ebenfalls in der Medizin angesiedelt. Nur an einem, später an zwei Standorten (Bielefeld, Bremen) ging Pflegewissenschaft ein Bündnis mit Public Health ein. An den Fachhochschulen wiederum schloss Pflegewissenschaft sich meist der Sozialpädagogik an; an einigen Standorten entstanden sogar eigenständige Fachbereiche für Pflegewissenschaft.

Beides ist wichtig zu wissen, weil es zum Verständnis der aktuellen Situation beiträgt: Denn seit geraumer Zeit ist die Entwicklung im Bereich Public Health rückläufig

– speziell dort, wo Public Health innerhalb der Medizin etabliert wurde. Nahezu zwei Jahrzehnte nach Beginn der Etablierung von Public Health existiert in Deutschland nur *eine* eigenständige Fakultät – vergleichbar mit einer voll ausgebauten *School of Public Health* – an der Universität Bielefeld. Mit der Universität Bremen bemüht sich ein zweiter Standort, es zu werden. Beide Standorte haben bemerkenswerterweise von Beginn an auf Etablierung *außerhalb* der Medizin gesetzt.

Das universitäre Schwächeln von Public Health wird heute von den Fachhochschulen ausgeglichen – sie haben im Lauf der Zeit eine Reihe von gesundheitsbezogenen Studiengängen eingerichtet. Allerdings werden meist nach dem Prinzip des »Rosinenpickens« nur einige marktgängige Teilgebiete etabliert: Mehrheitlich liegt deren Schwerpunkt im Bereich (Gesundheits-)Management, was keineswegs identisch mit Public Health ist.

In der Pflegewissenschaft wiederum ist die einst proklamierte Vision autonomer *Schools of Nursing*, wie sie in den USA etwa seit den 1960/70er-Jahren an nahezu jeder Universität zu finden sind, in den vergangenen Jahren immer mehr in Vergessenheit geraten: An den Universitäten wurden sie erst gar nicht eingerichtet und an den Fachhochschulen wurden einige der ehemals eigenständigen pflegewissenschaftlichen Fachbereiche inzwischen aufgelöst und anderen Facheinheiten zugeschlagen. War Pflegewissenschaft unter fachfremdem Dach angesiedelt, ist sie dort verblieben. Ihren heute vielerorts vergessenen Autonomieansinnen laufen an den Fachhochschulen zudem ungewollt die berechtigten Akademisierungsbemühungen anderer Gesundheitsberufe – der Physiotherapie, Ergotherapie oder Logopädie – zuwider, in deren Folge an vielen Standorten auch die einst mit großer Mühe geschaffenen Pflegestudiengänge wieder aufgelöst und zu interdisziplinären, sich an alle Gesundheitsfachberufe adressierenden Studiengängen zusammengefasst wurden. Dennoch, rein quantitativ sind in der Pflegewissenschaft keine rückläufigen Trends auszumachen, wohl aber Erosionstendenzen.

Sie werden durch den um sich greifenden Ruf nach Interdisziplinarität befördert (Robert-Bosch-Stiftung 2009). Ihm folgend werden derzeit pragmatisch verkürzt »integrierende« – gemeint ist: auf alle Gesundheitsfachberufe zielende – Studiengänge eingerichtet, von denen schon heute absehbar ist, dass sie nur kurzfristig tragfähig sind – wie ein Blick ins Ausland, vor allem in die USA zeigt. Denn dort sind alle diese Gesundheits»fach«berufe – allein der Begriff zeigt, dass sie den Facharbeiterstatus in Deutschland noch keineswegs überwunden haben – eigenständig organisiert, d.h. sie agieren und kooperieren auf der Basis eigenständiger Wissensgrundlagen sowie einem eigenen Problemzugriff und eigener Identität und gewährleisten damit Interdisziplinarität. Hierzulande hingegen wird der zweite Schritt vor dem ersten getan und mit dem Ruf nach Interdisziplinarität eine Studiengangsstruktur hergestellt, die die Ausbildung eigener Wissensgrundlagen und Identitäten verhindert und im Ergebnis auf Eklektizismus und halbherzige Akademisierung statt Professionalisierung dieser Gesundheitsprofessionen in statu nascendi hinausläuft. Professionalisierung setzt die Entwicklung einer eigenständigen Wissensbasis und eigener Instrumente (Rosenbrock et al. 1993; Schaeffer 1994/2004) voraus, ebenso akademischer Ausbildungen, die nicht einzig auf

Teilbereiche zielen, sondern den gesamten Beruf umfassen, sonst reicht das Potenzial bestenfalls zur *mimic profession* (Etzioni 1969; Freidson 1986).

Fragt sich, wie sich diese Erosionstendenzen erklären. In beiden Fächern wurde offenbar der *strukturellen Absicherung* des Erreichten und Gewollten zu wenig Beachtung geschenkt – mit dem Ergebnis, dass der Aufbau in vielen Hochschulen nicht nachhaltig war und, wie erwähnt, nur an einem Standort gelang, eine vollständige institutionell abgesicherte *School of Public Health* zu gründen und damit eigenständige Strukturen zu schaffen. Für die Pflege muss außerdem die über das Kranken- und Altenpflegegesetz gegebene politische Abhängigkeit erwähnt werden, die sich als hinderlich dabei erwies, international verspätet einen Professionalisierungsprozess anzustoßen. Hinzu kam, dass beiden Disziplinen ein *blue print* fehlte (Schaeffer et al. 1994a/2004) und jeder der beteiligten Akteure das realisierte, was er situativ für sinnvoll hielt, ohne die Gesamtentwicklung vor Augen zu haben.

## Bilanz bei der Studiengangsentwicklung

Das zeigt sich besonders bei der Studiengangsentwicklung. Folgte sie etwa im Bereich Public Health zu Beginn noch den anglo-amerikanischen Vorbildern, so verblassten diese im Laufe der Zeit, und dies ist nicht ohne Auswirkungen auf die Studiengänge geblieben. So wurden zu Beginn postgraduale Studiengänge präferiert, weil Public Health sich als Multidisziplin versteht und auf bereits vorhandene Expertise, ausgewiesen durch Studienabschlüsse in anderen Disziplinen, aufsetzt. Inzwischen wurden – den Bologna Forderungen nach einer dreiteiligen konsekutiven Studiengangsstruktur folgend – primärqualifizierende Public Health bzw. gesundheitswissenschaftliche Studiengänge mit Bachelorabschluss eingerichtet, ohne dass jedoch die darin zum Ausdruck kommende paradigmatische Wende des Selbstverständnisses von Public Health vom postgradualen Weiterbildungs- zum Basisfach diskutiert wurde.

In der Pflege stellt sich die Situation ähnlich schwierig dar. Dort entstanden unterschiedliche Studiengangsmodelle. Mehrheitlich zielten sie auf Teilbereiche der Pflege, insbesondere auf Pflegemanagement und -pädagogik. Nur an einigen wenigen Standorten wurden auch Studiengänge für Pflegeexperten etabliert. Damit wurde am viele Jahrzehnte zurückliegenden Ausgangspunkt der Entwicklung in anderen Ländern angeknüpft, ohne deren Endpunkt zu beachten. International haben sich grundständige, ausbildungsintegrierende BSc-Pflegestudiengänge durchgesetzt, die berufliche Ausbildung und pflegewissenschaftliches Studium zusammenführen. Hierzulande sind solche BSc-Studiengänge bislang extrem selten. Daran anschließende konsekutive MSc-Programme fehlen bislang völlig, womit Deutschland sich mehr und mehr von der internationalen Entwicklung abzukoppeln droht. Hinzu kommt, dass noch immer jeder Standort realisiert, was er für sinnvoll hält. Insgesamt gleicht die heute existente Studiengangsstruktur in der Pflege dadurch eher einem bunten Mix als einem in sich stimmigen Ganzen und lässt eine international anschlussfähige Gesamtkontur vermissen.

Auf der Ebene der Studiengangsentwicklung fällt die Bilanz also zwiespältig aus: Einerseits ist viel geschehen, ein *blue print* hier aber dringlicher denn je. Zugleich mangelt es an verbindlichen Standards für die Studiengangsentwicklung, die die internationale Anschlussfähigkeit sicherstellen und die Wissenschaftsentwicklung in beiden Disziplinen befördern (siehe auch Kälble 2009). Denn für diese erweist sich mehr und mehr als misslich, dass Studiengänge inzwischen eher marktgängig bzw. nachfrageorientiert konzipiert werden, also vornehmlich auf die gewachsenen, aber für veränderungsbedürftig erachteten Strukturen setzen, anstatt über die Studiengänge Modernisierungen der gewachsenen Strukturen einzuleiten und gegentendenzielles Handeln zu ermöglichen.

Auch die *Förderung des wissenschaftlichen Nachwuchses* ist in beiden Disziplinen noch keineswegs ausreichend. In der Pflege ist dies der Tatsache geschuldet, dass Pflegewissenschaft vornehmlich an Fachhochschulen angesiedelt wurde, an denen nach wie vor keine Promotionsmöglichkeiten bestehen. Bei Public Health wiederum konzentrierte sich die Aufmerksamkeit lange Zeit auf die postgradualen Studiengänge. Erst seit auch hier die Aufgabe ansteht, eine konsekutive Studiengangsstruktur entwickeln zu müssen, fallen die auf der Promotionsebene harrenden Herausforderungen ins Auge, wurden aber in der Breite noch nicht systematisch genug angegangen. So existiert erst ein strukturierter Promotionsstudiengang (Universität Bielefeld). Außerdem wurden drei Graduiertenkollegs gefördert, mündeten aber bislang nicht in eine Graduiertenschule. Hier bestehen also noch etliche Herausforderungen, deren Bewältigung für die nachhaltige Entwicklung des Fachs essentiell ist.

## Bilanz bei der Forschungsentwicklung

Betrachtet man die Forschungsentwicklung, ist die Bilanz positiver. Beide Disziplinen sind sehr forschungsintensiv, wobei der Schwerpunkt vor allem auf der anwendungsorientierten Forschung liegt. Die Grundlagenforschung blieb tendenziell unterentwickelt, und das hat seine Ursache u.a. darin, dass beide Disziplinen mit ihren Themengebieten noch nicht hinreichend in den entsprechenden Förderinstanzen verankert sind. Ähnliches gilt auch für die Gutachtersysteme: Vor allem bei den hochrangigen Instanzen wie der DFG ist Public Health erst ansatzweise, Pflegewissenschaft bislang gar nicht vertreten.

Im Bereich der anwendungsorientierten Forschung ist jedoch viel geschehen. Hier lässt sich heute von einer im Vergleich zu der Zeit vor 15 Jahren prosperierenden Gesundheitsforschungslandschaft sprechen. Im Public Health-Bereich hat dazu u.a. die BMBF-Forschungsförderung beigetragen, die für neun Jahre den Aufbau von Public Health begleitete und explizit auf Strukturförderung dieser neuen gesundheitswissenschaftlichen Disziplin zielte.

Die Ausgangsbedingungen für Pflegeforschung nahmen sich demgegenüber bescheidener aus – Resultat der schwierigen Verankerung in der Hochschullandschaft und auch nach wie vor existenter Vorbehalte. Eine ähnliche staatliche Förderung von

Pflegeforschung musste daher mit viel Missionstätigkeit erarbeitet werden. Erst 2004 nahmen die ersten seinerzeit vier, heute drei vom BMBF geförderten Pflegeforschungsverbünde ihre Arbeit auf und werden sie 2010 beenden. Die sich in der Pflege stellenden Herausforderungen auf dem Gebiet der Forschung werden bis dahin allerdings erst ansatzweise angegangen sein. Die Zukunft der Pflegeforschung ist momentan offen. Doch bleibt zu hoffen, dass ihr nicht ein ähnliches Schicksal blüht wie der Public Health Forschung.

Denn dort ist es nicht gelungen, das Gebiet während der Verbundlaufzeit parallel bei anderen Förderinstanzen ausreichend zu etablieren. Allerdings gelang, einige der für Public Health konstitutiven Teilgebiete anschließend mit staatlichen Forschungsgeldern zu versehen, jedoch mit dem unerwünschten Nebeneffekt, dass sich viele der einstigen Public Health-Wissenschaftler – getreu dem Motto: Leistung folgt der Finanzierung – nach Auslaufen der Public Health-Forschungsförderung diesen Themen zuwandten und sich fortan auf andere thematische Schwerpunktsetzungen konzentrierten. Hinzu kam, dass sich um viele der Themen, für die später Fördermittel bereit gestellt wurden, eigene *scientific communities* mit eigenen organisatorischen Strukturen herausbildeten, die oft nur noch in losem Zusammenhang zu Public Health stehen. Als Beispiel sei die Versorgungsforschung angeführt. Um dieses zentrale Teilgebiet von Public Health herum haben sich eigene organisatorische Strukturen gebildet mit dem Ergebnis, dass Versorgungsforschung in Deutschland nicht mehr als Teilgebiet von Public Health, sondern der Medizin wahrgenommen wird. Vergleichbar ist es mit der (Sozial-)Epidemiologie. Für die Präventionsforschung ist eine ähnliche Entwicklung zu befürchten.

Bilanzierend lässt sich daher feststellen, dass die Gesundheitsforschung, ausgelöst durch die Etablierung von Public Health, einen enormen Aufschwung erfahren hat, sich dagegen die Entwicklung von Public Health als wissenschaftlichem Fachgebiet nach kurzer Blütezeit heute eher bescheiden ausnimmt, u.a. weil ungewollt durch die Art der Forschungsförderung eine Separierung vieler für Public Health konstitutiver Teilgebiete erfolgte, die sich inzwischen nicht mehr als zu Public Health gehörig definieren.

Ähnliche Tendenzen stehen für die Pflegeforschung nicht zu befürchten. Sie wird aber auch in Zukunft weiter damit zu kämpfen haben, dass sich eine Kontinuisierung der Forschungsförderung nach wie vor an ideologischen Vorbehalten reibt und auch, dass sich die vorrangige Verankerung von Pflegewissenschaft an Fachhochschulen für die Forschungsentwicklung als hinderlich erweist, weil dort noch immer die erforderlichen Forschungsbedingungen fehlen. Zwar ist die Forschungsförderung an Fachhochschulen inzwischen zu einem wissenschaftspolitischen Thema geworden. Langfristig und nachhaltige Effekte sind aber nur dann zu erwarten, wenn dort auch die forschungsunfreundlichen Strukturbedingungen (hohe Lehrdeputate, fehlender Mittelbau etc.) verändert werden.

Betrachtet man die entstandene Forschungslandschaft unter inhaltlichen Gesichtspunkten, fallen andere Aspekte auf. Beiden Disziplinen ist es gelungen, binnen Kürze ein sehr breites Themenspektrum zu erschließen. Das ist insofern bemerkenswert als auch für die Forschungsentwicklung ein *blue print* fehlte. Eine Vision davon, welche Forschung benötigt wird, um die Wissenschafts- und Praxisentwicklung voranzutreiben und zugleich den gesellschaftlichen Veränderungen Rechnung zu tragen, die ausschlaggebend für die Etablierung beider Disziplinen waren, existierte weder zu Beginn noch heute. Auch dies ist Folge des nur schwach ausgebildeten innerdisziplinären Diskurses – besonders abzulesen an dem Fehlen schlagkräftiger Fachgesellschaften. Bis heute sind viele der gesetzten Forschungsschwerpunkte daher aktuellen thematischen Trends geschuldet oder folgen neu eröffneten Fördermöglichkeiten. In der Pflegeforschung führt das Fehlen eines auf Modernisierung und Professionalisierung zielenden *blue prints* zudem dazu, dass viel an Forschung primär darauf zielt, das hiesige, weitgehend auf *hands-on-nursing* reduzierte Pflegehandeln auf eine empirisch gesicherte Basis zu stellen und übersieht, dass professionelles Pflegehandeln weitaus mehr ist und sehr stark durch präventive, edukative und versorgungssteuernde Elemente geprägt ist. Damit diese auch im hiesigen Pflegehandeln verankert werden können, bedarf es einer zur gegenwärtigen Pflegepraxis gewissermaßen gegenläufigen bzw. über sie hinausgehenden Forschung, die noch nicht die ihr gebührende Aufmerksamkeit erfährt.

Um die Forschungsentwicklung systematisch zu steuern und gezielten Erkenntniszuwachs zu ermöglichen, werden etwa in der US-amerikanischen Pflegeforschung in regelmäßigen Abständen innerprofessionell abgestimmte *research agendas* mit programmatisch wichtigen Forschungsthemen festgelegt. Ein solches Vorgehen ist auch für Deutschland zu empfehlen, weil sonst die Gefahr besteht, keinen zielführenden Erkenntniszuwachs zu erreichen.

## Theorieentwicklung

Die Einschätzung der Theorieentwicklung fällt nicht ganz leicht. Pflegewissenschaft konnte hier von Beginn an auf einen guten internationalen Fundus aufbauen – vor allem auf die US-amerikanischen Pflegetheorien (Meleis 1999; Moers/Schaeffer i. E.). Ähnliches kann auch für Public Health geltend gemacht werden, wo zudem ein reichhaltiges Theorierepertoire aus den für sie konstitutiven Subdisziplinen (etwa den Verhaltens- und Sozialwissenschaften) zur Verfügung stand und steht. In der deutschen Pflegewissenschaft zeichnet sich nach anfänglicher Theorieeuphorie mittlerweile jedoch eine gewisse Theoriemüdigkeit ab, im Zuge derer die Theoriebildung heute tendenziell vernachlässigt wird. Auch die theoretische Generalisierung von Forschungsbefunden, um zu induktiver Theoriebildung zu gelangen – wie sie hier international als Programm postuliert wurde (ebenda) – steht noch am Anfang, trotz mittlerweile reichhaltiger Forschungsbefunde, etwa aus den Pflegeforschungsverbünden (Schaeffer 2009; Schaeffer et al. 2008).

Für Public Health gilt ähnliches. Darüber vermögen weder die beeindruckenden Publikationsaktivitäten hinwegzutäuschen, noch die Vielzahl an bemerkenswerten Publikationen oder der boomende Buchmarkt. Theoretisch-konzeptionelle Beiträge stellen hier eher die Ausnahme dar und werden zusehends mehr von empirischer Literatur abgelöst. Begünstigt wird diese Entwicklung durch den zusehends lauter werdenden Ruf nach Evidenzbasierung: Er verstärkt die Tendenz zum kleinteiligen Empirizismus, bei dem die Frage der Generalisierung und des theoretischen Erkenntnisgewinns auf der Strecke zu bleiben droht. Gleichwohl darf die Theoriebildung im Interesse der Wissenschaftsentwicklung nicht vernachlässigt werden, auch wenn sie weder dazu beiträgt, aktuell in der Wissenschaft an Bedeutung gewinnenden Qualitätsindikatoren (wie empirisch ausgerichtete Publikationen in internationalen *peer reviewed journals*) zu bedienen, noch die Erwartungen der Praxis nach handhabbaren Problemlösungen zu erfüllen.

Als Zwischenfazit lässt sich somit festhalten, dass beide Disziplinen auf eine dynamische und erfolgreiche Entwicklung zurückschauen können, es aber beiden an Stabilität und nachhaltigen Strukturen fehlt. Auch künftig bedarf die strukturelle Absicherung daher hoher Aufmerksamkeit, wenn beide Disziplinen die Wissenschaftsentwicklung weiter vorantreiben und im System der etablierten Wissenschaftsdisziplinen bestehen wollen.

## Verhältnis von Wissenschaft und Praxisentwicklung

Fragen wir nun, wieweit es beiden Disziplinen gelungen ist, neue Impulse zu setzen, die zur Weiterentwicklung der Praxis und damit zur Innovation und Modernisierung des Gesundheitssystems bzw. der Pflege beitragen? Erinnern wir uns dazu, dass sich beide Disziplinen als *science and art*, also Wissenschaft und Praxis verstehen und deshalb Absolventen ausbilden wollten, die als *change agents* tätig werden und neue, zur herkömmlichen Praxis gegenläufige Ideen und Konzepte in die Praxis tragen sollten, um auf diese Weise Veränderungen zu initiieren (Schaeffer et al. 1994b). In der Pflege war damit etwa gemeint, dass die Absolventen die Transformation dieses traditionsreichen Gesundheitsberufs vom vor-modernen Helferberuf im Schatten des Arztes hin zu einer modernen eigenständigen Gesundheitsprofession befördern sollten (Steppe 2004). Bei Public Health wiederum war daran gedacht, den inzwischen bedeutungsarmen Öffentlichen Gesundheitsdienst (ÖGD) aufzuwerten bzw. mit modernen, zukunftsweisenden thematischen Akzenten zu versehen. Beide Disziplinen wollten zudem der Tendenz zur Medikalisierung von Gesundheitsproblemen entgegenwirken, anderen nichtmedizinischen Problemzugängen den Weg bahnen und damit die Monopolstellung der Medizin brechen. Beide intendierten außerdem, die Gesundheitsprobleme der Bevölkerung nicht länger somatisch verkürzt, sondern auch in ihren gesellschaftlichen und sozialen Dimensionen und unter der Prämisse der Verbesserung von Chancengleichheit (Schaeffer et al. 1994a/2004, S. 21) zu betrachten. Wurde das erreicht?

Um diese Frage zu beantworten, ist zunächst an die ungleichen Ausgangsvoraussetzungen zu erinnern, denn Public Health verfügte seinerzeit zwar über eine lange Wissenschaftsgeschichte, aber kaum Berufsfelder. Die Pflege wiederum konnte auf eine lange berufliche Tradition zurückschauen und trat mit der Verwissenschaftlichung in einen Professionalisierungsprozess mit ungewissen Chancen ein.

## Public Health – Aufbau neuer Berufsfelder?

Seit 1989 sind bundesweit bis heute schätzungsweise etwa 2500 Absolventen aus den Studiengängen Master of Public Health (MPH) hervorgegangen. Bei den meisten handelt es sich um Absolventen der zunächst etablierten zweijährigen postgradualen Diplomstudiengangs, die nach der Einführung von Bachelor- und Masterstrukturen an deutschen Hochschulen zu konsekutiven Masterstudiengängen weiterentwickelt wurden.

In den letzten Jahren sind weiterbildende Masterstudiengänge mit spezieller Schwerpunktsetzung hinzugekommen, die sich gezielt an Berufstätige adressieren. Hier zeigt sich ein Dilemma, denn der Abschlusstitel »Master of Public Health« kann inzwischen sowohl in konsekutiven Masterstudiengängen mit der vollen Summe von 120 Studien-Leistungspunkten als auch in den weiterbildenden Masterstudiengängen mit einer Leistungspunktezahl von nur 60 oder 90 absolviert werden. Hinzu kommt, dass die Regeln für die Akkreditierung von Studiengängen in Deutschland den eingeführten und akzeptierten Markenartikel »MPH« beschädigen, denn er ist nunmehr den weit weniger umfangreichen weiterbildenden Studiengängen vorbehalten und im deutschen Rechtsraum kein anerkannter akademischer Abschlusstitel.

In welchen Bereichen sind die MPH-Absolventen tätig? Leider verfügen wir nur über die ersten zehn Jahre seit Etablierung dieser Studiengänge über Absolventenbefragungen. Für die Zeit seit etwa 2000 sind wir auf Schätzungen angewiesen. Demnach ist ein erheblicher Anteil von etwa 25 % der Absolventen in Forschung und Lehre tätig. Weitere Einsatzbereiche liegen im öffentlichen und gemeinnützigen Sektor – etwa in Ministerien, Behörden und Gebietskörperschaften, ebenso in Verbänden und Nichtregierungsorganisationen verschiedenster Art. Die Krankenkassen und in geringerem Maße der ÖGD haben ca. 20 % weitere Absolventen aufgenommen. Ein dritter, etwas weniger umfangreicher Anteil an Absolventen dürfte auf den privatwirtschaftlichen Bereich entfallen, mit Referententätigkeiten bei Pharmafirmen, medizintechnischen und gesundheitswirtschaftlichen Unternehmen und Dachverbänden. Die restlichen Absolventen sind vor allem in den Sektoren Selbsthilfe, Gesundheitsberatung, Gesundheitserziehung, Gesundheitsversorgung, in Parteien und parlamentarischen Gremien sowie in kommunalen Einrichtungen tätig.

Es ist schwer abzuschätzen, welchen impulsgebenden Einfluss die Absolventen in der Praxis ausüben können. Sind sie wirklich als *change agents* tätig, die die für Public Health typische paradigmatische Denk- und Arbeitsweise in ihre Tätigkeitsfelder hineintragen, also eine bevölkerungsbezogene, salutogen ausgerichtete Akzentsetzung vorantreiben? Oder sind sie gezwungen, sich den existierenden traditionellen Mustern einer pathogen-personen-orientierten Problemwahrnehmung und Zugriffsweise unterzuordnen? Zwar ist beobachtbar, dass sich das anfängliche Zögern der Praxis gegenüber Public Health-Absolventen abgebaut hat. Mehr und mehr wird das Etikett »Gesundheitswissenschaftler« als Suchkategorie für freie Positionen eingesetzt, es hat sich zu einer Art Markenartikel entwickelt. Dennoch ist in Deutschland bislang nicht gelungen, feste Berufsfelder für die Absolventen zu etablieren.

Infolge dieser ist ein nicht unbeträchtlicher Teil der MPH-Absolventen zunächst in seine angestammten Berufsfelder zurückgekehrt und hatte hier, wie Erfahrungsberichte zeigen, vielerorts Schwierigkeiten bei dem Unterfangen paradigmatisch gegenläufige Denk- und Arbeitsweisen zu verankern. Nicht zufriedenstellend verlief auch die Vernetzung und Kooperation mit dem ÖGD. Die zentralen Themen des ÖGD fanden nur wenig Resonanz an den Public Health-Hochschul- und Forschungsstandorten (Hurrelmann et al. 2006); umgekehrt fürchtete der medizinisch orientierte ÖGD durch die interdisziplinäre Orientierung der Gesundheitswissenschaften an den Rand gedrängt zu werden (Müller 2005). Auch von den Absolventen konnte dieses traditionell wichtige Berufsfeld von Public Health daher kaum erschlossen werden. Zugleich verblieb der ÖGD in der ihm schon zu Beginn der Etablierung von Public Health attestierten Bedeutungsarmut. Was auch immer an Gründen dazu beigetragen hat – insgesamt liegt hier eine der Schattenseiten der Etablierungsgeschichte von Public Health.

Im Lauf der Zeit ist es jedoch gelungen, mehr und mehr neue Praxisfelder für die Absolventen zu erschließen, vor allem im Bereich der Prävention und Gesundheitsförderung, aber auch im Gesundheitswesen bzw. der Krankenversorgung, dem Krankenkassensektor, Verbänden, der Gesundheitspolitik etc. Begünstigend dürfte sich dabei die Gesundheitspolitik ausgewirkt haben, in der in den letzten Jahren zahlreiche Akzente gesetzt wurden, deren Umsetzung gesundheitswissenschaftlicher Expertise bedarf, so dass wir heute konstatieren können, dass die für Public Health typischen Teildisziplinen mittlerweile auch in der Praxis vertreten, aber noch nicht als klar identifizierbare Berufsfelder verankert sind und noch nicht über eine institutionell jeweils *abgesicherte professionelle Identität verfügen.*

Neben den MPH-Absolventen sind seit 2003 in Deutschland auch bereits 200 bis 300 Absolventen aus den Bachelor-Studiengängen berufstätig geworden (etwa 70 Prozent wechseln in Masterstudiengänge, doch ca. 30 Prozent der Absolventen dürften inzwischen praktisch tätig sein). Darüber hinaus sind inzwischen zahlenmäßig und von ihren Einflussmöglichkeiten die Absolventen mit einem Doktorgrad, vor allem dem »Doctor of Public Health« (DrPH) nicht mehr zu vernachlässigen. Gesundheitswissenschaftliche Doktortitel dürften in Deutschland inzwischen schätzungsweise an etwa 600 bis 700 Absolventen vergeben worden sein. Für beide Gruppen ist kaum bekannt, welche Positionen sie einnehmen und welche Möglichkeiten sie haben, um als *change agents* tätig zu werden. Geschätzt werden kann aber, dass in etwa die gleichen Chancen und Hürden zu verzeichnen sind, die bei den Masterabsolventen diskutiert wurden. Das heißt, auch für diese Gruppen dürfte sich die für Deutschland charakteristische schwache Berufsfeldorientierung und das Fehlen bzw. die geringe Bindungskraft entsprechender Berufsverbände/Fachgesellschaften nicht eben förderlich auswirken.

Festzuhalten bleibt, dass die Gesamtzahl an Public Health Absolventen auf den verschiedenen Ausbildungsstufen inzwischen beachtlich ist. Die Absolventen sind in der Regel rasch in berufliche Positionen hineingekommen und konnten in ihren jeweiligen Praxisfeldern ganz offensichtlich ein attraktives berufliches Kompetenzprofil anbieten, sich individuell jeweils gut verankern und die Praxisentwicklung befördern. Dennoch ist es bisher nicht durchgängig gelungen, eine eigenständige gesundheitswissenschaftliche Identität zu entwickeln, klar identifizierbare Public Health-Berufsfelder zu etablieren und nennenswerten professionellen Einfluss auf die Gestaltung des jeweiligen Berufsfelds zu gewinnen. Einer der aus unserer Sicht entscheidenden Gründe dafür liegt in dem geringen professionellen Organisationsgrad, der jeden Absolventen zu einem Einzelkämpfer macht, der die sich ihm stellenden Aufgaben ohne den Rückhalt einer beruflichen Solidargemeinschaft zu bewältigen hat und deshalb schnell in die im jeweiligen Praxisfeld wirksamen Druck- und Sogzwänge gerät.

Möglicherweise zeichnet sich durch die wiederaufflammende Diskussion über soziale und gesundheitliche Ungleichheit eine Trendwende ab. Chancengleichheit war stets ein Leitgedanke von Public Health, doch hat sich die Etablierung zu einer Zeit vollzogen, »in der die makro-ökonomischen und -politischen Variablen Strategien der Individualisierung von Gesundheitsproblemen sowie der Problemzuweisung an den Marktmechanismus begünstigen« (Schaeffer et al. 1994b: 21). Chancengleichheit, Bedarfs-, Leistungs- und Verteilungsgerechtigkeit und andere für Public Health zentrale Leitgedanken haben in solchen Zeiten schlechte Konjunktur (ebenda). Public Health-Wissenschaftler und -Absolventen tragen aber in den letzten Jahren verstärkt zur Thematisierung der wachsenden sozialen und gesundheitlichen Ungleichheit bei, wobei alle Felder von Public Health angesprochen werden (Bauer et al. 2008; Mielck 2000; Richter/Hurrelmann 2009; Rosenbrock/Gerlinger 2006; Siegrist/Marmot 2008).

## Pflegepraxis – Veränderung durch Wissenschaft

Die Entwicklung der Pflegepraxis nimmt sich ähnlich gegenläufig und doch anders aus. Aus den Pflegestudiengängen wurden mittlerweile zahlreiche Absolventen entlassen, mehr noch als bei Public Health. Nach überschlägigen Schätzungen handelt es sich um ca. 10 000-15 000 Absolventen, die in der Regel in herausgehobenen Funktionen der Pflege tätig sind, vor allem in Lehre, Leitung, Fortbildung und Qualitätsentwicklung. Die ca. 100 pflegewissenschaftlich promovierten Absolventen der Studiengänge sind hingegen meist im Wissenschaftssystem verblieben. Sie sind entweder in der Forschung tätig oder haben Professuren besetzt. Die wissenschaftliche Durchdringung der Praxis ist angesichts der Größe des Berufs – in der Pflege sind insgesamt geschätzt mehr als 1 Million Menschen tätig – allerdings immer noch als gering zu bezeichnen.

Die Absolventen der Pflegestudiengänge trafen auf eine andere Situation als die Public Health-Professionals, nämlich auf traditionsreiche Berufsfelder mit langjährig gewachsenen Routinen, in denen allerdings großer Problem- und Veränderungsdruck herrschte. Dennoch war die Skepsis gegenüber der Akademisierung in der Pflege zunächst beachtlich. Dies dürfte die – angesichts von 50 rasch entstehenden Pflegestudiengängen – erwartete sprunghafte Verwissenschaftlichung der Praxis verhindert und zu einem eher schleppend verlaufenden Prozess beigetragen haben. Gleichwohl sind in den letzten Jahren zahlreiche Funktionen für Pflegeexperten entstanden. Sie werden von den Absolventen der Pflegestudiengänge wahrgenommen, die dabei versuchen, als *change agent* tätig zu werden.

Ist es dadurch zu dem von Dirk Axmacher prophezeiten »Heimatverlust der Krankenpflege« gekommen (Axmacher 1991)? Nein, eine Spaltung der Pflege hat sich nicht vollzogen. Pflegewissenschaft hat sich nicht derart von der Praxis entfernt, wie Axmacher befürchtet hatte. Im Gegenteil: Von ihr sind viele Initiativen zur Erweiterung und Innovation der Pflegepraxis ausgegangen. Genannt seien hier die erweiterten Aufgaben der Pflege bei der Versorgungsgestaltung und -steuerung oder im Bereich der klinischen Pflege (Schmerzmanagement, Wundversorgung oder Kontinenzförderung). Gleichwohl hatten und haben auch die Absolventen pflegewissenschaftlicher Studiengänge mit Identitätsproblemen zu kämpfen. Vor allem diejenigen, die in die Praxis und hier in ihre angestammten Berufsfelder zurückgegangen sind, waren vor Herausforderungen gestellt, weil ihre noch keineswegs stabile neue pflegewissenschaftliche Identität mit der als Pflegepraktiker kollidierte. Zudem rieb sie sich an den in der Praxis bestehenden Routinen der Problembearbeitung, die sich nur sehr viel langsamer als gedacht verändern.

Einhergehend mit der Einkehr von Pflegewissenschaftlern in die Praxis hat sich eine *Differenzierung* des Berufsfelds vollzogen. Es ist nun hierarchisch vielschichtiger aufgebaut. Nach unten hin gibt es vermehrt Assistenz- und Hilfskräfte, die keineswegs immer dem Pflegedienst zugeordnet sind. Über der Ebene der Pflegefachkräfte nimmt inzwischen eine wachsende Schicht von Akademikern vermehrt Leitungsaufgaben wahr, ist beispielsweise in der Pflegeausbildung tätig oder widmet sich der Weiterentwicklung der Pflegepraxis.

Die Tätigkeit dieser neuen Pflegeexperten findet allerdings in einem spannungsreichen Umfeld statt, denn einerseits wird sie durch gesetzliche Anreize gefördert, andererseits durch immer restriktivere personelle und finanzielle Ressourcen behindert. Die ambulante und stationäre Langzeitpflege beispielsweise profitierte von den Auswirkungen des Pflegeversicherungsgesetzes, zunächst vor allem durch quantitativen Ausbau, dann setzte eine spürbare qualitative Aufwertung der Pflege ein: Die Medizinischen Dienste der Krankenkassen stellten vermehrt (auch akademisch qualifizierte) Pflegekräfte als Gutachter ein, in der ambulanten und stationären (Langzeit-)Pflege wurden Absolventen der Pflegestudiengänge mit Management- oder anderen Leitungsfunktion betraut. Auch in den Krankenhäusern wurde Pflegeentwicklung zum Thema, meist im Rahmen der von der Gesundheitsministerkonferenz formulierten Qualitätsziele (Gruhl 2004). Damit einhergehend hielten Pflegewissenschaftlicher ebenfalls Einzug in das Krankenhaus. Die Zunahme wissenschaftlich gestützter Pflegeentwicklung in den letzten Jahren ist gut an der Entwicklung der nationalen Expertenstandards des DNQP zu verfolgen. Dieser positive Trend hat im Pflegeweiterentwicklungsgesetz des Jahres 2008 zu einer vorläufigen Institutionalisierung geführt. In ihm wurde die weitere Entwicklung von Expertenstandards festgeschrieben. Einschränkend ist allerdings festzuhalten, dass die Pflege durch die Ansiedlung des Verfahrens beim GKV-Spitzenverband und den Leistungserbringern zum Projektnehmer wird, was die in der Qualitätslehre geforderte professionelle Autonomie bei der Festlegung eigener Standards relativiert. Mit dem Pflegeweiterentwicklungsgesetz wurde außerdem die Einführung von Pflegeberatung und Case Management beschlossen und Anreize zur Förderung der Eigenständigkeit der Pflege gesetzt: So wurde die Rolle der Pflege bei der Hilfsmittelverordnung gestärkt; ebenso ermöglichen Öffnungsklauseln der Ausbildungsgesetze nun auch hochschulgestützte Pflegeausbildungen.

Demgegenüber stehen starke *Deprofessionalisierungstendenzen*. Diese sind vor allem auf den steigenden ökonomischen Druck zurückzuführen, unter dem die Gesundheitseinrichtungen stehen, der u.a. den Einsparungsdruck im Personalbereich erhöht. Dies trifft in allen Versorgungsbereichen vor allem die Pflege, die personell stark ausgedünnt und wo immer möglich durch Assistenz- und Hilfskräfte ersetzt wurde. Im Krankenhaus vollzog sich die Reduzierung von Pflegepersonalstellen in mehreren Wellen. Zunächst wurde Mitte der 1990er-Jahre die Pflege-Personal-Regelung aufgehoben. Dann wurden im Rahmen der DRG-Einführung massive Stellenstreichungen vorgenommen (Simon 2009). Jüngst wurden die Kosten der von den Ärzten erzwungenen Tariferhöhungen wiederum überwiegend auf das Pflegepersonal abgewälzt, das überdies seit Jahren mit sinkenden Löhnen konfrontiert wird. Der Deutsche Pflegerat spricht inzwischen von dem zynischen Feldversuch des pflegefreien Krankenhauses.

Wie ließ sich unter diesen Bedingungen der Anspruch realisieren, als *change agents* für den Umbau der Pflege zu wirken? Generell lässt sich feststellen, dass die Tätigkeit der *change agents* meist *kleinteilig und systemkonform* geworden ist. Vielerorts ist sie zudem unter das Primat der Ökonomie geraten – vor allem im Pflegemanagement. Oft hat die Effizienzsteigerung höhere Priorität als die Weiterentwicklung oder Professionalisierung der Pflege. Das gilt beispielsweise für Projekte zur Verbesserung der Dokumentation sowie zur Einführung EDV-gestützter Dokumentationssysteme. Vieles dient dabei gewiss der besseren Kommunikation und Kooperation, erklärtes Ziel ist aber vor allem die Beschleunigung der Abläufe in Diagnostik, Therapie und unterstützenden Diensten sowie die verbesserte Abrechenbarkeit erbrachter Leistungen. Aufgrund des ökonomischen Drucks wird in den Einrichtungen zudem vielfach massiver Personalabbau in der Pflege betrieben, den umzusetzen Aufgabe des Pflegemanagements ist, das sich dazu wiederum der Unterstützung der Pflegeexperten bedient. Ketten wie diese sind keine Seltenheit und deuten an, dass die *change agents* vielerorts eher systemkonform, denn gegenläufig im Interesse der patientenorientierten Optimierung der Pflege agieren (können).

Ähnliches lässt sich bei der Etablierung klinischen Case Managements beobachten. Vermehrt werden Pflegeexperten unter der Bezeichnung Case Manager für die Prozessgestaltung eingesetzt, um durch Schaffung optimierter *clinical pathways* kurze Verweildauern zu garantieren. Entgegen der ursprünglichen Konzeptidee sind sie nicht für die direkte Pflege dieser Patienten verantwortlich. Hier wird also ein Teilaspekt eines Konzepts herausgelöst, der der Prozessoptimierung und Effizienzsteigerung dient, während der Pflegepraxis weitere Inhalte entzogen werden – ein weiteres Beispiel für kleinteiliges und systemkonformes Arbeiten von ursprünglich als *change agents* gedachten Pflegeexperten.

Der Befund fällt also sehr gemischt aus: Einer allmählich steigenden gesundheitspolitischen Akzeptanz und Aufwertung der Pflege als eigenständiger Gesundheitsprofession steht ein wachsender ökonomischer Druck mit der Folge enormer Belastung der Pflegepraxis durch massiv erhöhte Fallzahlen bei gleichzeitig sinkenden Personalressourcen gegenüber. Pointiert könnte man formulieren, dass die Pflegepraxis ihre traditionellen professionellen Elemente zu verlieren scheint, die nunmehr durch die Pflegewissenschaft an anderer Stelle wieder hereingeholt werden müssten. Dazu gehört beispielsweise die Vertretung der Pflege im obersten Leitungsgremium eines Krankenhauses: denn das Dreierdirektorium aus Medizin, Pflege und Verwaltung wurde weitgehend durch Geschäftsführer- und Vorstandsmodelle ersetzt, in denen die Pflege allerdings nicht mehr vertreten ist. Ähnliches gilt für die schleichende Auflösung des Pflegeberufs, der in seiner fachlichen Identität durch immer neue Assistenz- und Hilfsberufe ausgehöhlt wird. Umgekehrt versuchen Pflegewissenschaft und Pflegeexperten, neue auf Erweiterung des Pflegehandelns setzende evidenzbasierte Konzepte in der Pflegepraxis zu implementieren, durch die der eigenständige Beitrag der Pflege für die Versorgung betont und ihre Bedeutung potentiell gestärkt wird. Dabei zeigen sich jedoch erhebliche Umsetzungsprobleme. Denn nach wie vor sind in der Pflegepraxis große strukturelle und qualifikatorische Defizite zu verzeichnen, die einer Umsetzung wissenschaftlicher Erkenntnisse im Wege stehen.

## Resümee

Als Projekte nachholender Modernisierung waren Public Health und Pflegewissenschaft zunächst damit konfrontiert, zwei neue wissenschaftliche Disziplinen inklusive der damit einhergehenden Aufgaben auf der Ebene der Studiengangs-, Forschungs- und Theorieentwicklung aufbauen und sich parallel der Praxiserschließung und -innovation widmen zu müssen – ein umfangreiches und komplexes Programm. Die schwungvoll angegangene Umsetzung weist in der Summe viele bemerkenswerte Erfolge auf – vor allem auf der Ebene der Forschung und der Publikationsaktivitäten. Gleichwohl leiden beide Disziplinen noch unter Fragilitätserscheinungen und auch Schieflagen.

In der Pflege sind die Schieflagen vor allem darauf zurückzuführen, dass anfänglich unklar war, ob die eingeleitete Akademisierung lediglich der Statusaufwertung dienen oder zur Professionalisierung führen sollte. In der Konsequenz wurde faktisch eine halbherzige Akademisierung eingeleitet und dabei auf eine Studiengangsfigur gesetzt, bei der der Jahrzehnte zurückliegende Ausgangspunkt, nicht aber der Endpunkt der Entwicklung in Ländern mit langjähriger Professionalisierungstradition in der Pflege Modell stand. Bis heute hat dies zahlreiche zeitraubende Turbulenzen zur Folge und lässt manches Entwicklungsland bei der Studiengangsentwicklung inzwischen besser da stehen als Deutschland. Als hemmend erwies sich ebenso, dass die gewählte Verortungsstrategie nicht eben geeignet war, die Wissenschaftsentwicklung zu beschleunigen, denn die vornehmliche Verankerung an Fachhochschulen und die nur geringe universitäre Präsenz haben zur Konsequenz, dass sich die Nachwuchsförderung und auch die Pflegeforschung – trotz aller Erfolge – nicht wie erhofft und erforderlich entwickeln können. Befördert wurde dies dadurch, dass der Aufbau der neuen Disziplin in Ermangelung einer akademischen Tradition vielerorts relativ praxiserfahrenen, aber wissenschafts*un*erfahrenen Wissenschaftlern oblag.

Im Bereich Public Health waren die Ausgangsbedingungen günstiger: Hier erfolgte der Aufbau der neuen Disziplin durch wissenschaftserfahrene Protagonisten, die in das neue Wissenschaftsgebiet wechselten und über reichhaltige Erfahrung mit dem Wissenschaftssystem verfügten. Allerdings zog auch dies im Lauf der Zeit fragwürdige Erscheinungen nach sich, denn etliche von ihnen verließen Public Health rasch wieder, als sich andere Gebiete erschließen ließen oder kehrten – und sei es mental – in ihr schlussendlich doch prestigereicheres Ursprungsgebiet zurück. Zudem erwies sich die hier gewählte Rekrutierungsstrategie als hemmend für die Bildung einer eigenen fachwissenschaftlichen Identität, die entscheidend auf die Identifikation mit dem Wissenschaftsgebiet, der für sie typischen paradigmatischen Zugriffsweise und den ihr unterliegenden Leitgedanken verwiesen ist. Etliche der Erosionstendenzen im Bereich Public Health haben hier ihre Ursache, andere in der vielerorts misslichen Verortung (in der Medizin) sowie der unzureichenden Struktursicherung bei dem Bemühen um Bildung eigenständiger *Schools of Public Health*.

Zugleich sind andere Gründe anzuführen. Betrachtet man die Etablierung von Public Health und Pflegewissenschaft aus wissenschaftshistorischer Perspektive, zeigt sich einmal mehr, wie schwierig es ist, in einem traditionsreichen Wissenschaftssystem, in dem die Terrains besetzt und die Ressourcen verteilt sind, neue wissenschaftliche Disziplinen zu etablieren. Vorhaben dieser Art stoßen immer – wie Innovationsansinnen generell (Zapf 1994) – auf zahlreiche lang anhaltende, subtile Widerstände. Das gilt umso mehr, als für beide Disziplinen Modelle Pate standen, die einer fremden – der US-amerikanischen – Wissenschaftskultur entstammten. Erst seit der unter der Maßgabe Internationalisierung eingeleiteten Hochschul- und Studiengangsreform werden sie anschlussfähig, kollidierten bis dahin aber mit den gewachsenen Strukturen und Routinen.

Nicht minder schwierig ist, neue auf Modernisierung und zudem gegenläufige Perspektiven setzende Entwicklungen in einem in vielerlei Hinsicht verminten Praxisfeld wie dem Gesundheitswesen anzustoßen, in dem bestehende Macht- und Domänebereiche sorgfältig bewacht und verteidigt werden und in Deutschland die Medizin diejenige Gesundheitsprofession zu sein beansprucht, »who wrote the rules« (Light 1988) und nach wie vor Alleinvertretungsanspruch erhebt. Dies erklärt, warum etwa der Anspruch, der Medikalisierung von Gesundheitsproblemen entgegen treten zu wollen, nicht so wie erhofft gelungen ist und auch, warum die Praxis- bzw. Berufsentwicklung in beiden Disziplinen eher zögerlich verläuft. Denn sie ist darauf verwiesen, dass bereits besetzte Terrains betreten und Professionsgrenzen in Frage gestellt werden – beides ist nicht leicht, wenn rückhaltstiftende Strukturen, wie Berufsorganisationen und Fachgesellschaften nur schwach ausgeprägt sind oder aber die fachwissenschaftliche Identität (inklusive des fachtypischen paradigmatischen Zugriffs) noch unklar und daher irritierbar ist.[1]

Gleichwohl werden beide Disziplinen auch künftig nicht umhin kommen, sich behaupten zu müssen – auch und noch immer gegenüber der zwischen Abwehr- und Vereinnahmungstendenzen hin und her jonglierenden Medizin, die sich in Deutschland in den vergangenen 15 Jahren enorm ausgeweitet hat. Die damit einhergehende Expansion der Domäneansprüche befördert, dass auch zunächst als medizinfern angesehene Gebiete – wie etwa Public Health – subsumiert, dabei allerdings meist auch kleingearbeitet werden. Angesichts dessen wird eine Positionierung beider Disziplinen gegenüber der Medizin auch weiterhin auf der Agenda beider Disziplinen stehen müssen – dies um so mehr, als die traditionelle Statushierarchie wie auch die Definitions- und Machtansprüche im Gefüge der Gesundheitsprofessionen (und auch der Wissenschaftsdisziplinen) bislang nicht durchbrochen wurden. Die Ökonomisierung des Gesundheitswesens mit ihrer Wettbewerbsorientierung und Ressourcenverknappung hat die Verteilungskämpfe verschärft.

Wie ist angesichts dessen nun aber das Entwicklungspotenzial beider Disziplinen heute – ca. 15 Jahre nach Beginn des Projekts nachholender Modernisierung einzuschätzen? Optimistisch besehen können beiden – aller aufgezeigter Widrigkeiten zum Trotz – gute Weiterentwicklungschancen attestiert werden, denn infolge des rasch voranschreitenden demografischen und epidemiologischen Wandels ist Gesundheit ein überaus relevantes gesellschaftliches Thema geworden und wird es bleiben. Zugleich steht zu befürchten, dass die aufgezeigten Widrigkeiten den Entwicklungschancen beider Disziplinen Grenzen setzen: das Potenzial der Pflege bestenfalls zur mimic profession gereicht, das von Public Health zum ideenreichen Expertenberuf – vor allem dann, wenn die in den zurückliegenden Ausführungen skizzierten Herausforderungen nicht angegangen werden und auch, wenn das Verhältnis beider Disziplinen zueinander (wie auch zu den anderen mittlerweile um Professionalisierung bemühten Gesundheitsprofessionen) nicht neu auf die Tagesordnung gesetzt wird. Denn das Verhältnis beider Disziplinen ist zwar mancherorts relativ eng, vielerorts aber ein tendenzielles Nicht-Verhältnis geblieben. Das dürfte einerseits daran liegen, dass die jeweils typischen paradigmatischen Sicht- und Zugriffsweisen doch weiter auseinander liegen als zunächst vermutet. Es hat seine Ursache aber auch darin, dass beide, auf die eigenen Etablierungs- und Profilierungsaufgaben konzentriert, streckenweise in Konkurrenz zueinander geraten und die Bündnispartner neuerlich – besonders im universitären Bereich – eher wieder entlang der traditionellen Statushierarchie und möglichst an deren oberen Ende, anstatt untereinander suchen. Wie die noch kurze Geschichte beider Wissenschaftsdisziplinen in Deutschland mehrfach gezeigt hat, ist

1 Für Public Health kommt hinzu, dass besonders schwierig war, in einem lange Zeit eher monodisziplinär ausgerichteten Wissenschaftssystem eine dem Charakter nach interdisziplinäre Fachidentität auszubilden.

diese Strategie allerdings wenig fruchtbar, weil sie dann immer wieder Gefahr gehen, vereinnahmt und dabei zerrieben zu werden. Sinnvoller scheint uns, an der seinerzeit – 1992 – proklamierten Idee festzuhalten und ein Bündnis *miteinander* einzugehen: sich als neue *health sciences and health professions* unter einem eigenen Dach zusammenzufügen, dort Strukturen auszubilden, die die jeweiligen Autonomieansprüche wahren, aber auch ermöglichen, ein Gegengewicht zu den alten Professionen und so auch zur Medizin zu bilden.

## Literatur


Axmacher, Dirk (1991): Pflegewissenschaft – Heimatverlust der Krankenpflege?, in: Rabe-Kleberg, Ursula/Krüger, Helga/Karsten, Maria-Eleonora/Bals, Thomas. (Hrsg.): Dienstleistungsberufe in Krankenpflege, Altenpflege und Kindererziehung: Pro Person. Bielefeld, 120-138.

Bauer, Ullrich/Bittlingmayer, Uwe H./Richter, Matthias (Hrsg.) (2008): Health Inequalities. Determinanten und Mechanismen gesundheitlicher Ungleichheit. Wiesbaden.

Etzioni, Amitai (Hrsg.) (1969): The semi-professions and their organization. New York.

Freidson, Eliot (1986): Professional powers: a study of the institutionalization of formal knowledge. Chicago.

Gruhl, Matthias (2004): Strategien für ein Qualitätsmanagement im Gesundheitswesen, in: DNGP (Hrsg.): Expertenstandard Dekubitusprophylaxe in der Pflege. Entwicklung – Konsentierung – Implementierung. 2. Aufl. Osnabrück, 17-22.

Hurrelmann, Klaus/Laaser, Ulrich/Razum, Oliver (2006): Entwicklung und Perspektiven der Gesundheitswissenschaften in Deutschland, in: Hurrelmann, Klaus/Laaser, Ulrich/Razum, Oliver (Hrsg.): Handbuch Gesundheitswissenschaften. 4., vollst. überarb. Aufl. Weinheim, 11-46.

Kälble, Karl (2009): Neue Studiengänge im Gesundheitswesen – Zielgerichtete Entwicklung oder Experimentierfeld? Gesundheit und Gesellschaft Wissenschaft (9)2, 15-22.

Light, Donald W. (1988): Turf battles and the theory of professional dominance. Research in the Sociology of Health Care 7, 203-225

Meleis, Alaf Ibrahim (1999): Pflegetheorie: Gegenstand, Entwicklung und Perspektiven des theoretischen Denkens in der Pflege. Bern.

Mielck, Andreas (2000): Soziale Ungleichheit und Gesundheit. Empirische Ergebnisse, Erklärungsmöglichkeiten und Interventionsmöglichkeiten. Bern.

Moers, Martin/Schaeffer, Doris (i.E.): Pflegetheorien, in: Schaeffer, Doris/Wingenfeld, Klaus (Hrsg.): Handbuch Pflegewissenschaft. München. [1. Aufl. Rennen-Allhoff, B. (2003)]

Müller, Werner (2005): Haben ÖGD und Public Health getrennt eine Zukunft?, in: Bundesgesundheitsblatt 30, 520-534.

Richter, Matthias/Hurrelmann, Klaus (Hrsg.) (2009): Gesundheitliche Ungleichheit. Grundlagen, Probleme, Perspektiven. 2. Aufl. Wiesbaden.

Robert-Bosch-Stiftung (2009): Memorandum: Für eine Verankerung der Pflegewissenschaft und Pflegeforschung an Medizinischen Fakultäten und Universitätsklinika in Deutschland. o.O.

Rosenbrock, Rolf/Gerlinger, Thomas (2006): Gesundheitspolitik. Eine systematische Einführung. 2., vollst. überarb. und erw. Aufl. Bern.

Rosenbrock, Rolf/Noack, Horst/Moers, Martin (1993): Öffentliche Gesundheit und Pflege in NRW. Qualitative Abschätzung des Bedarfs an akademischen Fachkräften. Düsseldorf.

Rosenbrock, Rolf/Schaeffer, Doris/Moers, Martin (1996): Pflege und Public Health, in: Walter, Ulla/ Paris, W. (Hrsg.): Public Health. Gesundheit im Mittelpunkt. Meran, 304-309

Schaeffer, Doris (1994): Zur Professionalisierbarkeit von Public Health und Pflege, in: Schaeffer, Doris/Moers, Martin/Rosenbrock, Rolf (Hrsg.): Public Health und Pflege. Zwei neue gesundheitswissenschaftliche Disziplinen. 2. Aufl. 2004. Berlin, 103-126.

Schaeffer, Doris (Hrsg.) (2009): Bewältigung chronischer Krankheit im Lebenslauf. Bern: Huber.

Schaeffer, Doris/Moers, Martin/Rosenbrock, Rolf (Hrsg.) (1994a): Public Health und Pflege. Zwei gesundheitswissenschaftliche Disziplinen. 2. Aufl. 2004. Berlin.

Schaeffer, Doris/Moers, Martin/Rosenbrock, Rolf (1994b): Zum Verhältnis von Public Health und Pflege, in: Schaeffer, Doris/Moers, Martin/Rosenbrock, Rolf (Hrsg.): Public Health und Pflege. Zwei neue gesundheitswissenschaftliche Disziplinen. Berlin, 7-25.

Schaeffer, Doris/Behrens, Johann/Görres, Stefan (Hrsg.) (2008): Optimierung und Evidenzbasierung pflegerischen Handelns. Ergebnisse und Herausforderungen der Pflegeforschung. München: Juventa.

Siegrist, Johannes/Marmot, Michael (Hrsg.) (2008): Soziale Ungleichheit und Gesundheit: Erklärungsansätze und gesundheitspolitische Folgerungen. Bern.

Simon, Michael (2009) Personalabbau im Pflegedienst der Krankenhäuser. Hintergründe, Ursachen, Perspektiven. Pflege & Gesellschaft 14(2), 101-123.

Steppe, Hilde (2004): Caritas oder öffentliche Ordnung? – Zur historischen Entwicklung der Pflege. In: Schaeffer, Doris/Moers, Martin/Rosenbrock, Rolf (Hrsg.): Public Health und Pflege. Zwei neue gesundheitswissenschaftliche Disziplinen. 2., unveränd. Aufl. Berlin, 43-51.

Wolters, Paul (1998): Pflegewissenschaft: Gegenstände, Fragestellung, Methoden, Zukunftsperspektiven. Zur Einführung der Pflegewissenschaft in Deutschland. In: Gesellschaft zur Förderung der Pflegewissenschaft NRW e.V. (Hrsg.): Die Bedeutung der Pflegewissenschaft für die Professionalisierung der Pflege. Dokumentation einer Fachtagung (Veröffentlichungsreihe des Instituts für Pflegewissenschaft, P08-102). Bielefeld, 55-70.

Zapf, Wolfgang (1994): Sozialer Wandel, in: Zapf, Wolfgang (Hrsg.): Modernisierung, Wohlfahrtsentwicklung und Transformation: soziologische Aufsätze 1987 bis 1994. Berlin, 11-22.

Thomas Elkeles

# Evidenzbasierung in der Gesundheitsförderung? Anmerkungen aus Sicht der Evaluationsforschung

## 1. Einleitung

Die Forderung nach Evidenzbasierung ist im Gesundheitswesen nicht nur »in«, sie wurde auch in das sozialrechtliche Regelwerk transformiert, wo sie dafür herhält, den § 2 (1) SGB V dergestalt zu konkretisieren, dass Qualität und Wirksamkeit der Leistungen »dem allgemein anerkannten Stand der medizinischen Erkenntnisse zu entsprechen« haben. In der Verfahrensordnung des Gemeinsamen Bundesausschusses ist dementsprechend sogar vorgeschrieben, dass beim Bewertungsverfahren die vorliegenden Unterlagen nach Evidenzstufen zu klassifizieren sind (§ 18 VerfO; vgl. Welti 2007).

Soweit unter der Forderung nach Evidenzbasierung verstanden wird, die bestverfügbare externe Evidenz (statt traditionell: interne Eminenz) zur Wirksamkeit und Wirtschaftlichkeit von Interventionen zu ermitteln und anzuwenden, wäre dagegen auch schwer etwas vorzubringen.[1] Diskussionen gibt es eigentlich erst dann, wenn es darum geht, nach welchen Methoden und ggf. neuen Dogmen (aus der klinischen Medizin) eine solche Evidenz zu ermitteln ist (vgl. Behrens/Langer 2004; Elkeles 2006a,b).
In dem Maße, wie die Evidenzbewegung in Technik und Medizin jedoch auf die Gesundheitsförderung übertragen wird, kommt eine grundsätzliche Frage ins Spiel: Inwieweit ist es überhaupt angebracht und zielführend, die Evaluation von Gesundheitsförderung mit der Forderung nach Evidenzbasierung entsprechend den methodischen Idealen der klinischen Medizin und Epidemiologie – wie sie der Bewegung der evidenzbasierten Medizin (EbM) und der Evidenzbasierung gesundheitlicher Versorgung (Evidence-based Health Care: EbHC) zugrunde liegen – in Verbindung zu bringen?

Nach v. Kardorff (2006) handelt es sich bei dem zu beobachtenden Überschwappen auch um einen generellen neuen »Mainstream der Evaluationsforschung«. Dieser gehe auf die Debatten um die Erkenntnisgewinnung in der naturwissenschaftlichen Grundlagenforschung und Wissenschaftstheorie zurück und trete dabei mit einem

---

1 Nach Einschätzung des Comittee on Clinical Practice Guidelines am Institute of Medicine sind nur etwa 4 % der medizinischen Dienstleistungen als sehr gut gesichert zu betrachten, für 50 % fehle ein Nachweis der wissenschaftlichen Evidenz und der Rest bewege sich in einem interpretationsfähigen Mittelfeld an Qualität und Wirtschaftlichkeit (Field/Lohr 1992: 34; vgl. auch: Schmacke 2005).

gegen postmodernen Relativismus und Konstruktivismus erneut formulierten Hegemonialanspruch einer längst verabschiedet geglaubten Einheitswissenschaft auf. »Diese Entwicklung dürfte auf die wechselseitige Verstärkung zwischen Standardisierungs- und Normierungsvorgaben staatlicher und verbandlicher Auftraggeber (besonders im Gesundheitswesen) einerseits und einer wissenschaftlichen ›Evaluationsindustrie‹ andererseits zurückgehen, die das Paradigma der Evidenzbasierung als Königsweg zu gesicherter Erkenntnisgewinnung durchsetzen und damit zugleich die Diskurshoheit der wissenschaftlichen Expertise angesichts einer Krise des Experten zurückgewinnen möchte.« (ebd.: 74)

Unter Evaluation ist die wissenschaftliche Bewertung von Sachverhalten – in unserem Kontext von gesundheitlich-sozialen Programmen – mittels jeweils vom Sachverhalt her angemessener Methoden zu verstehen. Entsprechend bezieht man sich in der sozialwissenschaftlichen Evaluationsforschung häufig auf Rossi/Freeman/Hoffman (1988), die Evaluation als »systematische Anwendung sozialwissenschaftlicher Forschungsmethoden zur Beurteilung der Konzeption, Ausgestaltung, Umsetzung und des Nutzens sozialer Interventionsprogramme« definieren (ebd.: 3). Programmevaluation unterscheidet sich wie alle anderen Sparten bzw. Perspektiven der Evaluationsforschung dadurch von Alltagsbeurteilungen, dass systematischen, datenbasierten und rational rekonstruierbaren Beschreibungs- und Bewertungsregeln gefolgt wird (vgl. Hellstern/Wollmann 1984; Elkeles/Georg 2002; Elkeles/Kirschner 2003). Als empirisch-wissenschaftliches Verfahren ist Evaluation eine methodisch kontrollierte, verwertungs- und bewertungsorientierte Form des Sammelns von Informationen (Elkeles/Beck i.E.). Dass es eine Vielfalt unterschiedlicher Definitionen von Evaluation gibt, ist eine Konsequenz der sehr unterschiedlichen Evaluationsgegenstände: »Da mit Evaluationen sehr unterschiedliche Ziele, Erkenntnis- und Verwertungsinteressen verfolgt werden, werden auch sehr unterschiedliche Ansätze, Modelle und Evaluationsdesigns verwendet.« (Stockmann 2004: 15) Daraus folgt, dass im Gegensatz zur evidenzbasierten Medizin – deren Datenbasis klinische Studien mit eng umgrenzten Fragestellungen sind, die zu Aussagen über die Wirksamkeit bestimmter medizinischer Handlungen führen – die Datenbasis von (komplexen) Programmevaluationen prinzipiell wesentlich breiter angelegt ist und es nicht ohne weiteres erwartet werden kann, daraus Wirksamkeitsnachweise für einzelne – noch dazu situationsinvariante – Handlungen zu gewinnen, wie offenbar mit dem Ruf nach Evidenzbasierung der Gesundheitsförderung oder gar der Sozialen Arbeit verlangt wird.

Versteht man allerdings in Fortführung medizinischer Präventionstraditionen unter Gesundheitsförderung die Durchführung von Maßnahmen zur Reduktion von Risiken für Krankheiten, wird man an Individuen gerichtete verhaltensbezogene Interventionen im Auge haben, die sich in der Tat von medizinischen Interventionen bzw. von der Messung ihrer Wirksamkeit (z.B. anhand von Krankheitsendpunkten, Mortalitätsstatistiken oder Raucherentwöhnungsquoten eines bestimmten Kurstyps) nicht prinzipiell unterscheiden. Versteht man jedoch in Fortführung bzw. Umsetzung (der Tradition) der Ottawa-Charta unter Gesundheitsförderung soziale Programme und Strategien, die zumindest als wesentliches Element die Partizipation der beteiligten Menschen an der Verbesserung ihrer gesundheitlichen Chancen enthalten, hat man es mit weitaus komplexeren Wirkungsmechanismen zu tun als dem der eindimensionalen linearen Kausalität.[2]

## 2. Definitionen von und Definitionshoheit über Evidenzbasierung

Dem Begründer der evidenzbasierten Medizin zufolge gibt es einen eindeutigen Weg, die Evidenz einer Maßnahmenwirkung zu bewerten: »Da randomisierte, kontrollierte klinische Studien und besonders systematische Übersichten dieser Studien uns mit höherer Wahrscheinlichkeit korrekt informieren und falsche Schlußfolgerungen weniger wahrscheinlich sind, wurden sie zum ›Goldstandard‹ für die Beantwortung der Frage, ob Therapiemaßnahmen mehr nützen als schaden.« (Sackett 2002: 11)

Dabei unterscheidet die evidenzbasierte Medizin unterschiedliche Niveaus und Qualitäten von Evidenz und basiert ihren Evidenzbegriff auf eine Hierarchie von Studientypen, an deren Spitze die randomisierte kontrollierte Studie (RCT) steht. Dieser Feststellung ist auch nicht mit dem Einwand zu begegnen, die Cochrane Collaboration überlasse es »ihren Fachgruppen, ob dort betreute Reviews ausschließlich RCT oder auch andere Studiendesigns berücksichtigen« (Bödeker 2006: 6). Denn es gibt hier zweifelsohne *eine* Studienart als erkenntnistheoretischen Idealtyp.

Ein solcher positivistischer Evidenzbegriff mag unter klinischen und Laborbedingungen durchaus angemessen sein. Er ist jedoch nicht der einzig Mögliche. Nach einem führenden deutschsprachigen Lexikon ist Evidenz die »unmittelbare, mit besonderem Wahrheitsanspruch auftretende, intuitive Einsicht (lateinisch: Augenfälligkeit)«. So liege bei Platon Evidenz vor, wenn es sich um die Ideenschau handelt; bei R. Descartes, wenn eine Vorstellung klar und deutlich erfasst wird; in E. Husserls Phänomenologie im Fall der Schau eines objektiven Wesenssachverhalts.

Ohne diesen erkenntnistheoretischen Exkurs hier fortführen zu wollen, kann jedenfalls festgehalten werden, dass der Evidenzbegriff als solcher ohne jegliche mathematische Quantifizierung oder gar klinisch-epidemiologische Versuchsanordnung auskommen kann. Auch ist in der langen Tradition der Evaluation sozialpolitischer Programme bisher noch nie die absurde Forderung aufgekommen, die Evidenz sei wie in klinischen Settings anhand von hierarchisierten Studientypen zu belegen. Dies

2 Jenseits der Biomedizin wird daher auch ein anderer Kausalitätsbegriff vertreten, z.B.: »Der dem Juristen vertraute Begriff der Kausalität ist bei den Wirkungszusammenhängen der menschlichen Gesundheit hier wie in anderen Rechtsgebieten auch durch eine wissenschaftlich gestützte Zurechnung zu ersetzen (…). Die Kategorie der Kausalität erweist sich insofern als eine Vorgabe des menschlichen Verstandes, die Zurechnung von Wirkungen zu ihren Ursachen als reflektierter und wertender Erkenntnisprozess (…).« (Welti/Raspe 2005: 565)

geschieht ausschließlich, weil versucht wird, die Primärprävention und Gesundheitsförderung wenigstens bei ihrer Evaluation erneut der Hegemonie der Medizin zu unterwerfen bzw. – sofern dies nicht gelingt – fachlich und sozialrechtlich zu delegitimieren.

Interessanterweise nimmt man es bei medizinischen Verfahren selbst aber gar nicht so genau mit der Stringenz solcher Nachweismethoden. Welti (2007) zufolge ist bei der Erstellung der Verfahrensordnung des Gemeinsamen Bundesausschusses insbesondere § 20 (Gesamtbewertung im Gemeinsamen Bundesausschuss) »wegen der Anforderungen an die Evidenzstufen (...) zwischen Bundesausschuss und Bundesministerium für Gesundheit umstritten gewesen. Auch die Arbeitsgemeinschaft wissenschaftlich-medizinischer Fachgesellschaften (AWMF) hatte sich kritisch zu einer Überbewertung der Evidenzstufe 1 geäußert. Die Kritik ist berücksichtigt worden. Die Norm lautet nun: (...) § 20 (2) Der Nutzen einer Methode ist durch qualitativ angemessene Unterlagen zu belegen. Dies sollten, soweit möglich, Unterlagen der Evidenzstufe 1 mit patientenbezogenen Endpunkten (z.B. Mortalität, Morbidität, Lebensqualität) sein« (ebd.: 451). Dementsprechend war es auch keine Privatmeinung, wenn der Vorsitzende des Gemeinsamen Bundesausschusses, Dr. Rainer Hess, 2008 im Interview erklärte: »Wir entscheiden nicht nach der höchsten, sondern höchst verfügbaren Evidenzklasse.« (Stegmaier 2008: 6)

Noch zugespitzter – unter der Überschrift »Versorgungsforschung versus RCT« (o.V. 2009: 16) – wird im Deutschen Netzwerk Versorgungsforschung die »Auseinandersetzung um angemessene Evidenzklassen bei der Versorgungsforschung« (ebd.) geführt. Bei der für 2009 vorgesehenen Erarbeitung und Verabschiedung des Memorandums III (Pfaff et al. 2009) zur Versorgungsforschung gehe es um die »Mutter aller Fragen: Welche Evidenzklasse ist wann die richtige?« (ebd.) Zur Begründung heißt es u.a.: »Alleine diese Fragestellung ist für Hardcore-Wissenschaftler schon ein Affront: Es kann nur eine Klasse geben. (...) Das Problem ist systemimmanent, denn die Qualität der medizinischen Versorgung hängt nun einmal von mehreren wesentlichen Faktoren ab, von denen aber nur einer umfassend durch RCTs erfasst werden kann: Das ist die Qualität und die Verfügbarkeit der pharmakologischen Innovationen in Therapie und Diagnose. (...) Versorgungsqualität hängt nämlich ebenso ab von der ›zielgerichteten Anwendung dieser Innovationen‹, von der ›kenntnisreichen Umsetzung dieser Innovationen in der Versorgungspraxis‹ und ebenso von der ›Qualitäts- und Sicherheitskultur in den Versorgungseinrichtungen‹, wie Prof. Dr. phil. Holger Pfaff (…) anlässlich des letzten Versorgungsforschungskongresses erklärte.« Kurz ausgedrückt: »Die Realität ist eben nicht RCT-konform« (ebd.: 17).

Man darf gespannt sein, ob sich die Medizin wird einbinden lassen in eine solche Relativierung – vielleicht nicht der Hierarchieauffassung von Evidenz selbst, aber ihrer strikten Anwendbarkeit im realen Versorgungsgeschehen (vgl. dagegen Windeler et al. 2008).

# 3. Zum Stand der Evaluation der Gesundheitsförderung

In den gesetzlichen Bestimmungen zur Prävention und Gesundheitsförderung durch Krankenkassen ist das Evidenzpostulat zwar nicht direkt enthalten. Hier werden diese Kassenleistungen jedoch unter den Vorbehalt des Wirtschaftlichkeitsgebots gestellt. Zumindest aber bei individuellen Gesundheitsförderungsleistungen an Versicherte hat der Evidenzbegriff der evidenzbasierten Medizin Eingang in den »Leitfaden Prävention« der GKV gefunden: »Voraussetzung einer individuellen präventiven Intervention ist grundsätzlich, dass sich die Wirksamkeit der Intervention in Expertisen, Studien oder Metaanalysen (Evidenzbasierung) erwiesen hat. (...) Zur Förderung von innovativen Ansätzen sind darüber hinaus Modelle zur Erprobung der Wirksamkeit weiterer Präventionsprinzipien möglich, in denen über eine begleitende Dokumentation und Evaluation die Wirkung des jeweiligen Prinzips überprüft wird.« (Arbeitsgemeinschaft 2008: 11f.)

Defizite bei der Bedarfs- und Zielgruppenorientierung der Gesundheitsförderung wurden schon in der ersten Phase des § 20 SGB V (1989-1996) deutlich (Kirschner et al., 1995), die mit der (vor allem mit Qualitätsmängeln begründeten) abrupten Streichung der gesetzlichen Grundlage für Gesundheitsförderung durch Krankenkassen endete. Seit ihrer Wiedereinführung auf veränderter Grundlage im Jahr 2000 hält die Diskussion um Qualitätssicherung, Evaluation und auch Evidenzbasierung an. Weiterhin gilt der Stand der Evaluation von Gesundheitsförderung als defizitär (zu ausgewählten Feldern vgl. u.a. Elkeles 2006a,b; 2008).

## 3.1 Das Beispiel Betriebliche Gesundheitsförderung

### 3.1.1 Betriebliche Gesundheitsförderung durch Krankenkassen

Soweit (Betriebliche) Gesundheitsförderung (BGF) als Leistung der gesetzlichen Krankenversicherung durchgeführt wird, lassen sich deren seit mehreren Jahren regelmäßig vorgelegte Präventionsberichte dazu heranziehen, die Verbreitung, Ausrichtung und – allerdings sehr bedingt – auch die Qualität der kassengeförderten Maßnahmen abzuschätzen (Elkeles/Beck i.E.). Grundlage ist ein Dokumentations- und Meldesystem mittels standardisierter Erhebungsbögen der einzelnen Kassen.[3]

Die Dokumentationsbögen der Kassen zeigen im Wesentlichen ähnliche Ungleichgewichte wie Befragungsdaten (Hollederer 2007; Beck/Schnabel 2009) hinsichtlich Betriebsgrößen (Anzahl der Beschäftigten), Branchen und Art der Maßnahmen. So waren im Jahr 2007 92 % aller schätzungsweise von BGF erreichten Personen in

3 Im Rahmen eines zusätzlichen Projekts haben die Krankenkassen und ihre Verbände auf Bundesebene für den Routinebetrieb empfohlene Instrumente eines Evaluationssystems entwickeln lassen (http://www.gkv.info/gkv/index.php?id=670 [17.03.2009]). Über die reale Umsetzung ist nichts bekannt.

Betrieben mit 100 und mehr Mitarbeitern beschäftigt. Betriebe aus dem verarbeitenden Gewerbe waren mit 40 % (Bundesanteil: 10 %) deutlich überproportional vertreten, dagegen die Wirtschaftszweige Handel und Dienstleistungen deutlich unterproportional.

Legt man die im Präventionsbericht 2008 geschätzte Zahl von 627 199 durch BGF direkt und indirekt erreichten Personen zugrunde, lässt sich errechnen, dass kassengeförderte BGF-Aktivitäten nicht mehr als etwa 2 % aller abhängig Beschäftigten erfassen. Indessen scheint auch die referierte Schätzzahl erreichter Personen noch deutlich übertrieben, wie selbst der Präventionsbericht in diplomatischen Worten einräumt (MDS 2008, 83). Da 84 % dieser Personen ausschließlich über breitenwirksame Medien wie Faltblätter, Broschüren oder das Internet erreicht wurden, die mit realen sozialen Prozessen im Betrieb verbunden BGF-Aktivitäten sich demnach auf die komplementären 16 % beschränkten, dürfte sich der Anteil der mit »echter« BGF substantiell in Berührung gekommenen Beschäftigten eher im Promillebereich bewegen.

Die Präventionsberichte der Kassen sind zwar nicht als Evaluation zu verstehen, sondern als Versuche, anhand einiger weniger Parameter erste Transparenzraster zu schaffen. Grobabfragen nach dem Vorhandensein von BGF-Steuerungsgremien (2007: 66 % aller dokumentierten BGF-Aktivitäten), Bedarfsanalysen (90 %, davon 75 % Auswertung von Krankenkassen-Routinedaten), Gesundheitszirkeln (25 %) oder Erfolgskontrollen (50 %; geplant: 27 %; gar nicht vorgesehen: 23 %), sagen noch nichts über die Wirkungen solcher Instrumente aus. Sie bilden aber Bausteine für eine – von der Evaluation auch abzugrenzende – Qualitätskontrolle, -sicherung und -entwicklung.

### 3.1.2 Review der Reviews

Die Literatur zu durchgeführten Programmevaluationen in der BGF ist spärlich und unübersichtlich und unterliegt einem Publikationsbias: Evaluationen mit weniger positiven Ergebnissen werden tendenziell seltener publiziert (Elkeles/Kirschner 2003)[4], obwohl gerade auch aus ihnen gelernt werden könnte. Dieser Effekt ist auch dort zu unterstellen, wo versucht wurde, Übersichtsarbeiten bzw. Metaanalysen zur Wirksamkeit und zum Nutzen bestimmter Maßnahmen und Programme arbeitsweltbezogener Prävention und Gesundheitsförderung auszuwerten und diese dabei nach der Methode der Cochrane-Reviews (und damit der Evidenzhierarchie der Medizin) zu bestimmen. Wie kaum anders zu erwarten, finden sich bei derartigen Suchstrategien in der einbezogenen internationalen Literatur dann eher Übersichtsarbeiten zur Wirksamkeit verhaltensbezogener Programme.

Der Ansatz eines »Reviews der Reviews« (vgl. Kreis/Bödeker 2003) wurde zwischenzeitlich auf Verhaltens- wie Verhältnisprävention ausgeweitet (Kramer/Sockoll/

4 Zur Quantifizierung eines Publikationsbias anhand einer Metaanalyse von Kohortenstudien vgl. Song et al. (2009).

Bödeker 2009). Dabei wurde Evidenz für einige verhaltensbezogene Maßnahmen (insbesondere solche multimodaler Art) ermittelt, gleichzeitig jedoch festgestellt, dass die entsprechenden Interventionsstudien oftmals auf geringen Teilnehmerzahlen beruhten, kaum Langzeiteffekte hätten und wegen häufig mangelnder Validität der Messinstrumente oder fehlender »Endpunkte« (z.B. bei der Zielgröße von physischer Aktivität) in der Datenlage alles in allem »enttäuschend« seien (ebd.: 68). Auch für Studien zu – von den Reviewern sogar selbst empfohlenen – partizipativen ergonomischen Maßnahmen wurde eine »Heterogenität der Methoden« konstatiert, so dass »zunächst von begrenzter Evidenz ausgegangen werden« müsse (ebd.: 69). Und: »Erwartungsgemäß ist die Evidenzbasis für den Erfolg verhältnispräventiver Interventionen sehr viel dünner als im verhaltenspräventiven Bereich. (...) Die methodische Qualität der Studien ist dabei häufig gering.« (ebd.: 70). Die Autoren schlussfolgern daraus explizit[5], die Potenziale der Gesundheitsförderung würden in den existierenden Programmen bislang nur ansatzweise genutzt und wichtige Faktoren (wie z.B. sorgfältige Bedarfsanalyse, Partizipation der Mitarbeiter, beständiges Angebot von Maßnahmen) fänden bei der Evaluation von Programmen noch zu selten Berücksichtigung. Methodische Probleme wie »Selbstselektion, geringe Teilnahme- und Compliance-Raten oder zu kurze Interventions- und Nacherhebungszeiträume« stellten hierbei nur einige der Herausforderungen dar (ebd.: 75).

### 3.1.3 Betriebliche Gesundheitszirkel und partizipative Gesundheitsförderung

Als notwendige Bedingung erfolgreicher (Betrieblicher) Gesundheitsförderung gilt die aktive Beteiligung der Beschäftigten – nicht nur, weil so das Erfahrungswissen der Beschäftigten erschlossen und genutzt werden kann, sondern vor allem, weil nur so die gewünschten Effekte des »Enabling« und »Empowerment« der Beschäftigten zur Gestaltung einer gesunden Arbeit verwirklicht werden können (Rosenbrock/Michel 2007). Ein typisches Instrument für Partizipation sind Gesundheitszirkel, mittels derer die Beschäftigten in die Lage versetzt werden sollten, ihre Arbeit(sbedingungen) im Hinblick auf ihre Gesundheitsförderlichkeit zu bewerten und zu optimieren.

Vor dem Hintergrund des zuvor Gesagten überrascht es nicht, dass der Ansatz »Review der Reviews« die Evidenzbasis für Gesundheitszirkel – bedingt durch »den Mangel an gezielten, methodisch belastbaren Interventionsstudien« (Kramer/Sockoll/Bödeker: 68) – als eher schwach erscheinen lässt (was bereits Slesina [2001] insofern konzediert hatte, als dass die höchste Stufe einer Evidenzhierarchie hier ohnehin nicht

5 Implizit scheinen sich die Protagonisten des Ansatzes ›Review der Reviews‹ – wie auch die Krankenkassen in ihrem Leitfaden Prävention – inzwischen stärker darauf eingestellt zu haben, dass – wie allerdings beizeiten kommentiert (Elkeles 2006a,b; 2008) – für einen solchen Ansatz weitgehend die Material- und Studiengrundlage fehlt. Es bleibt jedoch ohnehin zu bezweifeln, ob betriebliche Entscheidungen über Maßnahmen und Programme der BGF sich in nennenswertem Umfang an einer epidemiologischen Studienlage und deren Evidenzpostulaten orientieren (vgl. Lenhardt et al. 1996, 1997).

erreichbar sei). Durchs Raster fallen dabei zahlreiche, an verschiedener Stelle (Westermayer/Bähr 1994; Sochert 1998; Slesina 2001) belegte positive Evaluationsergebnisse über die Anwendung von Gesundheitszirkeln in betrieblichen Interventionen. Slesina (2001, S. 92) resümiert, wesentliche Voraussetzungen für den Ertrag von Gesundheitszirkeln bestünden in ihrer Anbindung an die Managementprozesse des Betriebs sowie ihrer Förderung durch die betrieblichen Schlüsselakteure. Ähnliche Ergebnisse erbrachten auch Fallstudien zu den Bedingungs- und Akteurskonstellationen für BGF im Betrieb (Lenhardt et al. 1996, 1997).

## 4. Fazit

Konsequenz einer Kritik der Evidenzbasierung soll nicht sein, die Arbeiten an der Wirksamkeitsbestimmung von Gesundheitsförderung aus grundsätzlichen Erwägungen heraus zu unterlassen oder einzustellen. Im Gegenteil wird gerade dafür plädiert, an der theoretischen Fundierung und evaluativen Nachweissicherung von Wirkungen gesundheitsfördernder Interventionen zu arbeiten (Elkeles, 2006a,b).
Wie jedoch auch zu zeigen versucht wurde, ignoriert die Rigorosität, mit der das Evidenzpostulat gerade für die Praxis der Prävention und Gesundheitsförderung eingefordert wird, den hier insgesamt geringen wissenschaftlichen Kenntnisstand. Zu befürchten ist, dass durch das Hochschrauben der Erwartungen an die Standards von Evaluationen und deren Evidenz im Bereich der Gesundheitsförderung und Prävention die notwendige Kreativität in der Konzeption, Durchführung und Evaluation insbesondere sozialkompensatorischer Projekte eher gelähmt als gefördert wird (vgl. Kirschner/Elkeles/Kirschner 2004a-c; Elkeles 2008).

Um den Evaluationsstandard in der praktischen Gesundheitsförderung anzuheben, sollte es vielmehr weiterhin prioritär darauf ankommen

- die in den einzelnen Feldern erkannten offenen Fragen, Schwachstellen und Probleme zu lösen bzw. einer Lösung näher zu bringen;
- auf der Grundlage des gegebenen wissenschaftlichen Kenntnisstandes und der Skizzierung eines Wirkungsmodells zu plausibilisieren, dass mit den vorgeschlagenen Interventionen positive Effekte in einem grob abschätzbaren Umfang erreichbar erscheinen;
- durch qualitätssichernde Maßnahmen einen hohen Standard in der Produkt- und Prozessevaluation zu gewährleisten und
- Projekte und Programme auf adäquate Methoden der Ergebnisevaluation, in der die Wirkungsannahmen zu überprüfen sind, zu verpflichten.

Eine sowohl gegenstandsadäquate als auch empirisch belastbare Evaluation von Maßnahmen der Gesundheitsförderung, die an solchen Grundsätzen (statt am herrschenden Evidenzpostulat) orientiert ist, wird sich – jedenfalls im Bereich der Ergebnisevaluation bei komplexeren Programmen – wohl nur mittelfristig entwickeln lassen. Zudem ist davon auszugehen, dass dies eher ›weiche‹ Indikatoren und eine ›weiche‹ Evidenz zum Ergebnis haben wird und Letztere dann auch nur sehr bedingt situationsinvariant gültig und übertragbar sein dürfte (Elkeles/Beck i.E.). Bei präventiven Interventionen in konkreten sozialen Settings geht es in erster Linie um die (etwa auch in der Reha-Versorgungsforschung gängige; vgl. Mau 2006) »effectiveness«-Prüfung unter Normalbedingungen und nicht um »efficacy«-Prüfung unter Idealbedingungen (Slesina 2001: 22; Badura 2000).

## Literatur

Arbeitsgemeinschaft der Spitzenverbände der Krankenkassen (2008): Leitfaden Prävention. Gemeinsame und einheitliche Handlungsfelder und Kriterien der Spitzenverbände der Krankenkassen zur Umsetzung von §§ 20 und 20a SGB V vom 21. Juni 2000 in der Fassung vom 2. Juni 2008. Bonn.

Badura, Bernhard (2000): Leitlinien aus medizinsoziologischer und gesundheitswissenschaftlicher Sicht, in: Hart, Dieter (Hrsg.): Kongress: Tagung des Instituts für Gesundheits- und Medizinrecht, Bremen. Baden-Baden, 113-117.

Beck, David/Schnabel, Peter-Ernst (2009): Verbreitung und Inanspruchnahme von Maßnahmen zur Gesundheitsförderung in Betrieben in Deutschland, in: Das Gesundheitswesen (online first, DOI 10.1055/s-0029-1220755).

Behrens, Johann/Langer, Gero (2004): Evidence-based Nursing. Vertrauensbildende Entzauberung der Wissenschaft. Bern.

Bödeker, Wolfgang (2006): Evidenzbasierung in Gesundheitsförderung und Prävention – Der Wunsch nach Legitimation und das Problem der Nachweisstrenge, in: Bödeker/Kreis (2006), 1-12.

Bödeker, Wolfgang/Kreis, Julia (Hrsg.) (2006): Evidenzbasierung in Gesundheitsförderung und Prävention. Bremerhaven

Elkeles, Thomas (2008): Evidenzbasierung und Evaluation in der Gesundheitsförderung, in: Spicker, Ingrid/Sprengseis, Gabriele (Hrsg.): Gesundheitsförderung stärken. Kritische Aspekte und Lösungsansätze. Wien, 61-78.

Elkeles, Thomas (2006a): Evaluation von Gesundheitsförderung und die Forderung nach Evidenzbasierung – Fünf Thesen zur Anwendbarkeit auf Gesundheit, in: Zeitschrift für Evaluation 5, 39-70.

Elkeles, Thomas (2006b): Evaluation von Gesundheitsförderung und Evidenzbasierung?, in: Bödeker/Kreis (2006), 111-153.

Elkeles, Thomas/Beck, David (i.E.): Evaluation von Betrieblicher Gesundheitsförderung – mehr als ein »Datenvergleich«, in: Faller, Gudrun (Hrsg.): Lehrbuch Betriebliche Gesundheitsförderung. Bern.

Elkeles, Thomas/Georg, Arno (2002): Bekämpfung arbeitsbedingter Erkrankungen. Evaluation eines Modellprogramms. Weinheim.

Elkeles, Thomas/Kirschner, Wolf (2003): Evaluation im Gesundheitswesen. Lehrmodul. Hochschule für Angewandte Wissenschaft Hamburg, Forschungsschwerpunkt Public Health. https://lms.hs-nb.de/moodle/login/index.php 17.03.2007.

Field, Marilyn J./Lohr, Kathleen N. (eds.) (1992): Guidelines for clinical practice: from development to use. Washington.

Hellstern, Gerd-Michael/Wollmann, Hellmut (Hrsg.) (1984): Handbuch zur Evaluierungsforschung. Bd. 1. Opladen.

Hollederer, Alfons (2007): Betriebliche Gesundheitsförderung in Deutschland – Ergebnisse des IAB Betriebspanels 2002 und 2004, in: Das Gesundheitswesen 69, 63-76.

Kardorff, Ernst von (2006): Zur gesellschaftlichen Bedeutung und Entwicklung (qualitativer) Evaluationsforschung, in: Flick, Uwe (Hrsg.): Qualitative Evaluationsforschung. Konzepte, Methoden, Umsetzungen. Reinbek, 63-91.

Kirschner, Wolf/Elkeles, Thomas/Kirschner, Renate (2004a): Fonds/Stiftung Prävention und Gesundheitsförderung – Plädoyer für eine evidenzbasierte Weiterentwicklung präventiver und gesundheitsfördernder Interventionen auf der Grundlage der Erfahrungen in Deutschland, Österreich und der Schweiz, in: Gesundheits- und Sozialpolitik 58(3-4), 37-45.

Kirschner, Wolf/Elkeles, Thomas/Kirschner, Renate (2004b). Evaluation der Tätigkeit des Fonds Gesundes Österreich (FGÖ) – Was können wir für Deutschland lernen?, in: Die Krankenversicherung 56, 65–68.

Kirschner, Wolf/Elkeles, Thomas/Kirschner, Renate (2004c): GKV-Stiftung für Prävention und Gesundheitsförderung – Vadis et quo vadis?, in: Impulse Nr. 43 (Juni 2004), 21.

Kirschner, Wolf/Radoschewski, Michael/Kirschner, Renate (1995): § 20 SGB V Gesundheitsförderung, Krankheitsverhütung. Untersuchung zur Umsetzung durch die Krankenkassen. St. Augustin.

Kramer, Ina/Sockoll, Ina/Bödeker, Wolfgang (2009): Die Evidenzbasis für betriebliche Gesundheitsförderung und Prävention – Eine Synopse des wissenschaftlichen Kenntnisstandes, in: Badura, Bernhard/Schröder, Helmut/Vetter, Christian (Hrsg.): Fehlzeiten-Report 2008. Betriebliches Gesundheitsmanagement: Kosten und Nutzen, 65-76.

Kreis, Julia/Bödeker, Wolfgang (2003): Gesundheitlicher und ökonomischer Nutzen betrieblicher Gesundheitsförderung und Prävention. IGA-Report 3. Essen/Dresden.

Lenhardt, Uwe/Rosenbrock, Rolf/Elkeles, Thomas (1997): Betriebsproblem Rückenschmerz. Eine gesundheitswissenschaftliche Bestandsaufnahme zu Verursachung, Verbreitung und Verhütung. Weinheim.

Lenhardt, Uwe/Rosenbrock, Rolf/Elkeles, Thomas (1996): Bedingungs- und Akteurkonstellationen für Gesundheitsförderung im Betrieb. Ergebnisse aus vier Fallstudien. Veröffentlichungsreihe der Arbeitsgruppe Public Health, Wissenschaftszentrum Berlin für Sozialforschung, Nr. P 96-201. Berlin.

Mau, Wilfried (2006): Rehabilitation medicine – Efficacy and effectiveness in the German health care system exemplified for persons with musculoskeletal diseases, in: Journal of Public Health 14, 357-363.

MDS – Medizinischer Dienst des Spitzenverbands Bund der Krankenkassen (2008): Präventionsbericht 2008. Leistungen der gesetzlichen Krankenversicherung in der Primärprävention und der betrieblichen Gesundheitsförderung. Berichtsjahr 2007. Essen.

o.V. (2009): Versorgungsforschung versus RCT, in: Monitor Versorgungsforschung 2(1), 16-17.

Pfaff, Holger/Glaeske, Gerd/Neugebauer, E.A.M. et al. (2009): Memorandum III: Methoden für die Versorgungsforschung (Teil 1), in: Das Gesundheitswesen 71, 505-510.

Rosenbrock, Rolf/Michel, Claus (2007): Primäre Prävention. Bausteine für eine systematische Gesundheitssicherung. Berlin.

Rossi, Peter H./Freeman, Howard E./Hofmann, Gerhard (1988): Programm-Evaluation. Einführung in die Methoden angewandter Sozialforschung. Stuttgart.

Schmacke, Norbert (2005): Wie viel Medizin verträgt der Mensch? 2. Aufl. Bonn.

Slesina, Wolfgang (2001): Evaluation betrieblicher Gesundheitszirkel, in: Pfaff, Holger/Slesina, Wolfgang (Hrsg.): Effektive betriebliche Gesundheitsförderung. Konzepte und methodische Ansätze zur Evaluation und Qualitätssicherung. Weinheim, 75-95.

Sochert, Reinhold (1998): Gesundheitsbericht und Gesundheitszirkel. Evaluation eines integrierten Konzepts betrieblicher Gesundheitsförderung. Bremerhaven.

SVR – Sachverständigenrat für die Konzertierte Aktion im Gesundheitswesen (2003): Gutachten 2003. Finanzierung, Nutzerorientierung und Qualität. Bd. I: Finanzierung und Nutzerorientierung. Bd. II: Qualität und Versorgungsstrukturen. Baden-Baden.

Sackett, David (2002): Was ist evidenzbasierte Medizin?, in: Perleth, Matthias/Antes, Gerd (Hrsg.): Evidenzbasierte Medizin. Wissenschaft im Praxisalltag. 3. Aufl. München, 9-12.

Song, Fujian/Parekh-Burke, Sheetal/Hooper, Lee et al. (2009): Extent of publication bias in different categories of research cohorts: a meta-analysis of empirical studies, in: BMC Medical Research Methodology 9: 79. doi:10.1186/1471-2288-9-79. http://www.biomedcentral.com/1471-2288/9/79 (28.12.2009)

Stockmann, Reinhard (2004): Evaluation in Deutschland, in: Stockmann, Reinhard (Hrsg.): Evaluationsforschung. Grundlagen und ausgewählte Forschungsfelder. 2. Aufl. Opladen, 13-43.

Welti, Felix (2007): Sozialrecht und evidenzbasierte Gesundheitsversorgung in Deutschland, in: Zeitschrift für ärztliche Fortbildung und Qualitätssicherung im Gesundheitswesen 101, 447-454.

Welti, Felix/Raspe, Heiner (2005): Der sozialrechtliche Rahmen der evidenzbasierten Rehabilitation, in: Deutsche Rentenversicherung 60, 560-576.

Westermayer, Gerhard/Bähr, Bernhard (Hrsg.) (1994): Betriebliche Gesundheitszirkel. Göttingen.

Westermayer, Gerhard/Wellendorf, Jens (2007): Evaluation Betrieblichen Gesundheitsmanagements, in: Prävention 30, 125-128.

Windeler, Jürgen/Antes, Gerd/Behrens, Johann, et al. (2008): Kritische Evaluation ist ein Wesensmerkmal ärztlichen Handelns. Die gegen randomisierte kontrollierte Studien vorgebrachten Einwände sind nicht überzeugend und zeigen oft Informationsdefizite, in: Deutsches Ärzteblatt 105, A 565-570.

Rudolf Hickel

# Keynes wiederentdecken und weiterentwickeln: Theoretiker des Kasinokapitalismus

## *Eine kurze laudierende Vorbemerkung*

Diese Festschrift wird von der Absicht geleitet, die Person Rolf Rosenbrock sowie dessen wissenschaftliches Werk zum 65sten Geburtstag zu würdigen. Um dies zu tun, muss man nicht nur ein Fachvertreter der Gesundheitsökonomik und Gesundheitspolitik sein. Denn sein Forschungsansatz ist interdisziplinär und dabei insbesondere gesellschaftskritisch angelegt. Die Diagnose und Therapie des Gesundheitssystems – oder besser: des Gesundheitswesens – mit seinen wesentlichen Mängeln setzt an der Verteilung der Chancen innerhalb der Gesellschaft an. Gäbe es keine gesetzliche Krankenversicherung, dann würde die jeweilige Position in der Einkommens- und Vermögenshierarchie über die Quantität und Qualität des Zugangs zur medizinischen Vor- und Versorgung entscheiden. Je mehr jedoch die Privatisierung des Gesundheitsangebots zunimmt und je machtvoller die Pharmaziekonzerne ihre Preispolitik durchsetzen können, desto stärker gewinnt die ökonomische Position Einfluss auf den Zugang zu medizinischen Leistungen. Rolf Rosenbrock hat mit seinem wissenschaftlichen Werk in Form von Publikationen, Vorträgen, aber auch der engagierten Mitarbeit in Expertengremien an dem Modell mitgewirkt, medizinische Versorgung und Vorsorge ohne soziale Zugangsbarrieren bei hoher Qualität sicherzustellen. Den Verlust an gesellschaftlicher Gerechtigkeit, aber auch die Inhumanität gegenüber den Betroffenen, die durch die Rationierung vor allem extrem teuerer, aber dringend notwendiger Therapien erzeugt werden, hat er immer wieder gegeißelt. Nur eine sozial gerechte und ökologisch gestaltete Gesellschaft verdient das Etikett auch einer gesunden Wirtschaft. Es ist ein ermunterndes Zeichen, dass Rolf Rosenbrock seit Jahren engagiertes Mitglied des »Sachverständigenrats für die konzertierte Aktion im Gesundheitswesen« bzw. des »Sachverständigenrats für die Begutachtung im Gesundheitswesen« ist.

Abgesehen von meiner Freundschaft mit ihm schätze ich als (alter, nicht neo-)Politik-Ökonom im Sinne einer Kapitalismuskritik den Diskurs mit ihm. Seine praktisch relevante Theorie bezieht die Anatomie des Kapitalismus ein, um auch die Voraussetzungen für eine gesündere Gesellschaft zu erkennen. Die nachfolgenden Überlegungen zur frühen Entdeckung der Fehlentwicklung zu einem »Kasinokapitalismus« durch den großen Ökonomen John Maynard Keynes haben mit seinen sichtbaren

Forschungsarbeiten scheinbar nur wenig zu tun. Analytisch tiefer durchdrungen wird jedoch deutlich: Die Herrschaft der Megaakteure auf den Finanzmärkten, die weltweit überschüssiges Kapital einsammeln und hoch rentabel anlegen wollen, bestimmen auch die Profiterwartungen der Produktionswirtschaft außerhalb der Finanzinstitutionen. Sie bilden heute einen Turbo bei der Privatisierung des Gesundheitswesens mit der Absicht, schnell hohe privatwirtschaftliche Renditen zu erzielen. Wer sich mit der Hierarchie »Profit vor Leben« nicht abfinden will, der braucht die Einsicht und vor allem den Mut, die Macht des Kapitals nicht nur bei den Pharmaziekonzernen zurückzudrängen. Diese Notwendigkeit, deren Verwirklichung auch bessere Voraussetzung für eine effizient wie soziale Gesundheitspolitik schafft, lässt sich an den Überlegungen von John Maynard Keynes zum Dominanzgewinn eines spekulativen Kasinokapitalismus mit dessen Entkoppelung von der realen Wertschöpfungsansprüchen präzisieren. Deshalb widme ich die Überlegungen meinem Freund, dem tatkräftigen Vordenker für eine gesunde Gesellschaft auf stabilen sozialen und ökologischen Grundlagen.

## 1. Die zerstörerische Macht des Kasinokapitalismus

Die jüngste, schwere Finanzmarktkrise lässt sich durchaus als Signal für eine neue Etappe der kapitalistischen Entwicklung Deutschland interpretieren. Im Mittelpunkt steht die wachsende Herrschaft hoch spekulativer Finanzmärkte über die (reale) Produktionswirtschaft. Weltweit agierende, Mega-Finanzinvestoren definieren mit dem Einsatz ihrer Fondsmittel völlig überzogene Renditeerwartungen gegenüber den wertschöpfenden Unternehmen. Vorangetrieben durch Spekulationen ist auf den Finanzmärkten ein bedrohliches Potenzial an sich selbst verstärkenden Krisen herangewachsen, das sich seit Sommer 2008 weltweit entladen hat. Den Ausgangspunkt bildet eine gigantische Expansion von Finanzanlagen. Die Ursache ist neben den zunehmenden außenwirtschaftlichen Ungleichgewichten – etwa den Handelsüberschüssen von Deutschland, aber auch China – die mit dem Neoliberalismus durchgesetzte Umverteilung zugunsten der Einkommens- und Vermögensstarken. In 2007 überstiegen die weltweiten Finanzanlagen das Weltsozialprodukt um das Vierfache. Unter dem Druck, schnell hohe Renditen den Finanzanlegern zu sichern, sind abenteuerliche Finanzprodukte erfunden worden. Um nur einige zu nennen: auf Forderungen beruhende, mehrfach verpackte Wertpapiere, Wertpapiere auf der Basis von Kreditversicherungen, Zertifikate und Leerkäufe. Die früher hoch gelobten Finanzmarktinnovationen erweisen sich heute als toxisch. Belastet werden vor allem die Bilanzen der Banken, die über eine restriktive Kreditpolitik die Krise auf die Produktionswirtschaft außerhalb der Finanzmärkte übertragen. Wie die jüngste Krise auf den Finanzmärkten – ausgelöst durch den Handel mit durch marode Hypothekenkredite verbrieften Wertpapieren (Subprime-Krise) – zeigt, belastet die dort herbeigeführte Talfahrt mittlerweile auch die produzierende Wirtschaft. Statt der Selbstheilung dominiert eine selbstzerstörerische Absturzdynamik. Muss diese durch Globalisierung beschleunigte Fehlentwicklung schicksalhaft hingenommen werden? Um diese Frage zu beantworten bedarf es einer angemessenen Theorie. Gefordert ist die Wirtschaftswissenschaft. Dabei fällt die Rat- und Sprachlosigkeit der vorherrschenden, marktoptimistischen Zunft, der »Mainstream-Economics« auf. Der Grund ist klar: Selbst die hartgesottenen Neoklassiker unter den Marktoptimisten wagen nicht die lächerliche Allerweltsdiagnose, diese Krise sei wegen zu hoher Löhne, einem üppigen Wohlfahrtsstaat und zu vielen Regulierungen entstanden. Die Blamage der damals vorherrschenden, marktoptimistischen Ökonomenzunft, die die Weltwirtschaftskrise Ende der 1920er Jahre nicht erklären konnten, droht sich zu wiederholen. Heute rächt sich der Schwur auf die mathematisch anspruchsvolle, aber praktisch untaugliche Gleichgewichtsökonomik, die nicht einmal die Krisenanfälligkeit als Ausnahme zulässt. Deshalb sollten in einem ersten Schritt die heutigen, neoklassisch rechthaberischen Dogmatiker aus der Weltwirtschaftskrise die Rückkehr zur gesamtwirtschaftlichen Analyse lernen.

## 2. Keynes vom Vulgärkeynesianismus befreien

Dabei behilflich ist eine authentische Rezeption der Theorie von John Maynard Keynes. Er hat aus der Erfahrung der Weltwirtschaftskrise zwei Erkenntnisse seiner »Neuen Wirtschaftslehre« der ratlosen Neoklassik gegenübergestellt: Kapitalistische Wirtschaftssysteme produzieren immer wieder selbst erzeugte Krisen und damit unfreiwillige Arbeitslosigkeit, die sie aus eigener Kraft nicht überwinden können. Deshalb verfügt die intervenierende Politik über das »einzig durchführbare Mittel, die Zerstörung der bestehenden wirtschaftlichen Formen in ihrer Gesamtheit zu vermeiden« (Keynes 2006: 321). Allerdings erschließen sich diese Systemeigenschaften nur über eine Analyse der gesamtwirtschaftlichen Zusammenhänge. Sichtbar gemacht werden kann, wie eine noch so strenge einzelwirtschaftliche Rationalität zu gesamtwirtschaftlichen Defiziten, ja Irrationalität führen kann. Arbeitslosigkeit ist »unfreiwillig«, durch das Wirtschaftssystem erzwungen. Damit stellt sich die spannende Frage, ob die Analyse von John Maynard Keynes auch zur Beschreibung der aktuellen Entwicklung des finanzmarktgetriebenen, krisenanfälligen Superkapitalismus taugt. Allerdings muss die »Mainstream-Economics« erst einmal den zurecht gezimmerten denunzierenden Lehrbuchkeynesianismus überwinden. Auf dem Banner der gegen Keynes viele Jahre erfolgreichen neoklassischen Konterrevolution steht die Verbetrieblichung der Gesamtwirtschaft und Gesellschaft bis hin zum einzelwirtschaftlich missverstandenen Staat. Mehr als abschreckendes Beispiel in den durch die Betriebswirtschaftslehre beherrschten Fakultäten wird heute ein deprimierender Vulgärkeynesianismus gelehrt. Keynes gilt als der vulgäre Hydrauliker, der im Abschwung die Nachfrage durch schuldenfinanzierte Staatsausgaben – selbst zum Vergraben von Flaschen oder Bau von Pyramiden – mechanistisch glaubt retten zu können. Mittlerweile hat die offizielle Politik diesen Wechsel vom Paradigma der Globalsteuerung zum in die Einzelwirtschaft eingebetteten Staat vorangetrieben.

Die Wiederbelebung der keynesianischen Kapitalismusanatomie lohnt sich. Neben vielen anderen Veröffentlichungen hat Keynes in seinem Hauptwerk die »Allgemeine

Theorie der Beschäftigung, des Zinses und Geldes« (1936) bereits die Triebkräfte zum sich heute erst voll durchsetzenden, hochgradig instabilen und volatilen Kapitalismus erfasst.

## 3. Ökonomie in der Liquiditätsfalle

Im Zentrum der modernen Makroökonomik steht die Instabilität der Sachinvestitionen. Diese wird heute massiv durch die Finanzmärkte beeinflusst. Eine zentrale Brücke zwischen den Finanzmärkten und der Produktionswirtschaft schlägt das Geld. Geld ist nicht nur ein Zahlungsmittel, sondern ein Vermögenswert mit der Eigenschaft höchster Liquidität. Über das Ausmaß der Geldhaltung wird im Vergleich mit erzielbaren Renditen durch den Kauf anderer Vermögenswerte (etwa Rentenpapiere) entschieden. Insoweit spiegeln sich in der Liquiditätshaltung die Erwartungen über die künftige Wirtschaftsentwicklung wider. Die Kassenhaltung verknüpft die unsichere, mathematisch nicht kalkulierbare Zukunft mit der Gegenwart. So bleibt bei nachhaltig pessimistischen ökonomischen Erwartungen in die Zukunft Vermögen in der Kasse hängen. Bei sich verfestigendem Pessimismus verfängt sich die Wirtschaft in der Liquiditätsfalle. Selbst den Geschäftsbanken durch die Notenbank angebotene Leitzinsen mit null Prozent bzw. eine massive Ausweitung der Geldmenge bieten keinen Ausweg aus dem Dilemma. Derzeit sitzt die USA, aber auch Deutschland in der Liquiditätsfalle fest.

Die milliardenschweren Geldspritzen der Europäischen Zentralbank für die Geschäftsbanken sowie die Leitzinssenkungen der FED in den USA sind für die Schaffung von verloren gegangenem Vertrauen sicherlich wichtig. Der Zufluss billigen Geldes versickert jedoch in der Liquiditätsfalle. Zusätzliches Geld findet kaum den Weg in die Finanzierung produktionswirtschaftlicher Aktivitäten. Die Geldpolitik versagt – wie bereits in der Weltwirtschaftskrise. Dies ist die Stunde der expansiven Finanzpolitik, die dafür sorgt, dass das Defizit an privatwirtschaftlicher Nachfrage abgebaut und damit die Kollektivillusion über unzureichende Produktionsmöglichkeiten durchbrochen wird. Diese von Keynes am Beispiel der Weltwirtschaftskrise herausgearbeitete gesamtwirtschaftliche Konstellation trifft heute zu. Ja, sie wird durch die Ängste und Unsicherheit auf den Finanzmärkten noch verstärkt. Nur mit einer expansiven Finanzpolitik lässt sich die pessimistische Investitionsbereitschaft der Privatwirtschaft durchbrechen. Diese Lehre hat die USA mit ihrem öffentlichen Ausgabenprogramm im Umfang von fünf Prozent des Bruttosozialprodukts auch zur Stärkung einkommensschwacher Privathaushalte gezogen. Schlecht beraten von der Wirtschaftswissenschaft, hat sich die deutsche Politik viel zu spät und zu geringfügig zu den Konjunkturprogrammen I und II durchringen können. Offensichtlich müssen in Deutschland die beratende Ökonomenzunft und die Politik erst noch keynessche Makroökonomik wieder buchstabieren lernen. Jedenfalls ist ein mittelfristig angelegtes Zukunftsprogramm auch deshalb erforderlich, weil die expansive Geldpolitik der Europäischen Zentralbank monetär unterstützt werden muss.

## 4. Herrschaft der Finanzmärkte

Der heutige Wandel zur Dominanz der Finanzmärkte mit einem wachsenden Krisenpotenzial lässt sich aus den bisherigen Überlegungen zu Keynes ableiten. Die Grundlage zur Erklärung dieser Finanzialisierung der Produktionswirtschaft legt Keynes mit der Rolle der Sachinvestitionen. Während die Neoklassik die Abhängigkeit der Sachinvestitionen von dem Kapitalmarktzinssatz betont, stellt Keynes heraus: Über das Ausmaß der Sachinvestitionen entscheidet die hierdurch gewinnbare Rendite im Verhältnis zu Renditen, die durch die Verwendung der Finanzmittel für alternative Vermögensanlagen zu erzielen sind. Dazu gehören neben den klassischen Produkten auf den Finanzmärkten (vor allem Aktien, Rentenpapiere, Devisen) die so genannten Derivate. Dabei handelt es sich um Finanzprodukte, deren Substanz sich letztlich aus Marktgegenständen (etwa Aktien, Devisen, Krediten, Aktienindizes) ableitet. Mit diesen Finanzinnovationen wird auf künftig zu erwartende Preise bzw. Renditen spekuliert. Wegen der unsicheren Erwartungen nimmt die Volatilität der Wirtschaft zu. Denn am Ende schlagen die Spekulationen über Renditeerwartungen auf die dadurch instabilen Sachinvestitionen durch. H. Minsky, der diese Instabilität als Systemkennzeichen betont, spricht von einem »kaleidoskopischen Keynesianismus« (Minsky 1975). Der erratische Wechsel zu einem durch einen exogenen Schock völlig neuen Bild lässt sich mit den besten Methoden nicht erklären.

Mit diesem vermögenstheoretischen Ansatz lässt sich die heute beobachtbare relative Abkoppelung der Finanzmärkte sowie deren Dominanz gegenüber der Produktionswirtschaft recht gut erklären. Die Finanzmärkte werden nicht mehr nur durch Banken und Versicherungen sowie andere klassische Finanzdienstleister geprägt. Hinzu kommen die Mega-Finanzinvestoren, die per milliardenschweren Fonds auf die hektische Suche nach schnell erzielbaren Renditen ausgerichtet sind. Im Mittelpunkt stehen die Hedge Fonds und Private Equity-Fonds. Diese Fonds setzen zur Erzielung hoher Profitraten mit ihrem Portfolio auch auf den Handel mit ganzen Unternehmen. Dieser machtvolle Überbau, durch die Megaakteure auf den Finanzmärkten beherrscht, definiert schließlich auch die erwarteten Profitraten, die den Produktionsunternehmen abverlangt werden. Aus dem Vergleich der durch alternative Verwendung erzielbaren höheren Profitrate wird ein Unternehmen mit etwa zehn Prozent von den Finanzmarktakteuren zum Versager abgestempelt. Ohne Rücksicht auf die unterschiedlichen Verwertungsbedingungen von Unternehmen und deren mittelfristigen Standorterfordernissen scheint heute die Mindestnorm des Gewinns nach Steuern bezogen auf das eingesetzte Eigenkapital mit 25 Prozent durchgeboxt zu werden. Die hochgeschraubten Verwertungsansprüche aus den Finanzmärkten wirken wie ein Turbo auf die Produktionswirtschaft, die sich zur Erzielung höherer Profitraten schneller drehen muss. Dieser Wechsel zum Turbokapitalismus mit einer sich selbst verstärkenden Profitratengier ist innerhalb der Makroökonomik von Keynes klug vorgezeichnet worden.

## 5. Spekulationen im Kasinokapitalismus

Wie bereits angesprochen: Spekulationen über die Erwartungen auf Renditen von Vermögenswerten bestimmen heute das wirtschaftliche Geschehen. Keynes wichtigster Beitrag ist die Analyse der Rolle dieser Spekulationen und deren Einfluss auf die wachsende Instabilität (Volatilität) des heutigen Wirtschaftens. Das zwölfte Kapitel in der »Allgemeinen Theorie« zum »Zustand der langfristigen Erwartungen« sollte Pflichtlektüre für die Heerschar ökonomischer Räte werden. Ökonomische Entscheidungen werden von Pessimismus- bzw. Optimismuswellen vorangetrieben. Die Spekulationen über Erwartungen bilden jedoch »keine solide Grundlage für eine vernünftige Berechnung« (Keynes 2006: 131). Hier spielen die viel zitierten »Animal Spirits«, das Instinktverhalten von Menschen, eine entscheidende Rolle. Unlängst hat Alan Greenspan darauf hingewiesen, dass in heutigen makroökonomischen Modellen zur Risikoabschätzung das keynessche Konzept der »Animal Spirits« durch so genannte Add-Factors berücksichtigt wird. Damit wird das Grundproblem sich bereits durch Gerüchte verstärkender Erwartungsumschwünge jedoch nicht einmal annähernd erfasst.

Keynes beleuchtet nicht nur den Einfluss der »menschlichen Natur« auf ökonomische Entscheidungen. In die Untersuchung bezieht er die gesamtwirtschaftlichen Wirkungen von überbordenden Spekulationen ein: »Spekulanten mögen als Seifenblasen auf einem steten Strom des Unternehmertums keinen Schaden anrichten. Aber die Lage wird ernst, wenn das Unternehmertum die Seifenblase auf einem Strudel der Spekulation wird. Wenn die Kapitalentwicklung eines Landes das Nebenerzeugnis der Tätigkeiten eines Spielkasinos wird, wird die Arbeit voraussichtlich schlecht getan werden« (Keynes 2006: 135). Wie diese »Arbeit schlecht getan« wird, belegt die aktuelle Finanzmarktkrise. Über verschiedene Übertragungskanäle wird am Ende auch die Produktionswirtschaft belastet. In diesem Kasinokapitalismus gerät der Einsatz von Kapital für Sachinvestitionen zum Abfallprodukt beim riskanten Einsatz am Spieltisch. Durch diese Dominanz der Finanzmärkte droht der »Unternehmergeist« durch Spekulanten erstickt zu werden.

## 6. Lässt sich der Finanzmarktdominanz reduzieren?

Damit stellt sich die spannende Frage. Wenn ja, wie lässt sich die gesamtwirtschaftlich schädliche Dominanz der Finanzmärkte bei der Durchsetzung von Verwertungsansprüchen im Klima bedrohlicher Spekulationen deutlich einschränken? Dazu drei Hinweise:

(1) Zügig muss den Institutionen und Akteuren auf den Finanzmärkten Transparenz abverlangt werden. Dazu gehören auch die Festlegung von Spielregeln sowie deren Kontrolle. Beispielsweise müssen Engagements von Banken in einer eigens gegründeten Zweckgesellschaft für den Kauf von Wertapieren auf der Basis bonitätsschwacher Hypothekenkredite in der Bilanz ausgewiesen sowie mit Eigenkapital und Liquidität

unterlegt werden. Derartige präventive Regulierungen verhindern, dass etwa Banken mit einem »Moral Hazard«-Verhalten darauf vertrauen, dass beim Platzen dieser Geschäfte am Ende immer der Staat einspringt. Es geht nicht um die Sozialisierung von Verlusten, sondern deren Verhinderung.

(2) Die Dominanz der Finanzinvestoren lässt sich auch durch eine Stärkung der Produktionswirtschaft, also der sich aus deren Substanz ergebenden Profitabilität, zurückdrängen. Dazu dient die Begrenzung der Risiken in der Produktionswirtschaft durch renditegierige Finanzinvestoren. In die richtige Richtung verweist hier das durch die Bundesregierung vorgelegte »Risikobegrenzungsgesetz«, das die Produktionswirtschaft vor Übernahmen durch Finanzinvestoren schützen will (Unternehmen verlangen Auskünfte über die Absichten eines Investors, der mehr als zehn Prozent am Aktienkapital erwerben will; abgestimmtes Verhalten auf Hauptversammlungen – das sog. »acting in concert« – wird unterbunden). Auch der Ausbau einer wirksamen Unternehmensverfassung (»Corporate Governance«) trägt dazu bei, die Produktionswirtschaft gegenüber zweifelhaften Finanzinvestoren abzuschirmen, um die Eigenkraft des Unternehmens zu stärken. Dazu gehört aber auch der Ausbau der betrieblichen und unternehmerischen Mitbestimmung.

---

## Mutmaßungen über die Vorschläge zur Bewältigung der aktuellen Finanzmarktkrise

*Erstens: Kurzfristige Hilfsprogramme (Finanzmarktstabilisierung) sind unvermeidbar.*

- Kurzfristig müssen staatliche Rettungspläne für die Banken aufgelegt werden. Eigenkapitalzuschüsse und Verstaatlichung sind erforderlich. Denn erst, wenn das Bankensystem wieder funktioniert, ist eine stabile Wirtschaftsentwicklung möglich. Die Hilfsprogramme müssen jedoch ergänzt werden durch eine neue Finanzmarktarchitektur (auch zur Vermeidung von Moral Hazard-Verhalten). Ohne Reform ist die nächste Finanzmarktkrise – die nächste Blase! – gewiss.

*Zweitens: Strenge Spielregeln zur Bändigung der Finanzmärkte auf die dienenden Funktionen der Banken müssen gesichert werden.*

Paul Krugman fordert zu Recht: »Making Banking Boring«. Damit wird eine Quelle von hochriskanten, spekulativen Geschäften trocken gelegt.

Beispiel für Spielregeln, die die Fouls auf den Finanzmärkten nicht mehr zulassen:

- Alle Geschäfte innerhalb der Bilanz mit Eigenkapital unterlegen.
- Einschränkung von Finanzgeschäften (Kreditverkäufe durch strukturiere Wertpapiere, ABS, CDO): Selbstbehalt bei Verbriefung!
- Verbot von Leerkäufen.
- Kundenstützende Beweislastumkehr und Finanz TÜV, d.h. nur Zulassung geprüfter Produkte.
- Haftung der Anlageberater / Investmentbanker.
- Transparentes Risikomanagement.
- Interessenkonflikte bei Rating-Agenturen verhindern.

*Drittens: Weltweite Regeln und die internationale Vernetzung der Bankenaufsicht sind erforderlich.*

---

(3) J. M. Keynes hat sich mit einem spezifischen Aspekt der Frage, wie sich »die Wirkungen unserer Unkenntnis über die Zukunft praktisch etwas abschwächen« (Keynes 2006: 138) lassen, befasst. Die Antwort ist interessant. Gefordert werden Investitionen durch gemeinnützige Unternehmen und den Staat. Hier steht nicht der unmittelbare Verwertungsdruck, der durch die Finanzinvestoren beeinflusst wird, im Vordergrund. Schließlich dienen die öffentlichen Investitionen der Schaffung »sozialer Vorteile«. Keynes war überzeugt, dass der Staat mit seinen öffentlichen Investitionen, die nicht an der einzelwirtschaftlichen Rentabilität ausgerichtet sind, »eine immer wachsende Verantwortung für die unmittelbare Organisation der Investitionen übernehmen wird.« (Keynes 2006: 139) Hier hat er sich geirrt. Die öffentliche Investitionsquote ist in den letzten Jahren in Deutschland durch die neoklassisch inspirierte Schrumpfpolitik des Staates zurückgegangen. Umso wichtiger ist jetzt eine antizyklische Finanzpolitik mit einem Zukunftsinvestitionsprogramm. Dadurch wird die Entscheidung über die zukünftige wirtschaftliche und gesellschaftliche Entwicklung dem Diktat der an kurzfristigen Renditen ausgerichteten Finanzinvestoren entzogen.

Die ordnungspolitische Botschaft von Keynes ist aktueller denn je: Bei den Regulierungen sowie der öffentlichen Investitionspolitik geht es nicht um die Etablierung eines »autoritären Staatssystems« (Keynes 2006: 321). Vielmehr richten sich die Spielregeln per Regulierungen gegen die selbstzerstörerischen Kräfte nicht nur der Finanzmärkte. Es geht nicht um die Abschaffung des »freien Spiels der wirtschaftlichen Kräfte«, sondern darum, die »Krankheit zu heilen und gleichzeitig Leistungsfähigkeit und Freiheit zu bewahren« (Keynes 2006: 321). Die Agenda staatlichen Handelns ist am besten auf die international koordinierte »Reparatur des Kapitalismus« auszurichten.

## Literatur

Keynes, John Maynard (2006): Allgemeine Theorie der Beschäftigung, des Zinses und Geldes. Dt. Übers., 10., verbess. Aufl. Berlin.

Minsky, Hyman P. (1975): John Maynard Keynes. New York.

Norbert Schmacke

# Gesundheitsreform: Welche Logik zählt?

Wenn im folgenden von Gesundheitsreform die Rede ist, dann nicht in der damit häufig verbundenen und allen Erfahrungen zum trotz nicht endenden naiven Erwartung, es könne im Gesetzgebungsverfahren eine vorher in gründlichen Debatten vereinbarte substantielle Lösung für die zentralen Probleme von Prävention, Kuration und Rehabilitation aufgeschrieben werden. Es ist unter Kennern der Materie ein Allgemeinplatz, dass es »die große Gesundheitsreform« nicht geben kann. Der Begriff »Die Gesundheitsreform« verweist aber sehr wohl auf die Aufgabe des zuständigen Parlaments, den Rahmen für eine an Qualität und Wirtschaftlichkeit orientierte Versorgung der Bevölkerung mit Dienstleistungen zu schaffen, die der Gesunderhaltung und Wiederherstellung lädierter Gesundheit dienen. Schon diese unbestimmten Begriffe machen aber nun schon wieder klar, dass alles noch sehr viel komplizierter ist, zumindest wenn man Gesundheitspolitik nicht nur als Fortschreibung der jeweiligen Krankenversicherungspolitik (oder noch eingegrenzter: der Finanzierungspolitik) versteht. Bescheidener wird deshalb nachfolgend danach gefragt, was Politik in Sachen Gesundheit und Krankheit landläufig zu regeln versucht, wo sie dabei eigenen Gesetzen folgt und wo diese sich von wissenschaftlicher Logik unterscheiden. Das damit verbundene laute Nachdenken soll ausdrücklich dem Zweck dienen, die notorisch anzutreffenden Verständigungsschwierigkeiten zwischen Politik und Wissenschaft in Sachen Gesundheitsreform jenseits einer gefälligen Politikverdrossenheit zu reflektieren, ohne damit für einen billigen Frieden zu plädieren nach dem Muster: alles lässt sich verstehen.

Sowohl das System Bismarck wie das System Beveridge haben in ihren jeweiligen nationalen und soziokulturellen Kontexten große Achtung in der Bevölkerung hervorgerufen und wesentlich zum sozialen Frieden beigetragen. Der Krankheit wurde für die Betroffenen ein wesentliches Element an Bedrohlichkeit genommen – nämlich der rasche soziale Abstieg für sich selbst und die Familie, soweit sie von dem Erwerbseinkommen des Kranken abhängig war. Beiden Systemen gelang es zudem, den medizinischen Fortschritt, der sich im eigentliche Sinne erst so recht nach dem Zweiten Weltkrieg einstellte und ab etwa 1980 dann erheblich an Fahrt gewann, allen Gesellschaftsmitgliedern (hier den gesetzlich Krankenversicherten, dort der Gesamtbevölkerung) relativ zeitnah und ohne zu große Zugangsbarrieren zur Verfügung zu stellen. Man muss dieses Bild so schlicht zeichnen, um den gewaltigen zivilisatorischen Fortschritt zu verstehen, der mit derartig entwickelten Gesundheitsversorgungssystemen für die große Mehrheit der Bevölkerungen verbunden ist. Diese Kernaussage hält allen noch so berechtigten Formen der Medizinkritik stand, wirft aber begründete

Zweifel an dem Radikalismus der Systemkritik Ivan Illichs auf, der die Fortschritte der Medizin im Licht ihrer dramatischen Defizite und Beschädigungen körperlicher und psychischer Integrität in unzulässiger Weise massiv relativierte. Unabhängig von der Frage, wie hoch der zivilisatorische Fortschritt durch Medizin und niedrigschwellige Versorgungssysteme einzuschätzen ist, wächst nun aber in allen Gesundheitssystemen seit gut dreißig Jahren die Kritik an der Qualität, der Organisation und den Kosten der medizinischen Versorgung. Der Ruf wurde immer lauter, Politik möge durchgreifende Reformen ins Werk setzen. Dimensionen dieser Debatten werden am Beispiel von drei Themenfeldern unsystematisch besprochen.

## Qualität der Medizin

Damit sollte eigentlich jede Reform des Gesundheitswesens starten: wie gut werden Patienten versorgt? In der SGB V-Logik lautet das – unfachmännisch formuliert: lässt sich erwünschte höhere Qualität mit vertretbaren Kostensteigerungen vereinbaren oder ist gleiche Qualität kostengünstiger zu haben? Eine deklamatorische Landmarke stellten fraglos die 1999 von der Gesundheitsministerkonferenz (GMK) beschlossenen »Ziele für eine einheitliche Qualitätsstrategie im Gesundheitswesen« dar. Damit korrespondierte das Megagutachten des Sachverständigenrats Gutachten 2000/2001 »Bedarfsgerechtigkeit und Wirtschaftlichkeit«. Die Gründung des Instituts für Qualität und Wirtschaftlichkeit ist als weiterer Meilenstein zu sehen: dem ging eine bizarre, die klassischen Lagergrenzen teils verlassende Debatte um ›Staatsmedizin versus Selbstverwaltung‹ voraus. Politik setzte große, übergroße Hoffnungen auf ein deutsches NICE (National Institute for Health and Clinical Excellence), das künftig alle (?) neuen medizinischen Leistungen im Verbund mit dem Gemeinsamen Bundesausschuss darauf hin anschauen sollte, ob es sich um echte Innovationen zu vertretbaren Preisen handele (wiederum salopp formuliert). Der Verweis auf NICE wäre eine eigene Betrachtung wert. Anfänglich warnten viele der hauptberuflichen deutschen Auguren davor, dass nun englischen Rationierungsstrategien der Weg gebahnt werde. Am Ende stellte sich heraus, dass sich NICE eher gegen drohende Unterversorgung ausrichtete und englische Regionalpolitiker sich die Frage stellten, ob das alles noch vom NHS bezahlt werden könne. Gelegentlich wird jetzt das NICE schon gegen das IQWiG ins Feld geführt, dem dann nachgesagt wird, es sei der Gralshüter einer dogmatischen EbM-Lehre. Das eine große Schlachtfeld der Qualitätsdebatte ist mithin der Streit um die Innovationen. Noch immer glauben viele, sicher auch viele Politiker, dass alles, was aus den medizinischen Fakultäten heraus als Neuerung bezeichnet wird, möglichst rasch in die Breitenanwendung gebracht werden muss. Dabei arbeiten zwei Fraktionen Hand in Hand: die einen sind trotz jahrelanger Aufklärungsarbeit von Cochrane & Co streng expertengläubig, die anderen stimmen das Mantra »Wirtschaftsförderung« an und sind durch noch so gute Argumente nicht davon zu überzeugen, dass es weder dem Patienteninteresse dient, alle Neuerungen ungeprüft in die Versorgung hinein zu lassen noch ökonomisch vernünftig, dem Fetisch Innovation aufzusitzen und damit den Spielraum für dringend erforderliche Investitionen in anderen Bereiche zu beschneiden. Dabei muss man sehen, dass es durchaus auch prominente Wissenschaftler gibt, welche die Politik in diese Richtung beraten, frei nach dem Motto: Nicht so genau hinsehen, wenn Evidenz gefordert wird; passiert doch in anderen gesellschaftlichen Bereichen auch nicht – oder: man darf den Motor Gesundheitswirtschaft doch nicht abbremsen. Der Autor verbürgt sich für die Aussage, dass auch ein ehemaliges prominentes Mitglied des Sachverständigenrats öffentlich eine derartige Auffassung vertreten hat. Ein Beispiel: in den nächsten Jahren werden wir sehen, in welchem Umfang es den Befürwortern der Protonentherapie, einer nach der Plausibilität zielgenaueren Strahlentherapie, gelingt, den Einsatz dieses neuen Verfahrens weit über angemessen belegte Indikationen hinaus zu befördern. Das eigentliche Ziel ist eine Massenindikation: die Bestrahlung der Männer mit Prostatakrebs. Die Rationale lautet: die bisherigen Therapien (radikale Operation und konventionelle Strahlenbehandlung) führen in hohem Umfang zu Impotenz und Inkontinenz: das ändert sich durch die Protonentherapie. Die Argumentation ist in doppelter Hinsicht bemerkenswert. Zum einen wurden bislang die Nebenwirkungen der Behandlung des Prostatakarzinoms von den Fachgesellschaften klein geredet, zum anderen gibt es keine Belege dafür, dass die Protonentherapie bei der Behandlung des Prostatakarzinoms tatsächlich weniger gewebeschädigend ist. Es ist fast müßig, an dieser Stelle zu sagen: nur durch kontrollierte klinische Studien lässt sich zeigen, ob neue Verfahren gegenüber dem bisherigen Standard unter- oder überlegen sind. Dies berührt den empfindlichen Punkt der Qualitätsforschung. Ob einzelne chirurgische oder medikamentöse neue Verfahren oder komplexe Interventionen etwa in der Depressionsbehandlung: fast immer fehlen die erforderlichen Mittel, Studien von ausreichender Qualität und Laufzeit durchzuführen. Betreiber sind – wem wollte man es verdenken? – nur daran interessiert, mit möglichst geringem Aufwand in den Markt zu kommen. Und nicht alle wissen: Kliniken können in Deutschland Innovationen einsetzen, ohne dass entsprechende klinische Studien vorliegen. Noch immer gilt Autorität mehr als Evidenz. Und die niedergelassenen Ärzte geraten in das schiefe Licht, auf Grund des Erlaubnisvorbehaltes des Gemeinsamen Bundesausschusses besonders rigiden Maßstäben zu gehorchen (im vertragsärztlichen Bereich bedürfen neue Leistungen einer positiven Bewertung durch den G-BA, im stationären Bereich können neue Leistungen zunächst ungeprüft eingesetzt werden). Ohne gesetzlich geregelte systematische Förderung relevanter klinischer Forschung wird sich daran nichts ändern. Das ist die größte Hürde für eine Qualitätsentwicklung in der Gesundheitsversorgung, sie tangiert auch die Weiterentwicklung neuer Versorgungsformen (s.u.). Allergrößten Eifer zeigt Politik nun seit einigen Jahren in Fragen der Qualitätssicherung. Der stationäre und ambulante Bereich sind nunmehr gesetzlich gehalten, ein systematisches Qualitätsmanagement durchzuführen. Die Kliniken müssen demnächst jährlich, nicht mehr »nur« zweijährlich, Qualitätsberichte ins Netz stellen. Qualitätssicherungsmaßnahmen werden zunehmend Teil vertraglicher Vereinbarungen. Kliniken werben mit Zertifikaten. Die Politik präsentiert der Öffentlichkeit stolz die wachsende Zahl von Behandlungszentren; am Beispiel der Brustkrebsbehandlung ist dies erstmals systematisch geschehen. Die Ziele größerer Transparenz über das Leistungsgeschehen und das Binden der Versorgung an Qualitätsindikatoren sind ehrenwert. Deutschland hat insoweit die Lektion der USA gelernt; dort löste der Bericht »To Err is Human« des Institutes of Medicine« großen Schrecken aus und gab den Ansätzen der Qualitätssicherung Auftrieb. Es ist jetzt fast ein wenig beckmesserisch, aus wissenschaftlicher Sicht die Frage zu stellen, welche der »QS-Maßnahmen« langfristig die Versorgungsqualität tatsächlich heben und wo (horribile dictu) tatsächlich nur paperwork kultiviert wird. Besondere Aufmerksamkeit verdienen sicher alle Ansätze zur Schaffung einer neuen Fehlerkultur in der Medizin, so www.Jeder-Fehler-Zaehlt.de und www.Aktionsbuendnis-Patientensicherheit.de . Eine neue Institution für Qualität soll nach der letzten Gesundheitsreform (mit dem schier unglaublichen Namen »Wettbewerbsstärkungsgesetz«) dem Gemeinsamen Bundesausschuss wissenschaftlich zuarbeiten, wenn es um die sektorenübergreifende Dokumentation und Förderung von Qualität in der GKV geht: eine Titanenarbeit von allerdings äußerstem Reiz. Stellt sich dann nur noch die Frage, wie IQWiG und die neue Institution zusammenarbeiten, damit zusammen wächst, was zusammengehört. Wissenschaft fragt (oder sollte fragen), welche Studien fehlen, um über die Nutzen- und Risikoforschung zu neuen Untersuchungs- und Behandlungsverfahren hinaus Aussagen zur Beschleunigung von Lernkurven im System (bei dem einzelnen Arzt und dem einzelnen Krankenhaus) zu ermöglichen und welche Qualitätsindikatoren sich eignen, Ergebnisqualität so verlässlich wie möglich abzubilden. Eines ist dabei klar: Auch derartige Forschung (es handelt sich um Grundlagen- wie Implementationsforschung) muss mit langem Atem gefördert werden, weil es Patentrezepte nicht im Warenangebot gibt. Und es ist wohl auch nötig, eine Brücke zu den Praktikern zu schlagen, wenn es um die Abschaffung unsinniger Qualitätssicherungsversuche geht. Datenfriedhöfe demotivieren und vergeuden Ressourcen. Vielleicht steigen mit derartiger Bescheidenheit auch die Chancen, die notorischen Gegner der Qualitätsphilosophie zu neutralisieren, die mit großer Freude auf jeden Schwachpunkt der heutigen Bemühungen um Qualitätssicherung hinweisen. Motto: haben wir früher etwa keine gute Arbeit gemacht? Was ja pauschal niemand behauptet hat.

## Neue Versorgungsmodelle

Wenn von Innovationen die Rede ist, dann verstehen die meisten Menschen darunter ein neues Medikament, ein neue Operationstechnik oder ein weiteres bildgebendes Untersuchungsverfahren. Dass auch die Form und Vergütung der Zusammenarbeit zwischen vergleichbaren Berufsgruppen und über die Berufsgrenzen hinweg Auswirkungen auf das Scheitern oder Gelingen von Behandlungskonzepten hat und insofern Gegenstand von Gesundheitsreformen und von wissenschaftlichen Studien sein muss, wird kaum unter dem Aspekt »Innovationen« beleuchtet. Unter den krankheitsbezogenen

Reformversuchen ragen die Disease Management Programme heraus, die von der Politik so sehr zur eigenen Sache gemacht wurden, dass sie über eine ministerielle Verordnung geregelt werden: die in den Risikostrukturausgleich eingebundenen DMP (Diabetes, chronisch-obstruktive Lungenerkrankung und Asthma Bronchiale, koronare Herzkrankheit und Brustkrebs). Dabei folgte die Einführung durch das Parlament dem Skandalisierungsschema: vor allem für Diabetes und Brustkrebs entstand unter den Politikern der Eindruck von unverantwortlicher Unter- und Fehlversorgung. Die gesetzesausführende Arbeit des damaligen Koordinierungsausschusses (eines der Vorläufer des heutigen G-BA) fand unter gewaltigen Anklagen der Fachgesellschaften und der Bundesärztekammer statt, die sich (als systemfremder Konzessionsgast im Gremium) mit ihrer Fundamentalopposition selber aus der gestaltenden Politikrolle herauskatapultierte. Die Vorwürfe lauteten stets: Staatsmedizin ohne Fachverstand oder unnötiger, kostenaufwändiger Eingriff in die ärztliche Autonomie. Es war das erste Mal, dass Krankenkassen und Ärzteschaft mit ihren jeweiligen Experten an einem Tisch über ein neues Versorgungsmodell berieten und der Politik dann einen Beschluss vorlegten, der vom BMG weitgehend akzeptiert wurde. Evidenzbasierte Medizin und begründete Regeln für die Kooperation der Leistungserbringer: dies ist – vereinfacht gesagt- die Formel der DMP. Zweifel an der Sinnhaftigkeit wurden auch aus nicht-voreingenommenen Wissenschaftlerkreisen geäußert. Vergeben wurde dann die einmalige Chance, vor flächendeckender Einführung der DMP eine kontrollierte klinische Studie zur Bedingung zu machen. Sieben Jahre nach Verabschiedung des ersten DMP-Textes mehren sich gleichwohl die Anhaltspunkte dafür, dass es tatsächlich einen Qualitätsschub durch das Diabetes-DMP gegeben hat: wenn auch nicht auf dem best möglichen Evidenzniveau einer randomisiert-kontrollierten Studie. Es könnte so sein, dass an diesem Punkt das chronisch reformunwillige Versorgungssystem von der Politik gezwungen worden ist, Kernelemente einer strukturierten und evidenzbasierten Versorgung einzuführen. Die dafür erforderliche systematische Arbeitsweise wurde mit erheblichen Finanzmitteln belohnt. Auch wenn die hochfliegenden Pläne des Gesetzgebers, DMP in großem Stil durchzusetzen, nicht aufgegriffen werden, weil die Addition beliebig vieler DMP nicht vernünftig ist, kann Politik im Falle der DMP einen Erfolg verbuchen, der möglicherweise eine wichtige Weiterentwicklung im Chronic Care Modell findet: problemorientierte Fallführung von Patienten mit Mehrfacherkrankungen unter angemessener Einbeziehung von Leitlinien.

Weniger erfolgreich ist Politik bisher mit den Bemühungen um Modelle so genannter integrierter Versorgung gewesen, bei denen vor allem die Sektorisierung der Versorgung überwunden werden soll. Plausible Ideen standen Pate: Vermeidung von Doppeluntersuchung, patientenzentriertes Entlassungsmanagement, ökonomische Verantwortung für ganze Patientenverläufe. Nach ersten gesetzgeberischen Appellen ohne jede Wirkung wurden erhebliche Mittel für das Anreizen solcher integrierter Versorgungsmodelle freigestellt. Wissenschaft kommt hierbei noch weniger ins Spiel als bei den DMP: Generierung von Daten oder gar wissenschaftliche Begleitforschung ist kein Thema. Modelle im Blindflug also, oder im Vertrauen auf die Kreativität der

Vertragspartner, wenn man es positiv sehen will. Erneut scheint die enorme Diskrepanz zwischen politischen Zielen und der Fundierung durch gute Forschung auf, wobei letztere in einem Teufelskreis gefangen ist, da sie mit unzureichender Mittelausstattung die dringend notwendigen Daten nicht generieren kann und deshalb in der Politikberatung weitgehend auf Plausibilität oder Extrapolieren ausländischer Forschung angewiesen ist. Man könnte an Hand einer Fallstudie zur Versorgung von Menschen mit Depressionen gut zeigen, warum gute Daten so wichtig sind. So ist nicht ausreichend geklärt, wie Screening und Diagnostik nutzenstiftend eingesetzt werden können: gerade bei einer Krankheit mit hohem Stigmatisierungspotenzial ist dies aber unverzichtbar. Weiter ist nicht klar, welches erweiterte Therapieregime der heutigen Regelversorgung längerfristig überlegen ist. Die Bedeutung der medikamentösen Therapie wird weitgehend überschätzt, Non-Compliance wird unnötig skandalisiert, psychotherapeutische Interventionen werden vermutlich in ihrer Bedeutung unterschätzt, die Suche nach tragfähigen Unterstützungsangeboten für Kranke und deren Angehörigen ist alles andere als abgeschlossen. Schließlich ist weitgehend ungeklärt, wie Depression als Komorbidität chronischer Erkrankungen verstanden und behandelt werden soll. Bei Blick in die Forschungsförderung lassen sich zwar inzwischen sehr wohl interessante Ansätze zu all diesen Fragen finden, aber sie haben nur den Charakter des berühmten Tropfens auf den heißen Stein. Politik versucht, die Defizite mit dem Ansatz der Kompetenznetzwerke zu überwinden. Kompetenz ist aber aus wissenschaftlicher Sicht unabweislich angewiesen auf Studien, ohne die Netzwerker nicht erfolgreich tagen können. Es wird an diesem Beispiel in besonderer Weise deutlich, dass Politik und Wissenschaft in einem unabweislichen Spannungsverhältnis zueinander stehen- außer wenn Wissenschaftler aus Gründen der Konsolidierung ihrer Institute oder der persönlichen Karriereplanung der Politik das erwünschte Wort reden. Da werden auch gelegentlich Erfolgsmeldungen verkündet, die jenseits aller erreichbaren Fortschritte sind: »Wie wirksam Suizid-Prävention sein kann, zeigen die Zwischenergebnisse des ›Nürnberger Bündnisses gegen Depression‹, eines Forschungsprojekts des Kompetenznetzes ›Depression, Suizidalität‹. Die Suizidversuche in Nürnberg sind im Vergleich zum Vorjahr um 30 Prozent zurückgegangen, Suizide haben sich sogar um 40 Prozent reduziert« (D.Ä. 2001, 98: A 3258). Das hört die Politik gern, in diesem Fall das Forschungsministerium, welche das Projekt finanziert hatte.

Ein aufgeklärtes Verhältnis zwischen Politik und Wissenschaft würde aber vor allem eines voraussetzen: dass verlässliche Bedingungen für die viel beschworene Unabhängigkeit der Wissenschaft geschaffen werden. Insofern war die mit dem DMP verbundene Debatte um Fachgesellschaften und deren Leitlinien eine Sternstunde der Diskussionskultur. Wurden damals den EbM-Akteuren im Koordinierungsausschuss sinistre Motivationen unterstellt (vom Vorwurf der Abhängigkeit von Krankenkassen bis hin zum Vorwurf der willentlichen Gefährdung der Patientensicherheit), kann inzwischen kein Zweifel mehr daran sein, dass es überfällig ist, die Welt der Fachgesellschaften auf den Prüfstand zu stellen und den überall natürlich auch in Fachgesellschaften tätigen hoch motivierten Wissenschaftlern und Klinikern die Möglichkeit zu geben, unabhängig von Verwertungsinteressen Empfehlungen für die Praxis zu entwickeln. Dass dies nicht allen Wissenschaftlern recht ist, versteht sich. Kein geringeres Organ als das JAMA hat 2009 die bisher radikalsten Forderungen nach Beendigung problematischer Interessenkonflikte formuliert: Fachgesellschaften dürften sich überhaupt nicht mehr auf Industriesponsoring stützen, Mitglieder von Leitlinienkommissionen müssten grundsätzlich frei von entsprechenden Interessenkonflikten sein. Das ist deshalb so radikal, weil manche Gesellschaften sich vermutlich neu gründen müssten. Ähnlich verhält es sich mit der Fortbildungskultur: wenn hier nicht grundlegend neue industrieunabhängige Wege eröffnet werden, sind alle liebevollen Versuche des Gesetzgebers, eine neue Fortbildungskultur zu fördern, nichtig. Wie heißt es im Gesetz? »Die Fortbildungsinhalte müssen dem aktuellen Stand der wissenschaftlichen Erkenntnisse auf dem Gebiet der Medizin, Zahnmedizin oder Psychotherapie entsprechen. Sie müssen frei von wirtschaftlichen Interessen sein.« Wahrlich eine große Aufgaben.

## Bürger- und Patientenorientierung

»Nil nocere« war über Jahrhunderte wichtigster Ausdruck für die Patientenorientierung in der Medizin. Es war oberstes Gebot, durch diagnostische und therapeutische Eingriffe dem Patienten nicht ungebührlich zu schaden. Ob diese Selbstbindung innerhalb der Ärzteschaft je große Bedeutung gehabt hat, sei dahin gestellt. Eher schon der Satz, der jedem Medizinstudenten von Beginn in den Ohren klingt: nichts wirkt, was keine Nebenwirkungen hat. Ein Satz, der vermutlich eher der Bagatellisierung des Nebenwirkungspotenzials als der sorgsamen Abwägung zwischen Tun und Abwarten dient. Es ist die von der Ärzteschaft vermutlich am wenigsten verstandene Tatsache, dass Bürger wie Patienten ihre Rechte erst dann unüberhörbar einzufordern begannen, als die moderne Medizin ihre großen Triumphe gefeiert hatte: Organtransplantation, Gelenkersatz und HIV-Therapie seien hierfür stellvertretend genannt, während Antibiotika etwa zur Behandlung von Pneumonie und Syphilis fast schon als selbstverständlich abgebucht wurden. Die Emanzipationsbewegung der Patienten ist vielleicht auch schwerer zu verstehen als gedacht. Sie verdankt sich wohl primär dem wachsenden Bildungsstand und der Entfaltung demokratischer Kultur und rechtsstaatlichen Grundsätzen. Das erste große Schlagwort hieß »Aufklärung«, das scheinbar moderne nun »Shared Decision Making«, hölzern übersetzt mit »Partizipative Entscheidungsfindung«. Beiden gemeinsam ist der Anspruch, Bescheid zu wissen über die Grundlagen ärztlicher Empfehlungen. Beide können persifliert werden, im einen Fall durch Pro-Forma-Aufklärung in Gestalt seitenlanger engbedruckter Aufklärungsbögen, im anderen Fall durch ein achselzuckendes »Entscheiden müssen Sie!«. In ganz anderer Weise als früher ist es möglich geworden, dass Gesunde und Kranke, sei es eigenständig oder vertreten durch Dritte, den Ärzten fachlich auf gleicher Augenhöhe begegnen und das Gespräch darüber einfordern, was für oder gegen eine bestimmte medizinische Maßnahme spricht. Dass damit die emotionale Seite der Begegnung nicht unwichtig wird, dass asymmetrische Kommunikation de facto auch bei Teilen des Wissens große Bedeutung haben kann, dass sie vielleicht sogar unabweislich fortbesteht, das ist die zweite Seite der Medaille, die nicht so recht in das Bild vom modernen Patienten passen will. In jedem Fall haben Politik und Wissenschaft den mündigen Bürger als wichtiges Thema entdeckt. Im Sozialgesetzbuch V wurde die Institution einer Patientenbeauftragten geschaffen. Im Gemeinsamen Bundesausschuss sitzen Patientenvertreter von der Ebene der Arbeitsgruppen bis zum Plenum mit am Tisch, antrags- aber nicht stimmberechtigt, worüber weitere Debatten ins Haus stehen. Das Institut für Qualität und Wirtschaftlichkeit im Gesundheitswesen hat den Gesetzesauftrag, »für alle Bürgerinnen und Bürger verständliche allgemeine Informationen zur Qualität und Effizienz in der Gesundheitsversorgung sowie zu Diagnostik und Therapie von Krankheiten mit erheblicher epidemiologischer Bedeutung zur Verfügung zu stellen«. Mit dem IQWiG hat der Gesetzgeber erstmals Patientenrechte und Evidenzbasierung medizinisch relevanter Informationen miteinander verbunden, vielleicht eine der bedeutenden Meilensteine der Gesundheitsreformen. Das BMG förderte von 2001 bis 2004 zehn Projekte unter der Überschrift »Patient als Partner« und setzte mit dieser Ressortforschung ein deutliches Signal an die Ärzteschaft. Medline verzeichnet aktuell über 2000 Publikationen zu Shared Decision Making, beginnend Ende der 60er Jahre, boomend seit zehn Jahre. Man könnte meinen, es handle sich tatsächlich um einen der berühmten Paradigmenwechsel, hier von der paternalistischen zur patientenzentrierten Medizin. Für solchen Optimismus gibt es wenig Anlass. Weder zeigt Forschung, dass sich das Arzt-Patienten-Verhältnis in den letzten zwanzig Jahren grundlegend geändert hätte, noch ist theoretisch fundiert, was »shared« eigentlich bedeuten soll. Eine optimistische Deutung der Literatur hieße: gut gebildete Menschen haben heute eine größere Chance, bei weniger dramatischen Wahleingriffen mit ihren Ärzten über Optionen zu sprechen und Einfluss zu nehmen. Ein Sprung von der ja schon älteren Forschung zu patientenzentrierter Medizin zur Partizipativen Entscheidungsfindung hat nicht stattgefunden. Damit soll nicht gesagt werden, dass die hinter der Forderung nach Partizipation und Stärkung der Patientenautonomie stehenden Überzeugungen »falsch« wären. Sie sind hoch sympathisch, Forschung muss aber auch hier danach fragen, ob es gut definierbare und durch Interventionen erreichbare Ziele gibt, die Patientenverläufe im erwünschten Sinne beeinflussen. Und Politik kann sich nicht darauf zurückziehen, dass hehre Ziele im Gesetzbuch verankert sind. Eine der unbeantworteten Fragen lautet: was widerfährt Patienten, die hoch motiviert und informiert auf Ärzte treffen, die das alles für modernen Spuk halten, der vorüberzieht wie vieles andere? Man kann das exemplarisch an Gesprächen über den Sinn des PSA-Testes in einer urologischen Praxis durchdeklinieren. Viele Überlegungen enden in zwei Fragen: wie groß ist die Durchschlagkraft rationaler Argumente, heute unter der Formel der evidenzbasierten Medizin versammelt, und wer steht Patienten zur Seite, wenn sie ihre Anliegen vorbringen wollen? Zu beiden Fragen müssen sich Politik und Wissenschaft äußern und zeigen, welche Beiträge sie leisten können. Es ist ein Irrglaube davon auszugehen, die meiste Arbeit sei schon getan.

## Schlussbetrachtung

Politik und Gesundheitsreform: das ist eine hoch komplexe Ansammlung »moderner« Diskurse, ordnungspolitischer Vorstellungen, Antizipieren der Wählergunst, Symbolischen Handelns, Sich-Verlassen auf Berater und Rücksichtnahme auf Lobbyisten, und sicher auch ein Stück weit Festhalten an davon nicht zwingend beeinflussten parteilichen Grundüberzeugungen. Nicht alles passt immer auf den ersten Blick zusammen: dies gilt prominent für das erstaunliche Gegeneinander von Pochen auf evidenzbasierte Medizin und Setzen auf Wirtschaftsförderung fast um jeden Preis. Politik bedeutet sicher – vor allem angesichts der Kürze der Wahlperioden – immer auch Leben mit unverdauten theoretischen Versatzstücken: das gilt vor allem für das Bedrohungsszenario »demographischer Wandel und medizinischer Fortschritt«. Und Politik heißt in der Regel auch: Einfordern des Unmöglichen bei der Wissenschaft. Leichtverständliche Patentrezepte am besten aus der Schublade und ohne große Entwicklungskosten. Politik ist somit neben dem kurzatmigen Rhythmus der Wahlen und – wohl weitgehend hinter dem Rücken der Akteure – durch das Befolgen von Zeitgeistströmungen charakterisiert, die nicht mehr hinterfragt werden. Dies betrifft die Glaubenssätze von Deregulierung und Markt in unvermittelter Nachbarschaft zu Größenvorstellungen der Steuerbarkeit des Systems. Und die Wissenschaft schaut entweder zu oder beteiligt sich als beflissener Berater. Ehrliche Makler tun sich schwer und resignieren leicht, wenn Politik sich immer wieder als beratungsresistent erweist. Wer gar darauf hinweist, dass nur langfristige Forschung brennende Fragen beantworten könnte, wird leicht als wissenschaftlicher Träumer aus dem Verteiler genommen. Politik beherrscht vor allem zwei Spiele ausgezeichnet: sie wirft entweder dicke Steine ins Wasser und beobachtet, was passiert – und sie hört auf das große Geld. Trotzdem sollte die Hoffnung nie aufgegeben werden, an die große Tradition der deutschen Sozialreformen anzuknüpfen und diese dem heutigen Krankheitspanorama gemäß weiterzuentwickeln. Wissenschaft sollte sich keinesfalls davon abbringen lassen, darauf hinzuweisen, wo Wissenslücken bestehen. Die Antwort »Ich weiß nicht« ist wohl nicht so selten die ehrenhafteste. Man kann dann aber leicht den Eindruck erwecken, Unwissender oder Zauderer zu sein. Politik bevorzugt die klare Ansage, bis sie ihrer Propheten leid ist und nach neuen Ausschau hält. Die Logiken von Politik und Wissenschaft passen gerade dann nicht zusammen, wenn beide Seiten es ernst meinen: das beschreibt keinen Skandal, sondern ein notwendiges Spannungsverhältnis in einer demokratischen Gesellschaft.

## Literatur

Angell, Marcia (2004): The Truth About the Drug Companies. How they deceive us and what to do about it. New York.

Hart, Dieter/Francke, Robert (2001): Bürgerbeteiligung im Gesundheitswesen. Baden-Baden.

Grol, Richard/Wensing, Michel/Eccles, Martin (2004): Improving patient care. London.

Rosenbrock, Rolf/ Gerlinger, Thomas (2004): Gesundheitspolitik. Eine systematische Einführung. Bern.

Rothman, David J./McDonald, Walter J./Berkowitz, Carol D. et al: (2009): Professional medical associations and their relationships with industry: a proposal for controlling conflicts of interest, in: JAMA 13, 1367-1372.

Schmacke, Norbert (2007): Kann man Gesundheitspolitik verstehen?, in: Helmert, Uwe/Braun, Bernard/Milles, Dietrich/Rothgang, Heinz (Hrsg.). Gesundheitspolitik, Arbeits- und Sozialmedizin. Bremerhaven, 341-349.

Schmacke, Norbert (2007): Versorgungsforschung: Hoffnungsträger oder Modernismus?, in: Gesundheit und Gesellschaft Wissenschaft 7, 7-13.

Stewart, Moira/Brown, Judith Belle/Weston, W Wayne et al: (2003): Patient-centered medicine. Transforming the Clinical Method. Abingdon.

Taleb, Nassim N (2007): The Black Swan. The Impact of the Highly Improbable. London.

Hartmut Reiners

# Die Enquete-Kommission zur GKV-Reform: Masterplan für die Gesundheitspolitik[1]

Die im Juli 1987 eingesetzte Enquete-Kommission des Bundestages »Strukturreform der gesetzlichen Krankenversicherung« läutete einen erst im Rückblick erkennbaren Paradigmenwechsel in der gesundheitspolitischen Agenda ein. Ihre im Detail kontroversen Analysen und Empfehlungen hatten eine gemeinsame Botschaft: Das GKV-System bedarf eines gründlichen Umbaus sowohl der Krankenkassenorganisation als auch der von ihm finanzierten Versorgungsstrukturen. Die damals gut 100 Jahre alten berufsständischen Gliederungsprinzipien und der verknöcherter Korporatismus in den Beziehungen zwischen den Krankenkassen und ihren Vertragspartnern widersprachen nicht nur den Prinzipien einer modernen Zivilgesellschaft. Sie waren auch in ökonomischer Hinsicht völlig überholt, hatte sich doch die GKV schon längst von einer Zahlstelle für Lohnersatzleistungen zur zentralen Steuerungsinstanz des Gesundheitswesens als der größten Dienstleistungsbranche entwickelt. Das GKV-System bedurfte einer dementsprechenden Modernisierung, die sich seit Anfang der 1990er Jahre in periodischen Reformgesetzen niederschlug, deren Inhalte sich im Kern auf die Analysen und Vorschläge der Enquete-Kommission zurückführen lassen.

Die Kommission präsentierte ihre Arbeitsergebnisse am 12. Februar 1990 der Öffentlichkeit (Deutscher Bundestag 1990), die aber im allgemeinen Trubel um den Fall der Mauer untergingen. Journalisten stellten bei der Vorstellung des Endberichts in der Bundespressekonferenz die Killerfrage, weshalb der Bericht denn kein Wort zum Gesundheitssystem der DDR und dessen nunmehr fälligem Umbau verliere. Ja, wie denn? Mal abgesehen davon, dass der Bundestag den Arbeitsauftrag für die Kommission im Sommer 1987 umriss, als der Zusammenbruch der DDR und dessen Folgen ein utopisches Thema von einem anderen Stern war, fand die Schlussredaktion des Berichts am 4. November 1989 statt, dem Tag, an dem in Berlin auf dem Alexanderplatz jene legendäre Kundgebung ablief, die das Ende der DDR einläutete.

1 Bei diesem Beitrag handelt es sich um die aus heutiger Sicht formulierte Neufassung eines 1990 veröffentlichten Textes.

Die Kommissionsmitglieder, die ihre Sitzung immer wieder unterbrachen, um sich die Fernsehübertragungen aus Berlin anzuschauen, beschlich zwar das Gefühl, dass man eigentlich etliche Passagen des Berichts vor diesem Hintergrund neu fassen müsste. Aber das war angesichts der Terminsetzung des Bundestages gar nicht möglich. Man kann sicher sein, dass die Enquete-Kommission weit differenziertere Analysen der Strukturen des DDR-Gesundheitswesens und konstruktivere Vorschläge zu dessen Umbau geliefert hätte als die meisten Funktionäre des westdeutschen Gesundheitswesens mit der auch heute noch gedroschenen Phrase von der »sozialistischen Staatsmedizin«. Darauf kommen wir noch zurück.

Die Enquete-Kommission formulierte nicht nur Eckpunkte für kommende GKV-Reformen und die sich darum rankenden Kontroversen; sie war auch in ihrer personellen Zusammensetzung bemerkenswert. Ihr gehörten jeweils neun Bundestagsabgeordnete und von den Fraktionen nach gleichem Proporz vorgeschlagene Sachverständige an (je 3 SPD und CDU, je 1 CSU, FDP und Grüne). Zu den Politikern zählten mit dem späteren Gesundheitsminister Horst Seehofer (CSU), dem nachmaligen Vorsitzenden des Bundestags-Gesundheitsausschusses Klaus Kirschner (SPD), dem von der rot-grünen Koalition zum Behindertenbeauftragten des Bundes ernannten Karl Hermann Haack (SPD) sowie dem bis 2005 als gesundheitspolitischer Sprecher der FDP fungierenden Dieter Thomae zentrale Protagonisten der gesundheitspolitischen Szene der 1990er und 2000er Jahre. Die Sachverständigen waren eine Mischung aus erfahrenen Praktikern und ausgewiesenen Wissenschaftlern. Die CDU hatte den Ökonomen Günter Neubauer, den Sozialrechtler Wolfgang Gitter und den Staatssekretär a.D. Fritz Beske nominiert, die CSU den ehemaligen Krankenhausreferenten der Stadt München Herbert Genzel. Die SPD hatte den Berliner Ärztekammerpräsidenten Ellis Huber, den ehemaligen sozialpolitischen Sprecher der SPD-Bundestagsfraktion Eugen Glombig sowie Rolf Rosenbrock benannt. Auf dem Ticket der FDP kam der Ökonomen Peter Oberender und auf dem der Grünen meine Person, damals Referent im Wissenschaftlichen Institut der AOK (WIdO), in die Kommission. Wer diese Leute und ihre gesundheits- bzw. ordnungspolitischen Positionen kennt, weiß, dass es in den Kommissionssitzungen nie langweilig werden konnte. Es wurde heftig gestritten, jedoch kam es nur ein oder zwei Mal zu einem wirklichen Krach zwischen einzelnen Kommissionsmitgliedern, der vom Vorsitzenden Klaus Kirschner aber schnell geschlichtet werden konnte. Auch das Kommissionssekretariat war kompetent besetzt und sollte sich als eine Kaderschmiede für spätere Führungskräfte im Gesundheitswesen entpuppen. Ihm gehörten u.a. folgende Personen an: Martin Frey (Sekretär des Bundestagsausschusses für Arbeit und Soziales), Hartmut Günther (Abteilungsleiter der TK), Christopher Hermann (Vorstand AOK Baden-Württemberg), Franz Knieps (bis Ende 2009 Abteilungsleiter im BMG), Dusan Tesic (bis vor einem Jahr Hauptgeschäftsführer der KV Berlin) und Christina Tophoven (Geschäftsführerin der Bundespsychotherapeutenkammer).

## Parteipolitik und Sachverstand

Die Arbeit der Enquete-Kommission stand vor allem nach der Veröffentlichung des Zwischenberichts (Deutscher Bundestag 1988) im September 1988 unter starkem parteipolitischem Druck. Die Kommission war auf Antrag der SPD einberufen worden, die sich davon ein Gegengewicht zur Gesundheitspolitik der christlich-liberalen Bundesregierung versprach. Deren für die GKV zuständiger Arbeitsminister Blüm hatte ein Gesetz in Arbeit, das als Gesundheits-Reformgesetz (GRG) im Herbst 1988 im Bundestag beraten wurde und zum 1.1.1989 in Kraft trat. Der Zwischenbericht der Kommission passte der Bundesregierung überhaupt nicht ins Konzept, weil in ihm auch die von ihren Koalitionsparteien benannten Sachverständigen eine skeptische Position zur Reform des Arzneimittelmarktes erkennen ließen, die mit dem GRG vollzogen wurde (u.a. Ausbau der Negativliste, Einführung von Festbeträgen). Daraufhin wurden die parteipolitischen Zügel gestrafft. Dem Interesse der Bundesregierung, das GRG schnellstmöglich durch das Gesetzgebungsverfahren zu pauken, stand die Politik der SPD gegenüber, möglichst viel Sand in dieses Getriebe zu streuen. In diesem Spiel entwickelte sich die Enquete-Kommission zu einem Instrument, das beide Seiten, je nach Opportunität, benutzten oder ignorierten (Hermann 1990). Die Folge war ein »Stop-and-go-Management« (Rolf Rosenbrock), das die Arbeit der Kommission stark behinderte. Vor allem in den Schlusssitzungen, in denen über die Reformoptionen der Kommission beraten und angestimmt wurde, verkam die Diskussion streckenweise zu einem verbissenen, mitunter grotesken Streit über das GRG, bei dem das »Wording« oft eine größere Rolle spielte als die eigentlichen Inhalte. Die Sekretariatsmitarbeiter sollen beim Abhören der Tonbandmitschnitte unterhaltsame Stunden verbracht haben. Die Parteipolitik war mit all ihren Ritualen und Absurditäten in der Gesundheitspolitik angekommen. Für mich persönlich war das eine lehrreiche Erfahrung für meinen späteren Job als Ministerialbeamter, der auf der Seite der SPD-regierten Länder alle dem GRG folgenden GKV-Reformen und die damit verbundenen, die Grenzen zur Realsatire immer wieder übertretenden politischen Scharmützel miterlebt hat.

Wenn trotzdem ein Arbeitsergebnis präsentiert werden konnte, das ein Wegweiser für die nachfolgenden GKV-Reformen werden sollte, lag dies an dem konstruktiven Arbeitsklima unter den Sachverständigen. Ihnen war von vornherein klar, dass sie nicht in allen Fragen auf einen gemeinsamen Nenner kommen würden. Daher beschränkte man in Streitfragen den Ehrgeiz darauf, die jeweils kontroversen Positionen und die daraus abgeleiteten Handlungsoptionen deutlich werden zu lassen. Der im Oktober 1988 veröffentlichte Zwischenbericht (Deutscher Bundestag 1988) könnte ebenso wie der Band 2 des Endberichtes auch heute noch als Lehrbuch zur ordnungspolitischen Kontroverse über marktwirtschaftliche Elemente im Gesundheitswesen eingesetzt werden. Die wichtigen gesundheitspolitischen Akzente wurden aber im Band 1 des Endberichts mit drei großen Themenblöcken gesetzt, die seit Anfang der 1990er Jahre die Agenda von GKV-Reformen geprägt haben:

- Prävention und Gesundheitsförderung als gesamtgesellschaftliche Aufgabe.

- Überwindung der starren institutionellen Arbeitsteilung in der medizinischen Versorgung sowie
- Umwandlung des berufständischen Gliederungsprinzips der GKV in eine vom Solidaritätsprinzip geprägte Wettbewerbsordnung.

## Aufgaben und Ziele von Reformen im Gesundheitswesen

Zum ersten Mal wurde in einem offiziellen Bericht der Regierung oder des Parlaments die Gesundheit als zentrales Paradigma der Gesundheitspolitik benannt, eine zunächst merkwürdig anmutende Behauptung. Aber die Gesundheitspolitik ist auch heute noch in weiten Teilen eher eine Krankheitspolitik, weil sie sich mit der Steuerung des Gesundheitswesens als einem Wirtschaftszweig beschäftigt, dessen Ressourcen zu 95 Prozent in die Behandlung von Krankheiten fließen. Der Bericht der Enquete-Kommission hob als erster offizieller Report die gesundheits- und gesellschaftspolitischen Zusammenhänge der GKV und der von ihr finanzierten Versorgungsstrukturen hervor. Er postulierte eine an den gesundheitlichen Chancen und Risiken der Bevölkerung orientierte Strukturreform der GKV und setzte damit einen Kontrapunkt zu einer seit Ende der 1970er Jahre praktizierten Kostendämpfungspolitik, die sich eher an sachfremden Zielen wie der Senkung der Lohnnebenkosten oder Entlastungen des Bundeshaushalts orientierte (Berg 1986). Die in der Wissenschaft seit Ende der 1970er Jahre geführte Diskussion über die Determinanten von Gesundheit und die diesbezügliche Bedeutung des Medizinsystems (Deppe 1987) hatte erstmals Eingang in die politischen Apparate gefunden. Die Aufgaben der GKV leitete die Kommission aus folgenden Sachverhalten ab (Bd. 1, S. 38 ff.):

- Aus der Dominanz chronisch-degenerativer und damit explizit nicht endgültig heilbarer Krankheiten folgt die Notwenigkeit einer Stärkung der Prävention und der Förderung von Fähigkeiten, mit dem jeweiligen Leben im Alltag umzugehen.
- Gesundheitsprobleme sind schicht-, verhaltens- und lebenslagenspezifisch unterschiedlich verteilt. Dementsprechend differenziert müssen die von der Gesundheitspolitik zu schaffenden kompensatorischen Instrumente zur Bewältigung dieser systematischen Defizite sein.
- Dadurch wird Gesundheitspolitik zu einer Querschnittsaufgabe verschiedener Institutionen. Dabei hat die GKV eine zentrale Rolle, weil sie sich ausschließlich mit gesundheitlichen Risiken und deren Krankheitsfolgen beschäftigt.

Unstreitig war dabei, dass das Gesundheitswesen nicht nur aus humanitären, sondern auch aus wirtschaftlichen Gründen einer sozialen Finanzierung und politischen Steuerung bedarf. Die Unverzichtbarkeit der GKV als solcher stand außer Frage. Das war angesichts der Zusammensetzung der Kommission und des ordnungspolitischen Mainstreams der damaligen Zeit keineswegs selbstverständlich. Aus diesen Sachverhalten leiten sich drei Kernfragen ab, die sich mehr oder weniger deutlich durch alle Kapitel des Berichts ziehen und bis heute die gesundheitspolitische Agenda bestimmen:

- Muss Gesundheitspolitik stärker auf das Verhalten oder auf die Verhältnisse einwirken?

- Wie sind die Leistungen der Medizin zu bewerten und wie kann eine Medikalisierung sozialer Probleme verhindert werden?
- Wie lässt sich das Solidaritätsprinzip der GKV mit wettbewerblichen Strukturen in Einklang bringen?

Diese Fragestellungen finden sich in allen GKV-Reformen der letzten 20 Jahre und bringen die sich um sie rankenden Kontroversen auf den Punkt. Diese Funktion der Enquete-Kommission als nachhaltiger Agenda-Setter der Gesundheitspolitik lässt sich an drei zentralen Themen demonstrieren: Präventionspolitik, ambulante kassenärztliche Versorgung und GKV-Organisationsreform.

## Präventionspolitik

Wie bereits erwähnt, lief parallel zur Arbeit der Enquete-Kommission das Gesetzgebungsverfahren zum Gesundheits-Reformgesetz (GRG), das mit dem § 20 SGB V der GKV erstmals Aufgaben in der Prävention und Gesundheitsförderung offiziell zubilligte, wenn auch nur als freiwillige Satzungsleistungen. Damit wurde eine innerhalb des GKV-Systems seit Anfang der 1980er Jahre laufende, von den DGB-Vertretern in den Selbstverwaltungsorganen angestoßene Debatte aufgegriffen (Rosenbrock/ Hauß1985), wenn auch nur in verkürzter Form. Die Enquete-Kommission begrüßte diese Öffnung der GKV für präventive Aufgaben, stellte aber zugleich fest, dass die Krankenkassen nicht der ideale Träger der gesundheitlichen Prävention sind. Diese sei vielmehr als Gemeinschaftsaufgabe vom Öffentlichen Gesundheitsdienst der Länder bzw. Kommunen, der Krankenkassen und des professionellem Medizinsystems zu begreifen. Mit nur einer Gegenstimme sprach sich die Kommission für regionale Arbeitsgemeinschaften dieser Akteure als Präventionsträger aus. Die Umsetzung dieses Postulats lässt bis heute auf sich warten, was an seiner Richtigkeit nichts ändert. Die tragikkomische Geschichte der Bemühungen und des Scheiterns, ein Präventionsgesetz mit dieser Stoßrichtung zustande zu bringen, ist ein Beleg für Politikversagen und die Blockade sinnvoller Projekte durch Desinteresse und ideologische Streitereien. Für zuständige Beamte aus Bund und Ländern ist das Schweigen über diese peinlichen Vorgänge die »höchste Form der Loyalität« (Franz Knieps).

## Ambulante kassenärztliche Versorgung

Kein anderer Abschnitt des Berichts der Enquete-Kommission hatte ein so wütendes Echo in der Ärzteschaft wie der über die ambulante kassenärztliche Versorgung (Bd. 1, S. 106-162). Die KBV monierte »sattsam bekannte parteipolitische und marktwirtschaftliche Programme« (Presseerklärung vom 20.2.1990) und der Verband der niedergelassenen Ärzte (NAV) beschwerte sich über »unqualifizierte Rundumschläge« (Presseerklärung vom 19.2.1990). Was hatte die Standesvertreter so auf die Palme gebracht? Die Kommission hatte ausführlich und mit reichlich Literatur belegt, dass die kassenärztliche Versorgung als »Arbeitsverteilungszentrale« eine herausragende Stellung im Gesundheitswesen einnimmt und insofern Einfluss auf die gesamte medizinische Versorgung nimmt. Zwar lief die Diskussion gerade über diesen Abschnitt in der Kommission kontrovers, aber sie konnte sich dennoch auf eine Liste von prinzipiellen Schwachstellen der der kassenärztlichen Versorgung einigen:

- Mangelnde psychosomatische Kompetenz der Ärzte,
- Untergewichtung von Gesundheitsförderung und Beratung,
- Vernachlässigung der Allgemeinmedizin und Überversorgung in der spezialärztlichen Versorgung,
- fragwürdige Praxis der Arzneimittelversorgung,
- überhöhte Diagnosestandards, auch als Folge einer krankenhauszentrierten Weiterbildung der Ärzte.

Diese Mängelliste hat heute noch in weiten Teilen Gültigkeit, was man in den diversen Berichten des Gesundheits-Sachverständigenrates der letzten Jahre nachlesen kann. Die Kommission zog aus dieser Analyse jedoch unterschiedliche, die Kontroversen um das Kassenarztsystem bis heute bestimmende Konsequenzen. Die (christlich-liberale) Mehrheit meinte diese Defizite ohne grundsätzliche Änderungen des seit 1955 bestehenden Kassenarztrechts beheben zu können. Sie plädierte für eine Verbesserung der Vergütung für Allgemeinmediziner und entsprechende Veränderungen in der Aus-, Weiter- und Fortbildung von Ärztinnen und Ärzten. Neue Vertragssysteme zwischen Kassenärzten und Krankenkassen sollten nur in Modellversuchen erprobt werden. Dieses Postulat wurde im GKV-Neuordnungsgesetz von 1997 in Form von Strukturverträgen (§ 73 a SGB V) erstmals umgesetzt. Dieses Instrument blieb jedoch bis heute weitgehend wirkungslos, weil es an einem zentralen Punkt nichts änderte: Ohne die Zustimmung der Kassenärztlichen Vereinigungen läuft nichts. Genau hier wollte die (rot-grüne) Minderheit der Kommission den Hebel ansetzen. Für sie war der Sicherstellungsauftrag der KV und deren daraus sich ergebende Monopolstellung der eigentliche Knackpunkt. Sie plädierte für mehr Vertragsfreiheit für die Krankenkassen und integrierte Versorgungsmodelle von allgemein- und fachärztlicher Versorgung unter Einbeziehung von Krankenhäusern, flankiert von sozialer Betreuung. Dieser Ansatz wurde erst von der rot-grünen Koalition ab 1998 aufgegriffen und im Gesundheits-Modernisierungsgesetz von 2003 mit der Ermöglichung von Verträgen mit Medizinischer Versorgungszentren und anderen integrierten Versorgungsformen umgesetzt.

Zuvor hatte die Gesundheitsministerin Regine Hildebrandt in Brandenburg Anfang der 1990er Jahre mit einem Kreditprogramm noch vorhandene Polikliniken des DDR-Gesundheitssystems in erfolgreich arbeitende Gesundheitszentren umgewandelt (Schräder/Jacobs 1996), die sich mittlerweile von einem Auslaufmodell zu Vorzeigeprojekten entwickelt haben. In den 1990er Jahre wurden im Zuge der Übernahme des westdeutschen Kassenarztsystems in den neuen Ländern alle Versuche, die integrativen Einrichtungen des Gesundheitswesens der DDR zu erhalten und zu modernisieren, von ärztlichen Standesvertretern bis aufs Messer bekämpft. Offenbar befürchtete man das praktische Beispiel für die Vorteile von Alternativen zum traditionellen Kassenarzt- und Einzelpraxissystem, das im Einigungsvertrag explizit als das vorherrschende Versorgungsmodell fixiert wurde.[2] Gesundheitsökonomen wie Henke und Leber kamen in einer Bestandsaufnahme angesichts der sowohl in medizinischer wie wirtschaftlicher Sicht wachsenden Notwendigkeit zur Kooperation unter den Ärzten zu dem Schluss: »Wäre die DDR fünf Jahre später zusammengebrochen, hätten die meisten Polikliniken wahrscheinlich erhalten werden können.« (Henke/Leber 1993: 20) So aber waren die 1990er Jahre für die Modernisierung der Versorgungsstrukturen des Gesundheitswesens verlorene Zeit. Wenn heute noch Medizinische Versorgungszentren (MVZ), die sich vor allem in Großstädten sehr erfolgreich etabliert haben, von bestimmten Ärztefunktionären wahlweise als »sozialistische Staatsmedizin« oder »Amerikanisierung des Gesundheitswesens« beschimpft werden, zeigt dies nur die ideologisch begründete Realitätsblindheit dieser Leute.[3]

## Organisationsreform der GKV

Die wohl größte Wirkung hatte der Enquete-Bericht in der Organisationsreform der GKV. Das Gesundheits-Strukturgesetz (GSG) erfüllte im Herbst 1992 zwei wesentliche Forderungen der Minderheit (!) der Enquete-Kommission, nämlich die freie Kassenwahl für alle Versicherungsberechtigten in der GKV und deren Flankierung durch einen Risikostrukturausgleich (RSA). In der Kommission bestand unter den Sachverständigen Einigkeit darüber, dass das damals noch geltende berufsständische Gliederungsprinzip der GKV nicht nur ein gesellschaftspolitischer Anachronismus war, sondern auch zu schweren ökonomischen Verwerfungen im GKV-System geführt hatte. Es zwang Arbeiter in eine Pflichtkasse (AOK, BKK oder IKK), während Angestellte die Wahl zwischen der Pflichtkasse und einer Ersatzkasse hatte. Dadurch war ein verzerrter, vor allem zu Lasten der AOK gehender Wettbewerb über Risikoselektion entstanden, mit Beitragssatzunterschieden von 8 bis 16 Prozent (Bd. 1: 391). Die Kommission war sich über die Unhaltbarkeit dieses Zustandes einig, zog daraus jedoch unterschiedliche Schlüsse. Die Kontroverse auch unter den Sachverständigen entzündete sich vor allem am RSA, während die Einführung der freien Kassenwahl bei Kontrahierungszwang für die Kassen Konsens war (Bd. 1: 454 ff.; Hermann 1990). Die Mehrheit der Kommission hielt den RSA für eine nicht erforderliche, wenn nicht sogar schädliche Beeinträchtigung des Kassenwettbewerbs, der ihrer Ansicht nach schon alleine für eine gleichmäßige Risikoverteilung unter den Kassen sorgen werde. Das hielt die rot-grüne Minderheit für eine Illusion und sprach sich für einen alle Kassen

---

2 Die Bestimmung des § 311 Abs. 10, wonach »der frei beruflich tätige Arzt zum maßgeblichen Träger der ambulanten Versorgung wird«, wurde erst 2000 mit dem GKV-Reformgesetz 2000 der rot-grünen Koalition dem SGB entfernt.

3 Wer sich ein Bild von dieser Geisteswelt machen will, gehe auf die Website www.facharzt.de.

umfassenden bundesweiten RSA aus. Nur so könne man einen kontraproduktiven Wettbewerb über die Risikoselektion verhindern.

Der RSA war aber auch in der SPD nicht unumstritten (Reiners 2006). Noch im Oktober 1988 hatte sich die SPD in ihrem sozialpolitischen Programm für einen bundesweiten Finanzausgleich innerhalb der Kassenarten ausgesprochen, der faktisch das Ende der regionalen Pflichtkassen bedeutet hätte. Deshalb wehrten sich die SPD-regierten Länder gegen diesen nur mit knapper Mehrheit verabschiedeten Parteitagsbeschluss und brachten die Arbeits- und Sozialministerkonferenz der Länder 1992 zu einem einstimmigen Beschluss für den RSA. Unterstützt wurden sie darin von einigen SPD-Bundestagsabgeordneten wie Klaus Kirschner und Martin Pfaff. Nach heftigen internen Debatten konnten sich die RSA-Befürworter in der SPD durchsetzen. Es kam zu den legendären Verhandlungen in Lahnstein im Herbst 1992, wo die SPD die Einführung der freien Kassenwahl und des RSA zur Bedingung für die Zustimmung zum Gesundheits-Strukturgesetz (GSG) machte. Dieses Gesetz führte 1994 erst den RSA und 1996 die freie Kassenwahl ein. Die ordnungspolitische Bedeutung dieser Entscheidung kann gar nicht hoch genug eingeschätzt werden. Sie ist auch ein Beleg dafür, dass wissenschaftliche Politikberatung zwar nur selten 1:1 umgesetzt wird, aber doch nachhaltigen Einfluss ausüben kann. Ohne die Enquete-Kommission, das kann man getrost behaupten, wäre der RSA sehr viel später eingeführt worden, wenn überhaupt.

Auch zu dessen Weiterentwicklung trug die Enquete-Kommission indirekt bei, weil – siehe oben – einige ihrer Mitglieder und Sekretariats-Mitarbeit seit Anfang der 1990er Jahre Schlüsselstellung in den Institutionen des Gesundheitswesens besetzten und von dort aus in diesem Sinne weiterwirkten. Der so viel gescholtene Gesundheitsfonds kann durchaus als ein Erbe der Enquete-Kommission angesehen werden. Er stellt mit dem direkten Morbiditätsbezug endgültig den im § 1 SGBV festgehaltenen Grundsatz klar, dass die GKV eine Solidargemeinschaft ist und kein lockerer Verbund von nur in sich solidarischen Krankenkassen. Das scheinen zwar auch einige Kassenfunktionäre immer noch nicht begriffen zu haben. Aber deren Klagen über den Verlust ihrer Finanzautonomie sind Ausdruck eines »Phantomschmerzes« (Franz Knieps), denn diese Autonomie haben sie bereits mit der Einführung des RSA verloren – auch dank der Enquete-Kommission.

## Literatur

Berg, Heinz (1986): Bilanz der Kostendämpfungspolitik im Gesundheitswesen 1977-1984, St. Augustin.

Deppe, Hans-Ulrich (1987): Krankheit ist ohne Politik nicht heilbar. Frankfurt am Main.

Deutscher Bundestag (Hrsg.) (1988): Zwischenbericht der Enquete-Kommission »Strukturreform der gesetzlichen Krankenversicherung« vom 31. Oktober 1988 (Bundestagsdrucksache 11/3267). Bonn.

Deutscher Bundesstag (Hrsg.) (1990): Strukturreform der gesetzlichen Krankenversicherung. Endbericht der Enquete-Kommission des 11. Deutschen Bundestages »Strukturreform der gesetzlichen Krankenversicherung«, 2 Bde. Bonn.

Henke, Klaus-Dirk/ Leber, Wulf-Dietrich (1993): Territoriale Erweiterung und wettbewerbliche Neuordnung der gesetzlichen Krankenversicherung (GKV). Finanzierungsprobleme der deutschen Einheit II. Aufbau und Finanzierung der sozialen Sicherung. Schriften des Vereins für Socialpolitik Band 228/II. Berlin, 11-62.

Hermann, Christopher (1990): Die Kassenorganisationsreform zwischen Politikberatung und Politikdominanz, in: Arbeit und Sozialpolitik 44(2), 60-66.

Reiners, Hartmut (1990): Bericht der Enquete-Kommission »Strukturreform der gesetzlichen Krankenversicherung« – außer Spesen nichts gewesen?, in: Jahrbuch für Kritische Medizin 15, 16-30.

Reiners, Hartmut (2006): Der »Lahnstein«-Mythos: Die schwere Geburt des RSA, in: Göpffahrt, Dirk/Greß, Stefan/Jacobs, Klaus et al. (Hrsg.): Jahrbuch Risikostrukturausgleich 2006: Zehn Jahre Kassenwahlfreiheit. Sankt Augustin, 13-34.

Rosenbrock, Rolf/Hauß, Friedrich (Hrsg.) (1985): Krankenkassen und Prävention. Berlin.

Schräder, Wilhelm F./Jacobs, Klaus (1996): Von der Poliklinik zum Gesundheitszentrum. Umstrukturierung der ambulanten Versorgung im Land Brandenburg. Berlin.

Jens-Uwe Niehoff

# Warum und wieso ist Gesundheitspolitik ein Thema für Wissenschaft?

## Drei Zitate statt einer Einleitung

1. In einem Gespräch mit einem Experten der Branche Gesundheitswirtschaft wurde mir diese Belehrung zu Teil: »Sie müssen lernen, dass der Bedarf exakt durch die Nachfrage definiert ist und die Nachfrage Ausdruck der individuellen Kaufkraft ist. Die Abhängigkeit der Nachfrage medizinischer Leistungen von der Kaufkraft ist nicht der Preis der Freiheit, sondern ihr Inhalt.«
2. »Few trends could so thoroughly undermine the very foundations of our free society as the acceptance by corporate officials of a social responsibility other than to make as much money for their shareholders as possible.« (Friedman 1962)
3. Rosenbrock und Gerlinger: Gesundheitspolitik hat Gesundheit selbst zur Zielgröße. Hierzu bedarf es eines Konzepts, welches »das gesamte Spektrum politisch gestaltbarer Aspekte des gesellschaftlichen Umgangs mit Gesundheit und Krankheit, also das gesellschaftliche und bevölkerungsbezogene Management von Gesundheitsrisiken vor und nach ihrem Eintritt umfasst.« (Rosenbrock/Gerlinger 2006)

## Interpretation zu Rosenbrock und Gerlinger

»Vor und nach« meint a) das gesellschaftliche, legislative und exekutive Management von Gesundheitsrisiken, b) das Management der Versorgung kranker Menschen mittels einer allgemein zugänglichen Infrastruktur medizinischer Einrichtungen und c) das gesellschaftliche und bevölkerungsbezogene Management der Folgen von Krankheit, Unfällen und des Alterns.

Damit sind Prävention, Diagnostik von Krankheiten, deren Therapie, Rehabilitation und Pflege in einen inhaltlichen Zusammenhang gestellt – bei Rosenbrock und Gerlinger, die eine gesellschaftliche und bevölkerungsbezogene Verantwortungsbereitschaft [1]

---

1 Rosenbrock und Gerlinger haben hier nichts neu erfunden. Sie haben nur erinnert: »Staat und Stadt erhalten ihren Wert nur durch die Menschen und ihre Arbeit. Aller Reichtum, alle Bedeutung der Stadt wie des Staates beruht in letzter Instanz auf der Tätigkeit ihrer Bewohner. Kann es daher einen größeren Verlust geben als den Verlust an Menschenleben? Man braucht sich gar nicht auf den humanen oder christlichen Standpunkt zu stellen, rein volkswirtschaftlich betrachtet, sind Krankheit und Tod für die Familie wie für die Gemeinde und den Staat Unglücksfälle. Sie soweit als möglich fernzuhalten ist eine der ernstesten Aufgaben, welche nur da verkannt werden kann, wo Menschenleben überhaupt nichts Wert sind ... Der Staat, welcher die allgemeine Bildung anstrebt, sollte auch die allgemeine Gesundheit anstreben. Erst Gesundheit, dann Bildung. Kein Geld ist rentabler angelegt als dasjenige, welches für die Gesundheit aufgewendet wird.« (Virchow 1868)

erwarten und normativ fordern. Dieses Gesundheitspolitikverständnis bedarf zwingend der Gesundheitswissenschaften, weil es auf die Rationalität des Notwendigen, Erforderlichen und Wirtschaftlichen angelegt sein muss.

Das Verständnis von »Gesundheit« verlangt dann die Explikation eines gesellschaftlichen oder sagen wir, hinreichend mehrheitsfähigen (demokratischen) Leitbildes. Hinsichtlich eines solchen Leitbildes, das in der Gesellschaft offensichtlich in der Spannbreite von gesundheitlicher Tauglichkeit für den Produktionsprozess, militärischer Tüchtigkeit, individuellem Wohlbefinden und Genussfähigkeit in großer Interessenbreite argumentiert wird, ist Einigkeit nicht in Sicht – zum Glück.

Das Verhältnis von Wissenschaft und Politik, hier eingegrenzt »Gesundheitspolitik«, ist ein normatives Verhältnis, sagen, hoffen Rosenbrock und Gerlinger. Beide werfen so die Frage nach dem Verhältnis von Wissenschaft und Politik auf. WER oder WAS ist und kann normativ gegenüber Politik sein? Die einen sagen Wissen, die anderen Religion. Zunehmend und politisch forciert wird jedoch der Kundenwunsch ins Rennen um die Kundenwünsche und als Alternative zur demokratisch legitimierten gesundheitspolitischen Selbst- und Eigenverantwortung der Bürger geschickt. Selbst die gesetzlichen Krankenkassen, noch immer Körperschaften des öffentlichen Rechts, behandeln ihre Mitglieder längst nicht mehr als Mitglieder, sondern degradieren sie zu Kunden. Wenn dann nicht kollektiv vereinbarte, bzw. vereinbarungsfähige Bedarfe, sondern individuelle Kundenwünsche die Gesetzliche Krankenversicherung (GKV) ausgestalten sollen, muss das Folgen für das Verhältnis von Wissenschaft und Unternehmenspolitik haben.

## Diskussion

Soweit Wissenschaft Gesundheitspolitik (mit) vorbereiten soll oder sollte oder kann oder könnte, begeben sich analytischer Anspruch von Wissenschaft und normativer Auftrag der Politik zueinander in Relation: analysierend, begründend, rechtfertigend, widersprechend, Transparenz schaffend. Die Rolle von Wissenschaft im Verhältnis zur Politik kann folglich nicht außerhalb eines Bezuges zu demokratischen Regeln expliziert werden.

Der Anspruch von Wissenschaft ist, anders als der von Glaubenssätzen, nie ein endgültiger. Das ist gut so, schließlich erhebt Wissenschaft nicht den Anspruch auf Endgültigkeit des Wissen, sondern auf die Überprüfbarkeit von Aussagen, auf deren Korrigierbarkeit und Ergänzung. Wissenschaft zielt eben nicht auf Wahrheit, sondern auf Tatsachen. Erkennen und Handeln als gemeinsamer Prozess des Veränderns und Gestalten von Gegebenheiten definiert in diesem Kontext dann auch die Rolle der Wissenschaft gegenüber der Politik. Wissen darf und muss verbessert werden, außerwissenschaftliche Konzepte müssen das nicht. Die Eigentümer von Wahrheit verändern bestenfalls ihre Interpretation, nicht die Subjektivität ihrer Deutung der Welt.

Trotz sehr unterschiedlicher Absichten, ist der normative Anspruch von Wissen (und damit auch derer, die es erzeugen) gegenüber dem Handeln weder neu noch originell. Mindestens seit das Verständnis wuchs, dass die gesundheitlichen Lebenswirklichkeiten keine Süßmilch'schen Göttlichen Ordnungen (Süßmilch 1761) oder

Quetelet'schen sozialen Physiken (Quetelet 1835; 1838), sondern schlicht von Menschen gemachte Wirklichkeiten sind, wird Wissenschaft auch Bedingung für Gesundheitspolitik. Wenn Frank (1788) der Göttlichen Ordnung eine von Wissenschaft geleitete ordnungsgebende Macht, eine »medicinische Policey« entgegenstellen wollte und Virchow (1868) Prävention für sich als kommunalpolitischen und sozialen Auftrag, z.B. das Werben für den Bau der Berliner Kanalisation und die Berliner Rieselfelder eingeschlossen sah, so ist dies ebenso ein normativ verstandenes Wissenschaftsbild, wie jenes, das Grotjahn (vermutlich in Deutschland der erste Arzt, der auch Volkswirtschaft studiert hatte und der sich als sozialdemokratischer Reichstagsabgeordneter als normativer Verknüpfer von Wissenschaft und Gesundheitspolitik sah) für die Sozialdemokratie[2] vertrat.

Die Erinnerung an die 1920er und 1930er Jahre verunsichert allerdings auch eine Verknüpfung von Wissenschaft und Politik. Mindestens eines haben wir lernen müssen: Normative Wissenschaft bedarf unbedingt eines demokratischen Kontextes mit sehr starkem Minderheitenvotum. Normative Wissenschaft hat die Präventionsverbrechen der Nazis nicht verhindert, sondern mitgestaltet.

## Ein gesundheitspolitisches Prinzip?

Gesundheitspolitik bedarf der Legitimation und Ergebnisbewertung von Politik. Wissensbasiertes Handeln ist nur ein Aspekt einer solchen Legitimation, öffentliche Zustimmung und Kontrolle/Evaluation sind zwei weitere Aspekte.

## Frage

Wie kann diese Öffentlichkeit hergestellt werden und gibt es genug Gründe, hierbei den Medien zu vertrauen?

## Einschub

Es wird erzählt, Mitglieder einer der Fraktionen des Bundestages hätten sich in einem konkreten Fall bezüglich eines ihrer Mitglieder dahingehend geäußert, sie – die Parlamentarier – wären bislang noch mit jedem Professor fertig geworden. So diese Anmerkung richtig sein sollte, beschreibt sie zwar nur das Spannungsverhältnis von Wissenschaftlern und Politikern, also von Personen, kann aber, genügend enge innere Bindung von Wissenschaftlern und Politikern jeweils zu ihrem Beruf vorausgesetzt, wohl auch als Beschreibung des Verhältnisses von Wissenschaft und Politik gesehen werden.

Kürzer und präziser ist dieses Spannungsfeld dann kaum zu befragen: Wie viel Wissenschaft, bzw. politisch relevantes prädiktives Wissen halten Politiker aus?

---

2 Als Mitglied der Reichstagsfraktion der SPD (1921 bis 1924) war er zugleich Autor der gesundheitspolitischen Ziele im Görlitzer Programms der SPD von 1922.

## Zurück zur Titelfrage

Warum und wieso ist Gesundheitspolitik ein Thema für Wissenschaft?

## Erste Annäherung an eine Antwort

Wissenschaft schafft Wissen – im besten Falle. (Zur Vermeidung unnötiger Diskussionen sei dies dann auch gern in den Plural gesetzt.) Wissenschaften, nennen wir sie z.B. Gesundheitswissenschaften, schaffen Wissen, u.a. für Gesundheitspolitik als praktischem Handlungsfeld. Damit ist das Verhältnis von Wissenschaft und Politik, zwischen den Polen eines analytischen und eines unmittelbaren und praktischen Handlungsanspruchs aufgerufen. (»Ich will als Wissenschaftler nicht nur erklären, sondern auch verändern«, so steht es dem Sinne nach in goldenen Lettern in der Eingangshalle der Humboldt Universität Berlin.). Dieses Verhältnis hat Folgen, z.B. auch für das Verhältnis von Wissenschaftlern und Politikern.

Politisches Handeln – will es Zukunft gestalten und nicht nur Märkte (de-)regulieren – hat (normativen) Bedarf an Gesundheitswissenschaft. Für gesundheitspolitisches Handeln würde so ein Bedarf an Wissen eben für diesen Aspekt von Zukunftsgestaltung und die Evaluation der Folgen von heutigem Handeln (Politikfolgeabschätzung) zu unterstellen sein. Wer oder was bestimmt über den Wissensbedarf politisch Handelnder? Hier liegt offensichtlich ein Konfliktfall vor, weil die Realisierung von vorbedachten Handlungszielen nichts anderes ist als planendes und geplantes Handeln. Es bedarf eben einer formulierten Absicht, eines Ziels und eines verabredungsfähigen Weges. Aber: Märkte haben keine Zukunftsentwürfe für menschliche Verhältnisse. Und: Konkurrenz kennt nur das Ziel des Sieges. Ist der errungen, gilt es nur noch, ihn zu verteidigen. Da ist viel Raum für Zufall und Risiko, wenig hingegen für Absichten und Hoffnungen.

## Fragen

Wie verhält sich Wissenschaft zur Politik? Analytisch? Beratend? Kritisierend? Informierend? Förderung erwartend?

Ist auch bezüglich der Wissenschaft der »Kunde König«, der dann die Erwartung an das Produkt formuliert, das der Kunde schließlich bezahlt? Wie lenkt der Kunde das Ergebnis über die Auswahl des Produzenten[3]?

Sind das angesichts der unabdingbaren Relation zwischen Gesundheitswissenschaft und Politik Fragen für oder an Wissenschaft?

---

3 Siehe hierzu die Diskussion über die Einbeziehung von think tanks und consulting firms in das freiwillige (!) Lobbyistenregister der EU, www.euractiv.com/de/pa/eu-institutionen-nhern-einigung-lobbyisten-register/article-181571, Zugriff 31.05.2009.

## Diskussion

Politisches Handeln ist unstrittig, wenngleich nicht zwingend geliebt, selbst Gegenstand von Analyse. Die solche Analysen leitenden Fragen sind schnell zu versammeln:

- Was will eine politische Partei?
- Wessen Interessen unterstützt sie und vor allem, wessen Interessen unterstützt sie nicht?
- Was tut Politik mit welchen kurzzeitigen, mittelfristigen und langfristigen Folgen?
- Für wessen Interesse ist eine konkrete politische Entscheidung richtig, für wessen Interesse nicht?
- Wie interagiert eine konkrete politische Entscheidung mit anderen politischen Interessen und Entscheidungen (eine Interaktion, die auch Kompromiss genannt wird)?

Politik kann durch Wissenschaft beschrieben, in ihren ideologischen (handlungsleitenden) Gesamtkonzepten transparent gemacht und hinsichtlich der Wirkungen (in Grenzen) prospektiv abgeschätzt werden. Was Wissenschaft nicht kann, ist zu entscheiden, ob eine Politik »richtig« ist oder »falsch«. Sie kann allein darstellen, in Bezug auf welches, bzw. wessen Ziel die Attribute »richtig« oder »falsch« reklamiert werden können, wer also für sich eine politische Entscheidung als nützlich oder auch schädlich bewertet, bzw. für wen welche Folgen wünschbar oder zu befürchten sind. Die Analyse von Zielen könnte so ein wichtigeres wissenschaftliches Problem sein als die Formulierung von Empfehlungen.

Hier wird dann (und zwar täglich) klar, dass Wissenschaft von Wissenschaftlern und Wissenschaftlerinnen betrieben wird, die nur im Ausnahmefall nicht auch eigene Handlungsinteressen verfolgen, also der Bewertung ihrer Motive und dem Urteil zu unterwerfen sind oder wären. Gesundheitspolitik steht immer und selbstverständlich in Ziel- und Interessenkonflikten, nicht nur unterschiedlicher sozialer Schichten und Gruppen. Jeder Akteur spiegelt diesen Konflikt in sich selbst

Politik kann falsche Entscheidungen treffen. Richtige auch. Aber sie braucht Wissen mindestens zur Beschreibung und Analyse des Entscheidungsproblems und zwar selbst dann, wenn sie – aus welchen Gründen immer – die Antwort nicht formuliert. Wissenschaft ist Hilfe und Angebot an Demokratie, nicht deren Ersatz. Der Druck auf Politik ist permanent und verlangt, Antworten zu geben, selbst dann, wenn die Fragen nicht gestellt sind. Das ist das Verhältnis zur Wissenschaft: sie kann ggf. nicht die Antworten geben, die Politiker ihrer Klientel geben müssen oder wollen, kann ihnen aber die Fragen, die zu beantworten sind, an die Hand geben.

## Beispiel

Vertikale und horizontale gesundheitliche Ungleichheit zu beschreiben und zu erklären ist Sache der Forschung. Es mag auch noch ihr Interpretationsanspruch sein, die vertikale Ungleichheit als Herausforderung an ein (immer nur mehrheitlich mögliches) kollektives Verständnis von sozialer Gerechtigkeit zu deuten und die horizontale Ungleichheit als

Herausforderung an die Toleranzfähigkeit gegenüber nicht konformen Lebensstilen. Einen Lösungsansatz für die hier begründbaren gesundheitspolitischen Konflikte etwa um den Bestand sozialkompensatorischer Gesundheitssicherungssysteme kann Wissenschaft nicht erzeugen. Dies ist eine politische Aufgabe.

## Noch eine Frage

Ist die Erwartung realistisch, Wissenschaftler könnten, würden, wollten Gesundheitspolitik zum Gegenstand permanenter Forschung hinsichtlich der Analyse von Interessen, Zwecken und Folgen von Politik machen?

## Diskussion

Diese Erwartung ist realistisch und so auch belegbar. Weniger realistisch ist jedoch die Erwartung, dies gelte allgemein und für Jederfrau und Jedermann unter den Wissenschaftlern. Das Feld ist vermint, denn dort, wo sich empirisch-analytische Kompetenz etabliert, wird sie täglich und stündlich auch ihre Unabhängigkeit beweisen, auch verteidigen müssen. Und selbstverständlich hat dann jeder den Leitsatz Nummer 1 der Marketingindustrie im Kopf: »Was man nicht kennt, das gibt es nicht.« Wenn aber Wissenschaft die Deckung des eigenen Zirkels verlässt, steht sie ungeschützt in der Öffentlichkeit. Deren mediale Verwalter entscheiden, welche Botschaften verbreitet werden und welche nicht. Mehr als dies: Zwischen Wissenschaft und Öffentlichkeit stehen allemal mächtige Institutionen, soweit möglich, in der doppelten Gestalt von Medien und Politik. Und sie haben eine starke selektive Kraft, nicht gegenüber dem, was Wissenschaft sagt, wohl aber gegenüber den Wissenschaftlern, die etwas mitteilen dürfen. Einmal von einem TV-Journalisten befragt, ist der Befragte schließlich zum Experten geadelt.

## Einschub

Die 10 Mythen der Gesundheitspolitik, die jüngst Hartmut Reiners (2009) so präzis argumentiert hat, sind ja nun – und das soll den Respekt vor seiner Werk nicht schmälern – wahrlich so wenig neu wie etwa das Wissen um die Folgen deregulierter Finanz- und Wirtschaftsmärkte nach der Ideologienwelt von v. Hayeks und Friedmans (siehe auch http://www.readers-edition.de/2006/11/20/milton-friedman-ein-nachruf/). Das Elend ist nicht der Mangel an Wissen. Das Elend war (und ist?) der Mangel an Bereitschaft, dieses Wissen zur Kenntnis zu nehmen, ein Vorwurf, der sich an Medien und Politik gleicher Maßen richten muss. Ich will nicht ausschließen, dass dieser Vorwurf auch an Wissenschaftler zu richten ist, im einen wie im anderen Falle natürlich nie an alle.

## Einschub

Kassandra, Tochter des Königs von Troja und Weissagerin des Untergangs der Stadt, wurde ob ihrer Weissagung getötet. Hier ist Kulturfortschritt unübersehbar. In unseren Zeiten bedarf es der Tötung zur Vermeidung von Konfrontationen mit Wissen nicht. Es wird schlicht nicht verbreitet.

## Anmerkung

Das, was derzeit eher oberflächlich Finanzkrise genannt wird, ist das Konfrontationsbeispiel von Wissenschaft und Politik schlechthin. Es ist ja nicht so, dass es seit 1962 (Friedman 1962) oder seit 1974 (Nobelpreis für Friedrich August von Hayek) oder 1976 (Nobelpreis für Milton Friedman) an Studien zu den Konsequenzen einer deregulierten und tendenziell den Staat ab- und auflösenden Politik (die sich dann eine Hypo Real Estate als Alternative zu den Aufgaben öffentlicher Haushalte – eine besonders konsequente Form der Privatisierung des Staates – erfindet) gefehlt hätte. Die »Verbriefung« ist die Methodik der Abtretung legitimierten staatlichen Handelns an die Finanzindustrie. Nur, was man nicht kennt, gibt es eben nicht, und Kritiker hatten kaum die Chance, durch den Filter von Medien und Politik mit ihrer Kritik an die Öffentlichkeit zu kommen. Es ist wohl unbestritten Merkmal des Verhältnisses von Wissenschaft und Politik, dass die Wahrnehmung von Wissenschaft bestenfalls nur zufällig und selektiv ist. Dabei wäre alles so transparent gewesen, denn schließlich war es Friedman (2003) selbst, der wünschte, von der Geschichte nicht als Wirtschaftswissenschaftler und Wirtschaftsberater von Pinochet[4] und Bush, sondern als Freiheitskämpfer (Kröger) erinnert zu werden. Deutlicher kann Wissenschaft nicht ideologisiert werden. Auch das Lob Friedmans für die Schröder-Regierung sei erinnert: »Es ist in der Tat erstaunlich, dass es linken Parteien leichter fällt, rechte Reformen durchzusetzen. Das ist nicht nur in Deutschland so, sondern in halb Europa oder in Neuseeland. Reagan und Thatcher als konservative Reformer waren eher eine Ausnahme.«[5]

Diese Schwierigkeit hat in Bezug auf Gesundheitspolitik eine besondere Bedeutung. Gesundheitspolitik ist – und eben dies meinen ja Rosenbrock und Gerlinger – in hohem Maße implizite und prädiktiv agierende Politik. Hinzu kommt: Jede ordentliche Forschungsarbeit dauert länger als ein kurzlebiger Politikansatz. Im Verhältnis zur Politik kommt Wissenschaft also oft zu spät, eine Tatsache, die Politikern auch gern mal zur Häme Anlass gibt. In Anlehnung an den wunderbaren neoliberalen Schlachtruf »buy now, pay later« könnte man sagen, »act now, think later«. Der Bogen zu der Einschätzung von Obama, die Welt stünde am Abgrund, ist da schnell geschlagen und illustriert das Problem: Erst denken, dann handeln? Oder umgekehrt? Oder: Jetzt darüber diskutieren, weshalb die Friedman'sche und Hayek'sche Deregulierungspolitik (die, nebenbei, immer auch eine vorsätzliche Politik der Dedemokratisierung gewesen ist, weil sie die demokratischen Rechte der Öffentlichkeit auf die radikale Kraft sich selbst gestaltender Märkte übertragen hat) von welcher Partei, von wem beraten und warum überhaupt in die Katastrophe geführt hat? Wer so fragt, bekommt auch Antwort: Es ist die Zeit des Handelns, nicht des Fragens.

---

4 1975 schrieb die New York Times über das Verhältnis von Friedman zur Pinochet-Junta: »the guiding light of the junta's economic policy« (21.09.1975).

5 Interview der »Welt« mit M. Friedman: Alle sollten Margret Thatcher und Ronald Reagan nacheifern. Welt-Online 17.11.2006.

Gesundheitswissenschaft als Vorbereiterin von Gesundheitspolitik wird es immer schwer haben, die Öffentlichkeit zu erreichen. Der Kampf um Wähler ist eine Marketingschlacht. Dies betrifft in vollem Umfang auch die hierzulande korporatistisch geordneten Akteure der Gesundheitspolitik. Sie haben eine eigene und relativ unabhängige gesundheitspolitische Gestaltungsmacht und nutzen diese konsequent. Sie unternehmen so einiges, um sich aus dem Handlungsrahmen des Korporatismus zu befreien. Sie wollen die Freiheit, die Freiheit, richtige Unternehmen werden zu dürfen.

Was heißt das für die Gesundheitswissenschaften, wenn dieses Transformationswerk getan sein wird? Wird sie dann bevölkerungsbezogen noch normative Kraft gegenüber den jeweiligen Einzelinteressen der Marktakteure haben können? Oder wird sie nur noch Sozialkritik sein?

## Eine weitere Frage

Kann ein evidence based everything das Problem der Vermittlung von Wissenschaft und Politik lösen?

Auf jenen konkreten Aspekt des everything, der mit medicine besetzt ist, beziehen sich Rosenbrock und Gerlinger nicht. Dennoch soll hier kurz auf die evidence based medicine hingewiesen werden, weil sich auf sie ein interessanter Aspekt der Normendiskussion konzentriert.

Jene, die beharrlich glauben, Medizin sei eine Kunst und nicht angewandte Wissenschaft, haben kein wirkliches Problem. Kunst ist die Subjektivität schlechthin und sucht sich den Kunstkäufer nach dessen Urteilskraft und Risikobereitschaft. Hier ist der Kunstbegriff (zumeist wohl ungeahnt) gleichsam die Schwester des Marktes.[6]

Die evidence based medicine nährt aber jenseits ihres in Deutschland eher verstümmelt wahrgenommenen Zweckes der gemeinsamen therapeutischen Entscheidungsfindung von Patient und Arzt auch die Hoffnung, mit ihrer Hilfe könne es nun endlich gelingen, die Marktfigur des souveränen, entscheidungsfreudigen und -kompetenten frei agierenden Käufers, assistiert von Verbraucherberatern, einer anderen Marktfigur, darzustellen. Nicht zuletzt der in vielen Ländern bereits beschrittene Weg der Anleitung des Käufers, des Kunden und des Patienten bei seiner Kaufentscheidung durch die allgemeine Verfügbarkeit der Cochrane Library zeichnet den Weg vom Anbieter zum freien Käufermarkt ganz im Friedman'schen Sinne.

Wer meint, die Norm verantwortbaren Handelns bei medizinischen Interventionen sei allein die Auseinandersetzung mit dem jeweils besten Wissen, wird hier in ein neues Dilemma stolpern: Was geschieht, wenn durch die Aufhebung des Purchaser-Provider-Splits und die Integration der beiden Wertschöpfungsebenen Versicherung und Leistungserbringung zu den Bedingungen der Prospective Payment Systems einer

---

6 Ich erinnere mich an eine Podiumsdiskussion, die für einen GKV-Akteur die Bühne war, um explizit zu vermitteln, dass es schließlich einen Markt für zur EbM alternative Medizin gäbe, und seine Kasse würde in den Wettbewerb um diesen Markt gehen wollen. Immerhin auch ein interessanter Deutungsversuch des § 12 SGB V.

Managed Care Industry[7] die Normensetzung zum Kerninhalt des Geschäfts- und Vertragsmodells einer Managed Care AG der von den Fesseln des SGB V befreiten, sagen wir ehemaligen AOK oder der Techniker Krankenkasse wird? Die Cochrane Library instrumentiert dann nur noch dieses Marktmodell mit selbständig agierendem »provider« und »purchaser«. Mit dieser Bibliothek, so die Zweckbestimmung, entsteht Kundensouveränität.[8] Cochrane selbst hat sich dies anders vorgestellt.

Dieser Kontext ist noch übersehbar, vielleicht hinsichtlich seiner Gefährdungen sogar gestaltbar. Längst reden wir aber auch von einer

## Evidence based health(y) policy[9].

Kann man dies als »wissenschaftliche Gesundheitspolitik« übersetzen? Eine der besonders interessanten Ausformungen dieser Wissenschaftlichkeit wird dem FTD-Leser regelmäßig um die Ohren gehauen: die Kondratjewzyklen. Von allen Kondratjewzyklen leben wir seit 1990 nun, in Schumpeters 5. Bei einer durchschnittlich vermuteten Länge von 50–60 Jahren werden wir oder eher andere ab 2040–2050 dann im 6. Zyklus leben. Während die Zyklusauguren noch rätseln, ob denn dieser 6. Zyklus eher von der Biotechnologie, der Nanotechnologie, der Kernfusion, von regenerativen Energien oder ökologischen Innovationen bestimmt sein wird, hat die FTD hier schon eine Entscheidung getroffen. Das entscheidende wirtschaftliche Innovationspotenzial des 6. Zyklus werde die psychosoziale Gesundheit und die individuelle Kompetenz sein. Das werde dann auch die Hochzeit der Gesundheitswirtschaftsbranche sein, auf die hin wir bereits heute die GKV zureiten sollen.

---

7 Als Beispiel für die sehr gepflegte Verwechslung von Managed Care und Care Management und das hier offenbar werdende (gezielte?) Unverständnis des Managed Care ist Lauterbach ein besonders interessantes Beispiel. Siehe hierzu als Beispiel SPW, Gesundheitsreformen 3/2002: Die neuen Disease Management Programme der GKV – effektiver und solidarischer als amerikanische Managed Care Konzepte. www.spw.de/132/ges_special/spw125_lauterbach.pdf, Zugriff am 12.03.2009

8 »Policymakers and their allies in Wyoming greatly expanded consumers' access to systematic reviews. In 2004 the state made access to the Cochrane Library freely available to all in Wyoming. In addition, the state established a Prescription Drug Resource Center, operated in collaboration with AARP. Under this program, residents of Wyoming have online access to systematic reviews of competing drugs within classes and, for a co-payment of $5, access to counselling about medications from pharmacists practicing in the state who receive special training. These reviews are commissioned and published by a consortium of states called the Drug Effectiveness Review Project (DERP). The DERP offers the most compelling evidence to date of both the growing salience of systematic reviews for policy and the controversial issues raised by that salience.« Fox, D.M. Systematic Reviews And U.S. Policymakers Evidence Of Evidence-Based Health Policy: The Politics Of Systematic Reviews In Coverage Decisions, http://content.healthaffairs.org/cgi/content/full/24/1/114, 17.04.2009)

9 Siehe hierzu: Sturm, R.: Evidence-Based Health Policy Versus Evidence-Based Medicine. Rand Corporation, Santa Monica, California; http://psychservices.psychiatryonline.org/cgi/content/full/53/12/1499, 20.03.2009

Seit klarer wird, dass eine Evidence based Medicine etwas anderes ist als eine Evidence based Policy, und »randomized trials« kein Substitut für Forschungen sind, die – im Sinne von Rosenbrock und Gerlinger – Gesundheitspolitik vorbereiten könnten, scheinen an die Sozialforschung wieder vermehrt Fragen gerichtet zu werden. »Cost-containment policies« sind aus vielen Gründen, u.a. dem des Patientenschutzes, nicht nur zwingend, sondern auch sinnvoll. Zwei Annahmen sind jedoch schnell als Irrtum zu identifizieren. Die eine besagt, cost-containment und die zugehörigen Techniken zu implementieren, sei bereits Gesundheitspolitik, die andere, die Folgen der sinkenden durchschnittlichen Bruttolohnquote könnten so bewältigt werden.

Wenn eine Evidence based Health Policy als Grundlage politischer Entscheidungsfindung Realität sein soll, so heißt dies schlicht, gesellschaftliches Leben zu regulieren. Rosenbrock und Gerlinger nennen das Management. Ich auch. Demnach wäre Gesundheitspolitik im Kern die Rahmensetzung für diese Managementaufgabe, und die Gesundheitswissenschaften wären deren Grundlage. Ich denke, evidence based health policy ist aber auch mehr. Sie berührt, eben weil es sich nicht um individuelle, sondern um soziale Managementleistungen handelt, immer (auch) gesellschaftskonzeptionelle

## Schlüsselfragen

Gestalten Absichten und Ziele, argumentiert und vereinbart in einem demokratischen Konsens, die soziale Wirklichkeit oder bleibt die Gestaltung der Zukunft der Wirkung von Marktmechanismen und -interessen überlassen? Wissenschaft und die, die sie betreiben, haben sich hierzu im Kontext von Gesundheitspolitik – und dies ist tatsächlich normativ gemeint – klar und unmissverständlich zu äußern.

Niemand ist deshalb aus der Aufforderung entlassen, sich zu äußern, wie er zu dem wichtigsten gesundheitspolitischen Beschluss der letzten 20 Jahre steht. Ich meine hier den Lahnsteinausfluss, der am 18. Dezember 1992 in Gestalt des Gesundheitsstrukturgesetz (GSG), welches das bis dato geltende Wettbewerbsverbot aufhob und die Einzelkassen in die Konkurrenz um »gute« Risiken trieb. Das Ziel war so explizit gewollt wie dann auch erfolgreich. Das Gesetz setzte (nicht, wie allgemein behauptet, eine Reform, sondern) eine Transformation des bundesdeutschen Gesundheitssystems in Gang, die mit dem Wettbewerbsstärkungsgesetz von 2007 ihre logische Fortsetzung gefunden hat und nach Ernst & Young 2020–2025 ihre wesentlichen Ziele erreicht haben wird.

Es sei hier nicht argumentiert, ob dies alles »richtig« oder »falsch« ist oder war. Der für mich hier wichtige Punkt ist, dass sich Wissenschaft folgerichtig aufgefordert sah, sich zur Frage des Wettbewerbs zu äußern. Sie hat dies getan. Ich erinnere hier gern an die »Ökonomische Theorie des Gesundheitswesens« von Herder-Dorneich (1994a, 1994b) und seine Darstellungen zum Wettbewerbsversagen und auch an die vielfältigen wissenschaftlichen Diskurse in den frühen 1990 Jahren zum Enthoven'schen »... regulated competition in the private sector« (Enthoven 1978, 1988), auch gern als solidarischer Wettbewerb ins Deutsch übersetzt, und an die mehrheitlich kritischen

Reflexion hierzu. Hat dies für die praktische Gesundheitspolitik Bedeutung gehabt? Offensichtlich nicht. Und wenn dann im Sommer 2009 sich der sog. Hauptstadtkongress mit dem Thema »Priorisierung statt Rationierung« auseinandergesetzt haben wird, werden wir wieder nur etwas zum schwierigen Verhältnis von Wissenschaft und Politik und unabhängigen Medien gelernt haben.

So gern ich der Hoffnung auf die normative Kraft gesundheitspolitischer orientierter Forschung im Sinne von Rosenbrock und Gerlinger also zustimme, mir bleiben Zweifel über die Zukunftsfähigkeit, wenn es nicht gelingt, die bereits rechtlich tief integrierten neoliberalen Deregulierungskonzepte wirkungsvoll neu zu bewerten und öffentliches Handeln der Verantwortung der Gesellschaft wiederzugeben.

## Drei abschließende Thesen

Demokratische Gesundheitspolitik braucht eine am Konsens der Mehrheit orientierte Handlungsorientierung. Ein solcher Konsens betrifft zu allererst die Bereitschaft, eine allgemeine Zugänglichkeit zu gesunden Lebensverhältnissen, zu den Möglichkeiten der Medizin, zur Rehabilitation und zur Hilfe bei der Bewältigung von Behinderungsfolgen anzustreben und gesundheitsgerechte Lebensverhältnisse zu sichern.[10]

Eine an konkreten Einzelzielen orientierte Politik braucht Wissenschaft zur Ermittlung und Bewertung des Hilfebedarfs, der Schwerpunktsetzung des Ressourceneinsatzes und der Evaluation der Wirksamkeit von Gesundheitspolitik.

Markt-(radikale)liberale Gesundheitspolitik zielt auf die Schaffung geeigneter Marktbedingungen für die Produkte der Versicherungsindustrie wie die der entstehenden Anbieterkartelle, ggf. in der strategischen Allianz von Versicherungs- und Anbieterindustrie. Deregulierte individuelle Käufermärkte leben von der kaufkräftigen (induzierten) Nachfrage und dem Moral Hazard ihrer Agenten, nicht von wissenschaftlichen Bemühungen um die Rationalität von Bedarfsorientierungen. Sie benötigt hierzu die legislative und technische Deregulierung der Handlungsfelder, also geeignete Markt- und Wettbewerbsbedingungen. Da in einem solchen Gesellschaftskonzept die Gestaltung der Lebensbedingungen und der Zukunftsperspektiven den Interessen der Marktakteure übertragen ist, bedarf es dann auch keiner gestalterischen Ziele für das Verhältnis von Wissenschaften und Gesundheitspolitik. Gesundheitspolitik ist dann nur soweit Thema für Wissenschaft, wie sie sich sozialkritisch mit den Folgen liberaler und marktradikaler Konzepte auseinandersetzt.[11]

---

10 Die propagandistische Wiederentdeckung der »sozialen Marktwirtschaft« und die Angst, die Prophetie sozialer Unruhen im Gefolge der Deregulierungspolitik der letzten Jahre könnte Realität werden, führen offenbar zur Wiederentdeckung des sozialen Friedens als einem politischen Handlungsziel. Selbst in den USA finden sich Forderungen, die überraschen: »Health care is an essential safeguard of human life and dignity and there is an obligation for society to ensure that every person be able to realize this right.« Cardinal Joseph Bernardin, Chicago Archdiocese, zitiert nach http://www.healthpaconline.net/health-care-solutions.htm, 09.05.2009.

11 Interview der »Welt« mit M. Friedman unter der Überschrift: Alle sollten Margret Thatcher und Ronald Reagan nacheifern. Welt-Online 17.11.2006. Darin führt Friedman aus: »Das Renten- und Altersthema ist zweifelsohne ein Testfall für den Wettstreit zwischen einem interventionsbereiten

## Literatur

Enthoven, Alain (1978): Consumer-Choice-Health-Plan: A national health-insurance proposal on regulated competition in the private sector. New England Journal of Medicine 298: 709-720.
Enthoven, Alain (1988): Theory and practice of managed care in health care finance. Amsterdam.
Frank, Johann Peter (1788): System einer vollständigen medicinischen Policey. Mannheim.
Friedman, Milton (1962): Capitalism and Freedom Chicago.
Friedman, Milton (2003): What Every American Wants – I never met a tax cut I didn't like, and I like President Bush's a lot, in: The Wall Street Journal, January 19
Herder-Dorneich, Philipp (1994a): Ökonomische Theorie des Gesundheitswesens. Problemgeschichte, Problembereiche, Theoretische Grundlagen. Baden-Baden.
Herder-Dorneich, Philipp (1994b): Sozialökonomik: Angewandte Ökonomik sozialer Systeme. Baden-Baden.
Kröger, Michael (2006): Der Freiheitskämpfer. http://www.spiegel.de/wirtschaft/0,1518,449042,00.html.
Quetelet, Adolphe (1835): Sur l'homme et le développement de ses facultés, ou essai de physique sociale, 2 Bde. Paris.
Quetelet, Adolphe (1838): La Mortalité aux Différens Ages dans la Belgique. Brüssel
Reiners, Hartmut (2009): Mythen der Gesundheitspolitik. Bern.
Rosenbrock, Rolf/Gerlinger, Thomas (2006): Gesundheitspolitik – eine systematische Einführung. Bern.
Süßmilch, Johann Peter (1761): Die göttliche Ordnung in den Veränderungen des menschlichen Geschlechts, aus der Geburt, dem Tode und der Fortpflanzung desselben erwiesen. Berlin.
Virchow, Rudolf (1868): Über die Kanalisation von Berlin. Gutachten der Königlichen Wissenschaftlichen Deputation für das Medicinalwesen. Berlin.

---

Staat und einer Marktregelung. ... es ist viel von der Ungleichheit des Marktes die Rede, und die Politik ist versucht, sich einzumischen, um die weniger Wohlhabenden und Schwachen zu schützen, respektive zu kontrollieren. Für mich viel wichtiger als die Frage, wie viel Ungerechtigkeit es gibt, ist doch die, wie viele Chancen und Möglichkeiten ein Individuum hat ... Wenn es eine Bandbreite an Chancen gibt, dann wächst auch die Toleranz gegenüber Ungleichheit. ... Heute haben wir ein riesiges Problem im Grundschul- und Mittelschulbereich. Die Ungleichheit ist enorm gewachsen, denn ein Viertel der amerikanischen Kinder macht nicht einmal ihren Schulabschluss. Solche Aussteiger sind in der heutigen Zeit, die nach Ausbildung und Weiterbildung sucht, dazu verdammt, Mitglieder der Unterschicht zu bleiben. Meiner Meinung nach liegt der Fehler im amerikanischen Schulsystem, das ein Regierungsmonopol ist. ... Die große Tugend eines freien Marktes besteht darin, Menschen, die einander hassen oder einen enorm unterschiedlichen religiösen oder ethnischen Hintergrund haben, zu wirtschaftlicher Zusammenarbeit zu befähigen. Staatliche Intervention vermag das nicht.«

Jens Holst

# Moral Hazard – Über die Irrelevanz eines theoretischen Konzepts für die Praxis des Gesundheitswesens

Vor vier Jahrzehnten betrat ein neuer Terminus die Weltbühne der Wirtschaftstheorie. Der us-amerikanische Ökonom Mark Pauly (1968) prägte den Begriff »Moral hazard«, dessen angemessene deutsche Übersetzung seit jeher Schwierigkeiten aufwirft und bisher nicht zufrieden stellend gelungen ist. Die Idee von der ungerechtfertigten Ausnutzung versicherungsfinanzierter Gesundheitsleistungen geistert wahlweise als moralisches Risiko, Mehrentnahme von versicherten Gesundheitsleistungen, Überinanspruchnahme oder Rationalitätenfalle durch die deutschsprachige Fachliteratur.

Moral Hazard ist definiert als überzogene Inanspruchnahme medizinischer Leistungen bei bestehendem Versicherungsschutz mit der Folge erhöhter Gesundheitsausgaben. Ökonomisch betrachtet subventionieren Krankenversicherungen die Nachfrage nach Gesundheitsleistungen, was die Mitglieder dazu verleiten kann, auch dann Behandlungen in Anspruch zu nehmen, wenn der Grenznutzen niedriger ist als die marginalen Kosten. Die aus der Feuerversicherung stammende Betrachtung beschreibt den Anreiz für Versicherte, sich nach Vertragsabschluss opportunistisch zu verhalten, da sie die anfallenden Kosten nicht in vollem Umfang tragen müssen. Demnach führe der Abschluss einer Krankenversicherung auch zu vermindertem Gesundheitsbewusstsein und nachlassendem Interesse an der eigenen Gesunderhaltung. Entscheidend ist dabei nach der versicherungsökonomischen Theorie, dass der Abschluss einer Versicherung die Verhaltensanreize für das Individuum ändern und zugleich die Versicherung die Aktionen des Versicherten nicht beobachten kann. Folgen können einerseits der Verzicht auf Prävention und ein »ungesunder« Lebenswandel sein. Bei Vorliegen einer Erkrankung ist für den Versicherer der finanzielle Verlust durch mögliche zusätzliche Behandlungskosten nicht eindeutig beobachtbar, so dass Versicherte andererseits unkontrolliert mehr Gesundheitsleistungen nachfragen könnten.

## Annahmen und Mythen

Das Moral-Hazard-Theorem geht davon aus, dass Patienten vorwiegend im Sinne der individuellen Maximierung ihres Erwartungsnutzens agieren, wobei Nutzen als pekuniäres Zusatzeinkommen aufzufassen ist. Versicherte mit Schutz vor finanziellen

Krankheitsfolgen und insbesondere solche mit umfassender sozialer Absicherung seien demnach zuallererst bestrebt, ihren individuellen Nutzen auf Kosten der Allgemeinheit größtmöglich zu mehren. Da der Leistungsanspruch für alle Mitglieder gleich und somit völlig unabhängig von den gezahlten Beiträgen ist, gebe es in einer nach dem Solidarprinzip funktionierenden Krankenversicherung keinen Grund für einen umsichtigen Umgang mit vorhandenen Ressourcen. Vielmehr existiere sogar ein Anreiz, die per Beitragszahlung aufgebrachten Kosten durch überzogene Inanspruchnahme wieder ›reinzuholen‹. Dabei geht das Moral-Hazard-Theorem von den simplizistischen Annahmen aus, gesellschaftliche Wohlfahrt sei nicht mehr als die bloße Summe individueller Wohlfahrt und diese bestünde ausschließlich im Zugang zu materiellen Gütern (Rice 2004: 114ff.).

Viele Ökonomen sehen Krankenversicherung bzw. soziale Absicherung gegenüber finanziellen Krankheitsrisiken als perversen Anreiz für Versicherungsnehmer, in beliebiger Weise Gesundheitsleistungen aufzuspüren und übermäßig in Anspruch zu nehmen. Diese aus der konventionellen Versicherungsökonomie abgeleitete Sichtweise betrachtet die Übernutzung von unter ihrem eigentlichen Wert erhältlichen Versorgungsleistungen als ineffizient und »wohlfahrtsmindernd« (z.B. Pauly 1968). Argumente für das Moral-Hazard-Verhalten berufen sich mit Vorliebe auf Leistungen wie Schönheitsoperationen, Potenzmittel, Designer-Sonnenbrillen, Erholungskuren oder ähnliche Dinge, welche die meisten Menschen wohl als nicht essenziell einschätzen dürften. Angesichts derart überflüssiger Leistungen erscheint es nur allzu logisch, die überzogene Inanspruchnahme mit direkten Kostenbeteiligungen zu verhindern (Geyman 2007: 334).

## Ursprung des Moral-Hazard-Theorems

Ihre empirische Begründung zieht die Moral-Hazard-Theorie aus zwei vielfach belegten und fast regelhaft messbaren Effekten: Erstens verursachen der Aufbau von Krankenversicherungen und die Ausweitung des Versicherungsschutzes auf unversicherte Bevölkerungsgruppen einen Anstieg der Nachfrage nach nunmehr versicherten Gesundheitsleistungen (Pauly 1968: 538). Und zweitens senken Selbstbeteiligungen versicherter Patienten in aller Regel zumindest vorübergehend die Inanspruchnahme betroffener Leistungen.

Dass die Absicherung gegen finanzielle Krankheitsfolgen zu einer Steigerung der »Nachfrage« nach Gesundheitsleistungen führt, ist weder überraschend noch neu, sondern nahezu so alt wie die Soziale Krankenversicherung. So stellte ein Ausschuss der Preußischen Ärztekammer bereits 1899 fest: »Weitaus der größte Teil der jetzt in ärztliche Behandlung tretenden Mitglieder der Kranken- und Unfallversicherungskassen hat früher kaum jemals einen Arzt in Anspruch genommen, ohne dass ihnen dadurch eine dauernde Gesundheitsschädigung erwachsen wäre« (zit. n. Tennstedt 1976: 388). Allerdings ist es ja gerade zentrales Anliegen von sozialen Sicherungssystemen, den

Zugang der Bevölkerung zu medizinischer Versorgung zu verbessern. Dies war bei der Einführung der gesetzlichen Krankenversicherung (GKV) in Deutschland (ebda.) ebenso so zu beobachten wie jüngst bei der Einrichtung des sozialen Krankenversicherungsprogramms *Seguro Popular* für die bisher unversicherte arme Bevölkerung Mexikos (Frenk et al. 2008: 1527ff.).

Derartige Mehrinanspruchnahme als potenziellen Wohlfahrtsverlust einzuordnen, ist ziemlich abwegig. Denn versicherte Leistungen können durchaus sinnvoll und daher auch von großem Wert sein (Chernew et al. 2005: 209f., 213). Das zeigt sich beispielsweise daran, dass man bei Mitgliedern des *Seguro Popular* signifikant häufiger einen Bluthochdruck diagnostiziert und vor allem therapiert als bei der unversicherten Bevölkerung (Bleich et al. 2007: 788f.). Ebenso ist die größere Inanspruchnahme von Vorsorgeuntersuchungen bei bestehendem Krankenversicherungsschutz (Potosky et al. 1998: 260f.) schwerlich als Ausdruck von Moral-Hazard-Verhalten anzusehen, sondern im Gegenteil gesundheitspolitisch erwünscht. Kostenfreie Gesundheitsversorgung kann durchaus zu Wohlfahrtsgewinnen durch Einkommenssicherung, Erhaltung der Produktivität und Leidensminderung führen (Nyman 2004: 196f.).

## Zuzahlungen im Krankheitsfall

Die Beteiligung der Patienten an den Kosten ihrer medizinischen Behandlung ist fast so alt wie die Finanzierung von Gesundheitsleistungen durch die GKV in Deutschland, die aufgrund der Inflation 1923 erstmalig eine zehnprozentige Selbstbeteiligung für verordnete Arzneimittel einführte (Frerich/Frey 1996: 208). Ende der 1920er Jahre klagte der deutschnationale Mediziner Gustav Hartz (1928): »Geht man nicht bedenkenlos ein Dutzend Mal zum Arzt, wenn einmal genügte – nur weil es die Kasse bezahlt? ... Man läuft wegen eines Schnupfens, einer kleinen Verletzung zum Arzt, womit man sich früher geschämt hätte, sich als krank zu bezeichnen und den Arzt in Anspruch zu nehmen.« Im Zuge der Brüningschen Notverordnungen von 1930 und 1931 folgten eine Kranken- und Kurscheingebühr sowie Zuzahlungen für Medikamente und Stärkungsmittel zur vermehrten Kostenbeteiligung der Versicherten mit dem Ziel, »die Inanspruchnahme der Kassen in den sog. Bagatellfällen« einzudämmen (Tennstedt 1976: 401).

In der Bundesrepublik Deutschland kam das Thema direkter Kostenbeteiligungen auf Initiative von CDU-Politikern um den damaligen Arbeitsminister Theodor Blank (1957-1965) bereits Ende der 1950er Jahre wieder auf die Tagesordnung. In Sozialpolitik und Gesundheitsreformen spielt sie hierzulande seither eine wichtige Rolle. Seit den 70er Jahren verfolgen Reformen das Ziel, die kontinuierliche Kostensteigerung im Gesundheitswesen unter anderem durch Verlagerung der Kosten auf die Patienten zu bremsen. Das Gesundheitsmodernisierungsgesetz von 2004 führte die mit einer »Krankenscheingebühr« vergleichbare Praxisgebühr sowie höhere Selbstbeteiligungen bei Arznei- und Hilfsmitteln ein. Das 2007 in Kraft getretene GKV-Wettbewerbsstärkungsgesetz (GKV-WSG) verzichtete zwar auf eine direkte Steigerung der Selbstbeteiligungen, führte aber den Begriff des »selbstverschuldeten« Behandlungsbedarfs (z.B. in Folge von Piercings oder Tätowierungen) ein, für dessen Kosten die Patienten seitdem selbst aufzukommen haben.

Eigenverantwortung war eines der sozialpolitischen Leitbilder der rot-grünen Bundesregierungen und bestimmt bis heute die Debatte über soziale Sicherung in Deutschland. Die Reformagenda propagierte ein Freiheitsverständnis im Sinne bürgerlicher Menschenrechte und verwischte die Differenzen zwischen gesellschaftlicher und ökonomischer Liberalität. Selbstbestimmungsrecht und Selbstverwirklichung »mündiger Bürger« gehören nicht nur zu den Eckpfeilern demokratischer Gesellschaften, sondern sie sind zugleich Grundelemente der Marktwirtschaft, die sich als eine Art Äquivalent zur Demokratie durchgesetzt hat. Nach herrschendem Verständnis und in der Gedankenwelt der Ökonomie ist individuelle Freiheit unabdingbar an eine marktwirtschaftliche Ordnung geknüpft. Dem Staat fällt dabei vorrangig die Aufgabe zu, eine Freiheit sichernde Wirtschaftsordnung zu gewährleisten. Eingriffe der öffentlichen Hand in das freie Spiel der Marktkräfte und jede Form von Verpflichtung der Mitglieder eines Gemeinwesens, wie sie beispielsweise im Rahmen der sozialen Pflichtversicherungssysteme entwickelter Länder erfolgt, ist in diesem Sinne eine Zwangsmaßnahme mit Verzerrungspotenzial für den Markt.

Die Annahmen des Moral-Hazard-Theorems unterstellen theoretisch implizit, aber in der Praxis auch explizit eine Übernutzung der medizinischen Versorgungseinrichtungen durch die Versicherten. Spätestens seit dem RAND-Experiment ist aber bekannt, dass auch in den reichen Ländern der Erde gerade chronische Erkrankungen vielfach unterdiagnostiziert und folglich nicht bzw. nicht ausreichend behandelt sind (Lohr et al. 1986). In seinem Jahresgutachten 2000/2001 stellte der Sachverständigenrat für die konzertierte Aktion im Gesundheitswesen für Deutschland ein Nebeneinander von Fehl-, Über- und Unterversorgung fest (SVR 2001). Dieser allgemein akzeptierte Befund verstärkt grundlegende Zweifel an der Gültigkeit des Moral-Hazard-Theorems wie an den daraus abgeleiteten gesundheitspolitischen Empfehlungen. Zum einen setzen diese nämlich voraus, man könne mit hinreichender Zuverlässigkeit die Fälle von Überversorgung herausfiltern, um dort gezielt mit finanziellen Steuerungsmechanismen auf Nachfrageseite anzusetzen. Zum anderen zeigt das Gutachten, dass die Verantwortung für die unheilvolle Kombination aus Über-, Unter- und Fehlversorgung keineswegs überwiegend den Versicherten bzw. Patienten zuzuschreiben und somit von nachfrageseitigen Maßnahmen kaum Wirkung zu erwarten ist.

Selbstverständlich bezieht die Verwendung des Begriffs Moral Hazard im Prinzip sowohl die Nachfrage- als auch die Anbieterseite ein, und niemand bezweifelt, dass Behandler im Wissen um die finanzielle Absicherung ihrer Patienten und die Bezahlung der erbrachten Leistungen durch Dritte zur Leistungsausweitung tendieren (Reinhardt 1989: 339f.; Labelle et al. 1994). Ob erbrachte Leistungen nach strengen Kriterien indiziert oder schlicht überflüssig sind, ist hier indes noch schwieriger zu klären als bei medizinischen Laien. Es mag an der Dominanz der Leistungserbringer im Gesundheitswesen liegen, dass anbieterseitiges Moral Hazard sowohl im wirtschaftswissenschaftlichen

Diskurs als auch in der politischen Debatte zweitrangig ist. Bester Beleg dafür ist die als vermeintlicher Königsweg zur Kostendämpfung angepriesene Forderung nach direkter Beteiligung der Patienten an den Kosten ihrer Behandlung.

## Sozialschmarotzer im Freizeitpark

Die eher ideologisch als empiriegeprägte Debatte über die Mehrinanspruchnahme von Sozialversicherungsleistungen ist eng mit Begriffen wie »soziale Hängematte«, »Vollkaskomentalität« und »Melkkuh Sozialstaat« verknüpft (vgl. Reiners 2009: 93). Als Vertreter einer vermeintlich wertfreien Wissenschaft verweisen neoklassische Ökonomen zwar gerne darauf, Moral Hazard habe überhaupt nichts mit Moral zu tun und enthalte keinerlei Wertung, denn Mehrinanspruchnahme sei bei umfassenden Pflichtversicherungen »ökonomisch rational« in Sinne der individuellen Nutzenmaximierung (Pauly 1968: 535). Dieser Hinweis kann allerdings nur solche Zeitgenossen überzeugen, die den Menschen vornehmlich oder gar ausschließlich als *homo oeconomicus* betrachten (vgl. Reiners 2006). Wissenschaft findet eben nicht im herrschaftsfreien Raum statt, und sie kann sich nicht vollständig der Verantwortung für ihre Auswirkungen in Politik und Gesellschaft entziehen. So ist es unbestreitbar, dass der Verweis auf patientenseitiges Moral Hazard möglicherweise unbeabsichtigt, aber angesichts der auffälligen Penetranz wohl eher absichtlich den Vorwurf des Fehlverhaltens der Individuen, der Ausnutzung der Allgemeinheit oder gar des Betrugs an der Solidargemeinschaft implizieren soll. Die wissenschaftlichen Befürworter des Moral-Hazard-Theorems nehmen es zumindest billigend, in vielen Fällen vermutlich aber gezielt in Kauf, dass Moral Hazard eng an Kostendämpfung im Gesundheitswesen und die Forderung nach Selbstbeteiligungen gekoppelt ist.

Das ist vielfach auch die Grundlage für Möchtegern-Vordenker und Tabubrecher aus Politik und Medien, die der Öffentlichkeit alten Wein in neuen Schläuchen verkaufen möchten. Im Vorfeld der Gesundheitsreform von 2006 beklagte der Spiegel die angeblich fehlende Mündigkeit der Bürger: »Die Folge ist eine Vollkaskomentalität, die dazu führt, dass mitgenommen wird, was mitzunehmen ist. Kein Versicherter wird für die Folgen seiner Lebensführung in die Pflicht genommen« (Dahlkamp et al. 2006: 21). Merkwürdig nur, dass die Spiegel-Redakteure die Ursachen für Moral Hazard völlig anders einordnen als die zitierten »Wirtschaftsexperten« (ebda.). Denn für Gesundheitsökonomen sind Moral Hazard, Vollkaskomentalität und dadurch bedingte Wohlfahrtsverluste keineswegs Folge der vermeintlichen Unmündigkeit der Versicherten, sondern gerade Ausdruck für ihre Selbstbestimmtheit und Eigeninitiative in Sinne rationaler Nutzenmaximierung.

## Mangelnde Empirie

Zwar ist eine Moral-Hazard-Komponente in der Nachfrage prinzipiell nicht auszuschließen, und niemand bestreitet, dass in Einzelfällen bzw. in geringem Ausmaße missbräuchliche Übernutzung in Krankenversicherungen und sozialen Sicherungssystemen auftritt. Allerdings stellt sich die Frage, ob Moral Hazard im Gesundheitswesen tatsächlich die allgemein unterstellte Relevanz hat, so als spielten soziale, genetische, Umwelt- und andere Faktoren bei der Entstehung von Krankheit und somit für die Nachfrage nach medizinischen Leistungen keine große Rolle. Bevor die Moral-Hazard-These vorschnell zur Grundlage gesundheitspolitischer Entscheidungen wird, bedarf es überzeugender empirischer Belege.

Diese Forderung ist bis heute nicht erfüllt, vielmehr stellt der aktuelle Forschungsstand zugrunde liegende theoretische Annahmen in Frage (Holst 2008: 34, 62ff). Denn wer nicht ausschließlich in Kategorien finanzieller Anreizsysteme, Kosten-Nutzen-Analysen und Marktstrukturen denkt, muss die Hypothese der ungerechtfertigten Inanspruchnahme wahlweise als unbegründet oder als Manipulationsversuch betrachten. Dass eine höhere Nutzung bei niedriger finanzieller Belastung tatsächlich auf Moral Hazard beruht und nicht Ausdruck eines realen Bedarfs bzw. einer vorherigen Unterversorgung ist, konnte bisher niemand glaubwürdig und überzeugend nachweisen.

Die üblicherweise angeführten »empirischen Belege« – die beobachtete Wirkung individuell anfallender Kosten auf die Inanspruchnahme von Gesundheitsleistungen – sind nämlich für den Nachweis ungeeignet. Denn es ist vielfach belegt, dass Selbstbeteiligungen die Inanspruchnahme überflüssiger und indizierter Leistungen gleichermaßen verringern. Bisher ist es nirgends gelungen, mit Eigenbeteiligungen zuverlässig und treffsicher zwischen »sinnvoller« und »ungerechtfertigter« Inanspruchnahme zu trennen und die gewünschten Effekte auf die »leichtfertige« Inanspruchnahme zu beschränken (Lohr et al. 1986: S36; Evans et al. 1993: 2, 9, passim). Das ist auch nicht überraschend, erweist sich doch die von Moral-Hazard-Verfechtern unterstellte Trennung zwischen »gerechtfertigten« und »überflüssigen« medizinischen Leistungen als untauglich für das reale Leben, insbesondere wenn die entsprechenden Entscheidungen ex-ante und von medizinischen Laien zu treffen sind (Holst 2008: 13, 28).

Aktuelle Befunde aus klinischer Epidemiologie und Versorgungsforschung zeigen vielmehr, dass Zuzahlungen eher die bedarfsgerechte Versorgung gefährden, weil sie Kranke von der Inanspruchnahme abhalten. Versicherte und Patienten agieren eben nicht vorwiegend als *homini oeconomici* und nehmen medizinische Leistungen nicht bloß deshalb in Anspruch, weil sie umsonst sind. »Diese Annahmen kann man schon mit dem Hinweis auf schmerzhafte Zahnbehandlungen, die lästige 24-Stunden-Blutdruckmessung und den reichlich herben Genuss einer Bypass-Operation oder Chemo-Therapie als unrealistisch verwerfen«, so der Gesundheitsexperte Hartmut Reiners (2009: 97). Auch der so gerne von populistischen Reformeiferern bemühte »gesunde Menschenverstand« (z.B. Dahlkamp et al. 2006: 22) stellt die These vom Moral Hazard in Frage. Vor allem legen mittlerweile unzählige gesundheitswissenschaftliche, versorgungsbezogene und klinische Studien nahe, dass die Versicherten das System kaum ausnutzen wollen oder können. Moral Hazard in der Krankenversicherung entpuppt sich als Popanz der akademischen Wirtschaftstheorie.

Der Kernfrage, ob der zu beobachtende Anstieg der Menge erbrachter Leistungen Ausdruck einer durch die finanzielle Absicherung induzierten Überinanspruchnahme oder einer vorbestehenden Unternutzung ist, weichen neoklassische Ökonomen systematisch aus. Sieht man die zentrale Aufgabe eines Gesundhcitssystems in der Erhaltung und Verbesserung des Gesundheitszustands der Bevölkerung, kann eine solche Unterscheidung nur nach klinisch-epidemiologischen Gesichtspunkten und mit Hilfe der Versorgungsforschung erfolgen, aber nicht an Hand ökonometrischer Modellrechnungen. In Anbetracht des Dilemmas, dass die eigene Wissenschaft hier nur sehr begrenzte Beiträge liefern kann, kamen marktorientierte Ökonomen auf eine findige Idee: Sie verwiesen auf mögliche »Wohlfahrtsverluste« durch die vermeintlich überzogene Nutzung versicherter Leistungen in öffentlichen Sicherungssystemen.

Ganz im Sinne der gefühlten Überinanspruchnahme von Gesundheitsleistungen geben sie vor, einen Verlust an gesamtgesellschaftlichem Wohlstand erfassen und sogar messen zu können. Das erspart nicht nur die Überprüfung des abstrakt hergeleitete Theorems in der realen Welt, sondern auch eine wirklichkeitstaugliche Festlegung, wann steigende Inanspruchnahme Ausdruck von Moral Hazard ist und wann nicht. Empirische Befunde nach dem Aufbau von Krankenversicherungen lassen sich nicht als Referenzgröße für die Messung von Moral Hazard heranziehen. Der individualmedizinisch, epidemiologisch und gesundheitsökonomisch nachweisbare positive Nutzen zusätzlichen Krankenversicherungsschutzes (vgl. Chernew et al. 2005: 209f.) widerlegt diese Argumentation.

Überzeugend ist der standardgemäße argumentative Schlenker vom klinischen Bedarf zu gesellschaftlichen Wohlfahrtsgewinnen bzw. -verlusten nicht. Es entsteht eher der Eindruck, als wollten wirtschaftsliberale Ökonomen die Debatte auf ein Feld verlagern, das sie bessern beackern zu können glauben. Doch die Analyse der ökonomischen Literatur entlarvt das Moral-Hazard-Theorem als *self-fulfilling prophecy*. Nur wer daran glaubt, kann auch Belege dafür erkennen. Erwähnenswert ist in diesem Zusammenhang das Ergebnis einer Erhebung aus Deutschland, wonach GKV-Versicherte die Überinanspruchnahme von Leistungen bei allen anderen für sehr wahrscheinlich halten, für sich selber aber ausschließen, wobei sich diese Annahme im übrigen primär auf Nicht-GKV-Leistungen bezieht (Ullrich 1996).

Selbst Mark Pauly (1983: 83) erkannte spät – aber immerhin – den bloßen Blick auf Wohlfahrtsverluste durch Krankenversicherungsschutz als unzulässige Perspektivenverengung: »It is nevertheless true that relevant theory, empirical evidence, and policy analysis for moral hazard in the case of serious illness has not been developed. This is one of the most serious omissions in the current literature«. Damit hat er einen zentralen Schwachpunkt der Theorie der Überinanspruchnahme von Gesundheitsleistungen bei Krankenversicherungsschutz benannt, auf den auch John Nyman (2002: 102ff.; 2004: 196ff.) verweist. Denn in den Industrieländern entfällt der Löwenanteil der Leistungsausgaben auf eine kleine Minderheit von Schwerkranken, überwiegend in den letzten Lebensmonaten. Rein rechnerisch ist also das Kostendämpfungspotenzial überaus gering, so lange Zuzahlungen überwiegend bei den Niedrignutzern ansetzen. Eigenbeteiligungen für Hoch- und Höchstnutzer des Gesundheitswesens sind indes ethisch problematisch, und es ist sehr fraglich, ob sie bei dieser Personengruppe zu Ausgabensenkungen führen würden. Das Moral-Hazard-Theorem ist somit bei wirklich kostenrelevanter Versorgung irrelevant (Bodenheimer 2005: 851).

Während die neoklassische Ökonomie die Sozialpolitik ständig unter den Zwang stellt, empirische Belege für positive Kosten-Nutzen-Erwartungen zu liefern, überrascht der völlige Mangel an klinischen, epidemiologischen, psychologischen, soziologischen oder auch ökonomischen Indikatoren für die objektive Messung des Moral-Hazard-Verhaltens. Während beispielsweise in der Entwicklungspolitik sämtliche sozialpolitischen Vorhaben unter strenger Nachweispflicht ihrer Wirksamkeit stehen, konnte die Moral-Hazard-Theorie mehr als vierzig Jahre überstehen, ohne auch nur Indikatoren für ihre Haltbarkeit definieren oder entsprechende Messgrößen erreicht haben zu müssen.

Moral Hazard und das wahlweise gezielte (Dahlkamp et al. 2006) oder unreflektierte Gerede über das angebliche Mitnahmeverhalten und die gefühlte Vollkaskomentalität bringen viel eher die Gefahr mit sich, mittel- und langfristig die Solidaritätsbereitschaft der Bevölkerung zu untergraben (Ullrich 1995: 687). Der scheinbar unaufhaltsame Strukturwandel der Medien verstärkt diese Tendenz. Ausgedünnte Personaldecken und knappe Ressourcen lassen immer weniger Raum für seriöse Recherchen, und viele Redaktionen greifen gerne auf Informationen und Berichte zurück, die ihnen interessierte Kreise zuleiten. Wirtschaftsnahe Interessensgemeinschaften und Lobbygruppen – z.B. die Initiative Neue Soziale Marktwirtschaft – wissen dies geschickt zu nutzen. Zugleich zwingt die Vorgabe der Profitmaximierung die Medien zu einer grundsätzlichen Umorientierung. Die möglichst aktuelle Nachricht verdrängt die Information, der Raum für Hintergrundinformationen und differenzierte Darstellungen schwindet. Die Geschichten müssen ordentlich ›menscheln‹, um Einschaltquoten und Auflagen zu sichern. Mit ihrer wachsenden Fokussierung auf Einzelschicksale bestärkt die mediale Berichterstattung den Glauben an Moral Hazard bei den anderen und untergräbt die Solidaritätsbereitschaft. »Medienunternehmen müssen die Frage der Rendite mit den Ansprüchen des Sozialen und der Demokratie austarieren,« fordert folgerichtig der Sozial- und Medienwissenschaftler Wolfgang Storz (Hanisch 2009: 15). In dem Maße, wie sich in der Medienlandschaft Profitorientierung und simple Spardebatten unter Vorgaben von Synergie und Effizienz durchsetzen, gebe die »vierte Gewalt« im Staate ihre eigentliche staats- und damit auch sozialpolitische Verantwortung auf.

## Fazit

Moral Hazard bezeichnet die gefühlte Steigerung der Inanspruchnahme medizinischer Leistungen durch andere in Folge der Absicherung gegen finanzielle Gesundheitsrisiken. Dem daraus abgeleiteten Wohlfahrtsverlust stehen Wohlfahrtsgewinne durch verbesserten Zugang der Bevölkerung zu erforderlichen Behandlungen entgegen. Soziale Sicherungssysteme verfolgen das Ziel, den Bürgern im Krankheitsfall bezahlbare medizinische Versorgung zur Verfügung zu stellen, ein Anstieg der Inanspruchnahme ist also erwartet und erwünscht. Die erhöhte Inanspruchnahme bei Versicherungsschutz veranlasste Ökonomen zur Herleitung des Moral-Hazard-Theorems, dessen postulierte empirische Evidenz auf der beobachteten Verringerung der Nachfrage nach medizinischen Leistungen durch Selbstbeteiligungen beruht.

Zuzahlungen sind allerdings denkbar ungeeignet, zwischen »sinnvollen« und »überflüssigen« Leistungen zu unterscheiden. Somit taugt eine durch Eigenbeteiligung hervorgerufene Verringerung der Inanspruchnahme nicht als Beleg für eine ungerechtfertigte oder überzogene Inanspruchnahme des Versorgungssystems, zumal medizinische Maßnahmen zu den eher lustarmen Dienstleistungen gehören. Ohnehin verbirgt sich hinter den beeindruckenden Schlussfolgerungen aus der Überinanspruchnahme-These eine beunruhigende Fülle unbewiesener Annahmen, Wunschvorstellungen und Projektionen. Bisher fehlt jegliche überzeugende Evidenz für ausgabenrelevantes nachfrageseitiges Moral Hazard. Auch hat bisher niemand objektive und zuverlässige Indikatoren zur Erfassung »überflüssiger« Leistungsentnahme vorgelegt. Die Verwendung des Begriffs »leichtfertig« in Bezug auf die Inanspruchnahme von Gesundheitsleistungen ist leichtfertiger als Inanspruchnahme jemals sein kann.

Ohnehin liegen bis heute keine überzeugenden Beweise für die Sinnhaftigkeit der intellektuellen Bemühungen vor, das Gesundheits- und Sozialversicherungswesen vorrangig im Sinne eines Marktes zu betrachten. In Anbetracht der Fülle und Bedeutung der »Besonderheiten des Gesundheitsmarktes« im Vergleich zu anderen Märkten (Arrow 1963: 961ff.) drängt sich vielmehr die Frage auf, ob sich die Markttheorie wirklich für die Begründung gesundheitspolitischer Entscheidungen eignet. Schließlich handelt es sich bei den »Besonderheiten« um ausgesprochen zentrale Elemente.

Aber vielleicht ist alles ja nur ein Missverständnis, schließlich stellt einer der Urväter des Moral-Hazard-Theorems seinen ersten Ausführungen den wegweisenden Hinweis voran, es gehe keineswegs um Gesundheit, sondern um die Gesundheitsindustrie (Arrow 1963: 941). Wenn Gesundheitspolitik primär andere Aufgaben hat, als die Profite der Medizinindustrie zu mehren, worüber breiter Konsens bestehen sollte, ist es wenig hilfreich, sich von den Vorstellungen des Nutzen maximierenden *homo oeconomicus*, des »moralischen Risikos« und dem Dogma der Eigenverantwortung leiten zu lassen.

# Literatur

Arrow, Kenneth (1968): The Economics of Moral Hazard: Further Comment, in: American Economic Review 58 (3, Part 1), 537-539.

Bleich, Sara/Cutler, David/Adams, Alyce et al. (2007): Impact of insurance and supply of health professionals on coverage of treatment for hypertension in Mexico: population-based study, in: British Medical Journal 335, 875-881 (http://bmj.com/cgi/content/full/335/7625/875).

Bodenheimer, Thomas (2005): High and Rising Health Care Costs. Part 1: Seeking an Explanation, in: Annals of Internal Medicine 142, 847-854 (http://www.annals.org/cgi/reprint/142/10/847.pdf).

Chernew, Michael/Cutler, David; Seliger-Keenan, Patricia (2005): Charity Care, Risk Pooling, and the Decline in Private Health Insurance. Papers and Proceedings of the One Hundred Seventeenth Annual Meeting of the American Economic Association, in: American Economic Review 95, 209-213 (http://www.jstor.org/stable/4132818).

Dahlkamp, Jürgen/Ludwig, Udo/Martens, Heiko et al. (2006): Kollektiv verantwortungslos, in: Der Spiegel 27, 18-35 (http://wissen.spiegel.de/wissen/dokument/dokument.html?id=47441149&top=SPIEGEL).

Evans, Robert/Barer, Morris/Stoddart, Greg (1993): Charging Peter to Pay Paul: Accounting for the Financial Effects of User Charges. University of British Columbia, Calgary (http://www.chspr.ubc.ca//hpru/pdf/hpru93-17D.pdf).

Frenk, Julio/González-Pier, Eduardo/Gómez-Dantés, Octavio et al. (2006): Health System Reform in Mexico 1: Comprehensive reform to improve health system performance in Mexico, in: Lancet 368, 1524-1534.

Frerich, Johannes/Frey, Matzin (1996): Handbuch der Geschichte der Sozialpolitik in Deutschland. Bd. 1, 2. Aufl. München.

Geyman, John (2007): Moral Hazard and Consumer-Driven Health Care: A Fundamentally Flaw Concept, in: International Journal of Health Services 37, 333-351 (http://www.metapress.com/content/j354150mng767340/fulltext.pdf).

Hanisch, Dieter (2009): Vielfalt sichern. Pressetag in Schwerin: »Abbruch – Umbruch – Aufbruch«. Menschen machen Medien 5: (http://mmm.verdi.de/archiv/2009/05/journalismus/vielfalt_sichern).

Hartz, Gustav (1928): Irrwege der deutschen Sozialpolitik und der Weg zur sozialen Freiheit. Berlin; zit. n. Höhn, Werner (1986): Selbstbeteiligung – Nicht nur ein gesundheitsökonomisches, sondern auch ein gesundheitspolitisches Thema, in: Medizin, Mensch, Gesellschaft 11, 23-31.

Holst, Jens (2008): Kostenbeteiligungen für Patienten – Reformansatz ohne Evidenz! Theoretische Betrachtungen und empirische Befunde aus Industrieländern. WZB Discussion Paper SP I 2008-305, Berlin (http://skylla.wz-berlin.de/pdf/2008/i08-305.pdf).

Labelle, Roberta/Stoddart, Greg/Rice, Thomas (1994): A re-examination of the meaning and importance of supplier-induced demand, in: Journal of Health Economics 13, 347-368.

Lohr, Kathleen/Brook, Robert/Kamberg, Caren et al. (1986): Use of medical care in the Rand Health Insurance Esperiment: Diagnosis- and Service-specific Analyses in a Randomised Controlled Trial, in: Medical Care 24 (Suppl. 9), S1-S87 (http://www.rand.org/pubs/reports/2006/R3469.pdf).

Nyman, John (2002): The Theory of Demand for Health Insurance. Stanford.

Nyman, John (2004): Is ›Moral Hazard‹ Inefficient? The Policy Implications Of A New Theory, in Health Affairs 23, 194-199 (http://content.healthaffairs.org/cgi/reprint/23/5/194).

Pauly, Mark (1968): The Economics of Moral Hazard: Comment, in: American Economic Review 58 (3-1), 531-537 (http://links.jstor.org/sici?sici=0002-8282%28196806%2958%3A3%3C531%3ATEOMHC%3E2.0.CO%3B2-A).

Pauly, Mark (1983): More on moral hazard, in: Journal of Health Economics 2, 81-86.

Potosky, Arnold/Breen, Nancy/Graubard, Barry et al. (1998): The Association Between Health Care Coverage and the Use of Cancer Screening Tests: Results from the 1992 National Health Interview Survey, in: Medical Care 36, 257-270 (http://www.jstor.org/stable/3767321).

Reiners, Hartmut (2006): Der Homo oeconomicus im Gesundheitswesen. WZB Discussion Paper SP I 2006-305, Berlin (http://skylla.wz-berlin.de/pdf/2006/i06-305.pdf).

Reiners. Hartmut (2009): Mythen der Gesundheitspolitik. Bern.

Reinhardt, Uwe (1989): Economists in Health Care: Saviors, or Elephants in a Porcelain Shop? Am Econ Rev 79, 337-342 (http://links.jstor.org/sici?sici=0002-8282%28198905%2979%3A2%3C337%3AEIHCSO%3E2.0.CO%3B2-S).

Rice, Thomas (2004): Stichwort: Gesundheitsökonomie. Eine kritische Auseinandersetzung. Bonn.

Sachverständigenrat für die konzertierte Aktion im Gesundheitswesen (2001): Gutachten 2000/2001: Bedarfsgerechtigkeit und Wirtschaftlichkeit. Bd. III: Über-, Unter- und Fehlversorgung. Baden-Baden (http://dip21.bundestag.de/dip21/btd/14/068/1406871.pdf).

Tennstedt, Florian (1976): Sozialgeschichte der Sozialversicherung. In: Blohmke, Maria. Handbuch der Sozialmedizin, Bd. 3, Stuttgart, 385-492.

Ullrich, Carsten (1995): Moral Hazard und gesetzliche Krankenversicherung. Möglichkeiten zu Mehrentnahmen an Gesundheitsleistungen in der Wahrnehmung und Bewertung durch gesetzlich Versicherte, in: Kölner Zeitschrift für Soziologie und Sozialpsychologie 47, 681-705.

Bernard Braun

# Mythos »Jobmotor Gesundheitswesen«!?

## 1. Was sind »Mythen« und welche Funktion haben sie?

Lange Jahre schienen die als »Lohnnebenkosten« kommunizierten Beiträge zu den Sozialversicherungsträgern eine der größten Gefährdungen des »Wirtschaftsstandorts Deutschland« zu sein (ausführlicher bei Reiners 2009: 41ff.). Ein nicht geringer Teil der Gesundheitspolitik der letzten 20–30 Jahre folgte dieser Annahme und versuchte mit einer Fülle von Maßnahmen, die Ausgaben der gesetzlichen Krankenkassen zu dämpfen und zumindest die Beitragsbelastung der Arbeitgeber einzufrieren oder zu senken. Mythen sind also keineswegs Hirngespinste, sondern handfest und praxisrelevant. Seit Jahren heben unterschiedlichste Akteure eine gewisse Doppelgesichtigkeit oder -funktion der Ausgaben im Sozial- und speziell im Gesundheitsbereich hervor. Dies brachten die Titel der Sondergutachten 1996 und 1997 des damaligen Sachverständigenrats für die Konzertierte Aktion im Gesundheitswesen so zum Ausdruck: »Gesundheitswesen in Deutschland. Kostenfaktor und Zukunftsbranche.«Auf den griffigen Begriff des »Jobmotors« gebracht spielt die »Gesundheitswirtschaft« seitdem in zahllosen Memoranden, Forschungsberichten und auf Kongressen eine uneingeschränkt positive, wohlfahrtsfördernde und profitable Rolle. Sofern das alte »Kostenfaktor«-Gesundheitswesen in solchen Szenarien überhaupt noch auftaucht, dann als Reservoir, aus dem u. U. die Finanzierung der neuen Gesundheitswirtschaft verbreitert werden könnte.Nachdem eine Reihe von Studien (Braun et al. 1998; Reiners 2009) u.a. die »Lohnnebenkosten«-Argumentation als Mythos charakterisiert hat, soll im Folgenden untersucht werden, ob dies auch für die Ersatz-Argumentation des »Jobmotors« zutrifft. Dazu lohnt sich zu vergewissern, was Mythen sind bzw. welche Funktion sie in komplexen sozialen oder kulturellen Zusammenhängen haben.Der polnische Sozialphilosoph Leszek Kolakowski hob in seiner Definition des Mythos hervor, er sei »keineswegs gleichbedeutend mit einer falschen Geschichte«, definiere sich aber auch »nicht durch seine historische Genauigkeit« (zit. n. Obendiek 2000). In Anlehnung an Roland Barthes kann man Mythen als Umwandlungen komplexer sozialer oder geschichtlicher Sachverhalte in einfachere scheinbar naturhafte Zustände charakterisieren, bei denen immer »einiges unter den Tisch« fällt (Obendiek 2000). Mythen »bringen Dinge auf den Punkt; Detailprobleme würden ablenken; wir müssen nicht informiert werden über die Schweißausbrüche und Wadenkrämpfe des Sisyphos« (Obendiek 2000). Eine der wichtigsten Funktion der Form vieler Mythen ist es schließlich, »menschliche Erfahrung in einer Form, die allgemein verständlich ist und leicht tradiert werden kann«, zu formulieren und zu verbreiten.Nachdem der »Jobmotor«-Diskurs (diesen Begriff wählen wir solange, bis die Mythosfrage geklärt ist) zumindest das Mythoskriterium der Allgemeinverständlichkeit, Griffigkeit und leichten Kommunizierbarkeit erfüllt, wird die Untersuchung, ob und was auf den Punkt gebracht wird, aber auch »unter den Tisch fällt«, darüber entscheiden, ob es sich hier um einen neuen Mythos im Gesundheitswesen, um die Wirklichkeit oder gar um ein Phantom handelt.

## 2. Euphorie über den »Jobmotor Gesundheitswesen«

Auch die Protagonisten des »Jobmotor«-Diskurses räumen selbstkritisch den »Irrweg« ein, »das Gesundheitssystem immer nur als Treiber von Lohnnebenkosten« gesehen zu haben (Klusen 2009) und eben nicht auch als einen »Jobmotor«. Derselbe Autor, Vorstandsvorsitzender der Techniker Krankenkasse (TKK), erwartet mit dem Hinweis auf die »alternde Gesellschaft« und den »medizinischen Fortschritt« ein »großes Potenzial« für die Beschäftigungsmöglichkeiten und spricht damit einen Dreh- und Angelpunkt der »Job«-Erwartungen an. Ein im Auftrag der TKK erstelltes Gutachten kommt zu folgenden Größenordnungen: »Bis 2020 werden ohnehin 640 000 neue Jobs entstehen. Zusätzlich könnten noch einmal 430 000 neue Jobs entstehen, würde das System nur ein wenig freiheitlicher gestaltet.« (Klusen 2009)

Der erste öffentliche Auftritt des »Netzwerks Deutsche Gesundheitsregionen e.V.«, eines Zusammenschlusses von Bundesländern zur Weiterentwicklung der Gesundheitswirtschaft als Standortfaktor, gipfelte in der folgenden Presseerklärung: »Die Gesundheitswirtschaft gehört zu den stark expandierenden Branchen. Bis zum Jahre 2020 können in Deutschland rund eine Million neue Jobs entstehen, so Privatdozent Dr. Josef Hilbert, Vorsitzender des neuen Vereins. Ein wesentlicher Faktor ist hier die demografische Entwicklung in Deutschland. Die Altersstruktur der Bevölkerung verändert sich und verlangt verstärkt nach alters- und indikationsspezifischen Produktangeboten.« (Netzwerk 2008)[1]

### Wie entwickelte sich die Beschäftigung in der Gesundheitswirtschaft in der Vergangenheit?

Ein erster Blick in amtliche Statistiken scheint die optimistischen Prognosen zu bestätigen:

- Für den Zeitraum 1996 bis 2004 wurde für die Bruttowertschöpfung in der Gesundheitswirtschaft ein durchschnittliches jährliches Wachstum von etwa 4 Prozent

1 Zum Abschluss der Arbeiten an diesem Text propagiert die SPD, eine von vier Millionen Arbeitsplätzen, die sie in ihrem »Deutschland-Plan« als Ziel für das Jahr 2020 anstrebt, im Gesundheitswesen zu schaffen. Wie sie das erreichen will und ob das notwendig ist, bleibt auch bei ihr unerörtert.

ermittelt. In den Jahren 1999 bis 2002 ergab sich sogar ein Jahreswachstum von bis zu 6,4 Prozent. Für sämtliche Wirtschaftsbereiche wurde dagegen ein jährliches Wachstum von lediglich 1,7 Prozent ermittelt, so dass die Gesundheitswirtschaft erheblich überdurchschnittliche Wachstumsraten aufweist.

- Dies gilt mit ersten relevanten Einschränkungen auch für die Entwicklung der Erwerbstätigen in der Gesundheitswirtschaft: »Der Beschäftigungszuwachs in der Gesundheitswirtschaft war von 1996 bis 2004 mehr als viermal so stark wie in allen Wirtschaftsbereichen. Somit sind sowohl das Wachstum der Bruttowertschöpfung als auch die jährlichen Zuwachsraten der Erwerbstätigenzahlen der Gesundheitswirtschaft von 1996 bis 2004 überdurchschnittlich hoch. Sie fallen jedoch für die Beschäftigung aufgrund der schwierigen Arbeitsmarktlage geringer aus als die Zuwachsraten der Bruttowertschöpfung. Im Durchschnitt wurden in den zurückliegenden Jahren Zuwachsraten von rund 2 % und damit halb so große Zuwächse erzielt, wie bei der Wertschöpfung« (Ostwald/Ranscht 2007: 287 f.).

Je näher man an die Wirklichkeit herankommt oder, um im eingangs zitierten Bild zu bleiben, Dinge auf den Tisch packt, die zuvor unter ihn fielen, desto mehr geht der Euphorie die quantitative Substanz verloren:

- Auf der Basis der Gesundheitspersonalrechnung des Statistischen Bundesamtes, die seit 1997 vorliegt, beziffert der SVR Gesundheit in seinem Jahresgutachten 2007 die unmittelbar mit der Versorgung von Patienten beschäftigten Personen im Jahr 2005 auf 2,58 Millionen. Bei einer Umrechnung in Vollzeit-Beschäftigungsverhältnisse handelt es sich um 2 Millionen Beschäftigte. Gegenüber 1997 ist eine Steigerung von 7,8 Prozent festzustellen. Mit fast 700 000 Beschäftigten ist die größte Gruppe unter den Gesundheitsdienstberufen diejenige der Gesundheits- und Krankenpflege, in der 27 Prozent des Gesundheitsdienstpersonals tätig sind.
- Bezogen auf Vollzeitstellen (Vollzeitäquivalente), also nicht »Jobs«, ergab sich aber für diese Gruppe zwischen 1997 und 2005 ein Beschäftigungsrückgang von 1,5 Prozent bei einem unverändert hohen Frauenanteil von 85 Prozent und einer Teilzeitquote im Jahr 2005 von etwa 33 Prozent. Im stationären Pflegebereich ist in diesem Zeitraum bezogen auf Vollzeitstellen sogar ein Rückgang von über 8 Prozent festzustellen (SVR Gesundheit 2007: 48 Tz. 88).[2] Bei den Helfern in der Krankenpflege (einschließlich der Rettungsassistenten) ist eine Erhöhung der Beschäftigung von knapp 8 Prozent festzustellen, und bei den Altenpflegekräften und Altenpflegehilfskräften ergab sich zwischen 1997 und 2005 ein Beschäftigungszuwachs von rund 38 Prozent (Vollzeitäquivalente).[3] Der Anteil von Teilzeitbeschäftigten ist in dieser Gruppe mit etwa 44 Prozent deutlich höher als unter den Beschäftigten

2 Im Unterschied zum Statistischen Bundesamt erfasst der SVR Gesundheit auch die Beschäftigten in der Altenpflege unter den Gesundheitsdienstberufen. Die Daten zur stationären Pflege wurden aus den Grunddaten der Krankenhäuser entwickelt.

3 Es handelt sich dabei um Altenpflegekräfte, die im Gesundheitswesen eingesetzt werden, nicht dagegen um Beschäftigte in Altenwohnheimen und ähnlichen Einrichtungen.

in Gesundheitsdienstberufen insgesamt (SVR Gesundheit 2007: 49 Tz. 90). Bei den Ärzten ergab sich ein Beschäftigungszuwachs von knapp 9 Prozent bei einem deutlich geringeren Teilzeitanteil von etwa 14 Prozent (überwiegend weibliche Beschäftigte) und einem moderaten Anstieg des Frauenanteils von 36 auf 39 Prozent. Bei den medizinischen Fachangestellten ist zwischen 1997 und 2005 bezogen auf Vollzeitäquivalente eine Verringerung um 3,6 Prozent festzustellen. Es sind hier fast ausschließlich Frauen beschäftigt, und der Anteil der Teilzeitbeschäftigten lag 2005 bei etwa einem Drittel. Einen ganz erheblichen Zuwachs weist die Berufsgruppe der Physiotherapeuten mit etwa 58 Prozent aus.

- Es ergibt sich daher für die Entwicklung der Beschäftigung im Gesundheitswesen auf nationaler Ebene ein sehr differenziertes Ergebnis. Bezogen auf die Gesamtzahl der Beschäftigten ist zwischen 1997 und 2005 ein erheblicher Anstieg bei der Beschäftigung festzustellen, der sich aber vorwiegend auf Teilzeitbeschäftigungsverhältnisse und die Altenpflege bezieht. Bei den Gesundheits- und Krankenpflegekräften, die mit 15 Prozent Anteil an allen Beschäftigten im Gesundheitswesen von besonderer Bedeutung sind, ist dagegen bezogen auf Vollzeitäquivalente ein Beschäftigungsrückgang um 1,5 Prozent in diesem Zeitraum festzustellen. Die Entwicklung des Arbeitsmarktes in der Gesundheitswirtschaft scheint daher im Wesentlichen durch die Ausdehnung der Teilzeitarbeit bei unverändert hohem Frauenanteil geprägt zu sein.
- Aus der Gesundheitspersonalrechnung für 1997 bis 2007 ergibt sich für sämtliche Einrichtungen keineswegs die auf allen Gesundheitswirtschaftskongressen im- und explizite Expansion, sondern eine verbreitete Stagnation der Beschäftigung.[4] Für die ambulanten Einrichtungen, in denen 2007 knapp 43 Prozent aller Beschäftigten tätig waren, ergibt sich für diesen Zeitraum insgesamt ein Beschäftigungsrückgang von 3 Prozent (Tabelle 4 in Braun/Larisch 2009: 38). Bei den Arzt- und Zahnarztpraxen verminderte sich die Beschäftigung um ca. 11 Prozent, im Gesundheitshandwerk und -einzelhandel sogar um 20 Prozent. In den Praxen sonstiger medizinischer Berufe erhöhte sich dagegen die Beschäftigung in diesem Zeitraum um 28 Prozent und in der ambulanten Pflege um 34 Prozent. Bei den stationären und teilstationären Einrichtungen, in denen 2007 knapp 40 Prozent aller Beschäftigten tätig waren, erhöhte sich die Beschäftigung zwischen 1997 und 2007 um 5 Prozent. In der stationären/teilstationären Pflege wird ein Anstieg um 45 Prozent ausgewiesen, während für die Krankenhäuser ein Rückgang von 8 Prozent zu verzeichnen ist (Braun/Larisch 2009: 38).

Wegen zahlreicher Erfassungs- und Zuordnungsprobleme von Betrieben und der dort Beschäftigten zur Gesundheitswirtschaft, fehlen in den bisher zitierten Rechnungen aber u.a. Angaben über Fitness- und Wellnessangebote, die in den Augen der zitierten »Jobmotor«-Optimisten wahrscheinlich voll zur Gesundheitswirtschaft gezählt werden

4 Vgl. dazu auch Dahlbeck/Hilbert 2008.

können. Auch wenn die Zuordnung erfolgen könnte, also mit Sicherheit mehr Wertschöpfung und Beschäftigung in ihr existierten, dürfte auch dort nicht jeder »Job« eine Vollzeittätigkeit sein und das gesamte Arbeitsvolumen nicht mit der Anzahl der Beschäftigten gleichgesetzt werden dürfen. Hinzu kommt das Problem, in welchem Umfang es dabei um Angebote geht, die überhaupt etwas mit Gesundheit zu tun haben.[5]

## 3. Wie sehen die Prognosen aus?

Wenn der »Jobmotor«-Effekt in der Vergangenheit nicht so nachweisbar ist, wie er prognostiziert wurde oder behauptet wird, könnte er möglicherweise »vor der Tür stehen«, d.h. für die nähere und fernere Zukunft gesichert zu erwarten sein.

Abgesehen von den generellen Problemen von Prognosen für die nächsten 10 bis 40 Jahre und der bisher für die gesamte Bundesrepublik fehlenden gesundheitsökonomischen Gesamtrechnung für die Wertschöpfung auf Basis der volkswirtschaftlichen Gesamtrechnung (ausführlicher Braun/Larisch 2009: 21ff), halten sich realistische Prognosen auch hier eher zurück:

- Auf der Basis eines Datensatzes der Prognos AG wird für den Zeitraum bis 2020 eine gegenüber allen Wirtschaftsbereichen leicht unterdurchschnittliche Entwicklung der Bruttowertschöpfung der Gesundheitswirtschaft angenommen. »Das Gesundheitswesen weist mit einem Bruttowertschöpfungsanteil von 76,5 Prozent an der Gesundheitswirtschaft und einem Anstieg der Bruttowertschöpfung um 29 Prozent bis zum Jahr 2020 ein solides Wachstum auf. Jedoch sollte bei einem durchschnittlichen Wachstum von unter 2 Prozent pro Jahr der Begriff des Wachstumsmotors vorsichtig verwendet werden« (Ostwald/Ranscht 2007: 288).
- Für alle Erwerbstätigen wird von einem jährlich durchschnittlichen Anstieg von etwa 0,5 Prozent für den Zeitraum von 2004 bis 2020 ausgegangen. Ein etwas höherer jährlich durchschnittlicher Anstieg wird für das Gesundheitswesen angenommen, da es sich hier um einen personalintensiven Bereich handelt, in dem die Arbeitsproduktivität nicht beliebig gesteigert werden kann. Zudem lässt ceteris paribus die demographische Entwicklung die Anzahl pflegebedürftiger Menschen stark zunehmen, woraus sich ein steigender Bedarf in der ambulanten, teilstationären und stationären Pflege ergibt. In den übrigen Bereichen der Gesundheitswirtschaft wird es dagegen zu Reduzierungen bei den Beschäftigten kommen. Obwohl für sämtliche Wirtschaftsbereiche bis 2020 nur von einer geringfügigen jährlichen durchschnittlichen Zuwachsrate bei der Beschäftigung von 0,1 Prozent ausgegangen wird hingegen die Gesundheitswirtschaft deutlich höhere Zuwachsraten erwarten lässt, sollte auf diesem niedrigen Niveau nicht unbedingt von einem »Beschäftigungsmotor« gesprochen

5 In einigen Darstellungen der Gesundheitswirtschaft tauchen z.B. auch Beschäftigte in der Tabakwarenproduktion oder der fischverarbeitenden Industrie auf.

werden (Ostwald Ranscht 2007: 289). Dies würde noch dadurch verstärkt, wenn der im »Jobmotor«-Diskurs auch wichtige medizinisch-technische Fortschritt wirklich in voller Intensität eintritt, d.h. die Arbeitsproduktivität wesentlich steigen sollte und die Anzahl der Beschäftigten umgekehrt wahrscheinlich stagnieren oder sogar sinken würde.

– Selbst für die in der Vergangenheit boomenden Gesundheitsbereiche wie die ambulante und stationäre Pflege zeigen wiederum andere Annahmen und Prognosen eine weniger euphorische Zukunft an: Zwar laufen alle Prognosen darauf hinaus, dass die Zahl der Pflegebedürftigen mittel- und langfristig weiter steigen wird, trotz aller Bemühungen um Prävention und Gesundheitsförderung. Das »Deutsche Institut für Wirtschaftsforschung (DIW)« geht beispielsweise in einer eher moderaten Variante davon aus, dass die Zahl der Leistungsempfänger von 1,93 Millionen im Jahr 1999 auf 2,94 Millionen im Jahr 2020 steigen wird – also um 52 Prozent! Nimmt man stark vereinfacht an, dass die Zunahme der Anzahl von Beschäftigungsverhältnissen in etwa der Zunahme der Anzahl der Pflegebedürftigen folgt, sind bereits knapp drei Viertel des Zuwachses vorbei, da die Anzahl der Pflegebeschäftigten seit 1997 bereits um 38 Prozent angestiegen ist.

Eine differenzierte Betrachtung der Entwicklung in der Gesundheitswirtschaft in den Zeiträumen 1996 bis 2004 und 2004 bis 2020 nach Wirtschaftszweigen, der Bruttowertschöpfung und den Erwerbstätigenzahlen lassen undifferenzierte Aussagen zum »Wachstumsmarkt Gesundheit« (Oberender/Zehrt 2006) oder zu einer auf unabsehbare Zeit steigenden Nachfrage nach gesundheitsbezogenen Produkten und Dienstleistungen (Hilbert 2008: 10) als wenig begründet erscheinen – ganz unabhängig davon, ob man Wachstum hier wirklich per se und uneingeschränkt positiv bewertet (siehe zu einer zurückhaltenderen Sicht Braun/Larisch 2009: 40ff.).

Insbesondere ist darauf hinzuweisen, dass nach den vorliegenden Prognosen das Gesundheitswesen im engeren Sinne als der Kern der Gesundheitswirtschaft unter der Annahme konstanter institutioneller Rahmenbedingungen wegen der angenommenen wachsenden Nachfrage nach Pflegedienstleistungen von besonderer Bedeutung für die künftige Entwicklung der Gesundheitswirtschaft sein wird. Die Darmstädter Ökonomen Ostwald und Ranscht kommen dabei aber zu etwas anderen, euphoriearmen Schlussfolgerungen: »Die durchgeführten Berechnungen zeigen, dass die Annahme, die Alterung der Bevölkerung, der medizinisch-technische Fortschritt und eine gesteigerte Nachfrage nach Produkten und Dienstleistungen zur Erhöhung der Lebensqualität, machen die Gesundheitswirtschaft *automatisch* (Hervorhebung durch den Verfasser) zu einem Wachstums- und Beschäftigungsmotor, nicht richtig ist. Vielmehr lässt sich aus den Berechnungen schließen, dass Wirtschafts- und insbesondere Gesundheitspolitik gefordert sind, die institutionellen Rahmenbedingungen so zu gestalten, dass ein Branchenwachstum ermöglicht wird. Bis heute wird die ›Gesundheitswirtschaft‹ in der Politik noch nicht wahrgenommen. Das Gesundheitswesen wird immer noch als Kostenfaktor gesehen, den es zum Wohle der Arbeitskosten zu senken gilt« (Ostwald/Ranscht 2007: 290).

## 4. Was fällt im »Jobmotor«-Diskurs unter den Tisch oder was treibt ihn an?

Eine zentrale Bedingung für die Euphorie über den »Jobmotor Gesundheitswesen« ist das unangefochtene und nicht hinterfragte Nebeneinander von zwei schon jeweils allein heroischen Annahmen bzw. Vereinfachungen: Einerseits muss es dazu genügend neue Bedarfe und (zahlungskräftige) Nachfrage geben und zusätzlich darf das Volumen der alten Angebote von gesundheitsbezogenen Dienstleistungen und Produkten und die Nachfrage nach ihnen weder aus Kosten- noch aus Qualitätsgründen abnehmen.

Beide Annahmen erweisen sich freilich im Lichte gesundheitswissenschaftlicher Erkenntnisse als heroisch oder fragwürdig.

### 4.1 Super-Kraftstoff für den »Jobmotor«!? Die Beispiele »demographische Entwicklung« und »medical wellness«

Wie brüchig die epidemiologische Basis für einen weiter ungebremst und scheinbar unbremsbar steigenden Bedarf an alters- oder alterungsbedingten Leistungsangeboten ist und damit die darauf basierenden Wertschöpfungs- und Beschäftigungsprognosen sind, zeigte jüngst ein vom Robert-Koch-Institut (RKI), Deutschen Zentrum für Altersfragen (DZA) und Statistischem Bundesamt (StatBA) herausgegebener Bericht über »Gesundheit im Alter«. Dort heißt es u.a.: »Die Ergebnisse verdeutlichen, dass die Verschlechterung der subjektiven Gesundheit keiner altersinhärenten Gesetzmäßigkeit folgt. Vielmehr tragen vielfältige individuelle und gesellschaftliche Bedingungen dazu bei, ob und in welchem Ausmaß sich die subjektive Gesundheit mit steigendem Alter verschlechtert.« Und: »... in Deutschland ... deuten die vorliegenden Ergebnisse auf eine Zunahme der Lebenserwartung in Gesundheit hin.« (Robert-Koch-Institut et al. 2009)

Im jahrzehntelangen theoretisch wie praktisch folgenreichen Ringen zwischen Medikalisierungs- und Kompressionsthese beziehen die RKI/DZA/StBA-AutorInnen eine klare Position: »Im Kohortenvergleich haben sich der Anteil und das Ausmaß der gesundheitlich beeinträchtigten Lebenszeit bei Männern und Frauen insbesondere für starke gesundheitliche Beeinträchtigungen verringert. Damit deutet sich insgesamt eine Entwicklung in Richtung der Kompressionsthese an.«

Und zu den Kosten der Krankheitsversorgung älterer Menschen heißt es: »Obwohl ein beträchtlicher Teil der Krankheitskosten bei älteren Menschen entsteht, kann das Alter per se nicht dafür verantwortlich gemacht werden: Weitere, teils altersabhängige, teils altersunabhängige Faktoren müssen bei der Interpretation der Daten berücksichtigt werden.«

Gegen die Naturhaftigkeit der »Jobmotor«-Annahmen gewandt, kommt die Studie dann auch zum Schluss: »Das Alter an sich muss keine größere gesundheitliche Belastung und Pflegebedürftigkeit bedeuten«.

(Selbst-)kritisches findet sich aber zu den Bedarfen und Wirkungen neuer gesundheitswirtschaftlicher Angebote auch in den Reihen der Protagonisten der Gesundheitswirtschaftsdebatte.

So räumt Sandra Dörpinghaus, Wissenschaftlerin am Institut für Arbeit und Technik (IAT) der Fachhochschule Gelsenkirchen, in einer sonst eher optimistischen Analyse des Sektors »medical wellness« in der Gesundheitswirtschaft gegen Ende ihrer Darlegungen ein: »›Gerade im Wellnessbereich besteht bislang noch ein Defizit an gesicherten Forschungsergebnissen‹ (vgl. Barth/Werner 2005: 183). Vorliegende Studien, zumeist zu den Umsatzzahlen der Branche, stammen vorwiegend von Unternehmensberatungen, welche die Gesundheitswirtschaft ... als neues Geschäftsfeld erschließen möchten. Diese Dominanz der Studien aus dem wirtschaftlichen Bereich ist jedoch auch kritisch zu betrachten. Es fehlt bislang an wissenschaftlicher Grundlagenarbeit zum Thema Medical Wellness, zu einer einheitlichen Definition, zur Evaluation der Angebote hinsichtlich Qualität, Kosten und Nutzen sowie zur Überprüfbarkeit der Gesamtidee von Medical Wellness als gesundheitsförderlicher Lebensstil.«

Als ob es nicht genügend Erfahrungen gäbe, dass man sich mit der Unwirksamkeit von Leistungen nicht früh und radikal genug auseinandersetzen muss, wenn man sie nicht behalten will, kommt sie dann aber zu folgendem Schluss: »Zwar kann die finale Wirksamkeit der einzelnen Medical Wellness Angebote nicht genau beurteilt werden, dennoch können wissenschaftliche Evaluationen dazu beitragen, die grundlegende Legitimation (also genau nicht die ergebnisoffene Überprüfung der Wirksamkeit – Anmerkung des Verfassers) für Medical Wellness zu schaffen«. (Dörpinghaus 2009: 12)

Aber nicht nur die Wirksamkeit sieht Dörpinghaus (noch) nicht, sondern auch die für »die Reifung des Medical Wellness Marktes« verfügbare »professionelle Arbeit«, also qualifizierte und kompetente Beschäftigte: »Einheitliche Wege der Aus- und Weiterbildung gibt es bislang aber nicht. Vielmehr besteht ein Nebeneinander unterschiedlichster Berufsgruppen mit verschiedenen Qualifikationen; diese Spanne reicht von traditionellen Berufen mit geregelten Ausbildungswegen ... bis hin zu Absolventen neuartiger Weiterbildungskurse ..., sowie im Bereich der privaten Weiterbildungsanbieter von Lehrgängen zum Wellnesstrainer oder Wellnesstherapeut. Statt einer zukunftsträchtigen Professionalisierung und Qualitätssicherung finden sich auf dem Weiterbildungsmarkt ungenaue Kurstitel, ungeregelte Berufsbilder und fehlende Standards der Abschlüsse«. (Dörpinghaus 2009: 11)

Hier fällt nicht nur einiges an wichtigen Bedingungen für ein reibungsloses Funktionieren des »Jobmotors« unter den Tisch, sondern ist auch gleich der Tisch verschwunden.

## 4.2 Wie wirkungsvoll ist der alte Kraftstoff des »Jobmotors«?

Die seit einigen Jahren im Rahmen von »evidence based medicine (EBM)« erfolgende Beschäftigung mit Wirksamkeit, Nutzen oder Ergebnisqualität der traditionellen medizinischen Versorgungsleistungen weist auf einen qualitativ unbestrittenen und höchstens quantitativ variierenden Berg von gesundheitlich nicht notwendigen Leistungen hin.

Bereits in den 1990er Jahren wiesen Field und Lohr, zwei EBM-Forscher aus den USA, auf die unzureichende wissenschaftliche Fundierung von Versorgungskonzepten hin. Nur etwa 4 Prozent der medizinischen Dienstleistungen waren nach Forschung und Expertenurteil sehr gut gesichert, für 50 Prozent fehlt ein Nachweis wissenschaftlicher Evidenz und der Rest bewegte sich in einem schwammigen Feld von Wirksamkeit und Qualität (Field/Lohr 1995).

Das jährlich erscheinende, von einer Autorengruppe des »British Medical Journal (BMJ)« herausgegebene, »Clinical Evidence Handbook« stellte die Erkenntnislage über nützliche medizinische Prozeduren Ende 2008 so dar: Für 12 Prozent gab es einen eindeutigen Nachweis der Nützlichkeit, 22 Prozent waren wahrscheinlich nützlich, 8 Prozent stellten eine Mischung aus nützlichen und schädlichen Effekten dar, für 5 Prozent war der Nutzen unwahrscheinlich, 3 Prozent waren eindeutig unwirksam oder schädigend und über die Wirksamkeit von 49 Prozent der Leistungen gab es kein Wissen. (BMJ 2008)

Bereits im Jahr 2000 hatte die »Zentrale Ethikkommission« der deutschen Ärzteschaft in einem Beitrag zur Rationierungsdebatte festgestellt: »Rationierung ist gegeben, wenn aus medizinischer Sicht notwendige oder zweckmäßige medizinische Maßnahmen aus finanziellen Gründen offen oder verborgen vorenthalten werden. Relativ wenige Leistungen der Medizin sind jedoch in einem strengen Sinne notwendig.« (Zentrale Kommission 2000) Diese kühne Behauptung wurde weder empirisch unterfüttert, noch hatte sie praktische Folgen.

Für viele Krankheiten wurde mittlerweile nachgewiesen, dass sie Ergebnis eines »disease mongering« genannten Bedarfsweckungs- und Nachfrageschaffungsverfahrens sind (siehe u.a. PloS Medicine 2006). Für die schmerztherapeutischen Verfahren hat Dörner dies bereits vor Jahren so dargestellt: »Mit zunehmender Wirksamkeit schmerztherapeutischer Verfahren wird die Zahl der Schmerzkranken nicht etwa kleiner, sondern größer ... Der Wettbewerb zwingt zur Erschließung neuer Märkte. Das Ziel muss die Umwandlung aller Gesunden in Kranke sein.« (Dörner 2002)

Dass ein scheinbar naturhaft wachsender Bedarf an Gesundheitsversorgung keineswegs erst auf den Podien und in den Wandelgängen von Gesundheitswirtschaftskongressen entdeckt wurde, zeigt die Schlussbilanz in Porters medizinhistorischen Standardwerk »Die Kunst des Heilens«. Nach über 700 Seiten Gang durch die Medizingeschichte merkt Porter zum Problem des scheinbar unbegrenzten Bedarfs an: »Es ist Teil eines Systems, in dem ein wachsendes medizinisches Establishment angesichts einer immer gesünderen Bevölkerung dazu getrieben wird, normale Ereignisse wie die Menopause zu medikalisieren, Risiken zu Krankheiten zu machen und einfache Beschwerden mit ausgefallenen Prozeduren zu behandeln. Ärzte und ›Konsumenten‹ erliegen zunehmend der Vorstellung, dass jeder irgendetwas hat, dass jeder und alles behandelt werden kann.« (Porter 2000: 717)

# 5. Schlussfolgerungen

Wer meint, mit der Entdeckung des Gesundheitswesens als »Jobmotor« oder gar als Triebkraft des nächsten großen Zyklus der ökonomischen und gesellschaftlichen Entwicklung das »Elend« des Mythos »Lohnnebenkosten« hinter sich lassen zu können, täuscht sich. Die Vorzüge des »Jobmotor«-Diskurses beruhen vor allem auf einer Fülle von halbrichtigen Indikatoren und dem »Unter-den-Tisch-Fallenlassen« wichtiger qualitativer und quantitativer Aspekte der Gesundheitswirtschaft. Der »Jobmotor« Gesundheitswirtschaft erweist sich also als Mythos in Reinform. Sein Unterschied zu den Mythenklassikern und damit auch seine ausgesprochene Attraktivität ist sein positiver Ansatz, mit dem er sich gegen Kritik zu immunisieren versucht: Wer kann in Zeiten von Arbeitslosigkeit schon gegen die Schaffung und Existenz von »Gesundheitsarbeitsplätzen« sein?

Um nicht missverstanden zu werden: Die Kritik der wesentlichen Annahmen, Erwartungen und Ziele des »Jobmotor-/Gesundheitswirtschaft-Mythos« richtet sich nicht gegen die bedarfsbasierte Schaffung weiterer Arbeitsplätze für ausgewählte Berufsgruppen im Gesundheitswesen, die Entwicklung neuer Berufsbilder und Arbeitsstellen im alten Gesundheitswesen und an seiner Peripherie oder auch nicht gegen verantwortliches gewinnorientiertes wirtschaftliches Handeln mit Gesundheitsdienstleistungen und -produkten. Sie richtet sich vielmehr gegen die verbreitet verwendeten Mittel einer mit subtilen Ängsten arbeitenden Bedarfsweckung und Nachfragesteuerung, der Renaissance einer ausschließlich anbieter- oder angebotsinduzierten Nachfrage und das Nebeneinander von qualitativ fragwürdigen »alten« Angeboten ohne Wirksamkeitsevidenz und »neuen« Leistungen, für deren Nutzen oder Schadensfreiheit noch nicht einmal der Versuch gemacht wird, Evidenz zu gewinnen.

Ein nicht unbedeutender unerwünschter Effekt der Gesundheitswirtschafts-Debatten ist die Überlegung, einen Teil der Angebote in der weiteren Gesundheitswirtschaft auch durch Mittel zu finanzieren, die dadurch zur Verfügung stehen, dass bestimmte Versicherte auf Teile des GKV-Leistungspakets verzichten dürfen und dadurch zunächst auch einen niedrigeren GKV-Beitrag zahlen. Jeder derartige Abzug von Mitteln aus der GKV für die individuelle Nachfrage nach Leistungen der weiteren Gesundheitswirtschaftverringert aber den finanziellen Spielraum für eine solidarische Gesundheitsversorgung und verschlechtert oder erschwert die Versorgungsbedingungen derjenigen Versicherten, die sich »nur« die GKV-Leistungen leisten können und wollen, erheblich. Egal, ob dies zum Leistungsabbau für die GKV-Mitglieder führt, die vorrangig auf die GKV-Versorgung angewiesen sind oder die Finanzierungslücken durch Beitragserhöhungen oder Steuermittel geschlossen werden, hat diese Vorstellung die Gesundheitswirtschaft anzukurbeln unterm Strich mehr gesellschaftliche Wohlfahrtsnachteile als -vorteile.

# Literatur

BMJ (British Medical Journal) (Ed.) (2008): Clinical Evidence Handbook. Dezember 2008.

Braun, Bernard/Kühn, Hagen/Reiners, Hartmut (1998): Das Märchen von der Kostenexplosion. Frankfurt a.M.

Braun, Bernard/Larisch, Joachim (2009): Gesundheitswirtschaft und Beschäftigung in Bremen. Übersicht im Auftrag der Arbeitnehmerkammer Bremen. Bremen.

Dahlbeck, Elke/Hilbert, Josef (2008): Beschäftigungstrends in der Gesundheitswirtschaft im regionalen Vergleich. Gelsenkirchen.

Dörner, Klaus (2002): Die allmähliche Umwandlung aller Gesunden in Kranke, in: Frankfurter Rundschau 26.10. 2002) (letzter Zugriff 2.8. 2009: http://www.bvvp.de/artikel/fr-doerner261002.htm).

Dörpinghaus, Sandra (2009): Medical Wellness – Zukunftsmarkt mit Hindernissen (Institut für Arbeit und Technik, Forschung Aktuell, Ausgabe 6/2009). Gelsenkirchen.

Field, Marilyn/Lohr, Kathleen (1995): Health services research: an expanding field of inquiry, in: Evaluation of Clinical Practice 1(1), 61-65.

Klusen, Norbert (2009): Interview im Weserkurier vom 17. Juli 2009.

Netzwerk Deutsche Gesundheitsregionen e.V. (2008): Pressemitteilung anlässlich der Pressekonferenz vom 14.02.2008 in Berlin zur Gründung (letzter Zugriff 2.8.2009: http://www.deutsche-gesundheitsregionen.de/fileadmin/ndgr/Presseinformation_080214.pdf).

Obendiek, Edzard (2000): Was der Mythos verschweigt (letzter Abruf 7.1.2009: http://www.diss-duisburg.de/DJ_00_6/Beitraege/Obendiek_Mythos.htm).

Oberender, Peter/Zerth, Jürgen (2006): Wachstumsmarkt Gesundheit, in: Der Urologe 8, 922-927.

Ostwald, Dennis/Ranscht, Anja (2007): Der Wertschöpfungsansatz. Eine kritische Betrachtung der deutschen Gesundheitswirtschaft, in: Sozialer Fortschritt 11, 284-291.

PloS Medicine (2006): A Collection of articles on disease mongering. Vol. 3. Issue 4, April 2007. (letzter Zugriff 3.8.2009: http://collections.plos.org/plosmedicine/diseasemongering-2006.php).

Porter, Roy (2000): Die Kunst des Heilens. Eine medizinische Geschichte der Menschheit von der Antike bis heute. Heidelberg.

Robert-Koch-Institut/Deutsches Zentrum für Altersfragen/Statistisches Bundesamt (Hrsg) (2009): Gesundheit und Krankheit im Alter (letzter Zugriff 2.8.2009: http://www.rki.de/cln_100/DE/Content/GBE/Gesundheitsberichterstattung/GBEDownloadsB/alter__und__gesundh,templateId%3Draw,property%3DpublicationFile.pdf/alter_und_gesundh.pdf).

SVR Gesundheit (2007): Gutachten 2007 – Kooperation und Verantwortung. Deutscher Bundestag, Drucksache 16/6339. Berlin.

Zentrale Kommission zur Wahrung ethischer Grundsätze in der Medizin und ihren Grenzgebieten (Zentrale Ethikkommission) (Hrsg.) (2000): Prioritäten in der medizinischen Versorgung im System der Gesetzlichen Krankenversicherung (GKV): Müssen und können wir uns entscheiden?, in: Deutsches Ärzteblatt 97(15), A-1017 / B-865 / C-813.

Daniel Rühmkorf

# Die hausärztliche Versorgung als Spielball der Politik

## 1. Einleitung

Die hausärztliche Versorgung ist in den meisten Ländern Europas das Grundgerüst der medizinischen Versorgung der Bevölkerung. Anders als in Deutschland ist bei Gesundheitsstörungen ein Allgemeinarzt erster Ansprechpartner. Er soll aufgrund seiner langjährigen Beziehung zum Patienten die Symptome vor seinem soziopsychologischen Hintergrund bewerten, private wie berufliche Probleme erfragen und so umfassende Hilfe anbieten. Bei entsprechenden Krankheitsbildern überweist der Hausarzt an einem Facharzt oder in ein Krankenhaus.

Im Gesetz zur Modernisierung der Gesetzlichen Krankenversicherung (GMG) wurde festgeschrieben, dass ab dem 1. Januar 2004 Krankenkassen Verträge zur Sicherstellung der hausarztzentrierten Versorgung mit einzelnen zugelassenen Hausärzten oder zugelassenen medizinischen Versorgungszentren zu schließen haben. Ein Anspruch der Leistungsanbieter auf Vertragsabschluss bestand jedoch nicht. Möglicher Vertragspartner dieser Verträge konnte damit jedoch unter anderem die Kassenärztlichen Vereinigung (KV) sein. Der Ansatz des GMG war, dass es sich bei der Sicherstellung der hausarztzentrierten Versorgung um in Gesamtverträgen niederzulegende Inhalte handelt (Walter 2009: 307). Damit wurden in dieser durch das GMG geschaffenen Norm kollektivvertragliche Elemente zwischen Kassenverbänden und Kassenärztlicher Vereinigung und selektivvertragliche Regelungen kaum realisierbar vermengt (Klückmann 2009: Rdnr. 6).

Die durch das GKV-Wettbewerbsstärkungsgesetz (GKV-WSG) 2007 neu gefasste Vorschrift verschärfte die bisherigen Vorgaben. Die Förderung von Selektivverträgen wurde festgeschrieben, in dem nunmehr Krankenkassen und Leistungserbringer losgelöst von Verbandszwängen die flächendeckende hausarztzentrierte Versorgung sicherstellen konnten. Allerdings konnten in dieser Fassung des § 73b SGB die Kassenärztlichen Vereinigungen in Konkurrenz zu den Hausärzteverbänden weiterhin Vertragspartner sein (Klückmann 2009: Rdnr. 3). Ein Anspruch auf Vertragsabschluss bestand weiterhin nicht.

Mit dem wenig später verabschiedeten Gesetz zur Weiterentwicklung der Organisationsstrukturen in der GKV (GKV-OrgWG) wurde die Vorrangstellung der Hausärzteverbände bei der flächendeckenden Sicherstellung der hausärztlichen Versorgung festgeschrieben. Der neue gefasste § 73b SGB V sah vor, dass bis Ende Juni 2009 alle Kassenverträge mit »Gemeinschaften der Hausärzte« abschließen müssen. Da der Gesetzgeber mit der Umsetzungsgeschwindigkeit und der Anzahl der angestrebten Verträge nicht einverstanden war, wurde im GKV-OrgWG festgelegt, dass bis zum 30.06.2009 ein Umsetzungszwang bestehe. Dieses Vorgehen läuft de facto auf ein Monopol für den Hausärzteverband hinaus. Welche Auswirkungen dieser Bestimmung auf die vertragsärztliche Versorgung haben kann, soll dieser Beitrag aufzeigen.

## 2. Strukturmerkmale der hausarztzentrierten Versorgung

Die Bestimmungen zur hausärztlichen Versorgung besagen, dass jede Krankenkasse ihren Versicherten Tarife zu einer besonderen hausärztlichen Versorgung (hausarztzentrierte Versorgung) anbieten muss. Die Teilnahme der Versicherten ist freiwillig. Vertragsteilnehmer erklären sich bereit, nur den gewählten Hausarzt und ambulante fachärztliche Versorgung nur nach Überweisung durch den Hausarzt in Anspruch zu nehmen. Die Krankenkassen dürfen nur Verträge abschließen, die flächendeckend die hausärztliche Versorgung gewähren.

Als Vertragspartner kommen zunächst vorrangig »Gemeinschaften« in Betracht, soweit sie mindestens die Hälfte der an der hausärztlichen Versorgung teilnehmenden Allgemeinärzte des Bezirks der Kassenärztlichen Vereinigung vertreten (§ 73b Abs. 4 S. 1 SGB V). Finden die Krankenkassen keinen Vertragspartner, der die erforderliche Mandatierung von 50 Prozent nachweisen kann, können auch Verträge mit hausärztlichen Leistungserbringern, Gemeinschaften hausärztlicher Leistungserbringer und Managementgesellschaften abgeschlossen werden (§ 73b Abs. 4 i.v.m. Abs. 3 Nr. 1-3 SGB V). Die Kassenärztlichen Vereinigungen sind derzeitig nur dann berechtigt, Verträge abzuschließen, wenn sie dafür von Gemeinschaften hausärztlicher Leistungserbringer ermächtigt worden und keine Verträge nach Abs. 1 zustanden gekommen sind (§ 73b Abs. 4 i.v.m. Abs. 3 Nr. 4 SGB V).

Um eine schnelle und flächendeckende Versorgung zu gewährleisten, wurde das Vertragsmonopol der Allgemeinärzte mit Umsetzungszwang bis zum 30.06.2009 festgelegt. Die Kassen sind damit zum Abschluss mit den Hausarztverbänden gezwungen. Eine Ausnahme von dieser Regelung ist nur möglich, wenn keine hausärztliche Gemeinschaft den notwendigen Anteil von über 50 Prozent der Allgemeinärzte eines KV-Bezirks vertritt. Zur zusätzlichen Stärkung der Verhandlungsposition der Hausarztgemeinschaften können Gemeinschaften, also die Hausärzteverbände, bei Nichteinigung die Einleitung eines Schiedsverfahrens beantragen. Dieses legt dann verbindlich die Vertragsbedingungen und auch die Höhe der Honorare fest (Walter 2009: 308).

Teilnehmende Ärzte müssen sich verpflichten, ein verbessertes Angebot für die Versicherten vorzuhalten: Abendsprechstunden, Terminsprechstunden und Informationen zu Präventions- und Rehabilitationsmöglichkeiten werden vom Gesundheitsministerium als Beispiel genannt. Darüber hinaus müssen alle teilnehmenden Ärzte an allen bisher vorhandenen Chronikerprogrammen (DMPs) teilnehmen, ihre Praxen mit online-fähigen Informationstechnologien ausstatten und Vorgaben zur rationalen Arzneimitteltherapie akzeptieren. Dafür erhalten die teilnehmenden Leistungserbringer ihr Honorar außerhalb der Gesamtvergütung.

Es besteht die Befürchtung, dass es durch die neuen Verträge zu einer Einschränkung des Sicherstellungsauftrages um den Anteil ausgegliederter hausärztlicher Versorgung kommen kann. Betroffen könnten auch Notdienste sein, für deren Ausführung neue Partner gebraucht werden. In Betracht käme z.B. eine kostenpflichtige Beauftragung der KV durch die Kassen (Klückmann 2009: Rdnr. 15). Gleichzeitig müssen die KVen aber in der Lage sein, die Notdienste mit dafür geeigneten Ärztinnen und Ärzten auszustatten. Einige Facharztgruppen sehen sich dazu außerstande.

Mit dieser Gesetzeslage werden innerhalb der Ärzteschaft Hausarztinternisten und Praktische Ärzte von der hausarztzentrierten Versorgung ausgegrenzt. Obwohl sie hausärztlich tätig sind, sind sie für den Abschluss der Verträge ohne Belang. Nur Allgemeinärzte und ihre Gemeinschaften sind damit vertragsrelevant. Dies hat bereits in den Anhörungen des Gesundheitsausschusses des Deutschen Bundestages für Unmut gesorgt.

Das BMG argumentiert, dass eine solche Form der Diskriminierung auch mit Art. 3 GG vereinbar sei, wenn ein legitimer Zweck vom Gesetzgeber verfolgt wird und das hierfür eingesetzte Mittel geeignet und erforderlich ist. Den Zweck, nämlich die Verbesserung der Versorgung durch ein flächendeckendes Angebot an hausarztzentrierten Versorgung bis zum 30.06.3009, hält es für ebenso legitim wie das Mittel, den Umstieg von Kollektiv- zu Selektivverträgen in der hausärztlichen Versorgung, für geeignet und erforderlich. Demgegenüber macht die KBV ordnungspolitisch geltend, dass mit diesem Vertragsmonopol die einzelnen KVen nicht mehr in der Lage sind, den Sicherstellungsauftrag zu gewährleisten. Aber dieses Argument ist fragwürdig, weil der Sicherstellungsauftrag auf die Kasse (s. o.) übergeht. Ob die Kassen mit dieser Aufgabe zurechtkommen werden, wird von den Vertretern der Ärzteschaft bezweifelt.

Die Politik erwartete sich von den Hausarztverträgen Einsparungen: Weniger Doppeluntersuchungen, gezielte Überweisungen zum Facharzt und die Lotsenfunktion des Hausarztes sollen darüber hinaus zu einer besseren medizinischen Versorgung beitragen. Teilnehmende Ärzte verpflichten sich zur regelmäßigen Weiterbildung, der Teilnahme an Qualitätszirkeln und einer besseren und abgestimmten Medikamentengabe. Außerdem schreiben einige der neuen Hausarztverträge die Unterstützung von so genannten Chronikerprogrammen (Disease Management Programme = DMP) vor.

Im Idealfall soll der Hausarzt seine Patienten und ihre Familien über Jahrzehnte begleiten und aufgrund des Wissens um die privaten Lebensumstände ein tieferes Verständnis für die Krankheiten seiner Patienten aufbringen. Das scheint aber noch nicht der Fall zu sein, wie verschiedene Studien zu den ersten Hausarztverträgen belegen: »Hausarztmodelle in ihrer bisherigen Ausgestaltung bringen für die Patienten keine bessere medizinische Versorgung«, heißt es in einer Studie der Bertelsmann Stiftung (Pressemitteilung zum »Gesundheitsmonitor 2008« der Bertelsmann-Stiftung vom

10.01.2008). Um der Lotsenfunktion gerecht zu werden, seien viele Mediziner nicht ausreichend qualifiziert. Auch der von der Bundesregierung eingesetzte Sachverständigenrat für die Begutachtung im Gesundheitswesen beklagt vielfältige Defizite in der hausärztlichen Versorgung (z.B. SVR 2002).

## 3. Erste politische Debatten um die hausarztzentrierte Versorgung

Hausärztliche Versorgungsmodelle werden in Deutschland seit den neunziger Jahren diskutiert. Insbesondere die großen Versorgerkassen haben diese Modelle entdeckt, um – so die Erwartung – Kosten in der ambulanten Versorgung einzusparen und die Qualität der Versorgung zu verbessern. Mit der rot-grünen Bundesregierung wurden 1998 erste Anstrengungen unternommen, um eine hausarztzentrierte Versorgung in Deutschland aufzubauen. Mit dem im Jahre 2004 in Kraft getretenen GMG wollten Sozialdemokraten und Grüne die Praxisgebühr für den direkten Facharztzugang einführen. Widerstände in der Ärzteschaft (Freie Arztwahl) und von der CDU über die Bundesländer führten dazu, dass jeder erste Arztbesuch im Quartal demnach kostenpflichtig wurde. Dies gilt unabhängig, ob der Erstkontakt bei einem Haus- oder Facharzt stattfindet. In Hausarztverträgen können dann aber Versicherte mit dem Erlass der Praxisgebühr geködert werden.

Mit dem GMG von 2004 sollten dazu die Weichen gestellt werden. Seitdem müssen die gesetzlichen Krankenkassen so genannte Hausarztmodelle anbieten, in denen sich die Versicherten für mindestens ein Jahr verpflichten, im Behandlungsfall zuerst ihren Hausarzt aufzusuchen. Fachärztliche Behandlung wäre nur nach Überweisung möglich. Einzige Ausnahmen sind Besuche beim Augen- und Frauenarzt, die weiterhin direkt aufgesucht werden dürfen. Teilnehmenden Versicherten kann dafür die Praxisgebühr erlassen werden. Dafür haben sie die vertragliche Verpflichtung, im Krankheitsfall zuerst einen Hausarzt ihrer Wahl aufzusuchen.

Auch die Politik verband mit diesen Modellen die Erwartung, dass somit eine höhere Versorgungsqualität gewährleistet und die Koordination zwischen Haus- und Fachärzten verbessert werden sollte. Nach Angaben des Bundesministeriums für Gesundheit nehmen bisher knapp sechs Millionen Versicherte an solchen Modellen teil.

Die Bertelsmann-Stiftung untersuchte für den Zeitraum von 2004 bis 2007 die Effizienz dieser Modelle (Böcken 2008). In ihren Patientenbefragungen berichteten lediglich 59 Prozent der Teilnehmer von Hausarztmodellen von einer Besserung ihres Gesundheitszustandes nach der Behandlung, während es außerhalb der Modelle 68 Prozent waren. Selbst wenn man berücksichtigt, dass die Teilnehmer an Hausarztmodellen älter und häufiger chronisch krank sind, verändern sich die Ergebnisse kaum. Von Modellteilnehmern, die wegen akuter Beschwerden den Hausarzt aufsuchten, berichteten 66 Prozent von einer Verbesserung ihres Gesundheitszustandes nach der Behandlung, bei den übrigen Patienten waren es 74 Prozent. Allerdings muss ein Hausarztmodell aus Sicht des Gesetzgebers nicht besser »heilen«: Der § 73b SGB V gibt nur die flächendeckende Sicherstellung vor – ein Vorbehalt der Gewährleistung einer besseren Versorgung ist darin nicht enthalten.

Die Bertelsmann-Stiftung untersuchte darüber hinaus, inwieweit die Teilnehmer an Hausarztverträgen sich besser behandelt fühlten als Versicherte, die nicht einem solchen Vertrag beigetreten waren. Die Ergebnisse sind enttäuschend: Die Ärzte hatten nicht mehr Zeit, die Terminvergabe blieb schwierig, die Patientenzufriedenheit blieb bestenfalls gleich – langesichts einer Summe von bis zu 500 Millionen Euro, die die Kassen für diese Modelle zusätzlich in die Hand nehmen müssen, ein ernüchterndes Resultat. (Böcken 2008)

Ähnlich wie die Bochumer Untersuchungen von Erlinghagen und Pihl 2004 (s.u.) kommt der Gesundheitsmonitor zu dem Ergebnis, dass die Anzahl der Überweisungen bei der Versorgung in Hausarztmodellen nicht sinkt. Während 2004 die Teilnehmer an Hausarztmodellen durchschnittlich 1,9-mal pro Jahr einen Facharzt aufsuchten, waren es 2007 schon 2,5 Besuche. Außerhalb der Modelle gab es im gleichen Zeitraum nur einen kleinen Anstieg von 2 auf 2,1 Besuche.

Die Bertelsmann-Studie folgert, dass Hausarztmodelle in ihrer bisherigen Ausgestaltung für die Patienten keine bessere medizinische Versorgung bieten. In den bestehenden Verträgen würden für die teilnehmenden Ärzte kaum Anreize gesetzt, die Versorgung zu verbessern. Die Vertragsgestaltung müsse geändert werden, damit die Versorgungsqualität in der hausärztlichen Versorgung steigt. Um ihrer Lotsenfunktion nachzukommen, bräuchten die Hausärzte eine Ausbildung für die Managementaufgaben.

## Effizienz der hausärztlichen Versorgung

Die Politik geht davon aus, dass Versicherte, die zunächst von ihrem Hausarzt behandelt werden, nur dann zu einem Facharzt überwiesen werden, wenn dazu die medizinische Notwendigkeit besteht. Das besondere Vertrauensverhältnis zwischen Hausarzt und Patient und die Fachkompetenz des Arztes bieten – so die Annahme – Gewähr dafür, dass nur diejenigen Patienten überwiesen werden, bei denen eine fachärztliche Untersuchung erforderlich ist. Die Qualität der Versorgung würde also unter einer solchen gestuften Behandlung nicht leiden, da nur solche Facharztbesuche unterblieben, die eben nicht erforderlich sind.

Untersuchungen zu Hausarztmodellen (z.B. Erlinghagen/Pihl 2004) kommen hingegen zu einer zurückhaltenden Einschätzung der Lotsenfunktion des Hausarztes: »... (So) zeigen unsere Befunde, dass die Tatsache, dass Patienten einen Hausarzt haben, insgesamt eher zu einer Erhöhung der Zahl der Arztkonsultationen bei diesen Patienten führt. (...) Entgegen der Einsparungshoffnungen lassen die vorgestellten Befunde sogar befürchten, dass – wenn man die Konsultation eines Hausarztes in Zukunft für alle Versicherten zur Pflicht macht – damit durchaus sogar eine Ausgabensteigerung verbunden sein kann, da sich die Zahl der zu bezahlenden Arztbesuche insgesamt erhöhen dürfte.« (Erlinghagen/ Pihl 2004) Das bedeutet, dass die Annahme, Hausarztmodelle könnten die oft zitierten »Effizienzreserven« erschließen, sich in vielen Fällen nicht bestätigen lässt. Insbesondere die Besuche beim Hausarzt sind bei vertraglich gebundenen Patienten höher als bei Patienten, die auch weiterhin den direkten Facharztkontakt wählen können. Im Übrigen ist der Befund, dass die Facharztbesuche auch durch die hausärztliche Erstkonsultation nicht zurückgehen, auch ein Indiz gegen die Hypothese, dass Patienten aufgrund ihrer Anspruchshaltung zu viel Arztbesuche von sich aus vornähmen (»Ärztehopping«).

Gleichzeitig scheinen die auffällig vielen Überweisungen zum Facharzt auf einen anderen Punkt hinzuweisen: In vielen Fällen wird der Hausarzt eben nicht als Lotse tätig, der seine Patienten gut durch das Gesundheitssystem steuert, sondern nur als Verwalter von an anderen Orten erhobenen Befunden. Soll mit den Hausarztverträgen tatsächlich die Versorgungseffizienz erhöht werden, so bedarf es im Rahmen der Allgemeinmedizin einer entsprechenden Qualifikation der Hausärzte.

Die erwähnte Untersuchung der Bertelsmann-Stiftung ging auch der Frage nach, wie die Allgemeinmediziner selbst ihre Fähigkeit, der Lotsenfunktion nachzukommen, einschätzen. Dabei zeigte sich, dass die Mehrzahl der Allgemeinärzte sich dieser Aufgabe nicht gewachsen fühlt. Wie bereits oft vom Sachverständigenrat angemahnt, muss hier die Versorgungsforschung ansetzen: Wie viele der Patienten können durch den Hausarzt in angemessener Qualität versorgt werden? Wie viele werden an einen Facharzt überwiesen? In europäischen Studien zeigt sich, dass in Deutschland sehr früh und sehr häufig ein Facharzt zur Behandlung hinzugezogen wird. Das lässt auf eine eher schmale Ausbildung der Hausärzte schließen.

Über die Ausbildung der Hausärzte hinaus stellt sich aber noch ein anderes Problem: Die hausärztliche Versorgung ist auch quantitativ in einer schwierigen Situation. Gegenwärtig sind es im besonderen Maße ältere Hausärzte, die noch die Basisversorgung aufrechterhalten. Über 12 000 der 53 000 Hausärzte sind 60 Jahre oder älter. Wenn diese in den nächsten fünf bis zehn Jahren in den Ruhestand gehen, stehen für eine Vielzahl von Praxen keine Nachfolger zur Verfügung. Wie unter solchen Umständen die allgemeinärztliche Versorgung aufrechterhalten werden soll, kann heute niemand beantworten. Die bisher unternommenen Anstrengungen reichen für die Versorgung bei weitem nicht aus. Die Zahlen der Facharztanerkennungen in der Allgemeinmedizin sprechen eine deutliche Sprache: So wurden 2008 von insgesamt 11 631 Facharztanerkennungen nur 1 236 in der Allgemeinmedizin ausgesprochen (Bundesärztekammer 2008).

Angesichts der schwer zu organisierenden und schlechter bezahlten Weiterbildung in der Allgemeinmedizin bleiben die meisten jungen Mediziner lieber an einem Krankenhaus und absolvieren eine Facharztausbildung. Weiterbildungsassistenten der Allgemeinmedizin erhalten bei Anstellung in einer Praxis ungefähr die Hälfte dessen, was ein Klinikarzt in der Weiterbildung erhält. Im Gegensatz zu diesem muss er sich um alle Weiterbildungsstationen in den verschiedenen Fachrichtungen selbst kümmern. Darüber hinaus spielt die Allgemeinmedizin im Medizinstudium eine untergeordnete Rolle. Stattdessen wird für die einzelnen klinischen Disziplinen geworben.

Die aktuelle Debatte über die hausärztliche Versorgung bezieht sich aber auch auf die Rolle der KVen in der hausärztlichen Versorgung. In der aktuellen politischen Entwicklung scheint der Sicherstellungsauftrag der KVen nach § 75 Abs. 1 SGB V auf der Strecke zu bleiben. Denn wenn eine Berufsgruppe durch neue Verträge außerhalb der KVen organisiert ist, kann der Rest der KV-Ärzte den Sicherstellungsauftrag nicht mehr erfüllen. Der Auftrag umfasst die 24-stündige Notfallversorgung und die Gewährleistung einer flächendeckenden wohnortnahen medizinischen Versorgung.

Wer kann stattdessen zukünftig die hausärztliche Sicherstellung gewährleisten? Die KBV geht davon aus, dass nur eine Körperschaft öffentlichen Rechts eine solche Aufgabe wahrnehmen kann. Allerdings werden diese im Gesundheitssystem zunehmend weniger: Durch die Änderungen im GKV-Wettbewerbsstärkungsgesetz 2007 haben die Verbände der Kassenarten ihren Körperschaftsstatus verloren. Eine gemeinsame Sicherstellung der Kassen angesichts des Wunsches nach Wettbewerb erscheint aber auch nicht zielführend.

Und gleichzeitig stellt sich die Frage, warum der § 73b SGB V sich ausschließlich auf die in der Region vorhandenen Allgemeinmediziner beschränkt. Seit der Gesundheitsreform von 2002 müssen sich niedergelassene Internisten entscheiden, ob sie fachärztlich (beispielsweise als Kardiologen, Gastroenterologen oder Pulmologen) oder hausärztlich tätig sein wollen. Ohne diesen »Kunstgriff« der Politik wäre nämlich bereits 1996 der Anteil der Hausärzte an der ambulanten Versorgung auf unter 50 % gerutscht.

Für die Kassenärztlichen Vereinigungen ergibt sich eine paradoxe Situation: Selbst wenn sich alle Versicherten für eine hausarztzentrierte Versorgung entscheiden sollten, bleibt die fachärztliche Versorgung noch weiter Aufgabe der KV. Mit einem geteilten Sicherstellungsauftrag wollen sich die KVen nicht abfinden.

## 4. Die Rolle des Deutschen Hausärzteverbandes

Mit dem 2008 verabschiedeten GKV-OrgWG gab es hinsichtlich der hausarztzentrierten Versorgung eine wichtige Neuerung: Wegen des oben erwähnten Vorrangs der Gemeinschaften wurden explizit die Kassenärztlichen Vereinigungen von der Vertragsgestaltung ausgenommen. Zum jetzigen Zeitpunkt trifft diese Beschreibung lediglich auf die regionalen Hausärzteverbände zu.

Eine Schlüsselfigur in der politischen Auseinandersetzung um die hausarztzentrierte Versorgung ist der Präsident des Hausärzteverbandes und ehemalige stellvertretende Vorsitzende der Kassenärztlichen Bundesvereinigung, Ulrich Weigelt.

Weigelt trat im Dezember 2004 zusammen mit dem ehemaligen Hauptgeschäftsführer und Facharzt Andreas Köhler an die Spitze der KBV, nachdem ihr langjähriger Vorsitzender Manfred Richter-Reichhelm (ebenfalls ein Facharzt), abgetreten war. Mit dieser Doppelspitze wollte man die Gräben zwischen den Arztgruppen schließen. Doch diese Allianz war von kurzer Dauer: Bereits nach zweieinhalb Jahren trat Weigelt nach einem deutlichen Misstrauensvotum der KBV-Vertreterversammlung zurück.

Mit dem Ausscheiden von Ulrich Weigelt aus der Doppelspitze der KBV im Jahre 2007 kam es zu einem vorläufigen Höhepunkt einer langjährigen Auseinandersetzung in den Kassenärztlichen Vereinigungen um die Honorarverteilung und die Anerkennung der Interessen der Hausärzte. Strukturell waren die Hausärzte immer im Nachteil, da in den Vertreterversammlungen meistens die Fachärzte die Mehrheit hatten. Schon die Vorgänger im Verband mussten erleben, wie sich KBV und KVen darum bemühten, den Einfluss des stärker werdenden Hausärzteverbandes zu begrenzen. Insofern war ein Ausbrechen aus dem KV-System für viele Hausärzte die einzige greifbare Chance, ihre Position zu verbessern. Deshalb ging Weigelt mit dem Hausärzteverband (HÄV) und seinen guten Beziehungen zum Gesundheitsministerium in die Gegenoffensive.

So schreibt der Verbandsvorsitzende Rainer Kötzle im Juni 2007 in einem Brandbrief an seine Mitglieder: »... Die freien Vertragsmöglichkeiten sind der einzige Weg, um die Interessen der Hausärzte unabhängig von körperschaftlichen Einflüssen vertreten zu können. Gerade deshalb ist es so existenziell wichtig, den KVen in den Ländern keine hausärztliche Mandatierung für Verträge nach 73b zu erteilen. Ausgerechnet den KVen und ihren Vorsitzenden, die die Politik des HÄV bekämpfen. Das kann nicht sein. Bereits jetzt wird in den Gremien der Selbstverwaltung im Zusammenspiel mit den Kassen unsere Gebührenordnung aufgeweicht und abgewertet. Wie vorausgesagt. Dieses Spiel haben wir satt ...« (Deutscher Hausärzteverband 2007)

Der Anteil an Hausärzten ging über die letzten vierzig Jahre kontinuierlich zurück. Gleichzeitig bildeten die Krankenhäuser Jahr für Jahr Tausende von Fachärzten aus, die in die Niederlassung strebten. Und so verschoben sich die Machtverhältnisse in der ärztlichen Selbstverwaltung: Die Fachärzte konnten mit ihrer Mehrheit im KV-System die Hausärzte und die sprechende Medizin bei den Honorarverhandlungen in die Ecke drängen. Medizinisch-technische Leistungen wurden im vertragsärztlichen Vergütungssystem strukturell bevorzugt. Eingriffe des Gesetzgebers waren vonnöten, um die Einkommenssituation der Hausärzte zu verbessern. Diese Entwicklung mündete in eine Festlegung eines Budgetanteils für die Hausärzte, in verbesserte Abrechnungsmöglichkeiten und schließlich 2004 in die Einführung von hausärztlichen Versorgungsverträgen.

Die Rolle der Kassenärztlichen Vereinigungen ist zwiespältig: Sie ist einerseits Körperschaft des öffentlichen Rechts und muss im Sinne aller Vertragsärzte und aller Versicherter agieren. Gleichzeitig haben die KVen über Jahre eine einseitige Klientelpolitik betrieben. Zugunsten der Fachärzte wuchsen die Honorare, während die Allgemeinmedizin tendenziell unterbewertet blieb. Das führte zu jahrelangen Verteilungskämpfen, die nun durch die eigenständige hausarztzentrierte Versorgung beendet werden sollen.

## 5. Vertragsabschlüsse und ihre Wirkung

Mitte 2008 gab es erst zwei flächendeckende Verträge zur hausarztzentrierten Versorgung; diese wurden zwischen der AOK mit dem Hausärzteverband Bayern sowie mit der Gemeinschaft aus Hausärzteverband und MEDI Baden Württemberg abgeschlossen. Dem stehen über 1000 Schiedsamtsentscheidungen gegenüber. Da die Umsetzung keiner Befristung unterliegt, sind auch im Jahr 2010 noch nahezu alle Entscheidungen offen. Weitere Verträge werden durch Schiedsamtsentscheidungen folgen. Nach den feststehenden Verträgen erhalten die teilnehmenden Hausärzte bis zu 85 Euro pro Quartal für die in den Vertrag eingeschriebenen Versicherten. Um diese Summe reduziert dann die AOK bei der zuständigen Kassenärztlichen Vereinigung die ärztliche Gesamtvergütung.

Die KVen sehen diese Honorare als zu hoch an; sie widersprächen den übergeordneten Zielen der hausarztzentrierten Versorgung, der Wirtschaftlichkeit und Sparsamkeit. Die KBV bezweifelt, dass die in Aussicht gestellten Einsparungen zu realisieren sind. Sie kritisiert, dass im Ergebnis die Fachärzte mit Honorareinbußen rechnen müssten. Nach § 71 Abs. 5 SGB V müssen Verträge der zuständigen Aufsicht vorgelegt werden. Aber einer Beanstandung aus Zweckmäßigkeitserwägungen ist eher ungewöhnlich.

Ein weiterer Einwand gegen § 73b SGB V ergibt sich mittelbar aus dem Abrechnungsverfahren: Wurden bis dahin die Abrechnungen über die Kassenärztlichen Vereinigungen übernommen, so muss sich nun der Hausärzteverband eigene Verwaltungsstrukturen schaffen. Der Hausärzteverband will die Abrechnungsdaten extern verarbeiten lassen, möglicherweise von den Privatärztlichen Verrechnungsstellen. Eine solche Delegierung an die Privatärztlichen Verrechnungsstellen, die bisher schon für die Abrechnungen der Privatpatienten zuständig waren, wird von der KBV kritisiert: Sie geben zu bedenken, dass damit Daten einer Sozialversicherung an einen privatwirtschaftlichen Anbieter weitergeleitet werden.

Die Selektivverträge können nur dann zu einem Erfolg werden, wenn es gelingt, sie in der Fläche zu etablieren. Sollten sich von den Versicherten nur ein Bruchteil einschreiben, dann läuft das aufwendig in die Wege geleitete Projekt ins Leere. Einzelne Kassen warnen schon jetzt, dass es unter den neuen Verträgen nicht zu Einsparungen, sondern zu 500 Millionen Euro Mehrkosten kommen könne.

Dass Hausärzte mit der bisherigen Wahrnehmung ihrer Interessen in den Kassenärztlichen Vereinigungen unzufrieden sind, ist deutlich geworden: Spätestens seit dem Kommunikationsdesaster im Rahmen der Honorarreform haben sich viele Hausärzte von der KV abgewandt. Andererseits gibt die Pünktlichkeit und Genauigkeit der Abrechnung durch die KV bislang wenig Anlass zur Klage. Außerhalb des KV-Systems und mit dem Vertragsgeschäft wenig vertraut wird der Wind rauer und das ist politisch gewollt.

Mit den bestehenden Verträgen hat die Kasse beim Hausärzteverband die Erwartung geweckt, dass nun in allen Bundesländern auf hohem Honorarniveau abgeschlossen werden würde. Das haben aber die Krankenkassen in den bisherigen Verhandlungen nicht akzeptiert.

## 6. Fazit und Ausblick

Kassen und Versicherte müssen sich auf ein Nebeneinander von Selektivverträgen und Kollektivverträgen einstellen. Die fachärztliche Versorgung wird auch weiterhin über die KVen organisiert und honoriert. Aber eine originäre Beteiligung der KVen an neuen Verträgen zur hausarztzentrierten Versorgung wird es nicht geben. Im Hinblick auf die tatsächliche hausarztzentrierte Versorgung der Versicherten bleibt abzuwarten, ob die derzeitige Stellung der KV aufgeweicht werden kann. Dies hängt maßgeblich von der Bereitschaft der einzelnen Ärzte und Patienten ab, sich in entsprechende Verträge einzuschreiben. Es kann passieren, dass nur die Minderheit aller Kassenpatienten sich auf einen Hausarzt festlegen möchte. Diese Versicherten werden dann weiter kollektivvertraglich durch die mit den KVen kooperierenden Ärzte versorgt. Ein niedergelassener Arzt könnte dann, wenn er von allen Versicherungen sowohl eingeschriebene als auch nichteingeschriebene Patienten behandelt, in mehreren Dutzend Verträgen mit unterschiedlichen Leitlinien und Zielvorgaben verpflichtet sein.

Wie nach dem Zustandekommen von flächendeckenden Hausarztverträgen der Sicherstellungsauftrag gewahrt bleibt, ist mehr als fraglich. Solange ein Sicherstellungsauftrag besteht, muss ein einheitlicher Zugang zu medizinischen Leistungen gewährleistet sein. Mit seiner Übertragung auf die Kassenärztlichen Vereinigungen übernehmen diese die Verantwortung für eine »ausreichende, zweckmäßige und wirtschaftliche Versorgung der Versicherten« (§ 72 Abs. 2 SGB V). Die KVen müssten bei einer geteilten Sicherstellung nicht mehr die Versorgung von in Selektivverträgen eingeschriebenen Versicherten übernehmen. Diese Versorgungsgarantie könnten die meisten Kassen aber nicht einmal im Ansatz leisten. Der Hausärzteverband hat sich bisher strikt dagegen ausgesprochen, diese Aufgaben zu übernehmen.

Die Krankenkassen müssen nun überlegen, welchen Stellenwert für sie der Sicherstellungsauftrag hat. Denn mit nur einem Verhandlungspartner und Sprecher der ambulanten Medizin waren Verträge mit den KVen eher einfach zu vereinbaren. Insbesondere kleinere Kassen könnten wie kleinere Praxen mit der Komplexität der Verträge überfordert sein.

## Literatur

Böcken, Jan (2008): Hausarztmodelle im Spannungsfeld zwischen ordnungspolitischem Anspruch und Versorgungsrealität, in: Böcken, Jan/Braun, Bernard/Amhof, Robert (Hrsg.): Gesundheitsmonitor 2008. Gesundheitsversorgung und Gestaltungsoptionen aus der Perspektive der Bevölkerung. Gütersloh, 105-121.

Bundesärztekammer (2008): Ärztestatistik der Bundesärztekammer zum 31.12.2008. http://www.bundesaerztekammer.de/page.asp?his=0.3.7128 (Abruf: 17.12.2008).

Deutscher Hausärzteverband (2007): Offener Brief an alle Hausärztinnen und -ärzte vom 27.06.2007. o.O.

Erlinghagen, Marcel/Pihl, Christian (2004): Der Hausarzt als Lotse im System der ambulanten Gesundheitsversorgung? Empirische Analysen zum Einfluss der individuellen Hausarztbindung auf die Zahl der Arztbesuche (Ruhr-Universität Bochum, Diskussionspapiere aus der Fakultät für Sozialwissenschaft – 04-4). Bochum.

Klückmann, Harald (2009): Zweiter Abschnitt: Beziehungen zu Ärzten, Zahnärzten und Psychotherapeuten. Erster Titel: Sicherstellung der vertragsarztlichen und vertragszahnarztlichen Versorgung (§§ 72-76), in: Hauck, Karl/Noftz, Wolfgang (Hrsg.) SGB V: Gesetzliche Krankenversicherung. Kommentar. Berlin.

SVR – Sachverständigenrat für die Konzertierte Aktion im Gesundheitswesen (2002): Gutachten 2000/2001, Bd. II: Qualitätsentwicklung in Medizin und Pflege; Bd. III: Über-, Unter- und Fehlversorgung, Baden-Baden.

Walter, Ute (2009): Neue gesetzgeberische Akzente in der hausarztzentrierten Versorgung, in: Neue Zeitschrift für Sozialrecht 18(6), 307-313.

Jörg Schaaber

# Arzneimittel um jeden Preis?

## Ein Exkurs über die Macht der Pharmaindustrie

Arzneimittel sind in unserer Gesellschaft allgegenwärtig. Pro Bundesbürger werden im Schnitt neun Medikamentenpackungen im Jahr über den Apothekentresen gereicht. Im Internet bieten Hersteller – oft am Rande der Legalität – immer mehr »Informationen« für Patienten und schüren dabei gezielt Ängste. Propagiert wird das Konzept, dass Medikamente alle Probleme lösen können. Die Schlankheitspille oder der Cholesterinsenker statt gesunder Lebensweise. Psychopharmaka gegen Alltagsprobleme. Krebsmedikamente als Ersatz für die Bekämpfung von Krebsursachen. Falsche Hoffnungen und übertriebene Erwartungen werden geweckt. Die Pharmaindustrie verspeist mit wachsendem Appetit einen immer größeren Teil der Gesundheits- oder genauer der Krankheitsausgaben.

Die Erkenntnis, dass die Pharmaindustrie ungebührlichen Einfluss auf die Politik haben könnte, ist keineswegs neu:

»Es drängt sich der Verdacht auf, dass die Macht der beteiligten Industrieverbände stark genug ist, eine Reform auch in absehbarer Zukunft zu verhindern. Erweist sich nun, dass die organisierte Macht der Unternehmen [...] derart stark ist, dass sie nicht nur ihre eigene Preis- und Produktpolitik ohne die notwendige Kontrolle durch den Markt festlegen können, sondern darüber hinaus auch die gesetzlichen Rahmenbedingungen und damit die Wirtschaftspolitik selber, in relevantem Ausmaß zu beeinflussen in der Lage sind, so wird der Spielraum für eine Lösung seitens des Staates immer geringer.« (Friedrich/Hehn/Rosenbrock 1977: 148)

Diese Beschreibung der Macht der Pharmaindustrie aus der Feder von Rolf Rosenbrock ist über 30 Jahre alt und trotzdem von bedrückender Aktualität. Allen Steuerungsversuchen zum Trotz ist ihr Einfluss in den vergangenen Jahrzehnten noch gestiegen. Erinnert sei an die gescheiterten Versuche zweier Gesundheitsminister, eine Positivliste für Arzneimittel einzuführen. Einer räumte das immerhin Jahre später ein. Auf die Frage, ob er den Entwurf wegen des Drucks der Pharmaindustrie zurückziehen musste, antwortete Horst Seehofer: »Ja. Das ist so seit 30 Jahren, bis zur Stunde, dass sinnvolle strukturelle Veränderungen auch im Sinne von mehr sozialer Marktwirtschaft im deutschen Gesundheitswesen nicht möglich sind wegen des Widerstands der Lobbyverbände.« (Seehofer 2006)

## Im Herzen der Macht

Mit der »Task Force ›Pharma‹« sitzen die Industrie-Oberen heute im Herzen der Macht, im Bundesministerium für Gesundheit (BMG), und wirken dort als Geburtshelfer in der Gesetzgebung. Die Task Force wurde auf Initiative der Pharmaindustrie eingerichtet. Nach Aussagen des BMG »soll [sie] konkrete Vorschläge zur Verbesserung der Standortbedingungen für die deutsche Pharmazeutische Industrie im europäischen und internationalen Kontext erarbeiten und Möglichkeiten für die Umsetzung solcher Vorschläge diskutieren. Sie soll sich auch damit befassen, wie die Rahmenbedingungen für die pharmazeutische Forschung in Deutschland verbessert sowie die Zulassungsverfahren effektiviert werden können« (BMG 2003). Mitglieder der Task Force waren die Gesundheitsministerin Ulla Schmidt, Ministeriumsvertreter, sechs Pharma-Manager, ein Vertreter von Boston Consulting sowie der Vorsitzende der Chemiegewerkschaft Hubertus Schmoldt (BMG 2004). Zu ihren ersten Vorschlägen gehörte 2004 die Umwandlung der deutschen Zulassungsbehörde in eine Dienstleistungsagentur für die Industrie. Selbstverständlich mit leistungsorientierter Bezahlung des Führungspersonals – sprich Prämien für besonders zahlreiche und schnelle Zulassungen neuer Medikamente. Zum Glück scheiterte das Vorhaben in letzter Minute an dem massiven Protest von Fachwelt und Öffentlichkeit (Schaaber 2007).

Das hat das BMG nicht davon abgehalten, die Task Force fortzusetzen. In ihrem dritten Bericht wird »die individualisierte Arzneitherapie« unkritisch als großer Fortschritt gepriesen. (BMG 2009) Darunter werden auch sogenannte Biologika, gentechnisch hergestellte monoklonale Antikörper, verstanden. Explizit wird das gegen Kolonkarzinome eingesetzte Panitumumab erwähnt, das nur bei einer bestimmten Patientengruppe wirke. Was der Task Force-Bericht nicht erwähnt: Zwar verlängert sich die progressionsfreie Zeit unter der Behandlung mit Panitumumab um einige Tage, aber die Patienten leben nicht länger als ohne Krebsmedikament. Und es geht ihnen oft schlechter, denn das Mittel hat schwere Nebenwirkungen, manche sterben sogar daran. Die Task Force hat bewirkt, dass das BMG zur Förderung solcher Produkte eigens eine Steuerungsgruppe unter Beteiligung der Zulassungsbehörden, des Wirtschafts- und Forschungsministeriums sowie der Industrie gegründet hat. Erklärtes Ziel: »Aufgabe der Steuerungsgruppe war es, mögliche Hemmnisse im Bereich Zulassung und Erstattung dieser Produkte zu identifizieren und Handlungsempfehlungen mit dem Ziel zu erarbeiten, den Herstellern einen schnellen Marktzugang zu ermöglichen.« (BMG 2009: 8).

## Viel Geld für nichts?

Die Medikamentenausgaben sind in den letzten 30 Jahren explodiert, obwohl die Zahl der Verordnungen um das Jahr 2000 wieder auf das Niveau zu Beginn der 1980er Jahre zurückgegangen ist. Seit 2004 müssen fast alle rezeptfreien Arzneimittel von den Patienten selber bezahlt werden, tauchen im Budget der Gesetzlichen Krankenversicherung (GKV) also nicht mehr auf. Die Zahl der Verordnungen ging dadurch um rund 150 Millionen Rezepte zurück (Schwabe/Paffrath 2008: 4). Trotz dieser Entwicklungen nahm von 1994 bis 2007 der Anteil von Arzneimitteln an den Gesamtausgaben der gesetzlichen Krankenversicherung von 12,9 Prozent auf 18,1 Prozent zu. Seit 2001 wird für Medikamente mehr aufgewendet als für die gesamte ambulante Versorgung (BMG 2009: 7). Dabei sind die Ausgaben für Medikamente in Krankenhäusern noch nicht einmal mitgerechnet.

Relativ wenige teure Medikamente sind für den schnellen Anstieg verantwortlich. Die 30 umsatzstärksten Medikamente machen 20,3 Prozent der gesamten Arzneimittelausgaben der GKV aus. Dabei sind diese Mittel nicht immer notwendig. Der Cholesterinsenker Sortis® (Wirkstoff: Atorvastatin) verursachte 2003 mit 515 Millionen € die höchsten Ausgaben für die GKV (Schwabe/Paffrath 2004: 1153). Im Gegensatz zum wesentlich preiswerteren Simvastatin ist ein lebensverlängernder Nutzen für Atorvastatin nicht belegt (atd 2009). Erst der Einschluss von Atorvastatin in eine Festbetragsgruppe durch den Gemeinsamen Bundesausschuss (G-BA) machte dem Spuk ein Ende, trotz heftiger Gegenwehr des Herstellers, einschließlich Klage und ganzseitiger Anzeigen in Tageszeitungen: »Ab Januar wird gespart. An der Gesundheit von Millionen Herz-Kreislaufpatienten«. Dabei nahm Pfizer bewusst in Kauf, Gesetze zu brechen. Denn die Werbung für rezeptpflichtige Medikamente ist in Deutschland verboten. Im Gegensatz zu fast allen anderen Herstellern reagierte Pfizer auf den Festbetrag nicht mit einer Preissenkung. Sortis® wird je nach Packung zu 2,4-fachen bis zum 4,5-fachen des Preises verkauft, den die Kassen erstatten. In der Folge mussten PatientInnen erhebliche Zuzahlungen leisten, der Umsatz von Sortis® brach drastisch ein. 2007 betrug er noch 27 Millionen € (Schwabe/Paffrath 2008).

Atorvastatin steht als weitgehend entbehrliches Medikament dabei nicht allein. Laut Arzneiverordnungs-Report lassen sich viele umsatzstarke Arzneimittel ersetzen, entweder durch therapeutisch gleichwertige Substanzen oder durch preiswertere Generika. Das Einsparpotenzial betrug 2007 immerhin 1,3 Milliarden €, also fast 5 Prozent der gesamten Arzneimittelkosten der GKV in Höhe von 27,8 Mrd. € (ohne Impfungen) (Schwabe/Paffrath 2008).

## Sind wir alle krank?

Erstaunlich ist, dass wir trotz der vielen Medikamente, die wir schlucken, scheinbar nicht gesünder werden. Interessengruppen erwecken in den Medien den Eindruck, dass viele Menschen ständig von Krankheiten betroffen oder sich Sorgen machen müssen zu erkranken. Eine kleine Kostprobe:

Auf der Seite www.cholesterin.de, auf deren Eigentümer ein dezentes Pfizer-Logo hinweist, findet sich folgende Aussage: »Bei jedem Risikofaktor steigt die Gefahr für Herz-Kreislauf-Erkrankungen um ein Mehrfaches. Treffen mehrere Faktoren zu, addieren sie sich nicht nur, sie potenzieren sich sogar.« Zu den Risikofaktoren zählt die Firma auch das Alter und männliches Geschlecht: »Männer erkranken beispielsweise bis zu 5 mal häufiger an arteriellen Verschlusskrankheiten als Frauen.« (Pfizer 2009) Will die Firma uns ernsthaft Glauben machen, das alle Männer ab 45 und Frauen ab 55 Cholesterinsenker schlucken sollten?

Im April 2008 meldet die Deutsche Venenliga: »90 Prozent der Erwachsenen in Deutschland haben Veränderungen an ihrem Venensystem; die Zahlen sind alarmierend« und »Oft werden die ersten Anzeichen auf ein Venenleiden, wie Schwellneigung und Schweregefühl der Beine, nicht ernst genommen. Ignoriert man diese Beschwerden, können Venenentzündungen oder Thrombosen eine schwere Folge sein.« (Deutsche Venenliga 2009)

Unter dem Motto »Bin ich die Nummer 12?« veranstaltete die Deutsche Leberhilfe e.V. zum Welt-Hepatitis-Tag eine bundesweite kostenfreie Lebertestaktion in über 20 Städten. Getitelt wurde: »Hepatitis-Epidemie erfordert zügiges Handeln«, und weiter: »Weltweit leidet jeder zwölfte Mensch an einer Virushepatitis, in Deutschland sind bis zu eine Million Menschen betroffen.« (Deutsche Leberhilfe 2009). Ohne auf die Richtigkeit der Zahlen einzugehen, hat die Rechung einen kleiner Schönheitsfehler: »bis zu eine Million« wäre rund einer von *achtzig* in Deutschland!

Keine Frage, wer ernsthaft erkrankt ist, sollte sich behandeln lassen. Aber allen Beispielen – die sich beliebig fortsetzen ließen – wohnt der Hang zu Übertreibungen inne. Im englischen Sprachraum wurde dafür der Begriff *disease mongering* geprägt, die nicht gerechtfertigte Ausweitung der (angeblich) behandlungsbedürftigen Gruppe oder gar die Erfindung von neuen Krankheitsbildern. Ab einem bestimmten Alter unterliegt man per se der Gefahr, als behandlungsbedürftig zu gelten. Das kann aber auch ernstlich schaden.

## Das Alter – eine Hormonmangelkrankheit?

Bis vor wenigen Jahren wurde Frauen eingeredet, dass nach den Wechseljahren Hormonersatztherapie das Richtige für sie wäre. Argument war nicht nur die Linderung von Wechseljahresbeschwerden, sondern auch die angebliche Verhinderung von Herzkreislauf-Erkrankungen und Krebs. Jahrzehnte schluckten Millionen Frauen Hormone, bis eine unabhängige Studie zeigte, dass das Gegenteil der Fall war: Durch die Hormone nahmen Schlaganfälle um 41 Prozent zu, Herzinfarkte um 29 Prozent, die Brustkrebshäufigkeit stieg um 26 Prozent, Thrombosen traten doppelt so häufig auf. Die »Women's Health Initiative« genannte Studie wurde vorzeitig abgebrochen, weil die geringen Vorteile den erheblichen Schaden nicht aufwogen (NIH 2002).

Jetzt versucht Bayer-Schering Männern einzureden, dass das Älterwerden eine Testosteronmangelkrankheit sei. »Etwa ein Viertel aller Männer in der zweiten Lebenshälfte ist von einem solchen Hormondefizit betroffen.« Als mögliche Folgen werden Depressionen, Antriebsschwäche, Rückbildung der Muskulatur, wachsendes Bauchfett und der Rückgang der Potenz genannt (Bayer 2009). Was schert es die Firma, dass die genannten Symptome viele andere Ursachen haben können, es überhaupt keinen klaren Zusammenhang zwischen dem gemessenen Testosteronspiegel und der sexuellen Befindlichkeit gibt. Weit klarer sind die Risiken: Testosteron gilt u.a. als krebsfördernd.

## Je früher – desto besser?

Aber auch junge Frauen sind vor der Medikalisierung ihres Alltags nicht sicher. Da wurde Mädchen, die noch gar nicht an Verhütung denken, vorgeschlagen, die Pille quasi als Kosmetikum zu nehmen, angeblich werde das ihre Haut verbessern (Diekwisch 2008). Ganz nebenbei unterlaufen beide vom Hersteller betriebenen Webseiten auch noch gezielt das Werbeverbot für rezeptpflichtige Arzneimittel.

Erstaunlich ist auch die erfolgreiche Vermarktung der HPV-Impfung. Zielgruppe sind vor allem Mädchen von 12-17 Jahren. Obwohl für die Impfstoffe eine Reduzierung der Krebshäufigkeit nicht nachgewiesen ist und auch die Wirkung gegen Krebsvorstufen eher bescheiden ist, sind in Deutschland inzwischen rund die Hälfte der Mädchen geimpft. Geworben wird mit irreführenden Angaben, die eine hohe Wirksamkeit gegen Krebs suggerieren (Schaaber 2009).

## Kehrt die heroische Medizin zurück?

Bis zum Anfang des zwanzigsten Jahrhunderts war die heroische Medizin eine durchaus etablierte Variante der medizinischen Praxis. Wobei keineswegs der Behandler heroisch war, sondern der Patient. Sein Leben wurde mit Methoden wie Aderlass oder mit experimentellen extrem hohen Wirkstoffdosen aufs Spiel gesetzt. Kehrt die heroische Medizin nun mit extrem schlecht verträglichen Therapien zurück?

Neue Medikamente gegen das Nierenkarzinom versprechen »gezielte Therapie«. Drei von vier Mitteln bringen aber keinen Überlebensvorteil, das Vierte einen bescheidenen. Warum werden solche Mittel überhaupt zugelassen? Die europäische Arzneimittelbehörde EMEA hat – ebenso wie viele nationale Zulassungsbehörden – jämmerlich niedrige Standards. Sie gibt sich damit zufrieden, dass neue Mittel irgendeine Form von Wirkung zeigen. Im konkreten Fall heißt das, dass die Mittel das »progressionsfreie Überleben« verlängern. Im Grunde ist das schon ein ideologisch gefärbter Begriff, denn wenn ein Mittel das Tumorwachstum bremst, heißt es eben noch lange nicht, dass der Patient auch länger lebt. Schlimmer noch, die Mittel machen den Patienten das Leben nicht selten zur Hölle. Richtiger wäre es, von »progressionsfreier Zeit« zu sprechen. Was hier als *gezielt* propagiert wird, hat die Präzision eine Schrotschusses: Viele PatientInnen bekommen Hauterscheinungen, schwere Durchfälle, Blutbildungsstörungen, Erbrechen und anderes mehr. Manche sterben an der Behandlung.

## Viel hilft viel?

Gesunde wie Kranke sind einem Trommelfeuer der Beeinflussung ausgesetzt. Welche Quantität Werbung annehmen kann, zeigt das Beispiel USA. Dort verbringt der Durchschnittsbürger im Jahr im Schnitt 15 Minuten beim Allgemeinarzt. Vorher hat er aber 30 Stunden Pharmawerbung im Fernsehen gesehen, davon die Hälfte für rezeptpflichtige Mittel. Auf jede Minute beim Arzt entfallen also mehr als 100 Minuten Werbung (Brownfield/Bernhardt/Phan 2004). In Europa ist Werbung für rezeptpflichtige Medikamente noch nicht erlaubt, aber die EU-Kommission hat auf Betreiben der Pharmaindustrie einen Gesetzesvorschlag erarbeitet, der den Firmen weitgehende Rechte zur direkten »Information« der PatientInnen einräumen würde (Diekwisch/Schaaber 2008). Bereits jetzt hat die Industrie aber das Internet als Zugangskanal zum Patienten entdeckt. Oft am Rande der Legalität werden dort gezielt bestimmte Wirkstoffe propagiert. Die Industrie hat auch Patientenorganisationen als wichtiges Instrument zur Umsatzsteigerung entdeckt (Keller 2004). Ihre Glaubwürdigkeit macht sie zu wirksamen Propagandisten. Welchen Umfang die Förderung von Patientengruppen angenommen hat, lässt die »Transparenzinitiative« der Pharmaindustrie erahnen. Die Mitgliedsfirmen des Verbandes der Forschenden Arzneimittelhersteller (Vfa) haben nach massiver Kritik begonnen, ihre Zahlungen an die Selbsthilfe im Internet zu veröffentlichen (Vfa 2009). Dadurch wird das Problem allerdings nicht gelöst, sondern bestenfalls durchsichtiger gemacht.

Zu den undurchsichtigen Beeinflussungswegen gehören so genannte Advertorials (advertising + editorial text). Das sind Artikel im redaktionellen Teil von Zeitungen und Zeitschriften, die versteckte Werbung enthalten (Lilienthal 2009). Für die LeserInnen ist eine solche Vermischung nicht erkennbar. Sie beginnt mit der unkritischen Übernahme von Textteilen aus Firmenpressemitteilungen und reicht bis zu krassen Fällen, bei denen der Artikel zum Teil einer Werbekampagne wird. So wurde in der »Bunten« eine bekannte Sportlerin porträtiert, der es durch ein bestimmtes namentlich genanntes Asthmamittel besser gehe. Dieselbe Sportlerin trat zeitgleich in einer an ÄrztInnen gerichteten Werbung für dieses Medikament auf. In der Bunten gab es ein ausführliches Experteninterview zum Artikel. Was dort nicht ersichtlich war: Der unabhängig erscheinende Experte tritt auf Pressekonferenzen der Firma auf und lässt ein Sportprojekt durch den Hersteller sponsern (Anonym 2006).

Ein Blick auf die Sichtweise der Werbebranche ist aufschlussreich. In einem Grundsatzpapier (Tender 2009) will die internationale Werbeagentur DDB ihren Klienten zeigen, »[...] wie man Patienten im heutigen ständig wachsenden Pharmamarkt beeinflussen kann.« Ansatzpunkt sei, dass »[...] Menschen sich verletzlich fühlen, sogar wenn es unwahrscheinlich ist, dass ihnen etwas zustößt.« Es gebe aber erhebliche Widerstände, Medikamente einzunehmen, die durch positive Botschaften (z.B. »Medikamente stellen den Normalzustand meines Körpers wieder her« und »Mit Medikamenten tue ich aktiv etwas für meine Gesundheit«) überwunden werden müssten.

Die Folgen der PatientInnenbeeinflussung sind in den USA am besten untersucht. Das hängt nicht zuletzt mit schnell wachsenden Ausgaben für die mit Direktwerbung bei Laien beworbenen rezeptpflichtigen Mittel. So trugen die 50 am stärksten beworbenen Medikamente fast die Hälfte (47,8 %) zum Umsatzwachstum in den USA im Jahr 2000 bei. Die übrigen rund 10 000 Mittel teilten sich den Rest. Die Zahl der Verschreibungen für die beworbenen Mittel nahm um ein Viertel (24,6 %) zu, die der übrigen Arzneimittel um 4,3 % (NIHCM 2001). Eine systematische Beobachtungsstudie in den USA ergab, dass die Bezugnahme auf Direktwerbung nicht nur viel häufiger zu Verschreibungen führte, sondern Ärzte auch gegen die eigene Überzeugung handeln ließ. Auf die Frage, ob sie einem anderen Patienten mit vergleichbaren Symptomen dasselbe Markenmedikament verschrieben hätten, antworteten die Ärzte in der Hälfte der Fälle mit *eher nicht* oder *nein* (Mintzes/Barer/Kravitz et al. 2003).

## Unter Einfluss

Aber auch ohne den Druck durch manipulierte PatientInnen sind ÄrztInnen zahlreichen Beeinflussungsversuchen ausgesetzt und haben es nicht leicht, sich ein Bild über den tatsächlichen Nutzen verschiedener Behandlungsmethoden zu machen. Es gibt wohl kaum eine andere Profession, die jedes Jahr mit einer derartigen Menge an Werbematerial überhäuft wird. Und welche andere Berufsgruppe hat eine eigene Tageszeitung (»Ärzte Zeitung«), die ein ideales Werbeumfeld bietet? Dabei sind ÄrztInnen auf den Umgang mit dieser Desinformationsflut schlecht vorbereitet. Rationale Arzneimitteltherapie spielt auch heute noch im Stundenplan der MedizinstudentInnen in Deutschland eine geringe Rolle. Eine kritische Auseinandersetzung mit den Fallstricken der Arzneimittelwerbung dürfte eher die Ausnahme als die Regel sein. Dagegen setzt die Durchseuchung mit Werbematerial früh in der Karriere der StudentInnen ein.

Ein Experiment in den USA zeigte, dass auch kleine Geschenke das Verschreibungsverhalten beeinflussen (Grande/Kahn/Frosch 2009). Medizinstudenten von zwei Universitäten sollten am Computer über die Medikation bei vorgegebenen Fällen entscheiden. Die eine Hälfte bekam ihre Studienidentifikationsnummer auf einem Schreibblock mit Werbung für einen bestimmten Cholesterinsenker, ein Klemmbrett trug ebenfalls das Medikamentenlogo. Die andere Hälfte der Versuchspersonen bekam neutrale Unterlagen. Die Studenten in Miami »verordneten« wesentlich häufiger das Markenpräparat, wenn sie der subtilen Beeinflussung ausgesetzt waren. Die gute Botschaft der Untersuchung: Bei den Studenten an der Pennsylvania School of Medicine hatte der Beeinflussungsversuch aber genau den gegenteiligen Effekt, sie verschrieben das Markenprodukt nur halb so oft. Die Autoren erklären den Effekt mit der im Curriculum an der Penn University verankerten intensiven Aufklärung über die Beeinflussung durch Werbung.

Die ungesunde Nähe von ÄrztInnen mit der Pharmaindustrie setzt sich nach dem Studium fort. Dies verdeutlichen mangels aussagekräftiger Untersuchungen für Deutschland auch hier Zahlen aus den USA: 94 Prozent aller ÄrztInnen erhielten finanzielle Transfers von der Industrie. Am häufigsten war kostenloses Essen (83 %),

Arzneimuster (78 %), Zuschüsse für Fortbildungen oder Kongresse (35 %) oder direkte Zahlungen als BeraterIn, RednerIn oder Mitgliedschaft in einem Beratungskomitee (28 %). AllgemeinmedizinerInnen empfingen mit Abstand am häufigsten PharmavertreterInnen (16 pro Monat) (Campbell 2007).

## Wer zahlt, bestimmt die Musik

Aber selbst wer sich den Einflüssen der Werbung weitgehend entzieht und sich auf die Fachpresse verlässt, ist vor Irreführung nicht unbedingt geschützt: Industriegesponserte Studien kommen, wie die systematische Übersicht von Lexchin et al. (2003) zeigt, viermal so häufig zu positiven Ergebnissen wie unabhängige Studien. Die Autoren vermuten, dass die Auswahl einer ungeeigneten Vergleichsmedikation das Präparat der zahlenden Firma besser abschneiden lässt. Ebenso spiele die Nichtveröffentlichung negativer Ergebnisse eine wichtige Rolle.

Am Beispiel von Antidepressiva lässt sich das konkret nachvollziehen. Turner und KollegInnen verglichen die publizierte Wirksamkeit von zwölf Antidepressiva mit den Daten der US-Zulassungsbehörde FDA (Turner/Matthews/Linardatos et al. 2008). Zwei Drittel der Studien mit negativen Ergebnissen waren nicht veröffentlicht worden. Wer die Ergebnisse der Studien in Fachzeitschriften liest, bekommt so ein zu positives Bild der Medikamente. Im Schnitt war der Effekt um ein Drittel überschätzt (je nach Wirkstoff zwischen 14 % und 69 %).

Einen anderen Blickwinkel eröffnet eine Auswertung von 274 Studien zur Grippeimpfung (Jefferson/Di Pietrantonj/Debalini 2009). Sie fand einen eindeutigen Zusammenhang zwischen schlechter methodischer Qualität und übertriebener Darstellung der Wirksamkeit. Es gab keinen Zusammenhang zwischen Studienqualität und der Chance, in einer angesehenen Zeitschrift zu veröffentlichen. Industriegesponserte Studien wurden dort aber häufiger veröffentlicht und ohne, dass sie qualitativ besser waren, häufiger zitiert. »Einige dieser Erkenntnisse mögen die Fortsetzung einer nahezu globalen Politik [für die Grippeimpfung] erklären helfen, trotz wachsender Zweifel an ihrer wissenschaftlichen Basis.«

Für Zeitschriften gibt es einen wenig beachteten Anreiz, Industriestudien zu veröffentlichen: Hersteller verteilen zur Verkaufsförderung »positive« Artikel gerne an Ärzte. Die Einnahmen aus Nachdrucken sind für viele medizinische Fachzeitschriften eine fast ebenso wichtige Einnahmequelle wie das Anzeigengeschäft. Dazu kommt ein weiterer Effekt: Industriegesponserte Studien werden deutlich häufiger zitiert als öffentlich geförderte Studien. Das gilt allerdings nur, solange die Ergebnisse für ein neues Mittel vorteilhaft sind, ansonsten kehrt sich das Verhältnis um (Conen/Torres/Ridker 2008).

## Strukturelle Verzerrungen

Der Philosoph und Soziologe Sergio Sismondo sieht strukturelle Probleme im medizinischen Publikationswesen (Sismondo 2009). Er berichtet über einen bekannten Medizinprofessor, der es auf 800 Fachartikel gebracht hat. »Wie kann ein Wissenschaftler 40 Artikel im Jahr schreiben und veröffentlichen?«, fragt er. In anderen Wissenschaftsdisziplinen seien bereits fünf viel. Wie kann es sein, dass ein einziges umsatzstarkes Medikament in über 700 Artikeln angesehener Fachblätter auftaucht? Dahinter steckt die von der Pharmaindustrie bezahlte Maschinerie der Publikationsagenturen. Über fünfzig von ihnen bieten ihre Dienste im Internet an.

Der Direktor einer Agentur beschreibt die Ziele so: »gaining product adoption and usage through the systematic, planned dissemination of key messages and data to appropriate target audiences at the optimum time using the most effective communication channels.« Dazu gehören »publications, journal reviews, symposia, workshops, advisory boards, abstracts, educational materials / PR.« (zitiert nach Sismondo 2009). Rund 40 Prozent aller Artikel kommen mit solcher Geburtshilfe in die Fachpresse. Industriegesponserte Studien werden häufig von *Contract research organisations* durchgeführt, die gar nicht als Autor auftauchen wollen. Die Namen der Wissenschaftler auf dem Artikel sind dann nicht selten nur Dekoration.

Schlechter noch sieht es mit der Masse der Fachzeitschriften aus, die oft die Ergebnisse qualitativ zweifelhafter Forschung publizieren. Aber auch hier sind noch Steigerungen möglich. Das bewies der große Medizinverlag Elsevier. Er gab von 2002-2005 das *Australasian Journal of Bone and Joint Medicine* heraus. Es enthielt merkwürdigerweise vorwiegend freundliche Artikel zu Merck-Produkten, darunter auch über das risikoreiche, inzwischen weltweit vom Markt genommene Schmerzmittel Rofecoxib (Vioxx®). Obwohl dem äußeren Anschein nach eine Fachzeitschrift, handelte es sich um eine geschickte Werbemaßnahme. Wie viel Geld floss, wollten weder der Verlag noch Merck preisgeben (Grant 2009). Aufgeflogen ist die ganze Sache nur durch einen Schadensersatzprozess eines Patienten in Australien, der vermutlich durch Vioxx® einen Herzinfarkt erlitten hatte. Inzwischen hat sich herausgestellt, dass Elsevier insgesamt neun solche Zeitschriften im Auftrag von Merck herausgegeben hat und 13 weitere plante (Laidlaw 2009). Auch wenn Elsevier sich inzwischen entschuldigt hat, bleibt das Verlagsgeschäft der Industrie eng verbunden. Elsevier bietet einen besonderen Service. Alle alten Daten der FDA zu Arzneimittelzulassungen werden jetzt gegen eine saftige Gebühr bequem durchsuchbar angeboten. Die Zielgruppe ist eindeutig: »Für den Erfolg innerhalb der Pharmaindustrie ist es entscheidend, einen starken Wettbewerbsvorteil zu erreichen und zu sichern und Fehlschläge zu vermeiden [...]«. (Elsevier 2009)

## Falsche Forschung

Warum wird ein so großer Aufwand getrieben, neue Produkte in einem möglichst positiven Licht dastehen zu lassen? Weil viele überhaupt keinen therapeutischen Fortschritt versprechen. Nach Einschätzung der US-Zulassungsbehörde FDA trifft das auf drei Viertel der angeblichen Neuerungen zu. Aber selbst was tatsächlich in irgendeiner Weise nützlich ist, trifft nicht unbedingt den vordringlichen Bedarf. Zwischen 1975 und 1999 wurden 1393 neue Wirkstoffe entwickelt. Darunter allein 179 Herz-Kreislaufmittel, von denen nur wenige einen therapeutischen Fortschritt brachten. Noch stärker ist das globale Ungleichgewicht: Gegen Tropenkrankheiten wurden in einem Vierteljahrhundert nur 13 neue Medikamente entwickelt (Trouiller/Olliaroo/Torreele et al. 2002).

Aber wie kann es besser gehen? Ein Argument der Industrie ist, dass Pharmaforschung extrem teuer ist und deshalb nur über hohe Medikamentenpreise finanziert werden kann. Dabei kolportieren die Verbände immer wieder die Zahl von 800 Millionen US$, die die Entwicklung eines Medikament angeblich koste. Doch mit dieser Zahl bewegt sich die Industrie auf dünnem Eis. Quelle ist eine Studie von DiMasi et al., der Zahlen von der Industrie verwendete, ohne sie zu überprüfen. Die Berücksichtigung »opportunity costs« verdoppelte die Kosten von rund 400 auf 800 Millionen. Damit sind die Gewinne gemeint, die man mit demselben Betrag auf dem Kapitalmarkt hätte erzielen können. Dafür wurde bei der Berechnung weggelassen, dass es in den USA erhebliche Steuergutschriften für Forschungsausgaben gibt, so dass eigentlich selbst bei der fragwürdigen Datengrundlage nur weniger als 250 Millionen US$ übrigbleiben, die eine Firma aus eigener Tasche zahlen musste (Schaaber 2005: 78-84). Eine weitere Tatsache, die gern übersehen wird, ist, dass die Firmen doppelt so viel Geld für Werbung ausgeben wie für Forschung (Gagnon/Lexchin 2008).

## Fragwürdige Zulassung

Die große Zahl von Mitteln, die aus kommerziellen Gründen auf den Markt gedrückt werden, hinterlässt auch Spuren im Verbraucherschutz. Zuerst wurde in den 80-er Jahren in den USA mit Industriegeldern die Zulassung von Medikamenten beschleunigt, dann folgte die Europäische Zulassungsbehörde EMEA, die zu rund 70 Prozent durch Zahlungen der Pharmaindustrie finanziert wird. Dabei übertrifft die EMEA die FDA in der Risikobereitschaft. Als Beispiel sei hier nur der Schlankmacher Rimonabant erwähnt, der nach zwei Jahren wegen Depressionen und Suiziden im Oktober 2008 vom Markt genommen wurde. Die US-FDA hatte ihn wegen genau dieser Gefahren gar nicht erst zugelassen.

Aber auch bei der FDA ist die Welt keineswegs immer in Ordnung. So wurde im Februar 2009 der Experte Sanjay Kaul von einer FDA-Anhörung zur Zulassung des Wirkstoffs Pasugrel wieder ausgeladen, weil sich der Hersteller des Medikaments telefonisch bei der FDA über einen »intellectual bias« des Experten beschwerte. Er hatte sich – wissenschaftlich fundiert – kritisch über den Wirkstoff geäußert (O'Riordan 2009).

## Forschungspolitik muss sich ändern

Es gibt einen unmittelbaren Zusammenhang zwischen Forschung und Werbung: Je geringer der therapeutische Fortschritt ist, um so mehr muss man in die Beeinflussung von Verschreibern und Patienten investieren, damit das »neue« Mittel auch Absatz findet. Der Industrie ist nicht vorzuwerfen, dass sie vorrangig die Interessen ihrer Anteilseigner befriedigt. Doch für die Gesundheit der Bevölkerung ist das dreifach schädlich: Suboptimale Therapie durch Irreführung, fehlende Entwicklung wichtiger Arzneimittel und unnötige Kosten. Deshalb ist eine Entkoppelung von Forschung und Medikamentenproduktion nötig. Nur so können andere Prioritäten gesetzt werden.

Diese Forderung ist nicht utopisch. Rechnet man die Steuersubventionen für private Forschung mit, wird bereits heute weit über die Hälfte (57,4 %) der globalen Gesundheitsforschung öffentlich finanziert, Die Pharmaindustrie trägt gut ein Drittel der Kosten (34,7 %) (GFHR 2009). Letztlich zahlen aber auch diesen Teil der Forschungskosten öffentliche Krankenversicherungen und Kranke. Nach jahrelangen Debatten hat die Weltgesundheitsorganisation 2009 eine *Expert Working Group on R&D Financing* eingerichtet, die die Weiterentwicklung und Umsetzung neuer Modelle der Forschungsfinanzierung vorantreiben soll.

Flankierend ist eine Verschärfung der Zulassungsbedingungen für Arzneimittel unbedingt notwendig. Neue Mittel müssen wirksamer sein oder besser verträglich als die bisherige Standardtherapie.

Schließlich sind unabhängige Informationen essentiell für eine rationale Therapie. Das Offenlegen von Interessenkonflikten in Publikationen ist ein erster Schritt, das Ziel wäre aber, sie zu vermeiden. Dafür haben sich in der International Society of Drug Bulletins (ISDB) 79 unabhängige und werbefreie Medikamentenzeitschriften aus 40 Ländern zusammengeschlossen. Mehrere Bundesstaaten der USA haben einen *Sunshine Act* erlassen, der die Offenlegung aller Zahlungen der Pharmaindustrie an ÄrztInnen, Patientengruppen und Verlage verpflichtend macht. Viele Universitäten in den USA geben sich strengere Regeln für den Umgang mit der Industrie (eine Übersicht unter http://amsascorecard.org/).

Es gibt also zahlreiche Ansätze, die Situation zu verbessern. Aber ohne die Macht der Pharmaindustrie zu analysieren und zu beschneiden, wird eine rationale Arzneimitteltherapie nicht möglich sein. Prävention und gesellschaftliche Veränderungen, die eine gesündere Gesellschaft ermöglichen würden, werden vernachlässigt.

## Literatur

Anonym (2006): Werbung – Aufgepasst!, in: Gute Pillen – Schlechte Pillen 3, 4.

atd (2009): arznei-telegramm Arzneimitteldatenbank. Cholesterinsynthese (CSE)-Hemmer, Stand 2.6.2009.

Bayer (2009): Internetsite Testovital www.testovital.de/Info/Testosteronmangel/Hormone_beim_Mann/Testosteronmangel/index.php (Zugriff 5.7.2009).

BMG – Bundesministerium für Gesundheit (2003): Ulla Schmidt: Pharmastandort Deutschland muss weiter verbessert werden. Pressemitteilung 7.5.2003. Berlin.

BMG – Bundesministerium für Gesundheit (2004): Bericht der Task Force »Pharma«. Berlin.

BMG – Bundesministerium für Gesundheit (2009): Dritter Bericht der Task Force »Pharma«. Berlin.

Brownfield, Erica D./Bernhardt, Jay M./Phan, Jennifer L. et al. (2004): Direct-to-Consumer Advertisements on Network Television: An Exploration of Quantity, Frequency, and Placement, in: Journal of Health Communication 9, 491-497.

Campbell, Eric G. (2007): A National Survey of Physician-Industry Relationships, in: New England Journal of Medicine 356, 1742-1750.

Conen, David/Torres, Jose/Ridker, Paul M. (2008): Differential Citation Rates of Major Cardiovascular Clinical Trials According to Source of Funding, in: Circulation 118, 1321-1327.

Deutsche Leberhilfe e.V. (2009): Pressemitteilung vom 27.4.2009 zum Welt-Hepatitis-Tag 19.5. 2009.

Deutsche Venenliga (2009): Pressemitteilung 04-09, März 2009.

Diekwisch, Hedwig (2008): Werbekontrolle in Deutschland unzureichend, in: Pharma-Brief 1, 4-5.

Diekwisch, Hedwig/Schaaber, Jörg (2009): Direktwerbung für rezeptpflichtige Arzneimittel – Verbraucheraufklärung oder Beitrag zur Medikalisierung?, in: Zeitschrift für Allgemeinmedizin 85(8), 35-40.

Elsevier (2009): Elsevier's PharmaPendium™ Introduces the FDA Classic Collection. Press release, New York 2 July 2009.

Friedrich, Volker/Hehn, Adam/Rosenbrock, Rolf (1977): Neunmal teurer als Gold. Reinbek.

Gagnon, Marc-Andre/Lexchin, Joel (2008): The Cost of Pushing Pills: A new estimate of pharmaceutical promotion expenditures in the United States. PLoS Medicine 5(1), e1.

GFHR – Global Forum for Health Research (2009): Monitoring Financial Flows in Health Research 2008. Geneva. www.globalforumhealth.org/Media-Publications/Publications/Monitoring-Financial-Flows-for-Health-Research-2008-Prioritizingresearch-for-health-equity.

Grande, David/Kahn, Barbara E./Frosch, Dominick L. et al. (2009): Effect of Exposure to Small Pharmaceutical Promotional Items on Treatment Preferences, in: Archives of Internal Medicine 9, 887-893.

Grant, Bob (2009): Merck published fake journal, in: The Scientist Blog. 30 April 2009. www.the-scientist.com/blog/display/55671/ (Zugriff am 10.1.2010).

Jefferson Tom/Di Pietrantonj, Carlo/Debalini, Maria G.et al. (2009): Relation of study quality, concordance, take home message, funding, and impact in studies of influenza vaccines: systematic review, in: British Medical Journal 338, b534.

Keller, Martina (2004): Geben und einnehmen, in: Die Zeit vom 19.5.2004.

Laidlaw, Stuart (2009): Merck publishing scandal widens. Toronto Star, 5 June 2009. http://thestar.blogs.com/ethics/2009/06/merck-publishingscandal-widens.html (Zugriff am 7.7.2009).

Lexchin Joel/Bero, Lisa A./, Djulbegovic, Benjamin (2003): Pharmaceutical industry sponsorship and research outcome and quality: systematic review, in: British Medical Journal 326, 1167.

Lilienthal, Volker (2009): Pharma-Pressionen, in: epd-Medien 41, 27.5.2009 www.epd.de/medien/medien_index_65480.html (Zugriff 5.7.2009).

Mintzes, Barbara/Barer, Morris L./Kravitz, Richard L. et al. (2003): How does direct-to-consumer advertising (DTCA) affect prescribing? A survey in primary care environments with and without legal DTCA, in: Canadian Medical Association Journal 169, 405-412.

NIH – National Institutes of Health (2002): NHLBI Stops Trial of Estrogen Plus Progestin Due to Increased Breast Cancer Risk, Lack of Overall Benefit. News release 9 July 2002 www.nhlbi.nih.gov/new/press/02-07-09.htm (Zugriff am 5.7.2009).

NIHCM – National Institute for Health Care Management (2001): Prescription drugs and mass media advertising, 2000. Washington DC.

O'Riordan, Michael (2009): Mistakes made: FDA acknowledges Lilly phoned to question Sanjay Kaul's inclusion in prasugrel panel. Heartwire 20.2.2009 www.theheart.org/article/943511/print.do.

Pfizer (2009): Was trägt zu Herz-Kreislauf-Erkrankungen bei? www.cholesterin.de/risiken/index.htm (Zugriff am 10.1.2010).

Schaaber, Jörg (2005): Keine Medikamente für die Armen? Frankfurt a.M.

Schaaber, Jörg (2007): Arzneikontrolle bleibt staatlich, in: Pharma-Brief 8, 7.

Schaaber, Jörg (2009): Mehr Schein als Sein, in: Pharma-Brief 3-4, 1-3.

Schwabe, Ulrich/Paffrath, Dieter (2004): Arzneiverordnungs-Report 2004. Heidelberg.

Schwabe, Ulrich/Paffrath, Dieter (2008): Arzneiverordnungs-Report 2008. Heidelberg.

Seehofer, Horst (2006): Frontal 21 (ZDF) am 6.6.2006.

Sismondo, Sergio (2009): Medical publishing and the drug industry: Is medical science for sale?, in: Academic Matters, May 2009 www.academicmatters.ca/current_issue.article.gk?catalog_item_id=2529&category=/issues/MAY2009 (Zugriff 8.7.2009).

Tender, Maria (2009): Health is the New Wealth, DDB Worldwide Communications Group o.J. [April 2009] www.ddb.com/yellowpapers/2009/04/health_is_the_new_wealth.html (Zugriff 5.7.2009).

Trouiller, Patrice/Olliaro, Piero/ Torreele, Els et al. (2002): Drug development for neglected diseases: a deficient market and a public-health policy failure, in: Lancet 359, 2188-94.

Turner, Erick H./Matthews, Annette M./Linardatos, Eftihia et al. (2008): Selective Publication of Antidepressant Trials and Its Influence on Apparent Efficacy, in: New England Journal of Medicine 358, 252-260.

VFA – Verband Forschender Arzneimittelhersteller (2009): www.vfa.de/de/patienten/psg-aktuell/zusammenarbeit-vfa-mitgliedsunternehmen-patientenorganisationen.html (Zugriff am 7.7.2009).

Heiko Waller

# Gesundheit und Gesundheitsversorgung von Menschen ohne Papiere

## Einleitung

Es gibt wohl kaum ein zweites Public Health Problem, das so offensichtlich von gesamtgesellschaftlichen und politischen Rahmenbedingungen geprägt ist wie die Gesundheitsversorgung von Menschen in der aufenthaltsrechtlichen Illegalität. Deshalb beginnt dieser Beitrag mit der Skizzierung der rechtlichen und migrationspolitischen Situation in Deutschland im europäischen Vergleich und endet mit der Diskussion verschiedener Modelle zur politischen Lösung des Problems. Im Mittelteil werden einige Ergebnisse neuerer Studien zur Gesundheit und Gesundheitsversorgung von Menschen ohne Papiere referiert.

Zu den Ursachen und der (geschätzten) Größenordnung des Phänomens der illegalen Migration sowie zu den Motiven und der demografischen Zusammensetzung der »illegalen« Migranten gibt es eine umfangreiche Literatur, deren Rezeption den Rahmen dieses Beitrags sprengen würde.Eine kurze zusammenfassende Charakterisierung des Phänomens soll durch das folgende Zitat aus einem Bericht der EU-Kommission erfolgen: »Es gibt viele Formen der illegalen Migration. Einige Migranten kommen illegal auf dem Land-, Luft- oder Seeweg in das Hoheitsgebiet eines Mitgliedsstaates. Einige verwenden nicht ordnungsgemäße oder gefälschte Dokumente, andere versuchen, alleine oder mit Hilfe organisierter, krimineller Netze ins Land zu kommen ... Ein erheblicher Anteil illegaler Migranten reist legal mit einem gültigen Visum oder im Rahmen einer Regelung ins Land ein, bei der die Visumpflicht aufgehoben wurde, bleibt dann aber nach Ablauf der Aufenthaltsgenehmigung im Land oder ändert den Zweck des Aufenthalts ohne Genehmigung der Behörden ... Es gibt zwar nur wenige Untersuchungen über das Profil der illegalen Migranten, doch kann davon ausgegangen werden, dass mobile und risikobereite junge Männer zwischen 20 und 30 Jahren den größten Anteil der illegal aufhältigen Personen ausmachen. Ferner wurde bei den illegalen Migranten ein Anstieg der Zahl junger Frauen und ein wesentlich kleinerer Anteil älterer Männer und Frauen festgestellt ... Die Entscheidung zur Auswanderung basiert auf der individuellen Beurteilung einer Reihe von Push-Faktoren (Arbeitslosigkeit oder anhaltend niedriges Lohnniveau, Naturkatastrophen oder Umweltzerstörung) und von Pull-Faktoren (Schattenwirtschaft und höheres Lohnniveau, politische

Stabilität, Rechtsstaatlichkeit und wirksamer Schutz der Menschenrechte, andere Arbeitsmarktbedingungen« (Europäische Kommission 2004: 12f.).

Im Bericht der Weltkommission für Internationale Migration von 2005 wird davon ausgegangen, dass zwischen 10 und 15 % der 56 Millionen Migranten in Europa einen irregulären Status haben, und dass jährlich etwa eine halbe Million undokumentierte Migranten in der EU ankommen (IOM 2005: 32). Nach Romero-Ortuna (2004) umfasst die Zahl illegal aufhältiger Migranten (als grober Schätzwert) ca. 1 % der Bevölkerung. Der Umfang der illegalen Migration scheint in dem Maße zuzunehmen wie sich die Möglichkeiten der legalen Migration (in Europa auch durch übergreifende Gesetzesregelungen der EU) verschlechtern (Bommes 2006).

## Rechtliche und migrationspolitische Situation in Deutschland

Für Deutschland sind Einreise und Aufenthalt in den §§ 3-38 des Aufenthaltsgesetzes geregelt. Einreise und Aufenthalt sind dann illegal, wenn die Einreise ohne den erforderlichen Pass oder Passersatz und der Aufenthalt ohne den erforderlichen Aufenthaltstitel (Visum, Aufenthaltserlaubnis oder Niederlassungserlaubnis) erfolgen. Der spezifischere Begriff der aufenthaltsrechtlichen Illegalität ist weder in Deutschland noch innerhalb Europas eindeutig definiert.

Die Gesundheitsversorgung von Ausländerinnen und Ausländer ohne Aufenthaltsstatus und ohne Duldung ist in Deutschland im Asylbewerberleistungsgesetz mit geregelt (§ 1 Abs. 1 Satz 5 bezieht sich auf: »Ausländer, die sich tatsächlich im Bundesgebiet aufhalten und die vollziehbar ausreisepflichtig sind, auch wenn eine Abschiebungsandrohung noch nicht oder nicht mehr vollziehbar ist«). Der im Asylbewerberleistungsgesetz festgelegte Anspruch auf medizinische Versorgung umfasst die Grundleistungen nach § 3 AsylbLG und die (gegenüber dem regulären Krankenversicherungsschutz eingeschränkten) Leistungen bei Krankheit, Schwangerschaft und Geburt nach § 4 AsylbLG.

§ 4 AsylbLG hat folgenden Wortlaut:

»(1) Zur Behandlung akuter Erkrankungen und Schmerzzustände sind die erforderliche ärztliche und zahnärztliche Behandlung einschließlich der Versorgung mit Arznei- und Verbandmitteln sowie sonstiger zur Genesung, zur Besserung oder zur Linderung von Krankheiten oder Krankheitsfolgen erforderlichen Leistungen zu gewähren. Eine Versorgung mit Zahnersatz erfolgt nur, soweit dies im Einzelfall aus medizinischen Gründen unaufschiebbar ist.

(2) Werdenden Müttern und Wöchnerinnen sind ärztliche und pflegerische Hilfe und Betreuung, Hebammenhilfe, Arznei-, Verband- und Heilmittel zu gewähren.

(3) Die zuständige Behörde stellt die ärztliche und zahnärztliche Versorgung einschließlich der amtlich empfohlenen Schutzimpfungen und medizinisch gebotenen Vorsorgeuntersuchungen sicher. Soweit die Leistungen durch niedergelassene Ärzte

oder Zahnärzte erfolgen, richtet sich die Vergütung nach den am Ort der Niederlassung des Arztes oder Zahnarztes geltenden Verträgen nach § 72 Abs. 2 des Fünften Buches Sozialgesetzbuch. Die zuständige Behörde bestimmt, welcher Vertrag Anwendung findet«.

Die Kosten der in den §§ 3 und 4 AsylbLG bestimmten Leistungen übernimmt das zuständige Sozialamt.

Darüber hinaus besteht die Möglichkeit einer anonymen Beratung und Untersuchung (und ggf. auch Finanzierung einer Krankenhausbehandlung) zur Verhütung »seuchenrelevanter« Krankheiten wie z.B. von Tuberkulose, HIV oder Hepatitis durch die Gesundheitsämter.

§ 87 Aufenthaltsgesetz verpflichtet alle öffentlichen Einrichtungen (und somit auch das Sozialamt), den illegal Aufhältigen der Ausländerbehörde zu melden (Übermittlungspflicht). Die Behandlung einer Krankheit würde somit zur Aufdeckung des illegalen Status und ggf. zur Ausweisung führen.

Diese in Europa einzigartige Verknüpfung von Hilfsangebot und Übermittlungspflicht kann getrost als »migrationspolitische Falle« bezeichnet werden. Gesundheitsprobleme von Menschen in der Illegalität werden zu deren Aufdeckung und ggf. Abschiebung mißbraucht.

Hinzu kommt, dass aus § 96 Aufenthaltsgesetz die Strafbarkeit für diejenigen Personen abgeleitet werden kann, die einen Ausländer zur unerlaubten Einreise bzw. zum unerlaubten Aufenthalt anstiften oder ihn dabei unterstützen, wozu auch die gesundheitlichen Hilfen – zumindest bei nicht-ärztlichen Berufen – gehören können.

## Gesundheit und Gesundheitsversorgung von Menschen ohne Papiere

### Gesundheitsprobleme

Die Gesundheit und Gesundheitsversorgung von Menschen in der aufenthaltsrechtlichen Illegalität ist ein bislang wenig untersuchtes Public-Health-Thema. Epidemiologische Arbeiten konzentrieren sich zumeist auf Infektionskrankheiten (vgl. den Literaturüberblick in Waller 2007). Die Gründe dafür liegen auf der Hand: Infektionskrankheiten stellen auch die »unmittelbare Gefahr« für die Landesbevölkerung dar und werden »traditionell« an Grenzen bzw. bei Ausländern kontrolliert. Aber insgesamt gilt: wegen der Illegalität ihres Aufenthalts ist die Zielgruppe für empirische Untersuchungen praktisch nicht zu erreichen.

Ausnahmen bilden die Daten von Non Governmental Organizations (NGO), die sich im Rahmen zivilgesellschaftlicher Initiativen um die Gesundheitsversorgung von Menschen ohne Papiere kümmern (z.B. PICUM 2007).

In Deutschland gibt es einige Untersuchungen zur Lebenssituation illegal aufhältiger Migranten, die auch Fragen zur Gesundheit einschließen, aber vom Umfang und der Repräsentativität her – zwangsläufig – begrenzt sind (zur Zusammenfassung und Charakterisierung des aktuellen Forschungsstands vgl. Schönwälder/Vogel/Sciortino 2004; Borde/David/Papies-Winkler 2009). In der europäischen Literatur zum Thema (vgl. zusammenfassend Waller 2007) finden sich im Wesentlichen folgende Aussagen: Die unterschiedlichen Wege (und Motive) in die illegale Migration sind mit unterschiedlichen und unterschiedlich schweren Gesundheitsproblemen verbunden. Unabhängig von den Migrationswegen und -motiven treffen für die meisten Menschen ohne Papiere folgende Gesundheitsrisiken zu: die permanente Angst vor der Aufdeckung ihrer Illegalität, die häufig prekären Lebens- und Arbeitsbedingungen in Armut und Ausbeutung sowie die teilweise erheblichen Defizite ihrer gesundheitlichen Versorgung.

Diese Befunde wurden durch eine empirische Studie bestätigt, die von der Organisation »Ärzte der Welt« in 7 europäischen Ländern (Belgien, Frankreich, Griechenland, Großbritannien, Italien, Portugal und Spanien) durchgeführt wurde (Médecins du Monde 2007). Insgesamt wurden 835 illegal aufhältige Migranten befragt. Die Ergebnisse der Studie werden von den Autoren folgendermaßen zusammengefasst :

»The living conditions of the persons surveyed are difficult. Some 40 % consider their housing situation precarious and 11 % are homeless. Almost all of them are living below the poverty threshold.

By and large, the persons surveyed are not aware of their rights. One-third is unaware of their right to health coverage. Most do not know that they are entitled to free HIV screening and nearly two-thirds are unaware that HIV treatments are free. Child immunisation is another area where information is lacking. Only a small majority of the population concerned by this issue knows their children are entitled to free vaccinations and/or where to go for them. Most of the people surveyed do not have health care coverage either because they lack information about their rights or have not undertaken the process to obtain these, or because the administrative procedures are still under way.

In the survey population as a whole, two people in 10 perceive their health as poor or very poor. The main disorders mentioned are digestive, musculoskeletal, psychological or, for women, gynaecological. Only one-third of the people suffering from a chronic health problem is currently receiving treatment. Nearly half of the people stating that they have at least one health problem suffered as a consequence of the delay in recourse to care. We asked people what they did to obtain care the last time they were ill: 75 % consulted a doctor and 25 % did not. During the last health problem, one person in ten met with a refusal of treatment from health care professionals.

Some of those health problems were emergencies (in particular, fractures and burns, but also pregnancies and personality disorders), serious illnesses (insulin-dependant diabetes, viral hepatitis) or acute infectious diseases (sinusitis, pneumonia). The most frequent obstacles to health care access and treatment continuity voiced by the people surveyed are lack of knowledge about their rights, lack of knowledge about where to go for treatment, treatment cost, administrative problems, fear of being reported to the authorities and of discrimination, and linguistic and cultural barriers«.

In einer eigenen Untersuchung zur Gesundheit und Gesundheitsversorgung von Menschen in der aufenthaltsrechtlichen Illegalität hat der Autor die Situation in Deutschland und Italien verglichen (Waller 2008). Der Beitrag basiert auf einer Analyse von Dokumenten und Jahresberichten von 2 auf diese Zielgruppe spezialisierten medizinischen Versorgungseinrichtungen in Berlin (Malteser Migranten Medizin) und Rom (Poliambulatorio Via Marsala der Caritas). Die Datenanalyse ergab, dass die Patienten in beiden Einrichtungen überwiegend jüngeren Alters sind und mit Abstand am häufigsten aus den Ländern Osteuropas und der ehemaligen Sowjetunion kommen. Ihr Krankheitsspektrum ist nicht auffällig abweichend vom allgemeinen Krankheitsspektrum bis auf eine größere Prävalenz »armutsbezogener Erkrankungen« wie Infektions- und Hautkrankheiten (zu ähnlichen Ergebnissen kommen Schlöpker/Herrmann/Großer-Kaya et al. 2009).

## Gesundheitsversorgung

Die Gesundheitsversorgung von Menschen in der aufenthaltsrechtlichen Illegalität ist eng mit den gesetzlichen Vorgaben verbunden.

In die mit finanzieller Unterstützung der EU- Kommission aus dem Programm »Community Action Programme to Combat Social Exclusion« durchgeführte Studie »Access to health care for undocumented migrants in Europe« von PICUM (Platform for International Cooperation on Undocumented Migrants 2007) wurden folgende 11 Länder einbezogen: Belgien, Deutschland, Frankreich, Großbritannien, Italien, Niederlande, Österreich, Portugal, Spanien, Schweden und Ungarn. Es wurden fünf verschiedene Kategorien des Zugangs von illegal aufhältigen Migranten zur Gesundheitsversorgung gebildet:

»1. Countries where all care is provided only on a payment basis, such as Austria and Sweden. Nonetheless, there are exceptions for particularly vulnerable groups or specific medical conditions: Sweden covers the expenses generated for providing health care to children of rejected asylum seekers, and Austria allows access to treatment of contagious diseases such as tuberculosis free of charge.

2. Other countries offer free health care in very limited cases, such as Hungary and Germany. In Germany low level entitlements are overridden by the duty to denounce imposed on public officials dealing with undocumented migrants' health care files. The Social Welfare Office is obliged by law to inform the Foreigners' Office about the presence of a patient in an irregular situation each time they go to a consultation or when health care providers ask for reimbursement of medical costs. Consequently, undocumented migrants refrain from exercising their already limited entitlements.

3. A third category is countries with somewhat wider coverage but whose legislation is rather restrictive, ambiguous and with a high degree of uncertainty. Good examples of countries in this situation are the UK and Portugal.

4. Other countries, such as France, Belgium and the Netherlands, have put a ›parallel‹ administrative and/or payment system in place concerning health care services for

undocumented migrants. However, undocumented migrants are still treated in the mainstream health system.

5. Finally, Italy and Spain provide the widest health coverage to undocumented migrants. Although there are certain conditions, gaps and failures, the spirit of the law, particularly in Spain, is to provide universal access to health care. Therefore free access to health care is offered to all, including undocumented migrants« (PICUM 2007: 8).

Düwell (2006) kommt in seiner Studie zu ähnlichen Ergebnissen (vgl. auch Romero-Ortuno 2004; Braun/Brzank/Würflinger 2003).

## Politische Lösungen für Deutschland

Aufenthaltsrechtliche Illegalität bedeutet nicht Rechtlosigkeit. Diese Feststellung gilt insbesondere auch für das Recht auf Gesundheitsversorgung (Sinn/Kreienbrink/Loeffelholz 2005; Bielefeldt 2006). Düvell (2006) hat 12 internationale Abkommen, Verträge und Konventionen aufgelistet, deren Reichweite sich auch auf irreguläre Migranten und deren Recht auf Gesundheitsversorgung erstrecken.« Zentral für seine rechtlich verbindliche Verankerung«, so führt Aichele (2009) aus, »ist der UN-Pakt über wirtschaftliche, soziale und kulturelle Rechte (UN-Sozialpakt), der 1976 für Deutschland in Kraft getreten ist. Der UN-Sozialpakt begründet die staatliche Verpflichtung auf zwei Ebenen. Zunächst verpflichtet der Sozialpakt den Staat, die zentralen Elemente des Rechts auf Gesundheit – den Wesensgehalt – schon heute einzuhalten. Dazu gehört die Frage des ungehinderten Zugangs zu Einrichtungen der medizinischen Versorgung und ärztlicher Betreuung ... Darüber hinaus steht Deutschland nach dem UN-Sozialpakt in der Pflicht, die volle Verwirklichung des Rechts auf Gesundheit für die gesamte Bevölkerung anzustreben. Menschen ohne Papiere sind selbstverständlich in diese Bemühungen einzubeziehen, weil der Aufenthaltsstatus einer Person keinen Unterschied macht ... Aufgrund beider Ebenen rechtlicher Verbindlichkeit ist politischer Handlungsbedarf der staatlichen Verantwortungsträger in Deutschland begründet« (Aichele 2009: 27f.).

Zahlreiche kirchliche, soziale und medizinische Organisationen haben entsprechende Lösungsvorschläge unterbreitet. Im Bericht der Bundesarbeitsgruppe Gesundheit/Illegalität am Deutschen Institut für Menschenrechte, in der der Autor mitgearbeitet hat, werden folgende Lösungsmodelle diskutiert (2007: 22 ff.): die Einrichtung eines Fonds auf Bundesebene, der Zugang zur privaten Krankenversicherung, der Ausbau örtlicher Gesundheitsämter sowie die geschützte Vermittlung von Krankenscheinen.

### Fonds auf Bundesebene

Als Träger des Fonds käme die rechtsfähige Stiftung des Bürgerlichen Rechts in Betracht.

Die Hauptaufgabe der Stiftung bestünde darin, den finanziellen Ausgleich unbezahlter Rechnungen von lokalen Krankenhäusern, Ärztinnen und Ärzten, Hebammen und anderen Berufsgruppen zu gewährleisten, die Gesundheitsversorgungsleistungen zugunsten von Nichtversicherten ohne anderweitige Kostenerstattung erbringen. Die Anträge würden die Leistungserbringer, nicht die Empfänger von Gesundheitsdiensten, stellen ...Wesentlich für die Schaffung eines Bundesfonds wäre, den Staat, das heißt Bund und Länder, von Anfang an in das Projekt einzubinden. Deren Verantwortung läge in der staatlich veranlassten Gründung der Stiftung ... Zur Erfüllung der Stiftungszwecke sollte die Stiftung einen jährlichen Betrag in ausreichender Höhe aus dem Haushalt des Bundes und der Länder nach Maßgabe des jeweiligen Haushaltsgesetzes erhalten ... Dieser Ansatz würde in der Umsetzung sicherlich auf große Schwierigkeiten treffen. So müsste die Ansicht überwunden werden, wonach finanzielle staatliche Leistungen für Menschen ohne Papiere nicht zulässig seien ... Eine solche Ansicht verkennt, dass die heute schon bestehenden Rechtsansprüche auf eine staatliche Kostenregelung aufbauen, ohne dass diese als unzulässig verworfen wird. Die Erfahrungen in den Niederlanden legen außerdem nahe, dass das Erstattungsverfahren für den Antragsteller mit einem hohen Verwaltungsaufwand verbunden ist und Zweifel bestehen, ob der Fonds zu der gewünschten und gerechten Entlastung von Leistungserbringern geführt hat.

## Zugang zur privaten Krankenversicherung

Die Überlegungen der Bundesarbeitsgruppe schlossen auch die Möglichkeit des Zugangs zum »Basistarif« einer *privaten* Krankenversicherung ein. Die Leistungen des Basistarifs entsprechen dem Leistungsumfang der Gesetzlichen Krankenversicherung. Private Krankenversicherer unterliegen seit 2007 dem Kontrahierungszwang, d.h. sie können niemanden zurückweisen. Werden die Prämien nicht entrichtet, ruht der Versicherungsvertrag. Das bedeutet, dass die betreffende Person zwar versichert bleibt, der Umfang der Versicherung aber bis zur Nachzahlung sehr stark reduziert wird. Ein praktisch unüberwindbares Problem stellt dabei allerdings die Höhe der Versicherungsprämien dar. Ihre Obergrenze entspricht grundsätzlich der Obergrenze für die gesetzliche Krankenversicherung von derzeit monatlich zirka € 500. Prämien in dieser Größenordnung liegen der Erfahrung nach weit über der Leistungsfähigkeit von Menschen ohne Papiere. Die Prämie kann im Einzelfall aufgrund mangelnder finanzieller Mittel reduziert werden. Die Reduzierung der Prämien bringt aber wiederum die Kontaktaufnahme mit den Sozialbehörden mit sich, die als öffentliche Stellen meldepflichtig sind.

## Ausbau örtlicher Gesundheitsämter

Die Grundlage der örtlichen Gesundheitsämter oder anderer mit dem Schutz der Gesundheit beauftragten Behörden bilden eine Vielzahl von Bundes- und Landesgesetzen, wie beispielsweise das Gesetz zur Verhütung und Bekämpfung von Infektionskrankheiten beim Menschen. Die behördliche Aufgabe besteht unter anderem darin, übertragbaren Krankheiten beim Menschen vorzubeugen, Infektionen frühzeitig zu erkennen und ihre Weiterverbreitung zu verhindern ... Die örtlichen Gesundheitsämter oder andere mit dem Schutz der Gesundheit beauftragten Behörden sind in einigen Bundesländern in die medizinische Versorgung der örtlichen Wohnbevölkerung und so auch in Bezug auf Menschen ohne Papiere einbezogen. Hier stellt sich deshalb die Frage, ob über die Ausweitung ihrer Zuständigkeit eine Verbesserung der medizinischen Versorgung von Menschen ohne Papiere erreicht werden kann. Ausgehend vom gesetzlichen Präventionsgedanken könnte zum Beispiel überlegt werden, die Regelung zur Verhütung von sexuell übertragbaren Krankheiten und Tuberkulose auf andere Infektionskrankheiten auszuweiten und damit eine gesetzliche Grundlage für die anonyme und kostenfreie Gesundheitsversorgung von Menschen ohne Papiere zu schaffen. Der Ansatz über den Ausbau der Gesundheitsämter ist gegenläufig zur Tendenz der letzten Jahre, wonach die Gesundheitsämter in den Bundesländern teilweise ausgedünnt oder gänzlich abgeschafft werden.

## Geschützte Vermittlung von Krankenscheinen

Im Mittelpunkt dieses Ansatzes steht die geschützte Vermittlung eines Krankenscheins durch eine Stelle, die nicht der behördlichen Übermittlungspflicht unterliegt. In Betracht kämen *nichtstaatliche* örtliche Beratungsstellen oder Anlaufstellen der örtlichen Verwaltung *unter ärztlicher Leitung*, die beim Umgang mit personenbezogenen Daten der ärztlichen Schweigepflicht unterliegen und deshalb nicht meldepflichtig sind.

Der Vorschlag zur »geschützten Vermittlung von Krankenscheinen« basiert im wesentlichen auf der gegenwärtigen Praxis der Gesundheitsversorgung von Menschen ohne Papiere in Italien. Wie die oben dargestellten europäischen Vergleiche über den Zugang zur Gesundheitsversorgung gezeigt haben, ist die italienische Lösung des »anonymen Krankenscheins« von besonderer Bedeutung für einen wenig bzw. gar nicht eingeschränkten Zugang. In Italien besteht seit 1998 eine im Migrationsgesetz (das 2002 und 2004 entsprechend der EU Vorgaben modifiziert wurde) geregelte umfassende Gesundheitsversorgung für Menschen ohne Papiere *verbunden mit dem expliziten Verbot der Datenweitergabe*. Der Umfang der Gesundheitsversorgung illegal aufhältiger Migranten ist im Prinzip identisch mit der Gesundheitsversorgung, die die italienische Bevölkerung im Rahmen des staatlichen Gesundheitswesens erhält. Die Versorgung wird über die Ausgabe eines »anonymen Krankenschein«-Codes (STD= Straniero Temporaneamente Presente), der für 6 Monate gültig ist und danach verlängert werden kann, administriert und durch das Institut für Statistik anonym registriert (Näheres siehe in Ammendola 2005 und Marceca 2006). Die Finanzierung der Gesundheitsversorgung von Menschen ohne Papiere erfolgt aus zwei Quellen: dem nationalen Gesundheitswesen und dem Innenministerium. 2004 waren dies 30 990 000 € aus dem nationalen Gesundheitswesen und 16 834 000 € aus dem Innenministerium (Donia Sofio u.De Gaetano 2005: 290). Legt man den von Romero-Ortuno (2004) zitierten Schätzwert zu Grunde, dass ca. 1 % der Bevölkerung eines Landes keine gültigen Aufenthaltspapiere hat, so leben in Italien (bei ca. 59 Millionen Einwohnern) ca. 590 000 Personen ohne Aufenthaltsgenehmigung. Im Jahr 2004 wurden demnach pro Person durchschnittlich ca. 81 € für die Gesundheitsversorgung bereitgestellt. Die durchschnittlichen Kosten der Gesundheitsversorgung (im Jahr 2001) von Migranten *mit* Aufenthaltsgenehmigung betrugen nach einer Berechnung von Geraci und De Gaetano (2004: 497) 805,97 € pro Person, die der – »einheimischen« – italienischen Bevölkerung 1 147,59 € pro Person.

Mit der fortschrittlichen Gesetzgebung in Italien sind jedoch nicht alle Probleme der Gesundheitsversorgung irregulärer Migranten gelöst: das Gesetz wird nicht flächendeckend in allen italienischen Provinzen gleich konsequent umgesetzt, es ist vielen irregulären Migranten (und auch Beschäftigten im Gesundheits- und Sozialwesen) nicht bekannt mit der Folge, dass die für Deutschland typische Angst vor dem Kontakt mit staatlichen (Gesundheits-)Einrichtungen auch in Italien das Gesundheits- und Krankheitsverhalten der Menschen ohne Papiere beeinflussen kann. Aus diesem Grund haben auch in Italien nicht-staatliche Einrichtungen in der Gesundheitsversorgung ihren festen Platz (Waller 2008).

## Fazit

Die oben dargestellten Ansätze würden im Zuge ihrer Umsetzung an die rechtlichen Grenzen stoßen, die ihnen insbesondere die im Bundesrecht geregelten behördlichen Übermittlungspflichten setzen. Sie bieten keine unpolitischen, rein technischen Lösungen. Ihre Realisierung hängt deshalb nicht weniger vom politischen Veränderungswillen ab als die Einschränkung der behördlichen Übermittlungspflichten. Vor diesem Hintergrund wird deutlich, warum die Bundesarbeitsgruppe für eine Einschränkung der behördlichen Übermittlungspflichten zur verbesserten Wahrnehmung der sozialen Rechte plädiert. Die verschiedenen Ansätze sind deshalb nicht als Alternative zur Beschränkung der behördlichen Übermittlungspflichten zu sehen, sondern setzen diese voraus.

Alle vorgestellten Ansätze bleiben in dem einen oder anderen Punkt hinter den Kriterien für eine geeignete Lösung zurück. Für die Bewertung des jeweiligen Ansatzes, seine mögliche Umsetzung, aber auch für darüber hinaus gehende politische Bestrebungen sind folgende Kriterien wichtig:

(1) Die angestrebte Regelung sollte auf einen Rechtsanspruch aufbauen, der eine menschenwürdige gesundheitliche Versorgung von Frauen, Männern und Kindern ohne Papiere gewährleistet;

(2) er sollte allen Betroffenen bundesweit einen für alle bezahlbaren und niedrigschwelligen Zugang zum allgemeinen System der gesundheitlichen Versorgung bieten;

(3) der Ansatz sollte sicherstellen, dass die bestehenden gesetzlichen Kostenregelungen ohne weiteres von den Behörden vollzogen werden können oder alternativ eine öffentliche Finanzierungsform realisiert wird; und

(4) er sollte eine Praxis etablieren, die sicherstellt, dass Menschen ohne Papiere hinreichend über ihre Rechte informiert sind.

## Literatur

Aichele ,Valentin (2009): Über den Zugang zu medizinischer Versorgung von Menschen ohne Papiere: Die menschenrechtliche Perspektive, in: Borde/David/Papies-Winkler (Hrsg.): Lebenslagen und gesundheitliche Versorgung von Menschen ohne Papiere. Frankfurt a.M., 25-34.

Alt, Jörg/Bommes Michael (2006): Illegalität. Grenzen und Möglichkeiten der Migrationspolitik. Wiesbaden.

Ammendola, Carmelita et al. (eds.) (2005): Irregular migration in Italy. Rome.

Bielefeldt, Heiner (2006): Menschenrechte »irregulärer« Migrantinnen und Migranten, in: Alt/Bommes (Hrsg.): Illegalität, 81-94.

Bommes, Michael (2006): Illegale Migration in der modernen Gesellschaft - Resultat und Problem der Migrationspolitik europäischer Nationalstaaten, in: Alt/Bommes (Hrsg.): Illegalität, 96-116.

Borde, Theda/David, Matthias/Papies-Winkler, Ingrid (Hrsg.) (2009): Lebenslagen und gesundheitliche Versorgung von Menschen ohne Papiere. Frankfurt a.M.

Braun, Tanja/Brzank, Petra/Würflinger, Wiebke (2003): Gesundheitsversorgung illegalisierter Migrantinnen und Migranten – ein europäischer Vergleich, in: Borde, Theda/Matthias, David (Hrsg.). Gut versorgt? Migrantinnen und Migranten im Gesundheits- und Sozialwesen. Frankfurt a.M., 119-141

Bundesarbeitsgruppe Gesundheit/Illegalität am Deutschen Institut für Menschenrechte (2007): Frauen, Männer und Kinder ohne Papiere in Deutschland – ihr Recht auf Gesundheit. Berlin.

Donia Sofio, Amalia, De Gaetano, Andrea (2005): Health care provided to irregular immigrants. CEIS Health Report. Roma.

Düvell, Franck (2006): Auch »Illegale« haben Rechte. Schutz von Sans-Papiers im europäischen Vergleich. Vortrag auf der Tagung »Soziale Rechte von Menschen ohne Aufenthaltsstatus« der Evangelischen Akademie, Arnoldshain.

Europäische Kommission (2004): Studie über die Zusammenhänge zwischen legaler und illegaler Migration. KOM 412, Brüssel.

Geraci,Salvatore, De Gaetano, Andrea (2004): Costi e benefici dell'assistenza sanitaria agli immigrati. 6. Kongress der Italienischen Gesellschaft für Migrationsmedizin.

International Organization for Migration (IOM) (2005): Migration health annual report. Geneva.

Marceca, Maurizio (2006): Health, in: Cesario, Vinzenco (ed.): The eleventh Italian report in migration 2005. Monza-Milano, 151-168.

Médecins du Monde (2007): »It's necessary to forge respect, not fear«. European survey on undocumented migrants' access to health care. Paris.

PICUM (2007): Access to health care for undocumented migrants in Europe. Brüssel.

Romero-Ortuno, Roman (2004): Access to health care for illegal immigrants in the EU: should we be concerned?, in: European Journal of Health Law 11, 245-272.

Schlöpker, Karl/Herrmann, Markus/Großer-Kaya, Carina et al. (2009): Problemlagen von versteckt lebenden Migranten in Deutschland: Analyse der medizinischen Beratungsanlässe in Berlin, Bonn und Köln. http://www.thieme-connect.de/ejournals/searchresult (5.6.2009).

Schönwälder, Karen/Vogel, Dita/Sciortino, Giuseppe (2004): Migration und Illegalität in Deutschland. Berlin: Arbeitsstelle Interkulturelle Konflikte und gesellschaftliche Integration (AKI) am Wissenschaftszentrum Berlin für Sozialforschung (WZB). Berlin.

Sinn, Annette/Kreienbrink, Axel/Loeffelholz, Hans Dietrich von (unter Mitarbeit von Michael Wolf) (2005): Illegal aufhältige Drittstaatsangehörige in Deutschland. Staatliche Ansätze, Profil und soziale Situation. Forschungsstudie im Rahmen des Europäischen Migrationsnetzwerks. Nürnberg.

Waller, Heiko (2007): Gesundheit und Gesundheitsversorgung von Menschen in der aufenthaltsrechtlichen Illegalität in Deutschland und Italien (Universität Lüneburg, ZAG Forschungs- und Arbeitsberichte). Lüneburg.

Waller, Heiko (2008): Gesundheitsprobleme und Gesundheitsversorgung von Menschen in der aufenthaltsrechtlichen Illegalität: Deutschland und Italien im Vergleich, in: Gesundheitswesen 70, 4-8.

Alf Trojan

# Patientenselbsthilfe als Akteur in der Gestaltung und Verbesserung des Gesundheitswesens

## 1. Einleitung: kurzer Rückblick auf die Selbsthilfe in Deutschland

1956 erschien anlässlich der 8. Tagung der Internationalen Konferenz für Sozialarbeit eine Broschüre mit dem Titel »Erfolge solidarischer Selbsthilfe in der Bundesrepublik Deutschland«. Der »Ständige Ausschuss für Selbsthilfe« wollte »mit dieser Schrift vor allem den ausländischen Gästen der Münchner Konferenz einen Überblick geben über die mannigfaltigen Bestrebungen, Unternehmensformen und Erfolge der Selbsthilfebewegung in der Bundesrepublik Deutschland« (Ständiger Ausschuss 1956: 1). Darin wird von »fast 30 000 Unternehmen der solidarischen Selbsthilfe« gesprochen. Im Einleitungsabschnitt wird formuliert: »Der Selbsthilfegedanke ergänzt auch heute noch in den mannigfachsten Formen die Leistungen der freien Wohlfahrtspflege. Er hilft, bedeutende wirtschaftssoziale, kulturelle, *sozialhygienische* und sozialpädagogische Ziele zu erreichen, indem er den verschiedenen Zielsetzungen angemessene Unternehmungstypen schafft. Unter Selbsthilfeunternehmen im engeren Sinn verstehen wir hier Wirtschaftsgebilde der verschiedensten Rechtsformen (also nicht nur Genossenschaften), deren Träger eine frei gebildete Gruppe sozial Schwacher (oder Gefährdeter) ist, die das Ergebnis oder (und) die Leistungen des Unternehmens wiederum wirtschaftlich Schwachen zukommen lassen.« (Der Ständige Ausschuss 1956: 8).

Dieses Verständnis von solidarischer Selbsthilfe ging sowohl im Wohlfahrts- wie auch im Wirtschaftssektor in den folgenden 20 Jahren erst einmal wieder verloren.

Etwa Mitte der 70er Jahre begann eine neue »Selbsthilfebewegung«, die zuerst stark auf *psychotherapeutische* Probleme bzw. seelische Gesundheit fokussiert war. Erste Ursprünge hierfür waren die anonymen Alkoholikergruppen in den USA, die sich thematisch und geografisch ausbreiteten und den Typus der Anonymusgruppen für unterschiedliche psychosoziale Probleme darstellten. Amerikanische Entwicklungen und die dazugehörige Literatur wurden in Gießen von einer Arbeitsgruppe um Michael Lukas Moeller aufgenommen und führten zu entsprechenden Publikationen.

Die *sozialpolitische und Public Health-Dimension* des »Laien« und der Selbsthilfezusammenschlüsse kam erst mit einem Aufsatz von Bernhard Badura in die Welt der Forschung zu Sozial- und Gesundheitspolitik und darauf aufbauend dann auch in die gesundheits- und sozialpolitische Praxis. Dies war der Aufsatz über »Volksmedizin und Gesundheitsvorsorge« (Badura 1978: 542ff.). Der Titel des Aufsatzes verleitet dazu, an Alternativ-Medizin und Prävention zu denken. Faktisch behandelt der Aufsatz jedoch zum größten Teil die Rolle von Selbsthilfeorganisationen und deren Bedeutung für die Gesundheitspolitik. Der Beitrag bereitete eine Expertise für das damalige Bundesministerium für Forschung und Technologie vor, in der das Programm für einen Forschungsverbund formuliert wurde. Titel dieser Expertise war: »Grundlagen einer konsumentenorientierten Gesundheitspolitik« (Badura 1979). Ab Ende 1979 wurde das Forschungsprogramm in Form von sechs Projekten unter der koordinierenden Leitung Christian von Ferbers und mit dem gewandelten Titel »Laienpotenzial, Patientenaktivierung und Gesundheitsselbsthilfe« gestartet.

Die hohe Bedeutung, die dem Laiensystem zugesprochen wurde, ist nicht vorstellbar ohne die gleichzeitig stattfindende Medizinkritik und die Gesundheitsbewegung in Deutschland mit Vorläufern in den USA, die aus Frauenbewegung, Konsumentenbewegung, Umwelt- und Alternativbewegung stammten.

Grunow (2006) fasst als Gründe für die Wiederentdeckung und Neubewertung der Selbsthilfe seit Mitte der 70er Jahre zusammen:

- Leistungsmängel des Gesundheitsversorgungssystems
- Finanzierungskrise im Gesundheitsversorgungssystem
- Akzeptanzkrise professioneller Dienstleistungsgewährung sowie die
- Steuerungskrise in der Gesundheitspolitik, gegründet auf die Diagnose der Ökonomisierung, Verrechtlichung, Bürokratisierung und Überprofessionalisierung im System der Gesundheitssicherung in Deutschland (Grunow 2006: 1054-1056; vgl. a. den Forschungsbericht mit dem Titel »Gesundheitsselbsthilfe und professionelle Dienstleistungen. Soziologische Grundlagen einer bürgerorientierten Gesundheitspolitik. Forschungsverbund »Laienpotenzial, Patientenaktivierung und Gesundheitsselbsthilfe« 1986).

Mit diesen Gründen der Neuentdeckung wurde schon klar benannt, in wie starkem Maße Selbsthilfe als originär politisches Phänomen wahrzunehmen, zu entwickeln und zu beurteilen ist. Aus dem genannten Titel des Abschlussberichtes geht auch unzweideutig hervor, dass die Selbsthilfebewegung Grundlage einer politischen oder besser gesagt: einer innovativen Public Health-Reformstrategie (vgl. Rosenbrock 1995) war, nämlich in Richtung einer bürgerorientierten (oder wie es vorher hieß: einer »konsumentenorientierten«) Gesundheitspolitik.

Für die Bedeutung der Selbsthilfe ist weiterhin von großer Bedeutung, dass es von Beginn an um eine *Beteiligung von Patienten an der Versorgungsgestaltung* ging. In den Texten des Forschungsverbundes taucht dieses Thema immer wieder auf:

- Es gehe um die strukturelle Beziehung zwischen gesundheitsbezogenem Laien- und professionellem Handeln und darum, Handlungs- und Gestaltungsspielräume zu entwickeln (Forschungsverbund 1986: 17)
- um Verbindungen und wechselseitige Förderung beider »Systeme« (ebd: 20ff.)
- um die Nutzung von »Chancen der Selbsthilfe in den verschiedenen Kontexten der Versorgung« (ebd.: 28).

Während diese Forschung sich stark auf die gesundheitsbezogene Selbsthilfe im engeren Sinne beschränkte, nahm Rolf Rosenbrock (1983) als einer der ersten die Selbsthilfebewegung als Ganzes (in einem damals spezifischen Berliner Verständnis), nämlich als die Gesamtheit »alternativer Ansätze gesundheitlicher Versorgung« kritisch ins Visier. Sein Verständnis knüpft an die Internationale Konferenz für Sozialarbeit von 1956 an, bei dem es um »Unternehmenstypen« geht. Titel des Beitrags war: »Selbsthilfe und Marktökonomie. Unheimliche Begegnungen der dritten Art«; darin kritisierte er den zunehmenden »Prozess der Verbetrieblichung von Gruppen aus der Alternativ- und Selbsthilfebewegung« (S. 85). In seinem Schlusskapitel unter der Überschrift »Perspektiven und Anstöße« (S. 96-97; vgl. a. als spätere Publikation Rosenbrock, 2001) bietet er drei positive Entwicklungsmöglichkeiten an und eine negative Vision:

»In sozialpolitisch ruhigeren Zeiten können sich Ansätze alternativer gesundheitlicher Versorgung erweisen:

- als positive Avantgarde für gänzlich neue Formen und Inhalte von Gesundheitsleistungen
- als Initialzünder oder Katalysatoren für systemimmanente Entwicklungen im Gesundheitswesen
- als mehr oder weniger einfach in die Organisation oder den Leistungskatalog des Gesundheitssystems integrierbar oder
- als trojanische Pferde der Marktökonomie im Gesundheitswesen bzw. anderer regressiver Entwicklungen.«

In den folgenden zwei Abschnitten soll auf Selbsthilfezusammenschlüsse von überwiegend chronisch Kranken, also einen Teilaspekt des »Laiensystems«, fokussiert werden, und zwar

- auf deren Bedeutung für Bürger- und Patientenbeteiligung in den Strukturen des Gesundheitswesens und
- auf deren Bedeutung für die Qualitätsentwicklung in den Einrichtungen der Gesundheitsversorgung.

Ausgehend von einer Bilanz dieser neuen Aufgaben und Rollen des Patienten im Gesundheitssystems sollen auch die Einschätzungen Rosenbrocks von vor mehr als 25 Jahren nochmals aufgegriffen und einige Herausforderungen für die Zukunft benannt werden.

## 2. Beteiligung von Bürgern und Patienten in den Strukturen des Gesundheitswesens

Teilweise neben der Kooperation, zu weiten Teilen jedoch integriert in die Kooperation, ist die Rolle des Laien als Mitgestalter in der Gesundheitsversorgung gewachsen. Dabei spielten die demokratietheoretischen Aspekte zu Beginn des Forschungsverbundes Laienpotenzial (Stichwörter: Dominanz der Experten, Anbieterdominanz im Gesundheitswesen) eine nicht unerhebliche Rolle. Noch bedeutsamer jedoch ist vielleicht der funktionale Aspekt, der zunächst implizit, dann aber immer direkter angesprochen wurde: Wenn Selbsthilfegruppen zumindest teilweise wegen der Defizite und Mängel des Versorgungssystems entstehen, ist es naheliegend, diese mehr oder weniger manifest gemachte Kritik aufzunehmen und für eine Verbesserung des Gesundheitssystems zu nutzen. Im Kern ist die Entwicklung von der informellen zur formellen Beteiligung von Patienten an der Gestaltung des Gesundheitswesens eine Integration in die in den letzten ca. zehn Jahren gesetzlich zunehmend stärker eingeführten und geregelten gesundheitspolitischen Bemühungen um die kontinuierliche Qualitätsverbesserung in allen Einrichtungen des Gesundheitswesens gewesen.

Im Folgenden wird zunächst der Weg zu struktureller Beteiligung nachgezeichnet. Danach folgen einige Informationen und Einschätzungen zu der Beteiligung von Patienten in den Gremien des »Gemeinsamen Bundesausschusses« (G-BA) gemäß § 140f des SGB V.

Auf dem Weg zu struktureller Beteiligung von Patienten an der Gestaltung der Gesundheitsversorgung gibt es eine weit zurückreichende Diskussion, z.T. auch damals schon mit Vorschlägen, die Patienten als »dritte Bank« strukturell (neben Anbietern und Kostenträgern) einzubeziehen (vgl. v. Ferber 1976; Trojan 1980, 1985).

Einige Beschlüsse und Dokumente aus den letzten Jahren wurden Wegbereiter dafür, dass das »Laienpotential« jetzt systematisch entwickelt und gefördert wird:

Die Gesundheitsminister der Länder hatten auf ihrer Konferenz vom 9.10.96 in Trier auf Antrag Bremens »Ziele für eine einheitliche Qualitätsstrategie im Gesundheitswesen« verabschiedet und das erste Ziel mit der Überschrift »konsequente Patientenorientierung im Gesundheitswesen« versehen. Darin wurde sowohl bessere Information von Patienten wie auch ihre systematische Beteiligung in Gremien des Gesundheitswesens festgeschrieben. In der ausführlichen Begründung hieß es zur institutionell gesicherten Mitbestimmung von Patienten: »Mit einer besseren Verankerung von Patientenvertretung ergibt sich auch die Möglichkeit, Patienteninteressen in Entscheidungsgremien des Gesundheitswesens einzubringen. Beispielhaft könnte dies für die Bundesausschüsse Krankenkassen/Leistungserbringer, für Gremienentwicklung und Implementierung von ärztlichen Leitlinien oder Pflegestandards, oder auch für die Arbeitsstelle für die Qualitätssicherung (AFQ; Koordinationsausschuss auf Bundesebene) von Bedeutung sein«.

Der Sachverständigenrat für die konzertierte Aktion im Gesundheitswesen (zu dem auch Rolf Rosenbrock schon damals gehörte) stellte in seinem kurz darauf folgenden Gutachten die Rolle und das Potenzial der Nutzer und Patienten für höhere Qualität auf allen Ebenen des Gesundheitswesen in einem eigenen Kapitel heraus (Sachverständigenrat 2001).

Die Zusammenarbeit zwischen Ärzten und Selbsthilfegruppen hat in den letzten Jahren (seit 2004) noch einmal deutlich Rückenwind bekommen: Der § 140f des SGB V misst der Patientenbeteiligung großes Gewicht bei. Vertreter der Patienteninteressen im Gemeinsamen Bundesausschuss der Ärzte, Krankenkassen und Krankenhäuser und seinen Untergruppen kommen zu ca. zwei Dritteln aus Selbsthilfezusammenschlüssen.

Etgeton (2009) zieht eine Bilanz der Beteiligung in den Strukturen des gemeinsamen Bundesausschusses. Er bewertet diese Entwicklung überwiegend positiv und als eine der wesentlichen strukturellen gesundheitspolitischen Innovationen des vergangenen Jahrzehnts. Resultat sei mehr Transparenz in der Entscheidungsfindung der Gremien des Gemeinsamen Bundesausschusses, mehr Glaubwürdigkeit und Akzeptanz. Die Verbraucher- und Patientenorganisationen hätten sich als kompetente und verlässliche Partner erwiesen. Insgesamt werde durch die Patientenbeteiligung das Legitimationsdefizit der gemeinsamen Selbstverwaltung im deutschen Gesundheitswesen verringert.

Eine kleine empirische Studie von Meinhardt/Plamper/Brunner (2009) basiert auf einer qualitativen Befragung von Patientenvertretern. Die Studie zeigte noch einmal das Bedürfnis der Patientenvertreter nach einer verbesserten finanziellen und strukturellen Unterstützung ihrer Arbeit. Im Großen und Ganzen herrschte Zufriedenheit mit den Entscheidungen in den Gremien des gemeinsamen Bundesausschusses vor. Sechs von den insgesamt acht qualitativ Befragten wünschten sich langfristig ein Stimmrecht statt des jetzigen Mitspracherechts.

Inzwischen kann man von einer echten Patienten- und Bürgerbeteiligung im Gesundheitswesen sprechen. In dem hierzu erschienenen Heft der Bundes-Gesundheitsberichterstattung (Dierks/Bitzer/Lerch et al. 2006) werden fast 20 Gremien im deutschen Gesundheitswesen aufgezählt, die kontinuierliche Beteiligung von PatientenvertreterInnen, zumeist rekrutiert aus Selbsthilfezusammenschlüssen, eingerichtet haben. Daneben gibt es eine Vielzahl offizieller Ad-hoc-Beteiligungen, die zumeist Beratungscharakter haben.

## 3. Selbsthilfefreundlichkeit als Qualitätsmerkmal

In diesem Abschnitt wird auf »Selbsthilfefreundlichkeit«, d.h. die Kooperation mit Selbsthilfezusammenschlüssen, als Bestandteil von Qualitätsmanagementsystemen eingegangen, und zwar zuerst im Krankenhausbereich und danach im Bereich vertragsärztlicher Versorgung.

Das Qualitätssiegel bzw. Qualitätskonzept »Selbsthilfefreundliches Krankenhaus« ist ein wesentliches Instrument im Rahmen der strukturellen Integration von Selbsthilfezusammenschlüssen in das Qualitätsmanagement von Krankenhäusern. Das Qualitätssiegel wurde an zwei Krankenhäusern Hamburgs vergeben und wird aktuell im Rahmen eines Forschungsprojektes als Ansatz patientenorientierter Versorgungsgestaltung wissenschaftlich untersucht.

Die Entwicklung eines Qualitätssiegels »Selbsthilfefreundliches Krankenhaus« fand vor dem Hintergrund statt, dass es bis dahin nur wenige dauerhafte, von beiden Seiten als erfolgreich eingestufte Kooperationen zwischen Selbsthilfe und Krankenhäusern gab. Diese Kooperationen waren oft punktuell und auf das besondere Engagement einzelner Personen im Krankenhaus oder in Selbsthilfegruppen zurückzuführen (Werner/Nickel/Trojan 2006).

Das Modellprojekt »Qualitätssiegel Selbsthilfefreundliches Krankenhaus« wurde 2004 initiiert und bis 2006 durchgeführt von KISS Hamburg, den Kontakt- und Informationsstellen für Selbsthilfegruppen in Hamburg in der Trägerschaft des Paritätischen Wohlfahrtsverbandes Hamburg e.V. Finanziell gefördert wurde das Projekt vom BKK Bundesverband in Essen (Ebd.).

Die Gestaltung des Prozesses war daran orientiert, das Merkmal »Selbsthilfefreundlichkeit« in die neue Version des Qualitätsmanagement-Systems KTQ (Kooperation für Transparenz und Qualität im Gesundheitswesen) aufzunehmen. Qualität der Zusammenarbeit und Leistungsdarstellung sollen dadurch regelhaft im Rahmen der Zertifizierung von Krankenhäusern erhoben und bewertet werden. Vor diesem Hintergrund wurde das Vergabeverfahren des Qualitätssiegels »Selbsthilfefreundliches Krankenhaus« analog der Systematik des KTQ-Bewertungsverfahrens entwickelt. Es besteht zum einen aus einer Selbstbewertung (»Self Assessment«) durch die Fachabteilungen und zum anderen aus einer Fremdbewertung (»Audit«), die durch ein Gremium aus Mitarbeitern von Selbsthilfegruppen, -kontaktstellen und anderen Krankenhäusern durchgeführt wird.

Aufgegriffen werden die Erfahrungen aus dem Hamburger Modellprojekt inzwischen auch in Nordrhein-Westfalen. Ein Anfang 2008 begonnenes Praxisprojekt »Selbsthilfefreundliches Krankenhaus Nordrhein-Westfalen« nutzt die Qualitätskriterien gezielt als Orientierung für die Stärkung einer systematischen Zusammenarbeit zwischen Krankenhäusern und Selbsthilfe. Das mehrjährige Projekt, ebenfalls durch die BKK finanziell gefördert und angesiedelt an die BIKIS / Selbsthilfe-Kontaktstelle Bielefeld, hat die Aufgabe, Krankenhäuser für den Selbsthilfeansatz in der stationären Versorgung regional zu gewinnen und die Kooperationspartner bei der konkreten Umsetzung der Qualitätskriterien vor Ort zu unterstützen (Bobzien 2008).

Im Februar 2009 ist ein neues KTQ-Manual erschienen (KTQ 2009). In diesem Katalog sind in verschiedenen Abschnitten die acht Qualitätskriterien des selbsthilfefreundlichen Krankenhauses in direkter oder indirekter Form aufgenommen worden. Eine Generalklausel stellt fest, dass mit Kooperationspartnern der Krankenhäuser auch Selbsthilfezusammenschlüsse gemeint sind. Explizit werden diese in insgesamt ca. 10 Merkmalen ausdrücklich erwähnt. In die Schulung der Visitoren für die Anwendung des neuen KTQ-Kriterienkatalogs wurde ein Modul zur Zusammenarbeit mit Selbsthilfegruppen aufgenommen, das inzwischen auch erprobt ist und auf positive Resonanz stieß.

Parallel zu dem Ansatz, Krankenhäuser als besonders selbsthilfefreundlich zu kennzeichnen, sind aus einem Kreis von erfahrenen Selbsthilfeunterstützern Überlegungen entwickelt worden, um Selbsthilfefreundlichkeit als Kernelement von Patientenorientierung auch in *Arztpraxen* zu implementieren. Der grundsätzliche strategische Gedanke besteht wiederum darin, ein solches Qualitätskriterium mit bestehenden

Qualitätsmanagement-Systemen und den damit verknüpften Anreizen zu verbinden.

Das Ziel, Selbsthilfefreundlichkeit als Bestandteil von Qualitätsmanagement (QM) zu implementieren, erfolgt in einem relativ idealen Zeitfenster. Mit dem GKV-Modernisierungsgesetz wurden die Ärzte 2004 verpflichtet, ein praxisinternes QM einzuführen und weiterzuentwickeln. Am 1. Januar 2006 trat eine QM-Richtlinie des Gemeinsamen Bundesausschusses (G-BA 2005) in Kraft. Als Grundelemente werden u.a. auch genannt: »Patientenorientierung, Patientensicherheit, Patientenmitwirkung, Patienteninformation und -beratung«. Bis Ende des Jahres 2007 sollten die Ärzte die QM-Planung abgeschlossen haben. Daran schließen sich zwei Jahre an, in denen konkrete Umsetzungsmaßnahmen erfolgen. Eine Überprüfung der Richtlinie des G-BA ist für 2011 vorgesehen. Auch für die Integration von »Selbsthilfefreundlichkeit« in ambulante Praxis-Managementsysteme wurde ein Modellprojekt »Selbsthilfefreundliche Arztpraxen« des BKK BV konzipiert.

In einer Expertise zu dem Thema wurde festgestellt, dass sich die Kooperation mit Selbsthilfezusammenschlüssen relativ einfach in die Qualitätsmanagementsysteme der vertragsärztlichen Versorgung integrieren lässt. Bei drei von den befragten sechs Qualitätsmanagementsystemen führte die Befragung zur Angabe, dass dieser Aspekt bereits Bestandteil sei oder in Kürze aufgenommen würde in die laufenden Aktivitäten zur Formulierung von Qualitätszielen und -kriterien. Das Qualitätsmanagementsystem QEP (Qualitätsentwicklung in Praxen) der Kassenärztlichen Bundesvereinigung hat angekündigt, in der laufenden Überarbeitung des Katalogs der Qualitätskriterien dieses Kriterium deutlich sichtbarer als bisher zu verankern (Trojan/Huber/Nickel et al. 2009). Grundlage dabei sollen sechs Basismerkmale guter Kooperation sein, die von den Kooperationsberatungsstellen für Selbsthilfegruppen und Ärzte in den vergangenen Jahren entwickelt wurden.

Die Aktivitäten in beiden Bereichen sollen fortgeführt und erweitert werden (Trojan/Werner/Bobzien et al. 2009). Dazu wurde Mitte 2009 ein »Netzwerk Selbsthilfefreundlichkeit im Gesundheitswesen« gegründet, das die Integration von Selbsthilfefreundlichkeit als Qualitätskriterium im Sinne einer sozialen Public-Health-Innovation (Rosenbrock 1995) weiter betreiben wird.

## 4. Bilanz zu den neuen Rollen von Selbsthilfezusammenschlüssen und Herausforderungen für die Zukunft

Für die potentiellen und faktischen Nutzer des Gesundheitswesens (um einen möglichst neutralen Ausdruck für Patienten, Versicherte und Sozial-Bürger zu benutzen) gibt es eine Reihe von Bezeichnungen, die implizit oder explizit *Passivität* suggerieren: Leistungsadressat/-empfänger, behandlungsbedürftiger Patient (Leidender), Verbraucher/Konsument. Mit den gesundheitspolitisch und -ökonomisch sensibilisierenden

Konzepten des »Laiensystems« und »Dritten Sektors« wurde der Blick auf ein lange Zeit unbeachtetes Potenzial geworfen.

Dabei stand zunächst im Vordergrund die *Rolle des Nutzers als Partner im therapeutischen Prozess, als Ko-Produzent und Leistungserbringer.*

Aspekte dieses Rollensegments sind: Durch gesundheitsbezogenes Vorsorgeverhalten wird Krankheit vermieden; durch verstärkte Kommunikation kann der informierte Patient zum Partner in Therapie-Entscheidungen werden; durch sein eigenes Mit-Tun werden Therapie und Rehabilitation erfolgreicher; als pflegende Angehörige oder als »ehrenamtliche« Helfer entlasten Menschen den Sozialstaat in erheblichem Umfang von kostspieligen professionellen Hilfeleistungen. Eine besondere Rolle nehmen dabei Selbsthilfegruppen ein mit ihren Handlungsfeldern der gegenseitigen Hilfe, der Hilfe für andere (insbesondere Information und Beratung) und der Freizeitgestaltung (Verringerung von Isolation und Stigmatisierung). Dieses Rollensegment war von Rosenbrock (1983) zu Recht als »einfach in die Organisation oder den Leistungskatalog des Gesundheitssystems integrierbar« charakterisiert worden.

In SHZ werden aber auch weitere Handlungsfelder aktiviert, vor allem *Interessenvertretung* nach außen. Damit kommen neue Rollensegmente ins Blickfeld, die den Laien als Beteiligten, d.h. als *Bewerter, Kontrolleur, Kritiker und (Mit-)Gestalter des Gesundheitswesens* akzentuieren.

Wurzeln hat dieses Rollensegment in dem schon lange vorgetragenen Idealbild des »mündigen Patienten« und der ursprünglich vor allem demokratie-theoretisch begründeten Forderung nach politischer Partizipation der Patienten im gesellschaftlichen Teilsystem »Gesundheitswesen«. In diesem Rollensegment werden von Selbsthilfezusammenschlüssen Funktionen wahrgenommen, die in Rosenbrocks vorausschauender Analyse vor 25 Jahren als »positive Avantgarde«, »Initialzünder oder Katalysatoren« bezeichnet wurden.

Die gestalterische Rolle des Laien kommt auf *struktureller* Ebene besonders durch die in Abschnitt 2 geschilderten Beteiligungsmöglichkeiten zum Tragen. Für Mitgestaltung auf der *operativen* Ebene einzelner Versorgungseinrichtungen ist jedoch – das ist meine These – die weitere Integration von Selbsthilfefreundlichkeit in die Qualitätsmanagementsysteme von entscheidender Bedeutung: In dem Maße , wie die Qualität von Gesundheitseinrichtungen ökonomisch honoriert wird (pay for performance), wird auch der Anreiz stärker, die Zusammenarbeit mit Selbsthilfezusammenschlüssen zu suchen und ihr Potenzial zur Verbesserung der Versorgung durch Mitgestaltung zu nutzen.

Was ist nun zur *Negativ*-Vision Rosenbrocks, d.h. den Ansätzen alternativer gesundheitlicher Versorgung als »trojanische Pferde der Marktökonomie im Gesundheitswesen« (Rosenbrock 1983: 97) aus heutiger Sicht zu sagen? – Ich meine, dass sie diese Rolle nie bekommen oder unwillentlich übernommen haben.

Trotzdem sind die in Abschnitten 2 und 3 geschilderten Entwicklungen eng verknüpft mit dem Eindringen der Marktökonomie in das Gesundheitswesen: Die aus völlig anderen Triebfedern und Legitimationen gespeiste marktförmige Umgestaltung des Gesundheitswesens erforderte eine politische Stärkung der Konsumenten, den informierten, mündigen Patienten, eine Stärkung der »Patientensouveränität« (vgl. Dierks/Seidel/Horch et al. 2001). Unabhängig von der generellen Kritik an einem marktförmig organisierten Gesundheitswesen (die ich mit vielen anderen teile, hier aber nicht weiter thematisiere), ist die Stärkung der Konsumenten konstitutiver Bestandteil einer jeden Markt-Ideologie. Symptomatischer Beleg im Gesundheitsbereich ist, dass in der Begründung zum § 140f SGB V explizit formuliert wurde, dass nur mit der Gewährung von Beteiligungsrechten »mehr Selbstverantwortung von Patienten erwartet werden« kann.

Insofern lässt sich sagen, *ohne* den Einzug der »Gesundheitswirtschaft« in das Gesundheitswesen wären die heutigen Partizipationsrechte nicht beschlossen worden, oder etwas zugespitzter: Partizipationsrechte sind das Feigenblatt für mehr »Selbstverantwortung« im Sinne einer Entsolidarisierung der Sozialversicherung und größerer finanzieller Belastungen für den einzelnen Patienten.

Eine weiteres Problem ist, dass unter der Überschrift »besserer Kooperation« mit dem professionellen Versorgungssystem vereinzelt schon eine Überlastung der Selbsthilfegruppen-Mitglieder durch zusätzliche Aufgaben droht, z.B. wenn Ärzte versuchen, Beratungs- und Kommunikationsleistungen auf Selbsthilfegruppen abzuwälzen. Auch lassen zweifelhafte Angebote der Pharma-Industrie an Selbsthilfegruppen oder die Strategien der »Patienten-Bindung« im Rahmen des Praxis-Marketings berechtigte Zweifel aufkommen, ob die Angebote einer neuen, gleichberechtigteren Rolle des Patienten im Gesundheitssystem ernst und ehrlich gemeint sind.

Auch bei der verstärkten gesundheitspolitischen Mitarbeit lauert die Gefahr der Überforderung der Selbsthilfe: Mit der Beteiligung in den Gremien des Bundesausschusses und ähnlicher Instanzen ist die Grenze zu Gebieten überschritten, in denen das »Erfahrungswissen« durch Selbstbetroffenheit nicht mehr ausreicht. Hochspezifische Wissensbestände, Kompetenzen und Verbindlichkeiten gehören zu diesen Rollen, die dem eigentlichen Wesen der Selbsthilfe fremd sind. Gruppen, die sich auf den lockenden Bedeutungszuwachs dieser neuen Rollen einlassen, müssen mit Verformung und Verfremdung der ursprünglichen Selbsthilfearbeit rechnen.

Angesichts dieser widersprüchlichen möglichen Entwicklungen sieht meine *eigene Vision* für die Zukunft der Patientenselbsthilfe als Akteur in der Mitgestaltung und Verbesserung des Gesundheitswesens *ambivalent* aus (vgl. Trojan 2006). Ich bin zuversichtlich dass Patienten- und Selbsthilfe-Interessen im Gesundheitswesen eine deutlich bessere Position haben werden und dass auch die Asymmetrie zwischen der medizinischen Profession und den Patienten sich verringern wird. Sicher erscheint mir aber auch, dass diese möglichen positiven Entwicklungen neben den Chancen für die Selbsthilfebewegung auch eine Bedrohung bedeuten. Sie sind Teil der großen »Systemveränderung« des Gesundheitswesens in Richtung Marktwirtschaft. Denkbar ist, dass die Gesundheitsökonomie als Leitwissenschaft das Gesundheitswesen stärker und schneller durchdringt als die »Konsumentenmacht« von Patienten und Selbsthilfe wächst. Dann könnte es sein, dass zwar die alte Asymmetrie zwischen Patient und

Arzt verringert ist, dass sie sich jedoch gemeinsam gegen eine übermächtige neue Expertokratie wehren müssen.

## Literatur


Badura, Bernhard (1978): Volksmedizin und Gesundheitsvorsorge, in: WSI-Mitteilungen 31, 542-548.

Badura, Bernhard/Bauer, Josef/Kickbusch, Ilona et al. (1979): Grundlagen einer konsumorientierten Gesundheitspolitik. Programmentwurf für einen Forschungsverbund im Auftrag des Bundesministeriums für Forschung und Technologie. Universität Konstanz.

Bobzien, Monika (2008): Selbsthilfefreundliches Krankenhaus – auf dem Weg zu mehr Patientenorientierung. Ein Leitfaden für interessierte Krankenhäuser, in: BKK Bundesverband (Hrsg.). Essen.

Der Ständige Ausschuß für Selbsthilfe (Hrsg.) (1956): Erfolge solidarischer Selbsthilfe in der Bundesrepublik Deutschland. 8. Tagung der Internationalen Konferenz für Sozialarbeit.

Dierks, Marie-Luise/Bitzer, Eva Maria/Lerch, Magnus et al. (2001): Patientensouveränität. Der autonome Patient im Mittelpunkt. Arbeitsbericht No. 195 der Akademie für Technikfolgenabschätzung in Baden-Württemberg. Stuttgart.

Dierks, Marie-Luise/Seidel, Gabriele/Horch, Kerstin/Schwartz, Friedrich Wilhelm (2006): Gesundheitsberichterstattung des Bundes. Bürger- und Patientenorientierung im Gesundheitswesen, in: RKI 32, 1-34.

Etgeton, Stefan (2009): Patientenbeteiligung in den Strukturen des Gemeinsamen Bundesausschusses, in: Bundesgesundheitsblatt 52 (1), 104-110.

Ferber, Christian v. (1976): Volks- und Laienmedizin als Alternative zur wissenschaftlichen Medizin – zur Partizipation im Gesundheitswesen, in: Soziale Sicherheit 24, 203-209.

Forschungsverbund Laienpotential, Patientenaktivierung und Gesundheitsselbsthilfe (Hrsg.) (1987): Gesundheitsselbsthilfe und professionelle Dienstleistungen. Berlin.

G-BA (2005): Richtlinie des Gemeinsamen Bundesausschusses über grundsätzliche Anforderungen an ein einrichtungsinternes Qualitätsmanagement für die an der vertragsärztlichen Versorgung teilnehmenden Ärzte, Psychotherapeuten und medizinischen Versorgungszentren. Bundesanzeiger 248.

Grunow, Dieter (2006): Selbsthilfe, in: Hurrelmann, Klaus/Razum, Oliver/Laaser, Ulrich (Hrsg.): Handbuch Gesundheitswissenschaften. Weinheim und München, 1053-1075.

Meinhardt, Michael/Plamper, Evelyn/Brunner, Helmut (2009): Beteiligung von Patientenvertretern im Gemeinsamen Bundesausschuss, in: Bundesgesundheitsblatt 52 (1), 96-103.

Rosenbrock, Rolf (1983): Selbsthilfe und Marktökonomie. Unheimliche Begegnungen der dritten Art, in: Argument-Sonderband 102, 84-101.

Rosenbrock, Rolf (1995): Public Health als soziale Innovation, in: Das Gesundheitswesen 57, 140-144.

Rosenbrock, Rolf (2001): Funktionen und Perspektiven gesundheitsbezogener Selbsthilfe im deutschen Gesundheitssystem. In: Borgetto, Bernhard/Troschke, Jürgen v. (Hrsg.): Entwicklungsperspektiven der gesundheitsbezogenen Selbsthilfe im deutschen Gesundheitswesen. Freiburg, 28-40.

Sachverständigenrat für die konzertierte Aktion im Gesundheitswesen. Bedarfsgerechtigkeit und Wirtschaftlichkeit (2000): Bd. 1 (Zielbildung, Prävention, Nutzerorientierung, Partizipation) und Bd. 2 (Qualitätsentwicklung in Medizin und Pflege). Gutachten, Bonn, Bundestagsdrucksache, 14/5660, -5661, -6871.

Trojan, Alf (1980): Demokratisierung des Gesundheitswesens durch Mitwirkung Betroffener, in: Forum für Medizin und Gesundheitspolitik 14, 14-33.

Trojan, Alf (1985): Ansätze für Mitbestimmung in der Sozial- und Gesundheitspolitik, in: WSI-Mitteilungen 38, 621-630.

Trojan, Alf (2006): Selbsthilfezusammenschlüsse als vierte Säule des Gesundheitswesens?, in: Jahrbuch für Kritische Medizin 43. Hamburg, 86-104.

Trojan, Alf/Huber, Ellis/Nickel, Stefan et al. (2009): Selbsthilfefreundlichkeit als Qualitätsziel in der vertragsärztlichen Versorgung. Bestandsaufnahme und Schlussfolgerungen, in: Das Gesundheitswesen 71, 1-10.

Trojan, Alf/Werner, Silke/Bobzien, Monika et al. (2009): Integration von Selbsthilfezusammenschlüssen in das Qualitätsmanagement im ambulanten und stationären Versorgungsbereich, in: Bundesgesundheitsblatt – Gesundheitsforschung – Gesundheitsschutz. Selbsthilfe 52, 47-54.

Werner, Silke/Nickel, Stefan/Trojan, Alf (2006): Ergebnisse einer bundesweiten Befragung zum Status Quo der Kooperation von Selbsthilfe und Krankenhäusern, in: Werner, Silke/Bobzien, Monika/Nickel, Stefan et al. (Hrsg.). Selbsthilfefreundliches Krankenhaus. Vorstudien, Entwicklungsstand und Beispiele der Kooperation zwischen Selbsthilfegruppen und Krankenhäusern. Gesundheitsförderung und Selbsthilfe 16. Bremerhaven, 21-48.

Andrea Fischer, Stefan Etgeton

# Prävention und ihre Grenzen

Der Weg von der Wissenschaft in die Gesellschaftspolitik ist lang, die Geschichte der Prävention belegt dies eindrücklich. Rolf Rosenbrock ist dabei seit den 80er Jahren sowohl durch das Gewicht seiner Arbeiten als auch durch seine engagierte Vermittlung in der Öffentlichkeit als Treiber aufgetreten. Er hat wesentlichen Anteil daran, dass, geregelt in § 20 SGB V, Prävention als Bestandteil der Krankenkassenleistungen etabliert ist, dass es inzwischen ein breites Feld von Initiativen zur Verhältnisprävention gibt und damit auch daran, dass Prävention heute allgemein in das Bewusstsein eingedrungen ist. Dieser Schritt kann gar nicht hoch genug eingeschätzt werden und beschreibt den entscheidenden Paradigmenwechsel für die Gestaltung einer Gesundheitsgesellschaft (Kickbusch 2006). Rosenbrocks besonderes Augenmerk lag dabei auf der Anforderung an Prävention, einen »Beitrag zur Verminderung sozial bedingter Ungleichheit von Gesundheitschancen« zu leisten.

Wenn wir uns hier erlauben, einige Fragen an diesen unzweifelhaften Fortschritt zu stellen, so eben nicht, weil wir die erreichten Schritte für zu weitgehend oder gar gefährlich halten, schon gar nicht wollen wir damit diesen Weg aufhalten. Sondern wir wollen mit diesen Anfragen dazu beitragen, die Diskussion über Prävention voranzutreiben. Es kennzeichnet gerade den Public Health-Ansatz, wie er von Rolf Rosenbrock vertreten wird, Gesundheit als gesellschaftlich bestimmt und gestaltet (gestaltbar) zu sehen, so dass wir genau in seinem Sinne Fragen diskutieren wollen, die für die weitere Durchsetzung des Präventionsparadigmas von großer Bedeutung sein werden. Deshalb wollen wir die Aufmerksamkeit auf einige Punkte lenken, an denen sich – entgegen unserer gemeinsamen Überzeugung, dass Prävention für uns als Gesellschaft zentral ist – die Gesellschaft unter diesem Paradigma auch in eine nicht-intendierte Richtung entwickeln könnte. Wir erachten es deshalb als wichtig, sich dieser Risiken bewusst zu sein, wenn wir nach Wegen suchen, wie das erfreulich gewachsene Bewusstsein für ein gesundheitsbewusstes Leben weiter entwickelt werden kann.

## Die Verborgenheit von Gesundheit

Da ist zunächst die einfache, oft gestellte Frage all derjenigen, die bei diesem Schritt ins mit Bedacht für die gesundheitlichen Folgen geführte Leben nicht mitgehen wollen: Warum sollte ich auf Spaß verzichten? Es bringt mir Befriedigung und stört doch keinen.

Ein auf den ersten Blick einfacher Fall ist das Rauchen. Zum einen ist der Zusammenhang zwischen Rauchen und etwaigen Erkrankungen inzwischen so eindeutig belegt wie bei keinem anderen Verhalten, zum anderen haben unsere Gesetze inzwischen die Voraussetzungen geschaffen, dass Menschen nicht mehr dazu gezwungen sind, den Rauch anderer einzuatmen (und sich damit unfreiwillig zu gefährden). Menschen dürfen also andere nicht mehr gefährden. Die Frage nach der Verantwortung des Einzelnen für das Leben der Gemeinschaft ist nicht neu, sie ist die Frage, die jede Gesellschaft beantworten muss, die sich Regeln gibt. Angefangen vom unumstrittenen Tötungsverbot bis zum vermutlich ebenso unumstrittenen Verbot, mit Tempo 100 durch eine Wohngegend zu rasen – der Gedanke, dass wir uns so verhalten müssen, dass es anderen Mitgliedern der Gemeinschaft keinen Schaden zufügt, ist vertraut und unstrittig.

Aber nachdem diese Vermeidung der Fremdgefährdung geregelt ist, bleibt es offen, ob die Selbstgefährdung derjenigen, die dennoch rauchen, zugelassen werden soll. Und es gibt vielfältige andere Weisen, sich so zu verhalten, dass es – nach gegenwärtigem Erkenntnisstand – nicht gesundheitsförderlich ist: übermäßiges Essen, Nicht-Inanspruchnahme von Vorsorgeuntersuchungen, gefährliche Sportarten, um nur einige zu nennen. Hat die Gesellschaft ein Recht darauf, dass sich ihre einzelnen Mitglieder verantwortlich für ihre Gesundheit verhalten? Und inwieweit darf sie Maßnahmen ergreifen, die die einzelnen zu diesem gesundheitsförderlichen Verhalten veranlassen?

Aber wenn es um Verhalten mit Auswirkung auf die eigene Gesundheit geht, dann ist der Sachverhalt komplizierter als bei der Vermeidung von Fremdgefährdung: Was jemand isst, so dass es ihn dick oder unbeweglich macht, ist seine Entscheidung, dieses Verhalten betrifft die anderen nicht konkret (anders als der Rauch in einer Gaststätte). Bleibt ihm die Freiheit, etwas Unvernünftiges zu tun? Und kommt er damit tatsächlich dem Ziel Gesundheit nahe?

Wird das Ziel Gesundheit zu einem übergeordneten Ziel, dann verliert Gesundheit ihren kontingenten Charakter und damit ihre »Zufälligkeit«, wird zu einem erreichbaren Zustand. Aber werden wir dann versuchen, immer verbissener dieses Ziel zu erreichen und dafür zu »arbeiten«? Gerade die Vielzahl der Informationen und Hinweise für ein gesundheitsbewusstes Verhalten kann dabei eine eigene Dynamik entwickeln, die dem Ziel Gesundheit auch entgegenstehen kann. Hans-Georg Gadamer (1993) hat dem gegenüber auf ein anderes Verständnis von Natur verwiesen (143f.): »Es liegt ganz unzweifelhaft in der Lebendigkeit unserer Natur, dass die Bewusstheit sich von sich selbst zurückhält, so dass Gesundheit sich verbirgt. Trotz aller Verborgenheit kommt sie aber in einer Art Wohlgefühl zutage, und mehr noch darin, dass wir vor lauter Wohlgefühl unternehmungsfreudig, erkenntnisoffen und selbstvergessen sind und selbst Strapazen und Anstrengungen kaum spüren – das ist Gesundheit.« Wird also, wenn zu viele Anleitungen und Anweisungen zum »gesunden Leben« gegeben werden, diese Form der Selbstvergessenheit nicht mehr erreichbar sein, weil das ständige Bemühen um ein »besseres« Leben dem entgegen steht? Klaus Dörner (2003) beschreibt diesen Zustand mit Verweis darauf, dass der Kranke auf Selbstbezogenheit zurückgeworfen ist (sein muss) (126): »Wenn ich daher gesundheitsbewusst ständig auf die Steigerung meiner Gesundheit aus bin, Gesundheit zum Lebenszweck mache, verharre ich auch hier in der reinen Selbstbezogenheit wie im Fall der Krankheit, habe ich eigentlich aus Gesundheit Krankheit gemacht und damit Gesundheit verfehlt.«

Es wird zu den großen Herausforderungen bei der umfassenden Durchsetzung des Präventionsparadigmas gehören, die Balance zu halten zwischen der Warnung vor dem gesundheitsschädlichen Lebensstil oder auch der Warnung vor körperlichen Befunden mit vermeintlich negativen Wirkungen und dem Versprechen von vollkommener Gesundheit. So dass es darum geht, Menschen das notwendige Wissen zu vermitteln, was sie tun können, ohne dass sie die Erwartung haben, bei Befolgung dieser Ratschläge wissen zu können, was aus ihnen werden wird.

## Die Erosion der Solidarität durch Prävention

Die angesprochene Frage, ob es ein Recht der Gemeinschaft auf ein gesundheitsbewusstes Verhalten des Einzelnen gibt, gewinnt an Bedeutung, wenn es um die Kosten geht, die sein Verhalten eventuell durch Krankheit verursacht. Der Verweis auf den Lustgewinn, den ein wenig gesundheitsförderliches Verhalten verspricht, verblasst, wenn die Frage nach der Kostenbelastung des Solidarsystems gesetzliche Krankenversicherung geht, denn spätestens hier fühlen sich dann auch die anderen durch das selbstschädigende Verhalten ihrer Mitmenschen unmittelbar betroffen.

Die gesetzliche Sozialversicherung in Deutschland ist kein reines Versicherungssystem; sie enthält vielmehr seit ihrer Entstehung erhebliche zusätzliche Ausgleichskomponenten, die es in einer reinen Risikoversicherung nicht gäbe. Carsten G. Ullrich (2000) hat die Solidarbereitschaft der gesetzliche Versicherten im Jahr 2000 einer eingehenden Untersuchung unterzogen und dabei als wesentliche Elemente der Solidarität den »Risikoausgleich« und den »Sozialen Ausgleich« identifiziert (Abbildung 1).

*Abbildung 1: Risikoausgleich und Sozialer Ausgleich nach Ullrich*

| **Risikoausgleich** | **Sozialer Ausgleich** |
|---|---|
| Bedarfsbezogene Leistungsgewährung | Gleicher Zugang zu Leistungen |
| Risikoaverse Beiträge | Beiträge nach Leistungsfähigkeit |
| Negierung von Risikofaktoren:<br>*Gesundheitlich:* Vor/Erkrankungen<br>*Prognostisch*: Dispositionen<br>*Statistisch*: Alter, Geschlecht<br>*Verhältnisse:* Arbeitsplatz, Wohnort<br>*Verhalten:* im Hinblick auf Gesundheit und Krankheit | Aspekte der Umverteilung:<br>*Einkommenshöhen:* bis zur Beitrags bemessungsgrenze<br>*Einkommensarten:* Lohnerwerb, Kapital, Lohnersatz, Renten<br>*Familienstand:* ledig, verheiratet, Ein- und Mehrverdienerfamilien |
| »Kontrafaktische Kontingenzunterstellung« | Spezifische Verteilungsungerechtigkeiten |

Beide Formen des Ausgleichs in der GKV basieren darauf, dass gesundheitliche und soziale Lebensrisiken (z.B. Arbeitslosigkeit) dem einzelnen nicht zugerechnet werden. »Insofern Krankheit als primär oder grundsätzlich kontingent erlebt wird, kann eine eher hohe Toleranz von Umverteilungen infolge der Risikodisvalenz vermutet werden« (Ullrich 2000: 43f.). Das gelte auch angesichts der Tatsache, dass »Kontingenzunterstellung ... empirisch nicht mehr haltbar« seien. Zwar könne »angenommen werden, dass eine Zunahme des Wissens um krankheits- und kostenverursachende Verhaltensweisen, die im unmittelbaren Einflussbereich des Versicherten liegen, zu einer Minderung der Bereitschaft führt, die durch entsprechende Fehlverhalten (z.B. Rauchen) verursachten Kosten solidarisch mitzufinanzieren.« Erstaunlicherweise zeigen die qualitativen Erhebungsdaten jedoch, dass die Versicherten eine solche Haltung der »Viktimisierung« nicht einnehmen und die Mitfinanzierungsbereitschaft bei den Netto-Zahlern der GKV – außer in Ausnahmefällen (Drogensucht) – keineswegs abnimmt. Ullrich spricht daher von einer »kontrafaktischen Kontingenzunterstellung« als einer wesentlichen mentalen Voraussetzung für Solidarität.

Hintergrund der vom individuellen Gesundheits- und Krankheitsverhalten weitgehend absehenden Solidarbereitschaft bildet unter anderem die seit der Mitte des 19. Jahrhunderts drastisch zunehmende *Heterogenisierung* der Versicherten und der von ihnen repräsentierten Lebensweisen und -risiken. In den gewerkschaftlichen und handwerklichen Hilfskassen schlossen sich ursprünglich kleine und äußerst homogene Gruppen zusammen, die ihre Mitglieder nach Zugehörigkeits-, aber auch nach Risikokriterien auswählten und die Versicherten bei der Inanspruchnahme von Leistungen unter direkte soziale Kontrolle stellte. Während in den 70er Jahres des 19. Jahrhunderts, also vor der Einführung der Gesetzlichen Krankenversicherung , die Durchschnittszahl der Mitglieder pro Kasse zwischen 100 und 250 lag und es noch um 1900 ca. 20 000 Krankenkassen gab, liegt die aktuelle Zahl unter 190 mit im Durchschnitt (bei starken Abweichungen nach oben und unten) etwa 350 000 Mitgliedern. Das hat den Charakter der Krankenversicherung in den letzten knapp 150 Jahren stark verändert. Die Stationen lassen sich grob so skizzieren:

- bis 1883: *Selbsthilfemodell* = »freiwillige Solidarität der Gleichen und ›Sich-Bekannten‹« (Homogenität der Versicherten als Angehörige einer bestimmten Branche mit hoher interner sozialer Kontrolle)[1]

1 »So konnte zwar eine sehr hohe Solidarität unter den Mitgliedern einer Krankenkasse bestehen ...; diese blieb jedoch an eine sehr hohe soziale und Risikohomogenität der Mitgliederschaft gebunden, deren Kehrseite enge Mitgliedschaftskriterien und strengen Missbrauchskontrollen waren. Insbesondere die hohe Restriktivität der freiwilligen Kleinstkassen erwies sich dabei als entscheidendes Hindernis für eine Ausweitung der faktischen Solidarität und Leistungsfähigkeit der Kassen, dass erst durch sukzessive staatliche Eingriffe wie die Einführung und Erweiterung der Versicherungspflicht und die Zwangskollektivierung von Risiken überwunden werden konnte ... Dennoch blieb ein permanenter ›Definitionskampf‹ um den richtigen Zuschnitt freiwilliger oder erzwungener Solidaritätskollektive (nach Regionen, Berufsgruppen etc.) ein Grundphänomen der Entwicklung der Krankenkassen vor und nach 1883«. (Ullrich 2000: 284f)

- ab 1883: *Ständesozialversicherung* = »erzwungene Solidarität der ›Sich-Ähnlichen‹, aber Unbekannten« (Zusammenführung der Versicherten unterschiedlicher Branchen in Berufsgruppen)
- seit 1996: *Soziale Krankenversicherung* = allgemeine Solidarität der sozial Ungleichen und Unbekannten (= Bevölkerung) (Heterogenität durch ungeregelte Risikoverteilung bei den Versicherten plus Risikoausgleich unter den Krankenkassen)

In der sozialen Krankenversicherung modernen Typs wird der Radius derer, die in die Solidarität eingeschlossen werden, weit gezogen; er reicht bis an die Landesgrenzen. Neben der »eigenständigen Beitragsleistung« fungiert »die nationale Zugehörigkeit als Kriterium für einen Solidaritätsanspruch« (Ullrich 2000: 271). Dabei liegt allerdings in der Zugehörigkeit zur Sozialversicherung keine primär »völkische« Identität zugrunde; auch der »Ausländer« ist versichert, wenn er entsprechende Beiträge entrichtet hat. Innerhalb der Solidargemeinschaft gelten wechselseitige Ansprüche mit unterschiedlichem Grad von Großzügigkeit – Ullrich unterscheidet zwischen »permissiver«, »restriktiver«, »restaurativer« und »resignativer« Solidarität (Ullrich 2000: 274-277); die Unterstützung wird aber selbst denen nicht entzogen, die durch ihr Verhalten stark von der Norm abweichen (z.B. Drogenabhängige) oder einen ungesunden Lebensstil pflegen.

Ob eine entsprechende Untersuchung auch heute zu einem ähnlichen Ergebnis käme, lässt sich schwer sagen. Inwieweit der umfassende Einkommens- und Risikoausgleich der vielen sich Unbekannten und Ungleichen und die vorherrschende Haltung der »Non-Viktimisierung« der Netto-Empfänger von Leistungen durch die Netto-Zahler der Beiträge im Zeitalter der Prävention auf dem tönernen Fuß einer »kontrafaktischen Kontingenzunterstellung« weiterhin Halt findet, lässt sich sicher nicht abschließend prognostizieren. Gleichwohl hält Ullrich das Szenario eines Auseinanderdriftens des sozialen und der gesundheitlichen Solidarität für das wahrscheinlichste: »Denn die erhebliche gestiegenen Erkenntnisse über Risikofaktoren (u.a. Gesundheitsverhalten) sowie die verbesserten diagnostischen und präventiven Möglichkeiten bieten hierfür nicht nur die technischen Voraussetzungen, sondern auch eine legitimatorische Grundlage (wie z.B. an Forderungen nach Risikozuschlägen für Versicherte mit gesundheitsriskanten Verhaltensweisen zu sehen ist).« (Ullrich 2000: 294) Zu fragen ist daher, inwieweit die allgemeine Rede von der »Eigenverantwortung«, das zunehmende Wissen um den Verhaltensbezug der großen Volkskrankheiten, das wachsende Interesse zumindest der gebildeten Menschen an gesundheitsbewusster Ernährung, Bewegung und einem gesunden Lebensstil sowie die erhöhte Aufmerksamkeit von Politik und Öffentlichkeit im Hinblick auf die Möglichkeiten der Prävention – ob all diese Trends nicht nach und nach der Solidarbereitschaft im System der Krankenversicherung den Garaus machen könnten. Einige Indizien für eine solche Entwicklung ließen sich im Handumdrehen beibringen:

- die immer wieder aufflackernde Diskussion um höhere Krankenkassenbeiträge für Raucher und Übergewichtige,
- die Vorschläge zur Ausgrenzung von Leistungen bei Sportunfällen zumindest bei Risikosportarten oder

- die jüngste Gesetzgebung im Hinblick auf Früherkennung und »therapiegerechtes Verhalten« (§ 62 Abs. 1 SGB V) sowie
- die Beschränkung des Leistungsanspruchs bei Selbstverschulden durch medizinisch nicht indizierte Maßnahmen wie ästhetische Operationen, Tätowierungen oder Piercings (§ 52 Abs. 2 SGB V).

Angesichts dieser Hinweise liegt die Frage nahe, inwieweit der sich in den vergangenen Jahren intensivierende verhaltenspräventive Diskurs geeignet ist, zur Erosion der Solidarbasis in der Gesetzlichen Krankenversicherung beizutragen. Legen wir mit gut gemeinten, aber kurzsichtig durchgeführten Kampagnen für gesundheitsbewusstes Verhalten, ausgewogene Ernährung, tägliche Bewegung, individuelle Stressvermeidung und Safer Sex insgeheim, ohne es zu wollen, die Axt an die Wurzel der Solidargemeinschaft, indem wir der kontrafaktischen Kontingenzunterstellung nach und nach immer mehr an Plausibilität nehmen? Oder bereiten wir mit dieser Anerkennung von Ursache-Wirkungsbeziehung den Boden für weitergehende Rechtfertigungsansprüche an die Empfänger von sozialen Leistungen (»Sie hätten doch Ihr Kind mit Behinderungen frühzeitig abtreiben können, jetzt zahlt die Solidargemeinschaft auch nicht für die höheren Kosten«)? Besteht der Preis für die »kontrafaktische« Großzügigkeit nach innen in einer immer rigideren Abgrenzung des Systems nach außen? Konstituiert sich der Zusammenhalt der Solidargemeinschaft primär über das Verhalten oder Zughörigkeit ihrer Mitglieder als Bürger eines Staates?

## Die Vermessenheit (nicht nur) präventiver Prognosen

Prävention hat es mit der Zukunft zu tun, und zwar in der Regel mit einer, zu der es gar nicht kommen soll. Es geht um die Verhinderung von Ereignissen und Folgen, indem man die dafür verantwortlich gemachten Ursachen frühzeitig abwendet. Im Grunde ist es so, wie im Science Fiction, wo jemand mit einer Zeitmaschine in die Vergangenheit reist, um rechtzeitig den Grund für ein viel späteres Übel zu beseitigen und so die Menschheit vor Folgen zu bewahren, die sie zu diesem Zeitpunkt gar nicht abschätzen kann. Zumeist erscheint den Zeitgenossen der Vergangenheit das für die Zukunft so katastrophale Ereignis als völlig unscheinbar und nebensächlich, während der Tourist aus der Zukunft mit dem Bewusstsein der Folgen auf die Zeitläufe zurückblickt und die Konsequenzen in voller Wucht wahrnimmt. Das Dilemma der Prävention besteht nun darin, dass wir immer nur Zeitgenossen unserer Gegenwart sein können, uns also die Folgen unseres Verhaltens und unserer Gewohnheiten in der Regel nicht so drastisch kausallogisch vor Augen stehen wie dem Science-Fiction-Helden. Auch dies ist ein weiterer Aspekt der Selbstvergessenheit des Phänomens Gesundheit. Uns muss der Blick in die Vergangenheit helfen, um daraus Schlüsse für die Zukunft zu ziehen: die Wissenschaft mit ihren unterschiedlichen methodischen Ansätzen versucht letztlich nichts anderes als die Präparierung der Zeit und ihrer Bedingungen, um Aussagen über die Zukunft zu treffen.

Das einfachste, gleichsam mechanische Modell der Prognose ist die »Vorhersage«, bei der die Zeit letztlich in eine räumliche Vorstellungswelt übertragen wird: »Die mathematischen Modelle einer zeitlichen Entwicklung wurden lange Zeit tatsächlich in Analogie zur Mechanik ausgearbeitet, wobei die Entwicklung mit Hilfe der zurückliegenden Strecke eines bewegten Körpers veranschaulicht wurde. Auf der Grundlage der Kenntnis sowohl vom Standort als auch von der Geschwindigkeit des betreffenden Körpers am Nullpunkt bezeichnet das dynamische Modell die Position des Systems zu jedem beliebigen Zeitpunkt in der Zukunft. ... ›Eine Vorhersage zu machen‹ bedeutet ..., die Zukunft dadurch genauer zu bestimmen, daß man durch die bestmögliche Verwertung der Information über die Vergangenheit die Rolle des Zufalls so weit wie möglich verkleinert, ohne sie deshalb ganz zu tilgen.« (Dacunha-Castelle 1997: 103) Da dies in komplexeren Systemen nur schwer möglich ist, greifen hier mechanische Methoden der Vorhersage nicht mehr. »In der Biologie sowie der Ökonomie führen sowohl der theoretische Entwicklungsstand als auch die Unmöglichkeit, in ausreichendem Maße alle ausschlaggebenden Faktoren zu kontrollieren, dazu, dass es nunmehr ausgeschlossen ist, auf deterministische Modelle zurückzugreifen.« (ebd. 104) Dem Teufel der nach vorn hin offenen Zeit mit ihren Zufällen ist indes nur mit dem Belzebub statistischer Methodik, die ihrerseits auf dem Zufall basiert, beizukommen: »Der Zufall weist den Ausweg. Man entwickelt Vorhersagemodelle in einem unsicheren Universum und nutzt unter Zuhilfenahme der Wahrscheinlichkeitsrechnung die Abhängigkeit zwischen Vergangenheit und Zukunft.« (ebd. 104) Unter Rückgriff auf das Gesetz der großen Zahl werden Ereignisse und Bedingungen mit statistischen Wahrscheinlichkeiten von 0,01 bis 99,9 Prozent ausgestattet. »Der Nachteil von Modellen, die auf der Wahrscheinlichkeitsrechnung basieren, besteht darin, daß ihre Aussagekraft sehr gering sein kann. Ihr Vorteil besteht darin, daß sie Vorhersagemethoden bereitstellen, die über ein breites Anwendungsspektrum verfügen.« (ebd. 104f.) Je komplexer indes eine Realität wird, je mehr Faktoren einbezogen werden müssten, desto ungenauer werden die Prognosen. Darüber hinaus können die statistischen Modelle eines wesentlichen Moments der Zukunft, nämlich ihrer Offenheit, nicht Herr werden: »Sie lassen insbesondere die Bedeutung der Zeit außer acht. Da bei diesen sogenannten umkehrbaren Modellen die Zeit keinen ›Zeitpfeil‹ hat, gibt es keinen Unterschied zwischen einer Entwicklungslinie, die von der Vergangenheit in die Zukunft verläuft, und einer Entwicklungslinie, die von der Zukunft in die Vergangenheit verläuft. ... Mit anderen Worten, die Qualität des Modells verschlechtert sich sehr schnell, sobald das Phänomen, das modellartig dargestellt werden soll, nicht genau dem entspricht, was man erwartet hat.« (ebd. 112f.) Die Methodik der Prognose in komplexen, zukunftsoffenen Systemen nähert sich demnach gefährlich der Tautologie. »Die zur Strecke gemachte Zeit ist eine zur Strecke gebrachte.« (Sonnemann 1988: 35)

Der Versuch, aus der Erfahrung über Vergangenes Schlüsse für Prognosen zu ziehen und so die Zukunft durch Handlungsanweisungen in der Gegenwart in die gewünschte Richtung zu kanalisieren, führt in Aporien, die die Bedingung der Möglichkeit von Prävention überhaupt tangieren. Die Relation zwischen bestimmten Verhaltensweisen,

Gewohnheiten oder Verhältnissen der Gegenwart zu gesundheitlichen, sozialen, ökologischen oder ökonomischen Folgen in der Zukunft kann – wenn überhaupt – im Regelfall nur mit statistischer Wahrscheinlichkeit, selten mit kausaler Konsequenz ausgestattet werden. Grundsätzlich sind Wahrscheinlichkeiten keine Kategorie, die auf ein umfassendes Verständnis in der Bevölkerung stoßen, sondern sind weit entfernt von deren Annahmen und Erfahrungen (man frage einen Menschen, wie wahrscheinlich eine »Sechs« auftritt, nachdem bereits viermal eine »Eins« gewürfelt wurde). Aber über dieses Problem der Vermittelbarkeit von Erkenntnissen der Wahrscheinlichkeitsermittlung hinaus gilt: Je weiter in zeitlicher und räumlicher Hinsicht die präventive Perspektive, das Bemühen um nachhaltige Lebensweise greift, je umfassender der Radius der Betrachtung gewählt wird, desto mehr Annahmen sind zu treffen, die (noch) keinen Rückhalt in der Erfahrung der Menschen haben, an die sie gerichtet sind. Von einem solchen zunächst theoretischen Standpunkt aus lässt sich zwar schlüssig ableiten, dass die Wahrnehmung bestimmter kurzfristiger Gewinne und Vorteile, die Lüste und Vergnügungen der Gegenwart auf Dauer zu weiter reichenden Einschränkungen führen, also im Verhältnis zu den in der Zukunft erwarteten Verlusten unverhältnismäßig sind. Vorsorgende regulative Maßnahmen im Sinne der Verhältnis- oder umfängliche Handlungsanweisungen im Sinne der Verhaltensprävention, bedürften, um sich nicht dem Vorwurf ungerechtfertigter Bevormundung auszusetzen, jedoch einer prognostischen Evidenz, die sie nur allzu selten mit sich führen. Freilich gibt es im Hinblick auf diese Relation schwerere und leichtere Fälle der Prävention. Die wissenschaftliche Fundierung der Prävention versucht, mit statistischer Plausibilisierung das vormals Unvorhersehbare etwas besser zu kontrollieren und Momente der Planung in dieses Gebiet einzuführen, um den Phänomenen Gesundheit und Krankheit den Charakter der Naturwüchsigkeit oder des Schicksalshaften zu nehmen. An der notwendigen Ungenauigkeit unseres prognostischen Instrumentariums laboriert die Prävention gleichwohl, da die kommende Zeit wesentlich nicht von uns erreicht wird, sondern (auf) uns zukommt – eben als Zu-kunft. Dieser »Rest« an Unvorhersehbarkeit ist für den Bereich Gesundheit durchaus keine *quantité négligeable*, sondern konstituiert allererst das Feld, auf dem Planung und Vorsorge dann kleine Segmente besetzen. In dieser Hinsicht stellt die kritische Selbstbegrenzung der Gesundheitsförderung ein wesentliches Moment ihrer Professionalität dar, schützt sie vor dem Phantasma präventiver Allmacht, das sie in die Repression abgleiten und schließlich doch scheitern ließe. *Bescheidenheit* ist daher keine ornamentale Frage der Höflichkeit, sondern eine fachliche Voraussetzung des Gelingens von Prävention und Gesundheitsförderung angesichts einer weiterhin offenen Zeit.

## Wohin führt die Prävention, wohin soll sie führen?

Die Prävention hat Grenzen, die weit über die benannten Schwierigkeiten der Prognostizierbarkeit und der Kausalbeziehungen hinausgehen. Denn mit jeder erfolgreichen präventiven Maßnahme (gerade auch in der Folge von immer präziseren Diagnosen) wächst der Hunger nach mehr, erscheint die Gestaltbarkeit von Gesundheit machbar, verliert der Gesundheitszustand des Menschen seine Zufälligkeit. Es scheint, als wäre es noch eine Frage der Zeit, des bewussten Verhaltens und der weiteren Entwicklung der Medizin, dass alle Menschen gesund leben können.

Von der oben geforderten Bescheidenheit entfernt die Prävention sich in dem Maße, wie Gesundheit nicht länger als ein Zustand wahrgenommen wird, der dem Schicksal unterliegt, sondern wesentlich durch das eigene Verhalten gesteuert wird. Je stärker sich das gesellschaftliche Bewusstsein in diese Richtung entwickelt, umso mehr steht der Einzelne, der dennoch eine Krankheit aufweist, unter Rechtfertigungsdruck. Das hat Folgen für die Solidargemeinschaft (siehe oben), vor allem aber für das Erleben von Krankheit durch den Einzelnen. Er müsste im Krankheitsfall gewärtigen, dass er kein Mitgefühl und in der Folge auch keine Zuwendung erfahren könnte. Angesichts der Bedeutsamkeit des Mitfühlens – auch für professionell Helfende – ist eine solche Entwicklung der Verantwortungszuschreibung nicht zu unterschätzen. Zumal mit Blick auf eine starke Alterung unserer Gesellschaft mit den zu erwartenden hohen Zahlen von chronisch und multimorbid Kranken ist die Bereitschaft zur Unterstützung eine unverzichtbare Ressource.

Die Zuschreibung eigener Verantwortung verändert aber nicht nur den Diskurs über Hilfs- und Solidarbereitschaft, sondern orientiert auch Prävention und Gesundheitsförderung in eine problematische Richtung. Die vorgeschlagenen Maßnahmen mit Blick auf das Verhalten von einzelnen und Gruppen sowie dessen geschickte Konditionierung wähnen sich stets im Wissen um das »gute Leben«. Die pseudoreligiöse Aufladung der Gesundheit als Wert an sich prägt einen spezifisch präventiven Tunnelblick aus, bei dem andere Werte wie Freiheit und Glück zur Nebensache werden. Damit eine solche Hierarchie der Werte nicht bestimmend und damit in der Tendenz bedrohlich für die Selbstbestimmung der Bürgerinnen und Bürger wird, gehört die Ausbildung von Strukturen und Prozessbedingungen für *Partizipation* zu den Grundbedingungen einer gesundheitsfördernden Umwelt. Maßstab gelingender Prävention und Gesundheitsförderung sind daher nicht nur epidemiologische Kennziffern, die im Zweifel auch mit Zwang und Terror zu erreichen wären, sondern der Grad an Beteiligung und Identifikation der Betroffenen – also Glück und Freiheit. Eine ernst gemeinte Beteiligung muss auch gewärtigen, dass die Betroffenen sich gegen präventive Maßnahmen entscheiden, sie wissen zwar, was ein »richtiges« Verhalten wäre, aber sie entscheiden sich bewusst dagegen, weil es mit anderen von ihnen verfolgten Werten oder Interessen im Konflikt steht.

Dass auch unter Beachtung solcher Gegebenheiten eine weitgehende Präventionspolitik gelingen kann, zeigt die behutsame, nach Zielgruppen (Allgemeinbevölkerung und Hauptbetroffene) differenzierte Aids-Aufklärung in Deutschland. Sie kann sich im europäischen Vergleich nicht nur mit geringer Prävalenz schmücken, sondern auch nachweisen, dass dieses Ziel ohne zusätzliche soziale Diskriminierung der Betroffenen und ohne staatlichen Zwang erreicht wurde. Allerdings handelt es sich hierbei wie etwa auch bei der Eindämmung des Tabakkonsums um eher »leichte Fälle« der Prävention.

Diese bewegt sich hinsichtlich der Kausalitäten auf relativ gesichertem Terrain und kann mit vergleichsweise einfachen Botschaften und einem Bündel gut abgestimmter Maßnahmen epidemiologisch recht ansehnliche Erfolge erzielen. Allerdings ist zu befürchten – so wie die aktuelle selbstkritische Debatte zur HIV-Prävention zeigt –, dass die »leichten Fälle« der Prävention, je nachhaltiger ihr Erfolg ist, desto eher zu »schweren Fällen« werden. Den Erfolg zu halten und wo möglich auszubauen, verlangt immer höhere Anstrengungen und phantasievollere Maßnahmen von den Akteuren, denn die grundsätzlichen Botschaften zur Kausalität sind bekannt und verlieren mit ständiger Betonung ihren ursprünglichen Schrecken. Dabei sinkt – um es ökonomisch auszudrücken – der Grenznutzen der Interventionen kontinuierlich, gleichzeitig erhöht sich das Risiko sozialer Folgeschäden, wenn etwa versucht wird, die – aus welchen guten oder schlechten Gründen auch immer – schwer erreichbaren Zielgruppen dennoch aufzustöbern und in die Prävention einzubeziehen.

Wie aber steht es mit den »schweren Fällen« der Prävention, also jenen Lebensbereichen und Verhaltensweisen, die mit dem Feld Gesundheit über komplexere und zum Teil diffuse Kausalitäten verbunden sind? Unglücklicherweise gehören ausgerechnet die Kernthemen der Gesundheitsförderung in einer älter werdenden Gesellschaft mit mehr chronisch degenerativen Erkrankungen zu dieser Gruppe, nämlich die klassischen Themen: Bewegung, Ernährung, Stressbewältigung. Die Methodik jongliert hier mit Begriffen wie »Potenzialen« und »Ressourcen«, ermittelt »Faktoren« und bildet »Indikatoren«, die in der Lage sein sollen, nach den Regeln der Wahrscheinlichkeit zu messen und zu gewichten, welche Verhaltensweisen und Umweltbedingungen sich wie auf die genannten Gesundheitsaspekte auswirken könnten. Diese Erkenntnisse bleiben in ihrem Bezug zur Gesundheit so abstrakt, dass die unmittelbare Kausalität nicht in einem Maß gegeben ist, das direktes Handeln unausweichlich macht. Zudem ergeben sich aus diesen Erkenntnissen Anforderungen an das Verhalten der einzelnen, welche wiederum die eigenen Ressourcen – an Bildung, Selbstbestimmtheit und Zeit – so stark strapazieren, dass sie insbesondere von denen als Zumutung empfunden werden, die ohnehin über weniger davon verfügen. Je weiter unten auf der sozialen Leiter desto stärker scheinen gesundheitliches *Wohlergehen* und persönliches *Wohlbefinden* – laut WHO immerhin auch ein Aspekt von Gesundheit – auseinanderzuklaffen. Die »schweren Fälle« der Prävention sind gleichsam diejenigen, in denen die Gesundheit mit sich selber in Widerstreit liegt: wo Lust und Befriedigung sich gerade an das heften, was meinen Zustand auf Dauer verschlimmert, ohne dass ich die Folgen unmittelbar zu spüren bekäme. Es ist ein großes Verdienst der Präventionsforschung, in Deutschland endlich auf den Zusammenhang zwischen sozialem und Gesundheitsstatus hingewiesen zu haben. Aber jetzt, wo die Erkenntnis wächst, dass der soziale Status eine erhebliche Korrelation zur Fähigkeit und Bereitschaft zur präventiven Verhaltensänderung aufweist, stellt sich die Frage, was unter Beachtung von Würde und Autonomie der Betroffenen von ihnen als präventives Verhalten erwartet werden kann.

Die Prävention hilft sich bei den »schweren Fällen« gelegentlich, indem sie neben dem *Verhalten* der einzelnen die *Verhältnisse* ins Visier nimmt, in denen jene agieren:

Lebenswelten (»Settings«) wie Schule, Arbeit, Gemeinde, Stadtteil u.s.w. Am Modellfall der betrieblichen *Gesundheits*förderung lässt sich gut demonstrieren, wie, nachdem die Fragen der Arbeitsplatzsicherheit und -gestaltung immer weiter in den Hintergrund rücken, mentale und soziale Aspekte ins Zentrum der Aufmerksamkeit rücken: Motivation, Identifikation, Zeitdruck, Prozessverdichtung, Beteiligung und Entwicklungsperspektiven. Prozesse der betrieblichen Gesundheitsförderung werden somit immer durchlässiger für moderne Formen der allgemeinen Organisationsentwicklung und umgekehrt. Das Bemühen um Gesundheit im Betrieb fließt daher mit dem Streben nach Glück und Freiheit auch im Erwerbsalltag zusammen und emanzipiert sich vom reduktionistischen Schielen auf den Krankenstand im Unternehmen auf der einen oder der zwanghaften Steigerung der Produktivität um jeden Preis auf der anderen Seite. Damit relativieren sich aber die primär epidemiologischen Ziele der Gesundheitsförderung und Prävention, bzw. betten sich ein in Bemühungen, die ihren Erfolg vermutlich eher an der Verwirklichung von Selbstbestimmung, Emanzipation und Partizipation festmachen lassen.

Das Beispiel verweist auf die Möglichkeiten, den genannten Gefahren eines zu extensiven Verständnisses des Präventionsparadigmas zu begegnen: nämlich mit einem erweiterten Verständnis einer Gesellschaft, deren Aktivitäten mit Blick auf Gesundheitsförderung geprüft und durchgeführt werden. Das bedeutet, nicht nur auf den Einzelnen zu schauen, der sein individuelles Verhalten anzupassen habe, sondern darauf, ob die Gesellschaft ihre Arbeits- und Lebensumwelt so eingerichtet hat, dass sie sowohl das individuelle gesundheitsförderliche Verhalten unterstützt oder es sogar gar nicht mehr im bisherigen Maße notwendig ist, sich als Einzelner den gesundheitsschädlichen Auswirkungen der Umwelt entgegenzustellen. Wer tagsüber in der Kantine bereits eine nach Nährwerten ausgewogene Mahlzeit genießen kann, dem wird eine gesunde Ernährung vermutlich auch abends daheim leichter fallen. Die Verhältnisprävention müsste aus einer solchen Sicht zu einer insgesamt gesundheitsförderlichen Politik in allen Politikfeldern entwickelt werden. Dass die Forderung nicht trivial ist, wird deutlich, sobald man sich vergegenwärtigt, mit welcher Art von Werkstoffen noch immer viele Menschen täglich umgehen müssen, oder sich die Arbeitsbedingungen vor Augen führt, die Menschen psychisch krank machen. Damit richtet sich die Forderung längst nicht mehr an Gesundheitspolitiker allein, sondern stellt das bestehende Muster der Politikgestaltung in Frage.

## Literatur

Dacunha-Castelle, Didier (1997): Spiele des Zufalls – Instrumente zum Umgang mit Risiken. München.

Dörner, Klaus (2003): Die Gesundheitsfalle. München.

Gadamer, Hans-Georg (1993): Über die Verborgenheit von Gesundheit. Frankfurt a.M.

Kickbusch, Ilona (2006): Die Gesundheitsgesellschaft. Gamburg

Sonnemann, Ulrich (1988): Gangarten einer nervösen Natter bei Neumond. Volten und Weiterungen. Frankfurt a.M.

Ullrich, Carsten G. (2000): Solidarität im Sozialversicherungsstaat – Die Akzeptanz des Solidarprinzips in der Gesetzlichen Krankenkasse. Frankfurt a.M.

Bettina Schmidt, Dieter Ahrens

# Die Gesundheitsförderung frisst ihre Klienten

## 1. Der Anspruch: Gesundheit fördern

Gesundheitsförderung ist modern, und das Reden über Gesundheit ist inzwischen so alltäglich wie ein Gespräch über das Wetter. Angehörige und Freunde, Gesundheits- und politische Profis, Krankenkassen und Betriebe ermuntern uns fortwährend zu eigenverantwortlichem Gesundheitshandeln, kostengünstigem Versichertenverhalten und funktionsfähiger Arbeitseifrigkeit. Diese Individualisierung der Gesundheitsförderung ist insofern erstaunlich, da sattsam bekannt ist, dass Gesundheit weniger bestimmt wird von der persönlichen Leistung als von der persönlichen Lage. Individuelles Gesundheitskapital entfaltet sich erst auf der Grundlage von sozialem, kulturellem und ökonomischem Kapital.

Spätestens seit der Verabschiedung der WHO-Ottawa-Charta zur Gesundheitsförderung besteht unter Public-Health-ExpertInnen der wissenschaftlich begründete Konsens, dass Gesundheitsförderung gesamtpolitischer Auftrag ist: Nicht allein das Individuum, sondern alle gesundheitsrelevanten Akteure müssen auf Gesundheit verpflichtet werden, wenn mehr Gesundheit für alle realisiert werden soll. Von dieser Erkenntnis jedoch unbeirrt setzt die aktuelle Gesundheitsförderung auf das einzelne Individuum. Diese New-Health-Promotion tritt zwar scheinbar in die Fußstapfen von Old-Health-Education, die lehrt, dass Krankheit die Folge einer persönlichen Störung und durch individuelle Optimierung zu tilgen ist. Sie verlässt allerdings den Pfad der klassischen Gesundheitserziehung, die vornehmlich auf individuelle Befähigung setzt, indem sie der individuellen Befähigung die potenzielle Bestrafung bei Nicht-Optimierung zur Seite stellt – keine Gesundheitsrechte mehr ohne Gesundheitspflichten.

## 2. Die Wirklichkeit: Gesundheit fördern – und fordern

Neo-Gesundheitsförderung setzt auf die Doppelstrategie des Fördern und Fordern. Damit folgt sie dem gesamtpolitischen Trend, der sich in Begriffen wie »Aktivierender Staat« bzw. in der sozialpolitischen Strategie des »Fördern und Fordern« manifestiert. Der anvisierte Staatsumbau soll ermöglichen, Rechte und Pflichten zwischen Staat und Gesellschaft neu zu justieren – besonders die Pflichten des Einzelnen sollen dabei aktiviert werden.

## 2.1 Gefordert wird eigenverantwortliche Gesundheitsförderung

Die fördernde und fordernde Gesundheitsförderung zielt darauf ab, individuelle BürgerInnen in größtmöglichem Maße zu befähigen und zu verpflichten, die eigenen Gesundheitsrisiken einerseits auf das Minimum zu beschränken und andererseits die Selbstversorgungs-Kompetenzen auf das Maximum auszudehnen. Das Konzept des Fördern und Fordern eignet sich dafür offenbar ideal, weil damit Rechte und Pflichten von Individuen zu einem Paar gebündelt werden, ohne eindeutig festzuschreiben, welche Balance zwischen beiden angestrebt wird. Immer mehr Pflichten werden individuell zugewiesen, und die Pflichterfüllung wird zu einer notwendigen Bedingung, um Rechte in Anspruch nehmen zu können (z.B. reduzierte Eigenbeteiligung bei bewiesener Therapietreue). Da es sich im Gesundheitssektor bei Individuen vornehmlich um Patienten handelt, sind von der verpflichtenden Neo-Gesundheitsförderung vor allem Kranke betroffen, eine Personengruppe, die bekanntlich außerdem häufig eine schlechte soziale Lage aufweist.

Das Fördern und Fordern zielt allerdings faktisch nicht auf Gesundheit, sondern auf Eigenverantwortung für Gesundheit. Besonders die Leistungsnehmer – als schwächste Akteure im Gesundheitssektor – werden fortwährend auf ihre Verantwortung für die eigene Gesundheit hingewiesen. Hingegen werden die gesundheitsbezogenen Verantwortlichkeiten der Leistungserbringer (etwa zur Verminderung kostentreibender Überversorgung) oder der Politik (etwa zur Umsetzung einer kostensenkenden Positivliste) sehr viel zarter geäußert.

Die Eigenverantwortung (potenzieller) PatientInnen ist Kernziel der Neo-Gesundheitsförderung, obwohl – oder gerade weil – bislang keine eindeutige Begriffsbestimmung von Eigenverantwortung verfügbar ist, ganz zu schweigen von überzeugenden theoretischen Begründungen oder empirischen Analysen, die den Nutzen von Eigenverantwortung für die Gesundheit aller Menschen belegen (Schmidt 2008). Trotz fehlender Begriffsklärung kommt Eigenverantwortung im Gesundheitsdiskurs häufig zur Anwendung, und wenn von Eigenverantwortung gesprochen wird, ist meist gemeint, sich gesundheitsgerecht und kostenbewusst zu verhalten und im Krankheitsfall compliant zu sein (Steinbrook 2006). Eigenverantwortung meint also nicht, dass man autonome Gesundheitsentscheidungen treffen darf und sich beispielsweise ganz souverän für einen unbeschwerten statt einen tugendhaften Lebensstil entscheiden kann. Eigenverantwortung meint Vollwerternährung, Bewegungsfreude, Drogenabstinenz – und nicht, sich mündig anders zu entscheiden.

## 2.2 Gefordert wird Eigenbeteiligung am Gesundheitswesen

»Höhere Selbstbeteiligung des Patienten? Ist er mit Schmerzen, Angst, Bettlägerigkeit, Behinderung, Kotzen, Kosten, Abhängigkeit, Trennung von Familie, Arbeitsunfähigkeit nicht schon genug selbst beteiligt?« (Kocher, zit. nach Huber 2009).

Eigenverantwortung im Gesundheitswesen konzentriert sich nicht allein auf Gesundheitsbewusstsein, sondern schließt auch – wie beim Kostenerstattungsprinzip ersichtlich – Kostenbewusstsein ein. Eigenverantwortung heißt hier, Schadensfälle für die Sozialversicherung so gering wie möglich zu halten und das Budget durch Eigenbeteiligung so weit wie möglich zu entlasten (Grühn 2001). Diese ökonomische Verwendung von Eigenverantwortung steht gegenwärtig im Zentrum der gesundheitspolitischen Debatten: Eigenverantwortung = Eigenbeteiligung (Thielmann et al. 2002). Optimal eigenverantwortliche PatientInnen sind solche, die keine unnötigen Leistungen in Anspruch nehmen, die notwendige Leistungen zum Teil selbst finanzieren, die sich bezahlen lassen für gehorsames Präventionsverhalten und die schließlich bezahlen für privatvergnügliche Gesundheitsleistungen. Diese Verletzung des Solidarprinzips – nicht mehr Gesunde zahlen für Kranke, sondern Kranke für sich selbst – wird häufig mit dem Schlagwort Eigenverantwortung verschönt, das suggerieren soll, dass Menschen selbst verschuldet erkranken und darum auch selbst bezahlen sollen (Rosenbrock 2007b). Darüber hinaus sollen Eigenbeteiligungen die Eigenverantwortung befördern, da angenommen wird, dass keine Zuzahlung das verantwortungslose Inanspruchnehmen von Gesundheitsleistungen verursacht. Erhöhte Zuzahlungen und explizite Leistungsausgliederungen waren und sind in der deutschen Gesundheitspolitik zentrale Instrumente der Kostendämpfung und haben seit Beginn der 90er Jahre deutlich zugenommen. 1991 belief sich das Zuzahlungsvolumen für GKV-Leistungen auf 3,3 Mrd. € (dies entspricht etwa 4,4 % der GKV-Ausgaben); im Jahr 2002 waren es bereits 9,8 Mrd. €, d.h. 7,3 % (Gerlinger 2007).

Betrachtet man die Evidenzen zur Steuerungswirkung von Zuzahlungen im Gesundheitswesen (s. z.B. Holst 2008), so zeigen sich zusammengefasst folgende Befunde: Zuzahlungen wirken, wenn sie ausreichend hoch sind, sie wirken vor allem bei Personen mit niedrigen Einkommen und haben gerade bei diesen Bevölkerungsgruppen negative gesundheitliche Effekte, die aus einer reduzierten Inanspruchnahme von Gesundheitsleistungen resultieren. Die derzeit in Deutschland praktizierten Zuzahlungsregelungen (v.a. die Praxisgebühr) sind aufgrund der geringen Beitragshöhe und der zusätzlich eingeführten Befreiungsregelungen faktisch nichts anderes als eine weitere Finanzierungsquelle zulasten der Versicherten und Patienten und zugunsten der Unternehmen bzw. Leistungserbringer im Gesundheitswesen.

## 3. Das Problem: fördern, fordern, überfordern

Der eigenverantwortlich gesundheitsförderliche Einzelne ist Dreh- und Angelpunkt der Neo-Gesundheitsförderung. Die Erwartungen an den neuen Gesundheitsmenschen sind nahezu grenzenlos: Er stärkt die Zivilgesellschaft, den Arbeitsmarkt und den sozialen Fortschritt, und er senkt die Sozialausgaben und die bürokratischen Hürden (Meier 2004). Doch diese Hoffnungen sind weder theoretisch plausibel noch empirisch erhärtet. Die Risiken der Neo-Gesundheitsförderung sind folglich nicht weniger zahlreich als die imaginären Chancen.

## 3.1 Befördert wird gesundheitliche Ungleichheit

Wir springen morgens auf dem Weg zur Arbeit vernünftigerweise nicht aus dem Fenster unserer Wohnung im neunten Stock, obwohl das schneller ginge als die Treppen zu nehmen (Weitkunat 2004). Doch nur selten ist Gesundheitsverhalten so greifbar. Normalerweise sind die Zusammenhänge von Verhalten und Gesundheit weniger augenfällig, und die faktische Nützlichkeit einer Gesundheitsentscheidung kann oft erst im Nachhinein beurteilt werden. Nach einem stressigen Arbeitstag kann man zur Entspannung wählen zwischen drei Riegeln Schokolade, drei Zigaretten, drei Flaschen Bier, drei Stunden Fernsehen oder drei Runden Sport. Erst nachträglich kann beurteilt werden, ob die Zigaretten nicht bedeutend gesünder gewesen wären als die beim Sport zugezogene Verletzung. Zwischen zahllosen Handlungsalternativen muss also ausgewählt werden, und außerdem müssen zahllose personale und soziale Ressourcen (u.a. Selbstregulationskompetenzen zur Verhaltenssteuerung, soziale Unterstützung zur Verhaltensstabilisierung, subjektive Bedrohungserfahrung des Risikos, strukturell förderliche Rahmenbedingungen) verfügbar sein und günstig zusammenspielen, damit gesundheitsförderliches Verhalten gezeigt werden und einen messbaren Nutzen hinterlassen kann.

Gesundheitsverhalten ist schwierig, und für manche noch schwieriger, da die Ressourcen für Gesundheit und Gesundheitsverhalten sozial ungleich verteilt sind. Erschwerend kommt hinzu, dass die Definition von Gesundheit und Gesundheitsverhalten auch abhängig ist von kulturellen Wertsetzungen. Solche Wertsetzungen obliegen in der Regel den diskursmächtigen Eliten: Diese setzen sich ein für Kampagnen gegen Drogen, obwohl Kampagnen gegen Autos sicher genauso gesundheitsförderlich wären. Doch autofreie Sonntage oder autofreie Städte liegen offenbar nicht im Interesse der entscheidenden Gesundheitsvertreter. Die Trennlinie zwischen denen, die Verhaltensänderungen verordnen, und denen, die ihr Verhalten ändern sollen, verläuft nicht allein zwischen den Gesundheitsprofis und den Gesundheitslaien, sondern auch zwischen den (Definitions-) Mächtigen und Ohnmächtigen (Bartens 2008).

Es ist recht einfach, sich gesund zu verhalten, wenn als ungesund vor allem das gilt, was andere tun. Oder wie lässt sich sonst erklären, dass das bewegungsarme (unterschichtige!) Fernsehen am Gesundheitspranger steht, das gleichermaßen bewegungsarme Lesen guter Bücher jedoch nicht? Aus gesundheitswissenschaftlicher Sicht ist es jedenfalls irrelevant, ob das, was dem Wohlbefinden dient (z.B. entspannungsförderliche Gefühlsregulation durch den Besuch einer Oper bzw. die Betrachtung einer Seifenoper), den bildungsbürgerlichen Respektabilitätsansprüchen genügt. Gesundheit und Verderbtheit sind nur für solche, die von der Phrase leben, unvereinbare Gegensätze, sagt Italo Svevo (Jazbinsek 2001).

Ungesunde Menschen sind gemäß Neo-Gesundheitsförderung nicht Opfer von Pech oder gesundheitsriskanten Lebensbedingungen, sondern tatverdächtig aufgrund ihrer mangelhaften Anstrengungen zur bildungsbürgerlich definierten gesundheitlichen Selbstoptimierung (Kühn 2001). Manchen Menschen fehlt es offenbar an Willen und

Weitsichtigkeit, um Wohlstand und Wohlbefinden zu ergattern. Die gesunde Wohlstandsgesellschaft geht auf Abstand zu den »ungesunden Kreisen« und annulliert das bislang bestehende Gebot, keine abwertenden Urteile über Benachteiligte zu fällen. Man grenzt sich offensiv ab gegen fette Fast-Food-Esser und faule Fern Seher und versichert sich der eigenen, verdienten Zugehörigkeit zur gepflegten Mittelschicht (Lessenich/Nullmeier 2006).

Gesundheit wird zum Markenzeichen der leistungsorientierten Gesellschaftselite und wirkt als mächtiges Distinktionsinstrument zur Unterscheidung von Masse und Klasse. Für die Masse bleibt das unermüdliche Streben nach Klasse oder das Verweigern der Anpassung. Stattdessen wird selbstbewusst Andersartigkeit inszeniert, und ein wie auch immer definierter gesundheitlicher Trash-Stil wird zur attraktiven Alternative für all jene, die nicht zu den Gesundheitskanonen gehören oder gehören wollen (Lessenich/Nullmeier 2006). Fit or Fun!

## 3.2 Befördert wird die Ökonomisierung des Gesundheitswesens

Das Gesundheits- und Sozialwesen in Deutschland (wie auch in vielen anderen Staaten Europas) wird seit einigen Jahren grundlegend verändert. Drei Ursachen lassen sich dafür ausmachen: Eine zu hohe Verschuldung der öffentlichen Haushalte (resultierend aus einer permanenten Steuersenkungspolitik aufgrund des anhaltenden politischen Drucks der Großunternehmen), eine Dominanz der neoliberalen Wirtschaftstheorien in der Politikberatung und eine zunehmende Entsolidarisierung der Gesellschaft (Prantl 2005). Diese führen dazu, dass der Staat seine Verantwortung für eine lebenswerte Gestaltung des Gemeinwesens zunehmend den Individuen überträgt.

Entgegen der landläufigen Auffassung ist Ökonomisierung nicht die Betrachtung der Gesellschaft aus ökonomischer Perspektive, sondern die zunehmende marktwirtschaftliche Steuerung bislang durch den Staat gewährleisteter öffentlicher Dienstleistungen (Bildung, Gesundheit, öffentliche Verwaltung usw.). Gemäß marktwirtschaftlichen Prinzipien wird das Gesundheitswesen nicht mehr als gesamtgesellschaftliche Aufgabe zur Sicherstellung des öffentlichen Guts Gesundheit verstanden, sondern zunehmend dem freien Spiel zwischen Angebot und Nachfrage wie etwa auf Arbeitsmärkten unterworfen.

Dieser seit Jahren anhaltende Umsteuerungstrend ist auf die Dominanz der neoliberalen Wirtschaftstheorien in der Politikberatung zurückzuführen. Der permanente Rückzug des Staates führt seit Anfang der neunziger Jahre zusätzlich zu einer Umverteilung der Finanzmittel von den unteren zu den mittleren und oberen Sozialschichten. Außerdem ist seit dieser Zeit zu beobachten, dass die Einkommen aus abhängiger Beschäftigung deutlich weniger angestiegen sind als das Bruttoinlandsprodukt. Unter dem Mantel einer »liberalen und offenen Gesellschaft« hat sich die traditionelle Zustimmung zu einer gesellschaftlichen Organisation, in der die benachteiligten Bevölkerungsteile am stärksten zu unterstützen sind, verflüchtigt. Heute werden bei erstaunlicher Ignoranz der wissenschaftlichen Befunde der Sozialepidemiologie, dass Armut und fehlende Bildung krank machen und vorzeitig zum Tod führen, die öffentlichen Aufgaben zur Minderung der Einkommens- und Bildungsarmut und zur Mehrung der Gesundheit systematisch privatisiert, d.h. der Eigenverantwortung der Beladenen überantwortet (Ahrens 2007). Und zwar obwohl gerade für die Gesundheitsförderung empirisch gut belegt ist, dass am individuellen Verhalten ansetzende gesundheitsbezogene Interventionen im Vergleich zu verhältnisorientierten Maßnahmen eher geringere bis gar keine Effekte zeigen (Goldgruber/Ahrens 2009). Die Ökonomisierung ist somit nicht nur aus theoretischen, sondern auch aus empirischen Gründen der falsche Weg zum Ziel.

## 4. Die Lösung: Weniger ist mehr, doch alle für einen

Es ist zu befürchten, dass Neo-Gesundheitsförderung die gesundheitlichen Unterschiede der Gesellschaft noch weiter vertieft. Sie weist ggf. nützliche Folgen für die höheren Sozialschichten auf, doch für den Durchschnittsmenschen verringert sie die Chancen auf gelingendes gesundes Leben. Wenn Gesundheitsförderung auch für das 21. Jahrhundert handlungsleitend bleiben soll, benötigt sie neue Akzentsetzungen. Zwei Zielrichtungen erscheinen dafür wesentlich: a) die Verengung des Gesundheits- bzw. Vorbeugungsverständnisses; b) die Verbreiterung der Gesundheitsverantwortung.

### 4.1 Weniger ist mehr – Gesundheit

Es erscheint zweckmäßig, den Horizont der Gesundheitsförderung zu verengen – und zwar sowohl im Hinblick auf die Gesundheit als auch auf die präventive Förderung. Zwei gesellschaftliche Entwicklungen lassen diese Verengung erforderlich erscheinen: Einerseits wird in der heutigen Gesundheitsgesellschaft von *A*berglaube bis *Z*uckerwatte alles mit Gesundheitsbedeutung aufgeladen. Andererseits wird in der heutigen individualisierten Gesellschaft jeder (bzw. jedes individuelle Handeln) mit Gesundheitsbedeutung aufgeladen. Die Gefahr der Entgrenzung ist unübersehbar, heute sind alle und alles gesundheitsrelevant.

Gesundheit ist kaum noch erreichbar. Der Mensch, der keine Beschwerden hat, gilt nicht mehr als richtig gesund, sondern nur noch jener, der biomedizinisch und soziokulturell normgerecht ist, gesundheitsbewusst und kostengünstig lebt und einen leistungsfähigen Arbeitseifer an den Tag legt. Ein »auf Hochglanz poliertes Gesundheitsverständnis der Makellosigkeit« (Kellermann 2001: 89) ist zum Standard geworden. Darüber ist in Vergessenheit geraten, dass Gesundheit nicht Selbstzweck ist, sondern bloß Mittel zum Leben (Dörner 2004). Gesundheit lebt davon, dass man sie vergessen kann, denn nur Leibvergessenheit erlaubt den Menschen, die Aufmerksamkeit anderen Dingen zuzuwenden. Eine gesundheitsförderliche Neuausrichtung auf Leibvergessenheit statt auf Leibverbesserung könnte dazu beitragen, das hochgezüchtete Ideal optimaler Gesundheit auf Normalmaß zurückzustufen, etwa im Sinne von Ingmar Pörn, der

Gesundheit beschreibt als generalisierte Angepasstheit, die es jemandem erlaubt, unter typischen Lebensbedingungen realistisch gewählte Lebensziele zu erreichen (nach Hildt 2008: 282).

Ein Normalmaß Gesundheit verhindert, dass sich die verführerische Option Gesundheit in eine monströse Order verwandelt. Gesundheit wird verordnet, und in der Eigenverantwortungsgesellschaft wird damit besonders der Einzelne drangsaliert. Der soll seiner Gesundheit größtmögliche Aufmerksamkeit widmen und sich stets für die kalorienbewusste, bewegungsförderliche, stressresistente, vorsorgewillige, behandlungstreue und kostengünstige Handlungsalternative entscheiden.

Gesundheitsverantwortung wird sowohl retrospektiv als auch prospektiv zugewiesen. Dies ist historisch neu, denn erst der moderne Mensch hat Verantwortung sowohl für die Vergangenheit als auch für die Zukunft (Pankoke 2006). Diese Dehnung der Gesundheitsverantwortung in die Zukunft ist problematisch, denn die Zukunft ist bekanntlich ungewiss. Handlungsentscheidungen müssen unter Ungewissheitsbedingungen getroffen werden, doch die Verantwortung für die vielen möglichen Handlungsfolgen soll beherzt übernommen werden. Von der Wiege (»Vorgeburtliche Diagnostik hätte das behinderte Kind bestimmt verhindern können«) bis zur Bahre (»Eine vollwertige Ernährung hätte die Demenz bestimmt hinausgezögert«) wird jedem Handeln Verantwortung zugewiesen – und zwar aus der Zukunft, die rückblickend das Urteil fällt (Bernasconi 2006). Nachher ist man immer klüger – man sollte gleich nachher leben (empfiehlt zumindest Günter Eich).

## 4.2 Alle für einen: Gesundheitliche Verantwortung

Die Betonung der individuellen Verantwortung für die eigene Gesundheit ist offenbar unterkomplex: Menschen können nicht für alles die Verantwortung übernehmen. Das brauchen sie auch nicht, wie ein Beispiel aus der Unfallverhütung anschaulich zeigt: Um Unfälle zu verhüten, werden mancherorts Fahrbahnschwellen montiert. Vor einer solchen Fahrbahnschwelle bremst nicht das alleinverantwortliche Individuum, sondern ein Kollektiv aus Fahrer, Auto, Autoingenieuren, Straßenbauern etc. Mehrere Akteure produzieren gemeinsam ein Ereignis, das »mit ›Ich verlangsame mein Tempo‹ falsch beschrieben wäre. Es ist weder ›mein‹ Tempo noch ist es ein ›Ich‹, das sich verlangsamt« (Böhme 2006: 77 – nach B. Latour). Gesundheit klappt, wenn alle mitmachen.

Mitmachen meint nicht Partizipation, dessen sozial innovative Chancen für die Gesundheitsförderung gründlich dargelegt wurden (z.B. Rosenbrock 2007c). Partizipation hat Grenzen, die auf der Ebene der Politik, der Institutionen und ihrer Mitarbeiter sowie bei den Endadressaten anzusiedeln sind (Wright 2009). Sichtbar wird dies z.B. bei der partizipativ angelegten Aids-Prävention, die dennoch die Inzidenzraten bei unterprivilegierten Bevölkerungsgruppen nicht zufriedenstellend senken konnte (Rosenbrock 2007a). Begrenzt werden die Möglichkeiten der Partizipation u.a. durch die Ungleichverteilung bei der Definitionsmacht darüber, welche Akteure partizipationspflichtig und welche Themen partizipationsfähig sind. Zwar besteht Konsens bei zahlreichen Public-Health-Experten, dass den Individualisierungsbefürwortern zu viel Definitionsmacht zukommt (z.B. Rosenbrock/Holst 2008). Doch ist kritisch zu fragen, ob nicht auch den Partizipationsbefürwortern zu viel Definitionsmacht zukommt, z.B. im Hinblick darauf, dass Betroffene partizipieren sollen – unabhängig davon, ob sie wollen oder können.

Bekanntlich sinkt der Bedarf nach Partizipation mit steigenden Krankheits- und Soziallasten (Dierks/Schwartz 2001). Partizipation muss darum einschließen, nicht partizipieren zu wollen und dennoch angemessen anwaltschaftlich vertreten zu werden. Partizipation muss auch einschließen, machtvoll mitzubestimmen bei der Themensetzung (auch wenn dann z.B. die Kampagne zur Cannabisprävention durch eine zur Cannabislegalisierung abgelöst würde).

Macht ist keine expandierende Ressource (Bröckling 2008). Wer andere an der Macht partizipieren lassen will, muss eigene Macht abgeben, z.B. bei der Prioritätensetzung in der Gesundheitsförderung: Denn wer die Prioritäten setzt, bestimmt zwar nicht darüber, was die Menschen denken, jedoch, worüber die Menschen nachdenken – zu viel essen: ja; zu viel arbeiten: nein. Wenn Partizipation Macht real nicht neu verteilt, wird Partizipation ähnlich wie Eigenverantwortung wenig mehr sein, als ein Deckmantel, unter dem die Verantwortungslasten aller Akteure auf den Schultern von Betroffenen abgeladen und konzeptionell legitimiert werden.

Die Idee der kooperativen Risikoverantwortung versucht die potenziellen Schwächen von Partizipation zu mindern. In ein kooperatives Verantwortungsmanagement sind alle relevanten Akteure einbezogen – und zwar nicht nach Maßgabe ihrer Betroffenheit, sondern nach Maßgabe ihrer verfügbaren Macht zur Veränderung unerwünschter Zustände. Die Idee der kooperativen Verantwortungsübernahme basiert auf dem Konzept des systemischen Risikomanagements. Wegweisend für das systemische Risikomanagement ist u.a. die Flugsicherheit, die typischerweise ein sehr geringes Maß an Fehlertoleranz aufweist und darum beständig nach funktionstüchtigen Strategien zur Minderung von unerwünschten Zuständen sucht. Eine systemische Analyse von Risikosituationen und die Entwicklung entsprechend systemischer Lösungswege erweisen sich hierbei als besonders Erfolg versprechend.

Der Gesundheitsbereich eignet sich ideal für ein systemisches Risikomanagement, da Krankheit typischerweise multifaktoriell bedingt ist und Schadensminderung folglich systemisch erfolgen muss. Entsprechend empfiehlt der Sachverständigenrat für das Gesundheitswesen systemisches Risikomanagement. Im Unterschied zur Kuration kommt das systemische Risikomanagement in der Prävention bislang nur in Ausnahmen zur Anwendung, dann allerdings bekanntlich mit Erfolg: Im Straßenverkehr wird seit Jahrzehnten auf die systemische Sicherheitsoptimierung des Fahrzeugs- und des Straßenbaus sowie auf gesetzliche Regelungen gesetzt, statt allein das »unfallverursachende« Individuum ins Optimierungsvisier zu nehmen. Systemisches Risikomanagement lässt sich offenbar nutzbar machen für die Prävention und Gesundheitsförderung, es scheint darum angeraten, gründlich zu prüfen, wie alle wirkungsmächtigen Gesundheitsförderer künftig stärker in eine effektive Verantwortungskultur eingebunden werden können.

Es ist durchaus sinnvoll, den einzelnen Menschen für seine Entscheidungen verantwortlich zu machen, die Folgen seiner Entscheidungen sind jedoch zum Schutz vor Überforderung der Gemeinschaftszuständigkeit zu überantworten. Die Verantwortung sollte nach optimalem Ressourceneinsatz verteilt werden: Je umfangreicher die Macht zur Veränderung von unerwünschten Zuständen, desto Erfolg versprechender ist der erwartbare Nutzen. Kooperatives Verantwortungsmanagement erfolgt also entlang einer Potenzial-identifizierenden Verantwortungshierarchisierung. Wer bereits heute wirksam Verantwortung für die individuelle und strukturelle Gesundheit übernehmen kann, soll dies tun. Wer über ungenutzte Verantwortungspotenziale verfügt, soll die produktive Nutzung dieser Reserven schnellstmöglich gewährleisten. Wer noch nicht zur Verantwortungsübernahme fähig ist, soll befähigt werden. Wer gar nicht zur Verantwortungsübernahme fähig ist, dem ist Solidarverantwortung garantiert.

Verantwortlich sind alle, die die freie Wahl haben, sich auch anders zu verhalten, vorausgesetzt, die Zumutbarkeitsregeln werden nicht verletzt: Man muss einem Ertrinkenden helfen, wenn die Hilfeleistung machbar erscheint (Steinvorth 2002). Die normativ begründete gestufte Verantwortungszuteilung wahrt zentrale ethische Handlungsprinzipien. Es besteht sowohl eine moralische Verantwortung, Notleidenden zu helfen als auch eine Gerechtigkeitsverantwortung, ungerechte Zustände aufzuheben (Forst 2006). Die Menschen, die sich nicht alleine von Übeln befreien können, dürfen erwarten, dass sie Unterstützung erhalten von jenen, die entweder für das Übel (mit) verantwortlich sind oder die wirkungsmächtiger sind als sie selbst bei der Übelabwendung (Gosepath 2006). Überforderung wird vermieden, weil durch die Mitarbeit aller die Belastungen jedes Einzelnen gering bleiben bzw. weil durch die Zuweisung von Gerechtigkeitsverantwortung zunächst diejenigen zur Verantwortung gezogen werden, die in den Missstand verstrickt sind. Und wenn sich nicht alle beteiligen, muss man sich dann selbst trotzdem beteiligen? Ja, denn es ist allemal gerechter, selbst etwas zu tun, als nicht zu tun, nur weil andere nichts tun (Gosepath 2006).

Unter systemischen Verantwortungsbedingungen wird Gesundheit wieder für alle gefördert. Gefordert wird sie ebenfalls von allen, jedoch gemäß alter (zuvorkommender!) Schule – Frauen und Kinder zuletzt.

## Literatur

Ahrens, Dieter (2007): Ökonomisierung und Gesundheitsförderung, in: Schmidt, Bettina/Kolip, Petra (Hrsg.): Gesundheitsförderung im aktivierenden Sozialstaat. Weinheim, 45-56.

Bartens, Werner (2008): Vorsicht Vorsorge! Wenn Prävention nutzlos oder gefährlich wird. Frankfurt a.M.

Bernasconi, Robert (2006): Vor wem und wofür? Zurechenbare Verantwortlichkeit und die Erfindung der ministeriellen, hyperbolischen und unendlichen Verantwortung, in: Heidbrink, Ludger/Hirsch, Alfred (Hrsg.): Verantwortung in der Zivilgesellschaft. Frankfurt a..M., 221-246.

Böhme, Hartmut (2006): Fetischismus und Kultur. Eine andere Theorie der Moderne. Reinbek.

Bröckling, Ulrich (2008): Empowerment: Fallstricke der Bemächtigung, in: Prävention 1, 2-6.

Dierks, Marie-Luise/Schwartz, Friedrich Wilhelm (2001): Nutzer und Kontrolleure von Gesundheitsinformationen, in: Hurrelmann, Klaus/Leppin, Anja (Hrsg.): Moderne Gesundheitskommunikation, Bern, 290-306.

Dörner, Klaus (2004): Das Gesundheitsdilemma: Woran unsere Medizin krankt. Berlin.

Forst, Rainer (2006): Verantwortung und (Un) Gerechtigkeit, in: Heidbrink, Ludger / Hirsch, Alfred (Hrsg.): Verantwortung in der Zivilgesellschaft. Frankfurt a.M., 409-415.

Gerlinger, Thomas (2009): Wettbewerb und Patientenorientierung in der gesetzlichen Krankenversicherung, in: Böckmann, Roman (Hrsg.): Gesundheitsversorgung zwischen Solidarität und Wettbewerb. Wiesbaden, 19-41.

Gerlinger, Thomas (2007): Gesundheitspolitik als Einflussfaktor auf soziale und gesundheitliche Ungleichheit, in: Pflege & Gesellschaft 12, 293-303.

Goldgruber, Judith/Ahrens Dieter (2009): Gesundheitsbezogene Interventionen in der Arbeitswelt. Review über die Wirksamkeit betrieblicher Gesundheitsförderung und Primärprävention, in: Prävention und Gesundheitsförderung 4, 83-95.

Gosepath, Stefan (2006): Verantwortung für die Beseitigung von Übeln, in: Heidbrink, Ludger/Hirsch, Alfred (Hrsg.): Verantwortung in der Zivilgesellschaft. Frankfurt a.M., 388-408.

Grühn, Corinna (2001): Gesundheitsbezogene Handlungsverpflichtungen der Versicherten in der Sozialversicherung als Dimensionen von Eigenverantwortung und Solidarität. Berlin.

Hildt, Elisabeth (2008): Prädiktive Medizin und Patientenautonomie im Wandel, in: Schäfer, Daniel et al. (Hrsg.): Gesundheitskonzepte im Wandel. Stuttgart, 277-292.

Holst, Jens (2008): Kostenbeteiligungen für Patienten – Reformansatz ohne Evidenz, in: Diskussionspapier des WZB, Nr. SP I 2008-305.

Huber, Carola (2009): Kostenbeteiligungen: Schaden oder Nutzen für die Gesundheitsversorgung. Bern.

Jazbinsek, Dietmar (2001): Public Health & Public Opinion, in: Hurrelmann, Klaus/Leppin, Anja (Hrsg.): Moderne Gesundheitskommunikation. Bern, 142-163.

Kellermann, Kerstin (2001): Von Krankheit als gesellschaftlicher Ausgrenzungsfunktion zu Gesundheit als Integrationsleistung, in: Kellermann, Kerstin/Konegen, Norbert/Staeck, Florian (Hrsg.): Aktivierender Staat und aktive Bürger. Frankfurt a.M., 79-106.

Lessenich, Stephan/Nullmeier, Frank (2006): Deutschland zwischen Einheit und Spaltung, in: Lessenich, Stephan/Nullmeier, Frank (Hrsg.): Deutschland – eine gespaltene Gesellschaft. Frankfurt a.M., 7-27.

Meier, Bernd (2004): Freiheit und Eigenverantwortung: Empirische Befunde und ordnungspolitische Grundlagen der Sozialen Marktwirtschaft. Köln.

Pankoke, Eckart (2006): Arenen – Allianzen – Agenden: Netzwerke und Lernprozesse zivilen Engagements, in: Heidbrink, Ludger / Hirsch, Alfred (Hrsg.): Verantwortung in der Zivilgesellschaft. Frankfurt a.M., 85-108.

Prantl, Heribert (2005): Kein schöner Land – Die Zerstörung der sozialen Gerechtigkeit. München.

Rosenbrock, Rolf / Holst, Jens (2008): Worauf wir nicht verzichten sollten. Gesundheitssystem und Solidarität, in: Gerhardt, Moritz et al. (Hrsg.): Medizin und Gewissen. Im Streit zwischen Markt und Solidarität. Frankfurt a.M., 149-173.

Rosenbrock, Rolf (2007a): Aids-Prävention – ein Erfolgsmodell in der Krise, in: Bundesgesundheitsblatt – Gesundheitsforschung - Gesundheitsschutz 50, 432-441

Rosenbrock, Rolf (2007b): Gesundheit und Gerechtigkeit in Deutschland, in: Gesundheitswesen 12, 647-652.

Rosenbrock, Rolf (2007c): Primärprävention als Beitrag zu einer zukunftsfähigen Gesundheitspolitik, in: Ulbrich, Volker / Ried, Walter (Hrsg.): Effizienz, Qualität und Nachhaltigkeit im Gesundheitswesen. Baden-Baden, 713-734.

Schmidt, Bettina (2008): Eigenverantwortung haben immer die Anderen. Bern

Steinbrook, Robert (2006): Imposing personal responsibility for health, in: New England Journal of Medicine 355, 753-756.

Steinvorth, Ulrich (2002): Zum Begriff der Solidarität in der Sozialversicherung, in: Techniker Krankenkasse (Hrsg.): Solidarität und Eigenverantwortung im Gesundheitswesen. Hannover, 12-25.

Thielmann, Lars/Rohr, Manfred/Schade, Diethard (2002): Szenarien für mehr Selbstverantwortung und Wahlfreiheit im Gesundheitswesen – Arbeitsbericht. Stuttgart.

Weitkunat Rolf (2004): Vom Wissen zum Verhalten, in: Forum Public Health 45, 17-18.

Wright, Michael, T (2009): Partizipation als reflexive und emanzipative Normativität, in: Bittlingmayer, Uwe H./Sahrai, Diana/Schnabel, Peter-Ernst (Hrsg.): Normativität und Public Health. Wiesbaden, 407-424.

Volker Wanek

# Stärkung der Prävention als gesamtgesellschaftliche Aufgabe[1]

Fachöffentlichkeit und Politik sind sich darin einig, dass die Prävention in Deutschland nicht den Stellenwert besitzt, der ihr angesichts der Verbreitung verhältnis- und verhaltensbedingter Krankheitsrisiken in der Bevölkerung zukommen müsste. Sowohl in den gesundheitlich relevanten Rahmenbedingungen als auch im individuellen Verhalten der Bürgerinnen und Bürger liegen noch große ungenutzte Verbesserungspotentiale. Dies ist mit ein Grund dafür, dass Deutschland trotz seines gut ausgebauten und im internationalen Vergleich teuren Gesundheitssystems nur einen mittleren Rang bei wichtigen gesundheitsbezogenen Indikatoren wie der Lebenserwartung und der vorzeitigen Sterblichkeit aufgrund vermeidbarer Todesursachen belegt (Joumard et al. 2008).

In den zurückliegenden beiden Legislaturperioden hat das Bundesministerium für Gesundheit Entwürfe für ein Präventionsgesetz vorgelegt (BMGS 2005; BMG 2007), mit dem insbesondere die nichtmedizinische Primärprävention in Lebenswelten gestärkt werden sollte. Diese haben grundsätzliche Kritik der Sozialversicherungsträger (SV-Träger), der jeweiligen Opposition, der Länder, des Koalitionspartners (im Falle des Entwurfes 2007/8) sowie anderer politischer Ressorts auf sich gezogen. Die Gesetzliche Krankenversicherung (GKV) hat an den Entwürfen vor allem bemängelt (Arbeitsgemeinschaft 2005; Arbeitsgemeinschaft 2007):

- Verfehlung des Ziels einer Stärkung der Prävention als *gesamtgesellschaftlicher* Aufgabe infolge der Beschränkung der Regelungen und Finanzierung auf die Sozialversicherungsträger
- Staatliche Fremdbestimmung über Beitragsmittel
- Übertragung versicherungsfremder (gesamtgesellschaftlich über Steuern zu finanzierender) Aufgaben auf die Sozialversicherung
- Unnötiger Bürokratieaufbau

Die Entwürfe sind infolge der Kritik zahlreicher Akteure, insbesondere aber auch aufgrund von Widerständen aus dem politischen System selbst (2005: Bundesrat, 2007/8: Unionsfraktion im Bundestag und Bundesinnenministerium) politisch gescheitert.

Für die 17. Legislaturperiode stellt sich die Aufgabe einer Stärkung der Prävention erneut, denn auch die neue schwarz-gelbe Bundesregierung will (und kann) das Feld nicht unbearbeitet lassen.

---

1 Die folgenden Ausführungen geben ausschließlich die persönlichen Auffassungen des Autors wieder.

Als Analytiker und Berater hat Rolf Rosenbrock die Entwicklung der Prävention in Deutschland kontinuierlich begleitet und mit geprägt (vgl. aus jüngerer Zeit Rosenbrock 2004a, Rosenbrock 2005 sowie die maßgeblich seine Handschrift tragenden Abschnitte zur Sozialepidemiologie und Prävention der Gutachten des Sachverständigenrats Gesundheit 2005, 2007 und 2009). Die Aufnahme des Ziels der »Verminderung der sozial bedingten Ungleichheit von Gesundheitschancen« als Anforderung für die GKV-Präventionsleistungen in § 20 Abs. 1 SGB V im Jahr 2000 ist maßgeblich seinem Engagement zuzuschreiben (Hans 2003). In den Folgejahren hat er die GKV bei der Formulierung und Weiterentwicklung ihrer gemeinsamen und einheitlichen Handlungsfelder und Kriterien (Arbeitsgemeinschaft der Spitzenverbände der Krankenkassen 2008) sowie der Sicherung und Weiterentwicklung von Qualität und Wirksamkeit der GKV-Leistungen konstruktiv beraten und unterstützt.

Die Unterschiede in der Lebenserwartung zwischen Personen mit mehr als 150 Prozent des durchschnittlichen Nettoeinkommens (»Einkommensreiche«) gegenüber denjenigen mit weniger als 60 Prozent des durchschnittlichen Nettoeinkommens (»Einkommensarme«) betragen in Deutschland bei Frauen acht Jahre, bei Männern sogar elf Jahre (Lampert/Mielck 2008). Eine Stärkung der Prävention zur Vergrößerung der gesundheitlichen Chancengleichheit in der gebotenen Breite und mit der gebotenen Intensität ist daher dringlicher denn je. Die für eine sozialkompensatorische Prävention von den Krankenkassen zu beachtenden Grundsätze und Methoden hat Rosenbrock detailliert dargestellt (Rosenbrock 2004b). Seine Empfehlungen haben Eingang in den GKV-Leitfaden zur Primärprävention und betrieblichen Gesundheitsförderung gefunden (vgl. dazu auch Stuppardt/Wanek 2008). Darin wird insbesondere der Setting-Ansatz der Gesundheitsförderung unter Beteiligung der Zielgruppen und der Verantwortlichen für das jeweilige Setting als Erfolg versprechende Arbeitsmethode und Zugangsweg empfohlen, weil Angebote der Prävention mit »Komm-Struktur« (Kurse und Beratungen) überwiegend nicht die besonders gefährdeten Gruppen mit hohem Bedarf erreichen.

Erfolge bei der Umsetzung einer sozial kompensatorischen Prävention bedürfen jedoch über das von der GKV verantwortete Segment der Prävention hinaus einer Reihe im Folgenden skizzierter Veränderungen, die allesamt auf die Stärkung der *gesamtgesellschaftlichen* Verantwortung für die Prävention hinauslaufen. Denn das GKV-Engagement in Prävention und Gesundheitsförderung ist umso wirksamer, je stärker auch die übrigen Akteure in ihren Verantwortungsbereichen – sowohl innerhalb wie außerhalb des Gesundheitswesens – zu gesundheitsförderlichen Rahmenbedingungen beitragen. Umgekehrt hilft eine stärker gesamtgesellschaftliche Fundierung und Ausrichtung der Prävention auch den Krankenkassen, bestimmte Einseitigkeiten der kassengetragenen Prävention, wie z.B. die Bevorzugung der individuellen gegenüber der settingbezogenen Prävention und Gesundheitsförderung, zu überwinden.

Hierbei sollten die Erfahrungen aus den gescheiterten Reformversuchen berücksichtigt und effektive, unbürokratische sowie faire Regelungen insbesondere zu den Themen Zielbildung, Finanzierung, Koordination und Qualitätssicherung vorgesehen werden.

## 1. Zielbildung und -orientierung

Im Unterschied zu den meisten EU-Ländern hat Deutschland keine nationalen Gesundheitsziele formuliert (Weinbrenner et al. 2008: 48). Die vom Kooperationsverbund »gesundheitsziele.de« erarbeiteten Ziele können dabei als eine Vorstufe zu einem solchen nationalen Ziele-System betrachtet werden. Erfolgreiche Prävention bedarf aber wissenschaftlich-epidemiologisch fundierter, in einem breiten demokratischen Prozess beratener, im Konsens der potentiellen Umsetzer verabschiedeter und anschließend parlamentarisch legitimierter und periodischer Überprüfung unterworfener Ziele auf nationaler Ebene. Nur so lassen sich die Anstrengungen der unterschiedlichen Verantwortlichen und Zuständigen erfolgreich bündeln. Die in den beiden Präventionsgesetz-Entwürfen vorgesehenen Regelungen zur Zielbildung waren – da nur beschränkt auf die Sozialversicherung (ohne die Bundesagentur für Arbeit) und ohne Verbindlichkeit für die übrigen Verantwortlichen und Zuständigen – gemessen an den oben genannten Erfordernissen unzureichend.[2] Der Bund hätte zwar nicht die Ziele selbst, wohl aber die zu beteiligenden *Akteure* und das *Verfahren* der Zielbildung, ihren *Geltungsbereich* sowie das Verfahren des periodischen *Controllings* vorzugeben. Bei der Zielformulierung wäre ein besonderes Augenmerk auf Zielgruppen mit sozialbedingt ungünstigeren Gesundheitschancen zu lenken. Bei ihnen treffen hohe Risikoexpositionen mit niedrigen Bewältigungsressourcen zusammen. Explizite »Equity-Ziele« in einem zu schaffenden nationalen Ziele-Kanon können als Ansporn und Messlatte gleichermaßen die Aktivitäten der unterschiedlichen Verantwortlichen und Zuständigen bündeln und beflügeln.

## 2. Leistungsausbau bei aufgabengerechter Finanzierung

Die Prävention in Deutschland ist ein nach wie vor durch Unterversorgung gekennzeichneter Aufgabenbereich: Die Risikofaktoren für verbreitete Erkrankungen wie z.B. Alkoholkonsum, Übergewicht und Bewegungsmangel stagnieren entweder auf hohem Niveau oder nehmen (wie das Übergewicht insbesondere bei Kindern und Jugendlichen) sogar zu. Lediglich die Verbreitung des Rauchens insbesondere bei Jugendlichen ist in den letzten Jahren rückläufig. Von einer auch nur annähernden bedarfsgerechten Versorgung der Bevölkerung mit effektiven und effizienten Präventionsmaßnahmen kann keine Rede sein.

---

2 Im Bereich des Arbeitsschutzes wurde inzwischen der gesetzliche Rahmen für eine Zielbildung auf nationaler Ebene (Gemeinsame Deutsche Arbeitsschutzstrategie) im SGB VII geschaffen; die Strategie selbst im Konsens der zuständigen Unfallversicherungsträger und der für den staatlichen Arbeitsschutz zuständigen Aufsichtsbehörden mit Einbindung der Sozialpartner formuliert. Auf freiwilliger Basis hat die GKV eigene Präventions- und Gesundheitsförderungsziele für ihre betrieblichen und außerbetrieblichen Aktivitäten formuliert (Heinrich/Wanek 2008).

Die unbestreitbar erforderliche Steigerung der Anstrengungen kann jedoch nicht allein von der Sozialversicherung finanziert werden, wie dies in den beiden Entwürfen für ein Präventionsgesetz vorgesehen war. In den Jahren nach der deutschen Wiedervereinigung ist bei nominal stagnierenden staatlichen Präventionsausgaben ein deutlicher Anteilsverlust des Staates (Bund, Länder und Kommunen) an der Finanzierung der Prävention zu konstatieren (Tabelle 1). Demgegenüber haben insbesondere die Krankenkassen (aber auch die privaten Haushalte) ihre Präventionsausgaben stark ausgeweitet. Hierin kommt neben dem Ausbau der nichtmedizinischen Primärprävention auch die Verlagerung der Impf- und zahnmedizinischen Prävention vom Öffentlichen Gesundheitsdienst (ÖGD) auf die Krankenkassen zum Ausdruck.

*Tabelle 1: Ausgaben für Prävention / Gesundheitsschutz* 1992–2007 nach Ausgabenträgern in Mio. Euro*

| Jahr | 1992 | 2000 | 2007 | Veränderung 1992–2007 in % (1992 = 100) |
|---|---|---|---|---|
| GKV | 1 881 | 2 899 | 4 789 | 254,6 |
| Öffentliche Haushalte | 1 932 | 1 910 | 2 024 | 104,8 |
| Ges. Unfallversicherung | 591 | 777 | 953 | 161,3 |
| Priv. Haushalte | 309 | 657 | 952 | 308,1 |
| Arbeitgeber | 1 124 | 695 | 777 | 69,1 |
| Ges. Pflegeversicherung | 0 | 245 | 273 | – |
| Ges. Rentenversicherung | 182 | 173 | 183 | 100,5 |
| Priv. Krankenversicherung | 59 | 100 | 138 | 233,9 |
| Insgesamt | 6 078 | 7 456 | 10 089 | 166,0 |
| nachrichtlich: lfd. Ges.-ausg. | 150 997 | 204 163 | 243 981 | 161,6 |
| Präventionsausgaben in % der lfd. Gesundheitsausgaben | 4,0 | 3,7 | 4,1 | – |

*Quelle: www.gbe-bund.de*

* Unter der Leistungskategorie Prävention/Gesundheitsschutz werden in der Gesundheitsausgabenrechnung sämtliche Leistungen zusammengefasst, die bereits im Vorfeld oder im Frühstadium einer Erkrankung greifen und deren Entstehen oder weitere Ausbreitung verhindern sollen. Hierzu gehören auch die von den Ministerien, den Gesundheitsämtern und sonstigen Institutionen erbrachten Überwachungs- und Aufsichtsfunktionen.

Ein weiterer Rückzug des Staates aus der Finanzierung der Prävention ist abzulehnen. Notwendig ist vielmehr eine gesamtgesellschaftliche Kraftanstrengung unter Einschluss der Sozialversicherung und aller staatlichen Ebenen. Präventive Aufgaben sind grundsätzlich von demjenigen Träger zu finanzieren, bei dem auch die sachliche Zuständigkeit für ihre Erfüllung liegt: So wie der Bund weiterhin seiner Verantwortung für die bevölkerungsbezogene gesundheitliche Aufklärung gerecht werden muss, dürfen die Länder und Kommunen nicht aus der Verantwortung für die gesundheitsgerechte Gestaltung der Lebensräume der Bürgerinnen und Bürger entlassen werden (ÖGD sowie Sozial- und Jugendämter, Ausstattung und Betrieb von Schulen und Kindertagesstätten, Bereitstellung und Unterhaltung von Erholungs- und Sportangeboten).

Die Sozialversicherungsträger als mitgliedschaftlich organisierte Solidargemeinschaften sind – ordnungspolitisch korrekt – für diejenigen Präventionsleistungen verantwortlich, die auf die Verhütung der von ihnen versicherten Risiken bezogen sind. In der Primärprävention hat die GKV die Verantwortung für verhaltenspräventive Maßnahmen und Bonusprogramme zur Förderung gesundheitsbewussten Verhaltens, die medizinische Vorsorge, die gesetzlichen Impfleistungen und die Kariesprophylaxe. Hinzu kommen die sekundärpräventiven Früherkennungsuntersuchungen für Kinder und Erwachsene, die tertiärpräventiven Schulungsprogramme für chronisch Kranke, die Selbsthilfeförderung sowie die Verbraucher- und Patientenberatung. Die GKV fördert auch setting-orientierte Maßnahmen z.B. in Betrieben, Schulen und Gemeinden; die entsprechenden Maßnahmen müssen jedoch durch Eigen- oder anderweitig beschaffte Drittmittel der Träger bzw. Verantwortlichen für das Setting ergänzt werden. Für präventive Leistungen zusammen gibt die GKV derzeit rund fünf Mrd. Euro aus (Tabelle 2).

Hinsichtlich der Finanzierungs*form* ist die vom BMG in den beiden Präventionsgesetz-Entwürfen vorgesehene Pool-Finanzierung (geplante Stiftung Prävention 2005; Präventionsräte Bund und Land 2007) mit so vielen Problemen behaftet, dass sie nicht wieder aufgegriffen werden und die Finanzverantwortung in der Hand der jeweiligen Träger verbleiben sollte. Durch eine Poolfinanzierung wird die für eine wirtschaftliche Mittelverwendung unverzichtbare Einheit von Finanz- und Steuerungsverantwortung gelockert. Wenn in den Gremien, die über die sozialversicherungsseitig eingebrachten Gelder verfügen, Entscheidungsträger ohne eigenen Mitteleinsatz mitbestimmen, wird der Verschwendung Tür und Tor geöffnet. Hinzu kommt, dass eine Poolfinanzierung zumindest auf der Landesebene nach der Kompetenzordnung des Grundgesetzes auch verfassungsrechtlich bedenklich ist. Die Kooperation unterschiedlicher Finanzierungsträger in der Planung und Umsetzung von Maßnahmen kann zudem auf der Basis des bestehenden Rechts bei Wahrung der Finanzhoheit der Träger bereits jetzt unproblematisch gewährleistet werden. Dies zeigen Gemeinschaftsprojekte von Öffentlicher Hand und GKV wie bspw. der Kooperationsverbund Gesundheitsförderung bei sozial Benachteiligten (Lehmann/Lehmann 2008).

*Tabelle 2: Präventive Leistungsausgaben der Gesetzlichen Krankenversicherung 2008 in Mio. Euro*

| | | |
|---|---|---|
| Medizinische Primärprävention 2 298 Mio. Euro | Schutzimpfungen | 1 757,9 |
| | Medizinische Vorsorge | 434,8 |
| | Kariesprophylaxe Kinder | 105,6 |
| Nichtmedizinische Primärprävention 582 Mio. Euro | Gesundheitskurse § 20 SGB V | 285,3 |
| | Primärprävention Setting-Ansatz § 20 SGB V | 18,6 |
| | Betriebliche Gesundheitsförderung | 35,9 |
| | Boni an Versicherte und Arbeitgeber | 242,6 |
| Sekundärprävention 1 637 Mio. Euro | Früherkennung Zahnerkrankungen 0.–18. Lebensjahr | 372,3 |
| | Kinder Früherkennung | 169,8 |
| | Krebs-Früherkennung | 797,8 |
| | Gesundheitsuntersuchung Erwachsene | 297,1 |
| Tertiärprävention 476 Mio. Euro | Selbsthilfeförderung | 38,5 |
| | Verbraucher-/Patientenberatung | 3,6 |
| | Prävention von Behinderung bei Kindern | 185,9 |
| | Ambulante Reha/Reha-Sport | 117,2 |
| | Patientenschulungen | 130,8 |
| | Zusammen | 4 993,7 |

*Quelle: Statistik KJ 1 der GKV*

Zur Stärkung der Prävention als *gesamtgesellschaftlicher* Aufgabe sollte der Bund eine *gemeinsame Verpflichtung* der Sozialversicherungsträger mit Zuständigkeit für präventive Aufgaben *und* aller staatlichen Ebenen zum Ausbau ihrer präventiven Leistungsausgaben mit festgelegter Steigerungsrate initiieren. In dieser Verpflichtung sollten nicht lediglich pauschal Ausgabensteigerungen statuiert, sondern für Leistungen zur Vergrößerung der gesundheitlichen Chancengleichheit sollten höhere Wachstumsraten als für das Gesamtbudget sowie bestimmte Mindestbeträge vorgegeben werden.

## 3. Koordination und Kooperation der Akteure

Die Primärprävention ist ein Kooperationsfeld, auf dem die Aktivitäten der unterschiedlichen Akteure auf Grundlage gemeinsamer Ziele sinnvoll miteinander verzahnt werden müssen (Walter 2004). Diese Kooperation ist jedoch mit Ausnahme der zahnmedizinischen und der arbeitsweltbezogenen Primärprävention nicht gesetzlich geregelt. Die Folge sind häufig noch unverbundene Parallelaktivitäten sowie unterversorgte »blinde Flecken«. Hinzu kommen die bekannten kooperationshemmenden Wirkungen des politisch gewollten Wettbewerbs in der GKV, die insbesondere die kassenarten*übergreifende* Kooperation erschweren. Notwendig ist hingegen die Abstimmung *koordinierter* Vorgehensweisen für die Aktivitäten der unterschiedlichen Träger auf Basis klarer gesetzlicher Aufgaben.

## A. Zusammenarbeit Staat – Sozialversicherung

Insbesondere auf *Landes- und kommunaler Ebene* ist die Zusammenarbeit der Akteure im Rahmen der Setting-bezogenen Prävention und Gesundheitsförderung zu verbessern. Die GKV hat in ihrem Leitfaden für die Gesundheitsförderung in Schulen, KiTas und Gemeinden Zuständigkeiten und Aufgaben, aber auch Ausschlusskriterien für eine Förderung formuliert (Arbeitsgemeinschaft 2008: 20-26). Die zuständigen Partner (z.B. Gemeinden, Schul- und KiTa-Träger) sollten mit den Krankenkassen Vereinbarungen zu einer Umsetzung unter Zugrundelegung des gesundheitlichen Bedarfs der Zielgruppen schließen. Hierfür hätte die Gesundheitsberichterstattung die erforderlichen Daten (z.B. aus der kommunalen Sozial- und Gesundheitsberichterstattung und den Schuleingangsuntersuchungen) bereitzustellen (Szagun/Walter 2006).

## B. Zusammenarbeit unterschiedlicher Sozialversicherungszweige

Die Präventionsgesetz-Entwürfe sahen vor, außer der Gesetzlichen Unfall- und Krankenversicherung (die bereits jetzt für Präventionsleistungen zuständig sind) auch die Renten- und Pflegeversicherung zur Finanzierung primärpräventiver Leistungen insbesondere in Lebenswelten heranzuziehen. Dies hätte zwar den Finanzierungsspielraum vergrößert[3], zugleich aber auch zusätzlichen bürokratischen Aufwand, neue Schnittstellen und Zuständigkeitsprobleme produziert und die jeweiligen Träger zum Aufbau von Kompetenzen und Strukturen in der Prävention gezwungen, die bei der GKV schon bestehen. Vor der Beauftragung weiterer Sozialversicherungszweige mit primärpräventiven Aufgaben sollten daher sehr genau die Vor- und Nachteile eines solchen Schrittes gegeneinander abgewogen werden. In der Prävention sollten nicht ohne Not neue Zuständigkeits- und Schnittstellenprobleme produziert werden[4], ganz zu schweigen von

3 Entgegen den Verlautbarungen des BMG hätte der Präventionsgesetz-Entwurf 2007 nicht 250 Millionen Euro, sondern nur 54 Millionen Euro an neuen Geldern für die Prävention mobilisiert, da der größte Teil der präventiven Mehrleistungen von der SV durch Umschichtungen zu Lasten anderer Präventions-, Rehabilitations- und Behandlungsleistungen finanziert werden sollte (Wanek 2008).

4 Die Schnittstellenprobleme zwischen den verschiedenen SV-Zweigen und staatlichen Trägern in der Rehabilitation konnten erst in einem jahrzehntelangen Prozess mit dem SGB IX einigermaßen zufriedenstellend gelöst werden.

der Übertragung versicherungsfremder Aufgaben. Vor einer z.B. auch von Rosenbrock geforderten Beauftragung der Bundesagentur für Arbeit mit Präventionsleistungen für Arbeitslose wäre zu prüfen, ob nicht durch die Verzahnung der BA-Leistungen der beruflichen Qualifizierung mit GKV-Präventionsleistungen der gleiche Effekt erzielt werden kann (vgl. zu praktischen Ansätzen die Beiträge in Hollederer 2009).

### C. »Innerstaatliche« Zusammenarbeit

Bund-Länder-Kooperation: Eine gemeinsame Verantwortung für und Finanzierung von Präventionsaufgaben durch Bund und Länder lässt sich unbürokratisch dadurch erreichen, dass der Bund Fördermittel bereitstellt, die die Länder bei Erfüllung bestimmter Voraussetzungen und Einbringung von Eigenmitteln abrufen können. Diese Form der Kooperation findet z.B. im Rahmen des Bundesprogramms zur Förderung von Ganztagsschulen bereits statt und sollte auch für weitere Themen von hoher präventiver Bedeutung im Rahmen der nationalen Ziele (s.o.) genutzt werden.

Ressortübergreifende Zusammenarbeit: Bei zahlreichen präventiven Themen müssen unterschiedliche politische Ressorts zusammenwirken[5]. Das Scheitern der Nationalen Aktionspläne zur Reduzierung des Tabak- und Alkoholkonsums (Blasberg/Pletter 2009) belegt, dass in der kabinettsinternen Zusammenarbeit (aber auch in der Bund-Länder-Zusammenarbeit) noch erheblicher Verbesserungsbedarf besteht. Um zu verhindern, dass Fortschritte in der Prävention durch Ressortegoismen und Lobbyeinflüsse be- oder verhindert werden, sollten die Konsultations- und Entscheidungsmechanismen auf Kabinettsebene verbessert und Präventionspolitik stärker als »Chefsache« betrieben werden. In diesem Zusammenhang ist eine Berücksichtigung der skandinavischen Erfahrungen mit der »Health-in-all-Policies«-Strategie in Deutschland zu empfehlen. Gesetzesvorhaben wären zudem vor ihrer Verabschiedung im Hinblick auf ihre gesundheitlichen Auswirkungen zu prüfen (»Health Impact Assessment«).

## 4. Qualitätssicherung und -entwicklung

Die GKV hat für ihre Präventionsleistungen Kriterien und Verfahren zur Sicherung der Struktur-, Planungs-, Prozess- und Ergebnisqualität entwickelt (Stuppardt/Wanek 2009) und schafft kontinuierlich Transparenz über ihre Aktivitäten (Arbeitsgemeinschaft und MDS 2008). Ein *gemeinsames* Qualitätsverständnis und *gemeinsame* Qualitätskriterien sind insbesondere auf den Feldern erforderlich, für die mehrere Partner verantwortlich sind. In Bezug auf die von der GKV mitverantworteten Präventionsbereiche ist dies vor allem die Gesundheitsförderung in Settings (KiTas, Schulen, Gemeinden sowie

---

5 Im Rahmen des 2008 gestarteten Nationalen Aktionsplans IN FORM zur Bekämpfung von Fehlernährung, Bewegungsmangel, Übergewicht und damit zusammenhängenden Krankheiten wird ein solches ressortübergreifendes Vorgehen mittlerweile praktiziert. Vgl. Bundesregierung 2008a.

Betriebe). Um die Wirksamkeit der Maßnahmen zu erhöhen, sollten insbesondere für diese Felder gemeinsame verbindliche Qualitätskriterien und -sicherungsverfahren erarbeitet werden. Die trägerübergreifende Qualitätssicherung und -entwicklung ist dabei möglichst als ein »lernendes System« mit systematischer Berücksichtigung der Erfahrungen aus den realisierten Projekten zu etablieren.

## 5. Organisatorische Veränderungen

Alle mit der *Durchführung* und *Finanzierung* präventiver Maßnahmen zusammenhängenden Aufgaben können unter den derzeitigen rechtlichen und organisatorischen Rahmenbedingungen – den politischen Willen vorausgesetzt – unter Wahrung der Trägerautonomie im Hinblick auf die Finanzierung und Steuerung umgesetzt werden. Die Schaffung eines gemeinschaftlich finanzierten Förderpools – ob nun als Stiftung oder Präventionsrat – ist daher nicht erforderlich. Demgegenüber fehlt es in Bezug auf die *Zielbildung*, die *Koordination* der Leistungen und die Erarbeitung übergreifender *Qualitätsstandards* an klaren Regelungen. Viele präventionspolitisch relevante Steuerungsaufgaben sind auf unterschiedliche Bundesministerien, Fachministerkonferenzen (z.B. Kultusministerkonferenz, Verbraucherschutzministerkonferenz), Bundesbehörden wie die Bundeszentrale für gesundheitliche Aufklärung, Landes- und Bundesvereinigungen für Prävention und Gesundheitsförderung sowie Verbände z.B. der Unfall- und Krankenversicherung verteilt, ohne dass derzeit eine Abstimmung von deren Aktivitäten sowie der vor Ort geleisteten Arbeit sichergestellt wäre. Die wünschenswerte stärkere Koordination der Hauptakteure auf dem Feld der Prävention könnte von einer ebenen- und ressortübergreifenden Koordinations- und Qualitätssicherungsinstanz geleistet werden, in die die Spitzen der Kranken- und Unfallversicherung, die präventionspolitisch relevanten Bundesressorts und Fachministerkonferenzen und als »zivilgesellschaftlicher Teil« die Landesvereinigungen sowie die Bundesvereinigung für Prävention für Prävention und Gesundheitsförderung einzubeziehen wären. Die Frage, ob eine solche Institution etabliert wird und welche Zusammensetzung und Befugnisse sie erhält, ist politisch zu entscheiden.

## 6. Schluss

Die bisherigen Ausführungen sollten zum einen den Bedarf an übergreifenden Regelungen in der Prävention unterstreichen, zum anderen Wege zu ihrer Stärkung auf gesamtgesellschaftlicher Basis aufzeigen. Es ist zu hoffen, dass die neue Bundesregierung ab 2009 nicht an die gescheiterten Gesetzentwürfe der Jahre 2005 und 2007 anknüpft, sondern die Kraft und die Einsicht zu einem strategischen Neuansatz aufbringt. Das zweimalige Scheitern eines strategisch verfehlten Ansatzes bestätigt die alte Erkenntnis: Eine gute Strategie kann mitunter durch taktische Fehler um einen

Teil ihrer Durchschlagskraft gebracht werden, aber eine verfehlte Strategie hat auch bei noch so großer taktischer Raffinesse keine Aussicht auf Erfolg. Die Fixierung auf *ein* Präventionsgesetz ist der Suche nach praktisch nützlichen Regelungen in Sachfragen eher hinderlich.

Doch auch wenn alle genannten Reformvorschläge verwirklicht würden, böte dies noch keine Gewähr für eine deutliche und nachhaltige Verbesserung der gesundheitlichen Situation der Bevölkerung. Durch präventive Leistungen und Maßnahmen wird nur ein Teil der gesundheitlich relevanten Lebensbedingungen beeinflusst. Wesentliche Determinanten des Gesundheitszustandes der Bevölkerung liegen außerhalb des Einflussbereichs der expliziten Gesundheitspolitik und -versorgung und werden über soziale Prozesse, z.B. die familiäre und außerfamiliäre Sozialisation, die Bildungs- und Erwerbsbeteiligung, berufliche Belastungen, die Einkommenssituation einschließlich des sozialen Schutzes gegen Verarmung und die Wohnbedingungen vermittelt. Daher sind verstärkt diese »sozialen Determinanten« von Gesundheit in den Blick zu nehmen und präventionsorientiert weiter zu entwickeln (Commission on Social Determinants of Health 2008).

In Deutschland hat in der letzten und der laufenden Dekade die Ungleichheit der Einkommen stärker als im Durchschnitt der OECD-Staaten zugenommen (OECD 2008). Nur das oberste Zehntel der Einkommensbezieher konnte in der ersten Hälfte der laufenden Dekade seinen Anteil am gesellschaftlichen Gesamteinkommen vergrößern, während die untersten Dezile deutliche Verluste hinnehmen mussten (Bundesregierung 2008b: 37). Die Armutsquote und insbesondere die Kinderarmut sind stark angestiegen (Statistisches Bundesamt et al. 2008: 166 f.). Die soziale Ungleichheit der Bildungschancen ist nach den PISA-Studien in Deutschland größer als in jedem anderen Industrieland (Tillmann 2008). Die Arbeitswelt ist durch wachsende Flexibilitätsanforderungen bei gleichzeitig hoher Arbeitsplatzunsicherheit gekennzeichnet (Sennett 2006). Die über die letzten Jahrzehnte in mehreren Zyklen gestiegene Arbeitslosigkeit setzt zum einen die Betroffenen erhöhten gesundheitlichen Risiken aus (Hollederer 2009). Zum anderen verbreitet sich unter den (noch) Beschäftigten ein Klima der Angst und Einschüchterung, das es erschwert, gesetzliche und tarifliche Sozialleistungen zu erhalten oder gar auszubauen. Durch einen Ausbau der gesundheitlichen Prävention allein können diese auch gesundheitlich nachteiligen Entwicklungen nicht kompensiert werden. Die Anstrengungen zur Stärkung und Effektivierung der Prävention müssen daher von einer wieder stärker auf Vollbeschäftigung, soziale Sicherheit und Gerechtigkeit ausgerichteten Sozial-, Steuer-, Arbeitsmarkt- und Bildungspolitik flankiert werden.

## Literatur

Arbeitsgemeinschaft der Spitzenverbände der Krankenkassen (2008): Leitfaden Prävention. Gemeinsame und einheitliche Handlungsfelder und Kriterien der Spitzenverbände der Krankenkassen zur Umsetzung von §§ 20 und 20a SGB V vom 21. Juni 2000 in der Fassung vom 2. Juni 2008. Bonn/ Frankfurt a.M.

Arbeitsgemeinschaft der Spitzenverbände der Krankenkassen (2007): Stellungnahme der Arbeitsgemeinschaft der Spitzenverbände der Krankenkassen zum Referentenentwurf eines Gesetzes zur Stärkung der Gesundheitsförderung und gesundheitlicher Prävention vom 23. November 2007. Bergisch Gladbach.

Arbeitsgemeinschaft der Spitzenverbände der Krankenkassen und der Pflegekassen (2005): Stellungnahme der Spitzenverbände der Krankenkassen und der Pflegekassen zum Entwurf eines Gesetzes zur Stärkung der gesundheitlichen Prävention vom 15.02.2005 (Bundestags-Drucksache 15/4833) vom 4. März 2005. Bergisch Gladbach.

Blasberg, Marian/Pletter, Roman (2009): Die Gesetzeshüter. Wie die deutschen Bierbrauer neue Gesetze gegen Alkoholmissbrauch verhindern und die Drogenbeauftragte der Bundesregierung entmachten, in: Die Zeit Nr. 21. vom 14. Mai 2009.

BMG – Bundesministerium für Gesundheit (2007): Referentenentwurf eines Gesetzes zur Stärkung der Gesundheitsförderung und gesundheitlicher Prävention vom 23. November 2007. Bonn.

BMGS – Bundesministerium für Gesundheit und Soziale Sicherung (2005): Entwurf eines Gesetzes zur Stärkung der gesundheitlichen Prävention vom 15.02.2005. Bundestags-Drucksache 15/4833. Berlin.

Bundesregierung (2008a): Unterrichtung durch die Bundesregierung. Nationaler Aktionsplan zur Prävention von Fehlernährung, Bewegungsmangel, Übergewicht und damit zusammenhängenden Krankheiten. Bundestags-Drucksache 16/9914 vom 27.06.2008. Berlin.

Bundesregierung (2008b). Lebenslagen in Deutschland – Dritter Armuts- und Reichtumsbericht. Bundestags-Drucksache 16/9915 vom 30.06.2008. Berlin.

CSDH – Commission on Social Determinants of Health (2008): Closing the gap in a generation: health equity through action on the social determinants of health. Final report of the Commission on Social Determinants of Health. Genf.

Hans, Christian (2003): Die Neuformulierung des Paragraphen 20 des Fünften Sozialgesetzbuches – Eine Politikfeldanalyse. Diplomarbeit im Fach Politikwissenschaft, Freie Universität Berlin. Unveröff.

Heinrich, Siegfried/Wanek, Volker (2008): Präventions- und Gesundheitsförderungsziele der GKV, in: Weber, Andreas (Hrsg.): Gesundheit – Arbeit – Rehabilitation. Festschrift für Wolfgang Slesina. Regensburg, 178-184.

Hollederer, Alfons (2009): Gesundheit von Arbeitslosen fördern! Ein Handbuch für Wissenschaft und Praxis. Frankfurt a.M.

Joumard, Isabelle/André, Christophe/Nicq, Chantal/Chatal, Olivier (2008): Health Status Determinants: Lifestyle, Environment, Health Care Resources and Efficiency. Organisation for Economic Co-operation and Development Economics Department Working Paper No. 627. Paris.

Lampert, Thomas/Mielck, Andreas (2008): Gesundheit und soziale Ungleichheit – Eine Herausforderung für Forschung und Politik, in: Gesundheit & Gesellschaft Wissenschaft 8(2), 7-16.

Lehmann, Frank/Lehmann, Harald (2008): Strategie der Gesundheitsförderung bei sozial benachteiligten Menschen am Beispiel eines nationalen Kooperationsverbundes, in: Weber, Andreas (Hrsg.): Gesundheit – Arbeit – Rehabilitation. Festschrift für Wolfgang Slesina. Regensburg,155-167.

MDS – Medizinischer Dienst des Spitzenverbandes Bund der Krankenkassen (Hrsg.) (2008): Präventionsbericht 2008. Dokumentation der Leistungen der gesetzlichen Krankenversicherung in der Primärprävention und betrieblichen Gesundheitsförderung. Berichtsjahr 2007. Essen/Düsseldorf.

OECD – Organisation for Economic Co-operation and Development (2008): Mehr Ungleichheit trotz Wachstum? Einkommensverteilung und Armut in OECD-Ländern. Paris.

Rosenbrock, Rolf (2005): Das deutsche Präventionsgesetz 2005 – ein gescheiterter Anlauf. Unveröff. Manuskr.

Rosenbrock, Rolf (2004a): Prävention und Gesundheitsförderung – gesundheitswissenschaftliche Grundlagen für die Politik, in: Das Gesundheitswesen 66, 146-152.

Rosenbrock, Rolf (2004b): Primäre Prävention zur Verminderung sozial bedingter Ungleichheit von Gesundheitschancen – Problemskizze und ein Politikvorschlag zur Umsetzung des § 20 Abs. 1 SGB V durch die GKV, in: Rosenbrock, Rolf/Bellwinkel, Michael/Schröer, Alfons (Hrsg.): Primärprävention im Kontext sozialer Ungleichheit. Wissenschaftliche Gutachten zum BKK-Programm »Mehr Gesundheit für alle«. Reihe Gesundheitsförderung und Selbsthilfe Bd. 8. Bremerhaven, 7-150.

Sachverständigenrat zur Begutachtung der Entwicklung im Gesundheitswesen (2009): Gutachten 2009. Koordination und Integration – Gesundheitsversorgung in einer Gesellschaft des längeren Lebens. Bundestags-Drucksache 16/13770 vom 02.07.2009. Berlin.

Sachverständigenrat zur Begutachtung der Entwicklung im Gesundheitswesen (2007):Gutachten 2007. Kooperation und Verantwortung – Voraussetzungen einer zielorientierten Gesundheitsversorgung. Bundestags-Drucksache 16/6339 vom 07.09.2007. Berlin.

Sachverständigenrat zur Begutachtung der Entwicklung im Gesundheitswesen (2005): Gutachten 2005. Koordination und Qualität im Gesundheitswesen. Bundestags-Drucksache 15/5670 vom 09.06.2005. Berlin.

Sennett, Richard (2006): Der flexible Mensch. Die Kultur des neuen Kapitalismus. Berlin.

Statistisches Bundesamt (StBA)/Gesellschaft sozialwissenschaftlicher Infrastruktureinrichtungen (GESIS-ZUMA)/Wissenschaftszentrum Berlin für Sozialforschung (WZB) (Hrsg.): Datenreport 2008. Ein Sozialbericht für die Bundesrepublik Deutschland. Bonn.

Stuppardt, Rolf/Wanek, Volker (2009): Qualitätssicherung der primärpräventiven Leistungen der Gesetzlichen Krankenversicherung nach § 20 SGB V, in: Kolip, Petra/Müller, Veronika E. (Hrsg.): Qualität von Gesundheitsförderung und Prävention. Bern, 177-200.

Szagun, Bertram/Walter, Klaus (2006): Prävention durch den öffentlichen Gesundheitsdienst, in: Kirch, Wilhelm/Badura, Bernhard (Hrsg.): Prävention. Ausgewählte Beiträge des Nationalen Präventionskongresses Dresden, 1. und 2. Dezember 2005. Heidelberg, 219-242.

Tillmann, Klaus-Jürgen (2008): Eine Pisa-Bilanz, in: Die Zeit Nr. 3 vom 13. Januar 2008.

Walter, Ulla (2004): Wahrnehmung rechtlicher präventiver Regelungen und Implikationen für ein übergreifendes Präventionsgesetz, in: Das Gesundheitswesen 66, 69-75.

Wanek, Volker (2008): Präventionsgesetz: Leistungsausbau oder Verschiebebahnhof?, in: Die Krankenversicherung 60, 48-52.

Weinbrenner, Susanne/Wörz, Markus/Busse, Reinhard (2007): Gesundheitsförderung im europäischen Vergleich. Bonn und Frankfurt a.M.

Hans-Jürgen Urban

# Kampf um Gesundheit

## Settingbasierte Prävention und gute Arbeit im Finanzmarkt-Kapitalismus

Kaum ein Themenfeld der Gesundheitswissenschaft und -politik hat für Rolf Rosenbrock eine ähnlich zentrale Bedeutung wie das der Prävention. Das gilt für seine Tätigkeiten am Wissenschaftszentrum Berlin für Sozialforschung wie für seine Aktivitäten in der wissenschaftlichen Politikberatung, die er vor allem als Mitglied im Sachverständigenrat zur Begutachtung der Entwicklung im Gesundheitswesen (SVR) seit vielen Jahren praktiziert. Es gilt zugleich für sein direktes gesundheitspolitisches Engagement, das von der Teilnahme an gesundheitspolitischen Diskursen über die Unterstützung konzeptioneller Anstrengungen in Organisationen bis hin zur strategischen Beratung gesundheitspolitischer Akteure reicht.

## 1. Präventive Interventionen aus der New Public Health-Perspektive

Bei diesen Tätigkeiten rekurriert Rosenbrock einerseits auf den aktuellen Stand der gesundheitswissenschaftlichen Forschung in den entsprechenden Feldern. Zugleich scheint der Rosenbrocksche Aktivitäts-Typ nicht minder durch systematische Anstrengungen geprägt, das als »state of the art« definierte Wissen durch Impulse weiter zu entwickeln, die aus vielfältigen Praxiserfahrungen generiert werden. Diese Wissenschaft-Praxis-Dialektik kommt nicht zuletzt in einem Präventionsverständnis zum Ausdruck, für das Rosenbrock selbstredend keinen Alleinvertretungsanspruch reklamieren kann, für das er aber als Wissenschaftler wie Gesundheitspolitiker wie kaum ein anderer seiner Profession steht. Folgende Essentials sind stilbildend für diesen Ansatz[1]:

---

1 Der hier in Rede stehende Präventionsansatz wird in einer umfassenden wissenschaftlichen Literatur ausführlich expliziert; siehe dazu exemplarisch: Rosenbrock 1999, SVR 2005, Rosenbrock/Gerlinger 2006, Rosenbrock/Kümpers 2006 sowie Rosenbrock 2006 und 2008.

## Prävention und Megatrends der Gesundheitsentwicklung

Charakteristisch ist die Einbettung von Präventionspolitik in die Megatrends in der Gesundheitsentwicklung der Populationen reicher Industrieländer. Zu diesen zählen erstens die steigende Lebenserwartung, zweitens der Trend zur Dominanz »großer« chronischer Krankheiten und drittens die sozial bedingte Ungleichverteilung von Gesundheitschancen. Insbesondere die Dominanz chronischer Erkrankungen sowie die eklatante, sozial bedingte Ungleichheit von Gesundheitschancen aufgrund ungleicher Belastungen und Ressourcen weisen einer erfolgversprechenden Präventionspolitik die Richtung: »Deutlich wird, dass Prävention bevölkerungsbezogen schwerpunktmäßig bei gesundheitlich, und das heißt regelmäßig auch sozial benachteiligten Schichten und Gruppen anzusetzen hat, wenn das Ergebnis optimiert werden soll: dort liegen die größten Gesundheitsrisiken, der größte Bedarf nach Unterstützung und die größten präventiven Potenziale.« (Rosenbrock/Kümpers 2006: 252)

## Prävention in der New Public Health-Perspektive

Der Rosenbrocksche Präventionsansatz setzt vor allem auf Interventionen, die der Primärprävention zuzuordnen sind. Hier stellt die dezidierte Vermeidung von Erkrankungen und nicht die Linderung von Krankheitssymptomen, Einschränkungen oder Funktionseinbußen das gesundheitspolitische Kernziel dar. Die Verknüpfung von Präventionsstrategien mit gesundheitspolitischen Innovationen im Sinne des New Public Health-Ansatzes kann als weiteres Essential des zu skizzierenden Präventionskonzeptes hervorgehoben werden. Gegenüber der hergebrachten Theorie und Praxis bevölkerungsbezogener Gesundheitspolitik (»Old Public Health«) impliziert der Übergang zu einem erweiterten Präventionsverständnis im Sinne des New Public Health-Ansatz gesundheitspolitische Neuentwicklungen, die als soziale Innovationen gefasst werden. Dazu gehören erstens die Betonung einer Doppelstrategie, die gleichzeitig auf die Reduzierung von gesundheitsschädlichen Belastungen (z.B. chemische, physikalische oder biologische Belastungen, Distress, geringe Verhaltensspielräume, Bewegungsmangel, soziale Isolierung) und die Vermehrung gesundheitsdienlicher Ressourcen der betroffenen Individuen oder Zielgruppen setzt (z.B. Selbstbewusstsein, Kompetenzen, Handlungswissen, Einkommen, Verhaltensspielräume, Unterstützung durch soziale Netze). Zweitens ist die Aufwertung unspezifischer Interventionen wie Stadtsanierungen, allgemeine Bildung, Arbeitsschutz, Partizipation etc. zu nennen, die nachweislich entscheidende Beiträge zur Senkung der Inzidenz zahlreicher Krankheiten zu leisten vermag. Drittens geht dieser Präventionsansatz davon aus, dass die Wahrscheinlichkeit von Erfolgen mit der Beeinflussung des Verhaltenskontextes – auf individueller Ebene wie im Setting – steigt. Und schließlich beruht er viertens auf der Grundauffassung, dass Verhaltens- und Verhältnisänderungen desto erfolgreicher und nachhaltiger sind, je stärker die Beteiligten an der Problemeinschätzung, der Konzipierung und Implementation der Veränderungen sowie an der Qualitätssicherung direkt beteiligt sind. Daraus wird, nicht zuletzt für die betriebliche Gesundheitsförderung, die Forderung nach einem möglichst hohen Grad an direkter Beteiligung der Zielgruppen abgeleitet.

### Kontextbezug und Setting-Orientierung

Für den in Rede stehenden Präventionsansatz stellt die Einbeziehung der Umweltbedingungen von Individuen oder Zielgruppen in sogenannten Settings eine zentrale Kategorie dar. Dabei lassen sich grundsätzlich Präventionsstrategien in vorgefundenen Settings von Strategien unterscheiden, die auf die Entwicklung und Förderung eines gesundheitsförderlichen Settings zielen. »Im (idealen) Ergebnis soll ein gesundheitsförderliches Setting den Prozess der Organisationsentwicklung derart verstetigen, dass die dezentralen Erneuerungsprozesse durch die verschiedenen Bereiche des Settings wandern bzw. rotieren und sich das Setting auf diese Weise kontinuierlich Zug um Zug jeweils in partizipativ gestalteten Diskursen ›neu erfindet‹. Im Ergebnis sollen die Nutzer/Steakholder des Settings das realitiätsbegründete Gefühl haben, sich in einer Umwelt zu bewegen, die sie selbst nach ihren Bedürfnissen mit gestaltet haben und in der die formellen und informellen, die materiellen wie die immateriellen Anreize und Sanktionen Aktivierung, soziale Unterstützung und den Abbau von physischen und psychisch-sozial vermittelten Gesundheitsbelastungen nahelegen bzw. belohnen bzw. unterstützen und auf diese Weise Veränderungen bewirkt werden, die gut sind für Wohlbefinden und Gesundheit der Nutzer.« (Rosenbrock 2006: 20f.) Transparenz, Partizipation und die Mobilisierung sozialer Bezüge lassen sich damit als zentrale Kategorien eines solchen kontext- und settingorientierten Ansatzes ausmachen.

## 2. Initiative Gute Arbeit – ein arbeitspolitischer Präventionsansatz

In kontext- und setting-orientierten Präventionsstrategien gehören die Arenen und Felder der Erwerbsarbeit zu den Settings mit herausgehobener Bedeutung. Dabei, darüber besteht ein weitgehender Konsens in der Forschung, »ergibt sich die Bedeutung der Arbeitswelt als Handlungsfeld der Präventionspolitik bereits aus der Größe der Zielgruppe, aber auch aus spezifischen Problemlagen im Setting ›Betrieb und Verwaltung‹« (SVR 2005: 135). Die hohe Relevanz von Unternehmen und Betrieben für den Gesundheitszustand bzw. die Krankheitslast der Bevölkerung lässt sich zum einen an der Erwerbstätigenquote ablesen, die in Deutschland je nach Bundesland eine Spannbreite von 56 Prozent und knapp 90 Prozent aufweist. Die Beschäftigten bilden somit eine bereits quantitativ bedeutende Zielgruppe im Rahmen von Präventionsaktivitäten zu einzelnen Gesundheitsproblemen, die das Setting Betrieb als Zugangsweg nutzen.

Zugleich werden die Erwerbstätigen mit gesundheitsrelevanten Belastungen konfrontiert, die sich direkt aus der Erwerbstätigkeit bzw. aus dem betrieblichen Kontext ergeben. In welchem Ausmaß die Erwerbstätigkeit der Gesundheit der Erwerbstätigen zu- oder abträglich ist, wird aus Sicht der primärpräventiven betrieblichen Gesundheitspolitik durch das Zusammenspiel von drei Faktorenbündeln geprägt: Erstens das Ausmaß der Belastungen, die sich im Arbeitsvollzug ergeben; zweitens die verfügbaren personalen und sozialen bzw. organisationalen Ressourcen sowie drittens die individuellen Bewältigungsstile und -strategien, deren Spezifik allerdings von den jeweiligen Belastungen und Ressourcen abhängen. Insgesamt werden die Gesundheitschancen der Betroffenen weniger durch die Bilanz von Ressourcen und Belastungen zu einem spezifischen Zeitpunkt als durch deren langfristige Entwicklung beeinflusst (SVR 2005: 136).

Aus der Perspektive einer präventiven betrieblichen Gesundheitspolitik ist der Betrieb jedoch nicht nur als vorgegebenes Setting und gesundheitsrelevanter Kontext von Bedeutung. Vielmehr kommt hier die genannte Unterscheidung von Primärprävention in existierenden Settings und Strategien, die explizit auf die Schaffung gesundheitsförderlicher Settings zielen, zum Tragen. »Im Gegensatz zur Gesundheitsförderung im Setting stehen bei der Schaffung eines gesundheitsförderlichen Settings Partizipation und Prozesse der Organisationsentwicklung konzeptionell im Mittelpunkt. Im Kern steht der Gedanke, durch ermöglichende, initiierende und begleitende Interventionen von außen Prozesse im Setting auszulösen, mit denen die Nutzer des Settings dieses tatsächlich nach ihren Bedürfnissen mit gestalten *(empowerment)*.« Und weiter: »Jedes Projekt der Entwicklung eines gesundheitsförderlichen Settings ist gewissermaßen eine synthetisch induzierte soziale Reformbewegung für das jeweilige Setting.« (Rosenbrock 2006: 1099, Herv. im Original). In diesem Sinne besitzen Betriebe und Unternehmen einen zentralen Stellenwert als Feld einer Interventionspolitik, die – durch die Initiierung sozialer betrieblicher Reformbewegungen (!) – auf die gesundheitspolitische Aneignung und Veränderung gesundheitsrelevanter Arbeitsbedingungen zielt.

Spätestens an dieser Stelle werden die umfangreichen Schnittstellen zwischen settingschaffenden Präventionsstrategien im Betrieb und Konzepten einer innovations- und partizipationsorientierten Arbeitspolitik deutlich (Sauer 2005; Schumann 2008). Ein solches Konzept stellt die Initiative Gute Arbeit der IG Metall dar (Peters/Schmitthenner 2003; Schröder/Urban 2009 und 2010). In der Sprache der settingorientierten Präventionspolitik ließe sich die gewerkschaftliche Gute Arbeit-Strategie als ein Konzept bezeichnen, das durch eine beteiligungs- und innovationsorientierte Arbeitsgestaltungspolitik auf die Schaffung gesundheitsförderlicher Settings in der Arbeitswelt zielt, und das dabei – dies soll im Folgenden gezeigt werden – von Erkenntnissen und Empfehlungen der primärpräventiv orientierten Gesundheitspolitik im Betrieb profitieren kann.

## Betriebliche Präventions- und innovative Arbeitspolitik: Die Initiative Gute Arbeit

Die Initiative Gute Arbeit ist das Resultat eines neubelebten gewerkschaftsinternen Diskussionsprozesses, der mit der Feststellung begann, dass trotz der verbal immer wieder formulierten Zentralität der Erwerbsarbeit für die gewerkschaftliche Interessenpolitik ein »Bedeutungsverlust der Arbeitspolitik auf der gewerkschaftspolitischen Agenda« zu verzeichnen sei. Folge des entstandenen Gestaltungsvakuums in Sachen Arbeitspolitik sei »ein arbeitspolitischer Problem- und Modernisierungsstau«, der die Gewerkschaften als Akteur in den betriebspolitischen Arenen erheblich schwäche (Pickshaus/Urban 2002: 631f.).

Obwohl, so die weitere Argumentation, eine neue arbeitspolitische Offensive an Konzepten und Erfahrungen der alten »HdA-Politik« anknüpfen könne, erforderten die grundlegend gewandelten Rahmenbedingungen in der Arbeitwelt neue Akzentsetzungen. Eine neue Initiative müsse traditionelle, überzogene Technikorientierungen überwinden und sich stärker Fragen der Arbeits- und Organisationsprozessentwicklung zuwenden; sie müsse zweitens die ebenfalls stark ausgeprägte Expertenorientierung des traditionellen HdA-Ansatzes durch eine stärker basisorientierte Ausrichtung auf eine umfassende »Beteiligung der Betroffenen als Experten in eigener Sache« ersetzen; und sie müsse sich in der gewerkschaftlichen Arbeitspolitik Fragen öffnen, die insbesondere aus der neuen Qualität der Verschränkung von Arbeits- und Lebenswelt hervorgehen. Eine derart neu ausgerichtete arbeitspolitische Initiative könne an arbeitsschutzrechtlichen Interventionspunkten (wie etwa dem in den 90er Jahren implementierten Arbeitsschutzgesetz, das einen für die Arbeitgeber verbindlichen Präventionsauftrag enthält) ansetzen, müsse sich jedoch vor wettbewerbspolitischen Vereinnahmungen hüten, wie sie in betrieblichen und europäischen Modernisierungsstrategien formuliert werden. Insgesamt müsse sich ein neues Humanisierungsprojekt als »gegentendenzielles Projekt« (Kühn/Rosenbrock 1994: 48) widerstandsfähig gegenüber den Zumutungen einer sich etablierenden Shareholder-Value-Strategie und ihrem Diktat der Kurzfristökonomie erweisen.

Vor allem der kapitalmarktinduzierte Ökonomisierungsimperativ prägten von Beginn an den Kontext, innerhalb dessen es galt, die so konzipierte Gute Arbeit-Initiative als neuen arbeitspolitischen Strategieansatz zu implementieren. Nach einer öffentlichen und organisationsinternen Debatte in der IG Metall über die politisch-inhaltlichen Schwerpunkte einer neuen Humanisierungsstrategie kristallisierte sich eine Konzeption heraus, die letztlich auf vier Themen- und Handlungsschwerpunkte fokussierte:

- Erstens auf Probleme im Zusammenhang mit der Entgrenzung von Arbeitszeit- und Leistungsbedingungen, in denen sich die Folgen neuer Leistungs- und Personalkonzepte in den Betrieben widerspiegeln, die durch neue Formen kontrollierter Autonomie zusätzliche Effizienzreserven zu erschließen suchen.
- Zweitens auf Aspekte der alters- und alternsgerechte Arbeitsgestaltung als einer unverzichtbaren Antwort auf die absehbaren Probleme, die auch in der betrieblichen

Arbeitspolitik im Zuge der Verschiebungen der Altersstrukturen in der Gesellschaft zu erwarten sind.
- Drittens auf den Themenkomplex prekärer Beschäftigung und die Wirkungsweise von Prekarität als Gesundheitsrisiko für die Beschäftigten, das als Schnittstellenthema zwischen betriebsinterner und arbeitsmarktpolitischer Interessenvertretungspolitik konzipiert wurde.
- Und da sich Interessenverletzungen im Bereich des Arbeits- und Gesundheitsschutzes zunehmend als Folge einer restriktiven, wachsende Zumutungen generierenden Arbeitsorganisation zu erkennen gaben, stand nach ersten Praxiserfahrungen eine Erweiterung der Handlungsfelder der Initiative an. So wurden viertens insbesondere die betrieblichen Restrukturierungsmaßnahmen im Kontext neuer, sogenannter ganzheitlicher Produktionssysteme als Gestaltungsfelder aufgenommen.

## Arbeit im Finanzmarkt-Kapitalismus

Der strategische Ansatz und die Schwerpunktfelder der Guten Arbeit-Initiative versuchen, auf die grundlegende Veränderung der Kontextbedingungen für gesundförderliche Arbeitspolitik zu reagieren. Analytisch genauer fassbar werden diese Veränderungen, wenn sie im Zusammenhang des kapitalistischen Formationswechsels interpretiert werden, der vielfach als Übergang vom nationalstaatlich organisierten Wohlfahrts-Kapitalismus zum globalen Finanzmarkt-Kapitalismus bezeichnet wird (Windolf 2005). Bei diesem Kapitalismusmodell handelt es sich im Kern um eine Konfiguration von Institutionen und Regulierungen, durch die die Schlüsselakteure und Spielregeln der globalen Finanzmärkte Dominanz über den Prozess der Abwicklung des fordistischen Kapitalismus und damit über Veränderungsrichtung und -geschwindigkeit in Unternehmen und Gesellschaft gewinnen. Im Zuge der Implementierung der neuen Formation kommt es zu grundlegenden Veränderungen in der Unternehmensführung und -kontrolle, der Arbeits- und Sozialverfassung sowie der staatlichen Politiken (Dörre/Brinkmann 2005; Urban 2008).

Für die gesundheitspolitische Debatte sind dabei vor allem die Folgen der arbeitspolitischen Fehlentwicklungen von Bedeutung, die die Mechanismen des Shareholder-Value-Paradigmas in den Betrieben hervorrufen. Die Orientierung an immer maßloseren Renditezielen hat in den Unternehmen einen Steuerungs- und Kontrollmodus etabliert, der nicht nur eine »Ökonomie der kurzen Fristen«, sondern auch eine Maßlosigkeit der Anforderungen in der Arbeit zur Folge hat. Die überfällige Überwindung tayloristischer Arbeitsorganisation durch eine systematische Aufwertung der lebendigen Arbeit bleibt vielfach in einem Amalgam aus Marktsteuerung, renditeorientierten Zielvorgaben und einer rigiden Re-Taylorisierung stecken.

Auch wenn die einseitige Finanzmarktorientierung der Corporate Governance mittlerweile gründlich diskreditiert erscheint, steht eine kritische Aufarbeitung ihrer Ursachen und Fehlsteuerungen nach wie vor aus. Dabei dürften die tiefer liegenden Krisenursachen weniger im Subjektversagen einzelner Manager, als vielmehr darin zu finden sein, dass sich die Akteure entsprechend den Anforderungen des Finanzmarkt-Kapitalismus rational verhalten haben. Deutlich wird, dass die generelle Steuerungslogik des Shareholder-Value-Modells in mehrfacher Hinsicht betriebliche Innovationsprozesse und die Generierung gesundheitsförderlicher Settings blockiert:

- Eine Leistungssteuerung, die primär auf betriebswirtschaftlichen, an Kostenzielen orientierten Kennziffern basiert, negiert die Leistungsfähigkeit von Menschen und ignoriert zumeist die spezifischen Bedingungen der örtlichen Arbeitsorganisation. Widersprüche zwischen einem an der Verwertungslogik orientierten Handeln und den zu lösenden Problemen der Qualität der Produkte und Verfahren sind programmiert.
- Hinzu kommt, dass die kurzatmige Handlungslogik der Shareholder-Ökonomie den Mut zur Innovation schwächt, deren Erfolg sich in der Regel erst mittel- und langfristig zeigt. Der Verlust an Planungshorizonten und Sicherheiten befördert zudem bei den Beschäftigten als den eigentlichen Innovationsträgern Intransparenz, Demotivation und soziale Zukunftsangst.
- Schließlich werden systematisch unrealistisch hohe Zielvorgaben produziert, die zu einer chronischen Überforderung der Beschäftigten beitragen. Zahlreiche wissenschaftliche Untersuchungen weisen auf die Grenzen der Belastbarkeit der Beschäftigten hin und warnen, dass eine Verstärkung des Leistungsdrucks und eine weitere Verdichtung der Arbeit zu einer Zermürbung des Arbeitsvermögens und zu verheerenden gesundheitlichen Folgen führen könnten (Schröder/Urban 2009 und 2010).

## 3. Perspektiven Guter Arbeit in der Krise des Finanzmarkt-Kapitalismus

Kein Zweifel: Der Finanzmarkt-Kapitalismus ist mit der Finanzkrise in eine große Krise geraten, und wirtschaftliche Krisen waren nie die Stunde Guter Arbeit und der Schaffung gesundheitsförderlicher Arbeitsbedingungen. Nicht selten verliert das Thema humaner Arbeit mit der wirtschaftlichen Entwicklung an Konjunktur. Das gilt umso mehr für eine ökonomische Konstellation, in der nicht eine »kleine« Konjunkturkrise, sondern eine mehrdimensionale »große Krise« des finanzmarktkapitalistischen Entwicklungsmodells zum Ausdruck kommt (dazu: Altvater et al. 2009). Diese Krise erfasst selbstredend auch die Unternehmen der Realökonomie. Mit zunehmender Krisendauer werden in den Unternehmen als »Notwehrstrategien« betitelte Rationalisierungs- und Kostensenkungsprogramme die Oberhand gewinnen. Zu befürchten ist: Die unternehmerischen Restrukturierungsprogramme werden auf tiefe Einschnitte in Beschäftigungs-, Arbeits- und Sozialstandards zielen, um den weitreichenden Auslastungs- und Liquiditätsproblemen Rechnung zu tragen. Und sie werden versuchen, den gesellschaftlichen Konsens über die Dramatik der Krise als Legitimationsressource für die betrieblichen Abbauprogramme zu nutzen (Kalmbach/Schumann 2008; Pickshaus/Urban 2010).

## Gefahr eines arbeitspolitischen Circulus vitiosus

Drohende Massenentlassungen, die Aufkündigung bisheriger Einkommens- und Sozialstandards sowie umfassende Restrukturierungsmaßnahmen generieren für die betrieblichen und gewerkschaftlichen Akteure neue Handlungsparameter. Die Auswirkungen der Krise auf Beschäftigung und Arbeitsbedingungen können dabei durchaus widersprüchlich ausfallen. Auf der einen Seite nehmen individuelle Arbeitsplatzängste und das objektive Risiko des Arbeitsplatzverlustes zu. Und wie immer werden steigende Arbeitslosigkeit und Beschäftigungsunsicherheit die Arbeitsbedingungen massiv unter Druck setzen. Dies könnte nach einer hoffnungsvollen Phase der Revitalisierung gewerkschaftlicher Arbeitspolitik qualitative Arbeitsstandards erneut in die Defensive verbannen. Zugleich zeichnet sich jedoch ab, dass in der Krise der arbeitspolitische Problemdruck und der Bedarf nach Gute-Arbeit-Strategien zur Abwehr neuer Zumutungen zunehmen. Dabei ist eine extrem segmentierte Krisenbetroffenheit der Beschäftigten zu konstatieren. In der jüngeren Vergangenheit sind immer mehr Betriebe dazu übergegangen, flexible – will sagen: prekär beschäftigte – Randbelegschaften als Puffer gegen konjunkturelle Schwankungen und als Disziplinierungsinstrument gegen die Stammbelegschaften strategisch zu nutzen (Holst et al. 2009). Vor allem befristet Beschäftigte und Zeit-Arbeitnehmer traf die Krise als erste. Sie verloren schnell Arbeitsplätze und Einkommen, wobei vor allem jüngere und gering qualifizierte Beschäftigte einem erhöhten Risiko ausgesetzt waren (Gieseck/Wotschack 2009). Für die Unternehmen haben sich prekäre Beschäftigungsformen in doppelter Hinsicht bewährt: Bereits in der Boom-Phase konnte sie gegen die Stammbelegschaften eingesetzt werden, um deren Verhandlungsmacht zu schwächen und interessenpolitische Ansprüche im Zaume zu halten; und in der Krisenphase erwies sich die Freisetzung prekärer Arbeit als schnelle und weitgehend konfliktarme Krisenstrategie. Diese Erfahrungen dürften bei Unternehmen – und unternehmensorientierter Politik – die Neigung befördern, zukünftig in ganz neuen Dimensionen auf Befristungen, Leiharbeit, Praktika und anderen Formen diskriminierter Beschäftigung zu setzen. Anders sieht es in den Kernbelegschaften aus. Während Beschäftigte in der direkten Produktion zunächst Kurzarbeit und im Zeitablauf vielfach den Verlust des Arbeitsplatzes zu vergegenwärtigen haben, sind andere Beschäftigtengruppen, etwa in den Forschungs- und Entwicklungsabteilungen, mit erheblich verschärften Leistungsbedingungen und Forderungen nach ausufernder Mehrarbeit konfrontiert. Und auf allen Beschäftigten lastet der Konkurrenzdruck der prekär beschäftigten Randbelegschaften. Der Entwertung lebendiger Arbeit durch Produktionseinschränkungen und Arbeitsplatzabbau steht die intensivere Vernutzung der Arbeit durch Leistungsverdichtung, Mehrarbeit und Disziplinierungsdruck gegenüber.

Insgesamt dürften die forcierten betrieblichen Restrukturierungsmaßnahmen und die damit einhergehenden turbulenten Veränderungen im Arbeitsalltag den Verschleiß der psychophysischen Kräfte vieler Beschäftigter, die Auszehrung von Kollegialität und die Ausdünnung von individuellem Orientierungswissen verstärken (Haubl/Voß

2009). Schon jetzt erwartet nur jeder zweite Beschäftigte, unter den derzeitigen Arbeitsbedingungen seine Tätigkeit bis zum Rentenalter ausüben zu können. Ein Drittel bezweifelt dies nach der repräsentativen Erhebung des DGB-Index Gute Arbeit ausdrücklich (DGB-Index Gute Arbeit 2009). Diese Konstellation erzeugt nicht nur Blockaden bezüglich der subjektiven Innovationsfähigkeit im Arbeitsprozess. Sie verstärkt zugleich erschöpfende Belastungszustände und reduziert individuelle Ressourcen und damit die Belastungsbewältigungskapazität der Betroffenen. Das treibt die psychosozialen Kosten für Betriebe und Gesellschaft nach oben und erhöht die Gefahr einer neuen kosteninduzierten Restrukturierungswelle.

Angesichts der erheblichen ökonomischen, sozialen und humanen Kosten einer solchen kriseninduzierten Abwärtsspirale ist darauf zu beharren, dass auch unter Krisenbedingungen divergierende arbeitspolitische Weichenstellungen denkbar und möglich sind. Der drohende Circulus vitiosus ist kein unabweisbares Schicksal. Krisen können einerseits durch eine Art Schockstarre einen »Tunnelblick« befördern. Das gilt für Unternehmensvorstände wie Interessenvertretungen. Diese Gefahr ist durchaus virulent. Zweifelsohne stehen die Unternehmen vor der Versuchung, auf drängende Kostenprobleme mit kurzatmigen cost-cutting-Strategien zu antworten. Und betriebliche Interessenvertretungen können sich durch einen interessenpolitisch verengten Blick auf die Rolle einer Kernbelegschafts-Lobby zurückziehen, die sich vorwiegend um den Erhalt von Arbeitsplätzen bemüht. Ähnlich bei den Gewerkschaften. Und sie stehen angesichts drohender Mitgliederverluste und schwindender Organisationsmacht sowie der Komplexität einer erfolgreichen Krisenabwehr vor einer äußerst schwierigen Handlungskonstellation. Dies kann auch in der gewerkschaftlichen Interessenpolitik eine Verengung auf das so genannte »gewerkschaftliche Kerngeschäft« befördern. Denn zweifelsohne rücken unter dem Druck auf Arbeitsplätze und Einkommen die Sicherung der Beschäftigung und der Widerstand gegen Lohnkürzungen auf der gewerkschaftlichen Politikagenda gleichsam automatisch nach oben.

Doch es gibt auch die andere Möglichkeit. Wenn die offensichtliche De-Legitimierung des Shareholder-Value-Konzeptes als Ausgangspunkt eines arbeitspolitischen Paradigmenwechsels genutzt werden soll, müssen offensivere und breitere Handlungsansätze entwickelt werden. Krisenhafte Umbrüche sind immer umkämpfte und prinzipiell ergebnisoffene Phasen einer vertieften Auseinandersetzung um zukunftsfähige Entwicklungspfade. Alle Akteure haben eine »strategische Wahl«, auch wenn die Situationsstrukturen bestimmte Handlungsstrategien privilegieren mögen.[2] Der mit der Krise verbundene Strukturwandel enthält auch die Option, Arbeits- und Geschäftsprozesse entlang neuer Produkte und Zulieferketten neu zu konturieren. Gerade die Veränderungsdynamik der Krise öffnet für eine gewisse Übergangszeit ein Möglichkeitsfenster, das Ausblicke auf neue arbeitspolitische Pfade erlaubt. Insofern ist die

2 Zum analytischen Konzept des »strategic choice« und seiner Anwendung in der Gewerkschaftsforschung siehe Brinkmann et al. 2008 sowie Urban 2005 und 2008.

Debatte um die Chancen eines arbeitspolitischen Paradigmenwechsels von höchster Aktualität und die Suche nach einem gesundheitsverträglichen Pfad der Arbeitsgestaltung keineswegs aussichtslos.

## Arbeitskraftzentrierte Arbeitspolitik

In dieser Situation dürfte der Kern einer offensiven arbeitspolitischen Krisenbewältigung darin bestehen, restriktiven Restrukturierungsmaßnahmen einen innovationsorientierten Strategieansatz entgegen zu setzen. Die Stärkung der Innovationsfähigkeit als Teil eines Krisenüberwindungskonzepts wird dabei Innovation in all ihren Dimensionen umfassen müssen: der Produktinnovation, der Prozessinnovation und sozialen Innovation, zu denen nicht zuletzt auch das gesundheitsförderliche Setting zu zählen wären. Der innovationsorientierte Strategieansatz setzt dabei auf Vereinbarkeit von Wirtschaftlichkeit und Sozialverträglichkeit und versucht, betriebliche Wettbewerbsfähigkeit und gute Arbeit gleichermaßen zu realisieren. Gleichwohl darf die »janusköpfige Wirkung« (Michael Schumann) innovativer Produktionskonzepte nicht übersehen werden. Auch innovative Modelle leistungspolitischer und arbeitsorganisatorischer Rationalisierung sind vielfach mit systematischen Interessenverletzungen der Beschäftigten verbunden. Die Entgrenzung von Leistungsanforderungen und Arbeitszeiten, die Verletzung von Beschäftigteninteressen im Rahmen indirekter Personalsteuerungskonzepte und die Segmentierung und machtpolitische Schwächung der Belegschaften gehen vielfach auch mit neuen Produktionskonzepten einher. Auch innovative Arbeit kann schlechte Arbeit sein, auch innovative Modelle der Arbeitsgestaltung können mit gesundheitsunverträglichen Settings einhergehen.

Die innovations- und wettbewerbsorientierte Strategie sollte daher zu einem neuen arbeitskraftzentrierten Ansatz der Arbeitspolitik weiterentwickelt werden (dazu ausführlich: Pickshaus/Urban 2009). In einem solchen könnte und sollte der Schaffung gesundheitsförderlicher Settings ein eigenständiger Stellenwert zukommen. Nicht die Verbesserung der betrieblichen Wettbewerbsfähigkeit durch Kostensenkung oder Innovationen, sondern die Protektion und Profilierung der Interessen der abhängigen Arbeit stellen den strategischen Ansatz dar. Betriebliche Wettbewerbsfähigkeit wird – zumal unter Krisenbedingungen – als Überlebensbedingung auf profitgesteuerten Märkten anerkannt, jedoch nicht zum zentralen Strategieziel erhoben. Stattdessen rücken die Arbeitskraft- und Subjektinteressen der Beschäftigten und die Stärkung von Humanisierungsstandards ins Zentrum. Schlüsselakteure dieses Ansatzes sind vor allem Beschäftigte selbst, die betrieblichen Interessenvertretungen sowie die Gewerkschaften. Wo formelle oder informelle Koalitionen betrieblich relevanter Akteure (»adcocacy coalitions«) möglich sind, die gemeinsam auf betriebliche Gesundheitsförderung setzen, sollten sich Betriebs- und Personalräte an diesen aktiv beteiligen. (Rosenbrock 2008: 21f.) Eigene innovative Gestaltungskonzepte sind in dieser Strategie unverzichtbare Bestandteile einer arbeitsorientierten Interessenpolitik. Sollte sich aber die Gegenfront der Verweigerer im Management, oftmals angeführt von kostenfixierten Controllern, durchsetzen, so dürfte die Wahrung der Gesundheitsinteressen der Beschäftigten und die Durchsetzung guter arbeitspolitischer Standards nur über die Entfaltung einer hinreichenden Verhandlungs- und Gegenmacht zu erreichen sein. Und da die arbeitspolitischen Gestaltungsspielräume umso größer sind, je weniger der externe Wettbewerbsdruck betriebliche Handlungsspielräume einengt, gehören wettbewerbsdämpfende Regulierungen auf branchen- und strukturpolitischer Ebene zu einer solchen Strategie.

## 4. Demokratische Arbeit und Gesundheit

Bereits die Benennung von Feldern und Mindeststandards einer arbeitskraftzentrierten Arbeitspolitik lässt Komplexität und Schwierigkeitsgrad der Aufgabe deutlich werden (dazu grundlegend: Urban 2001). Es könnte durchaus sein, dass sich das Anliegen, auch unter Krisenbedingungen Mindeststandards humaner Arbeitsgestaltung zur Geltung zu bringen, als Überforderung von Gewerkschaften und betrieblichen Interessenvertretungen erweist. Gerade in Zeiten kriseninduzierter Restrukturierungswellen stellt die Schaffung eines gesundheitsförderlichen Settings Betrieb enorme strategisch-konzeptionelle Anforderungen an die betriebliche Interessenvertretung und kommt einer Herkulesaufgabe gleich. Zugleich verleitet eine so schwierige Handlungskonstellation dazu, eigene Ansprüche hinter das eigentlich Notwendige zurückzuschrauben, um sich mit den selbstformulierten Zielen nicht zu weit von dem als »machbar« Angesehenen zu entfernen.

Das gilt vor allem für das Ziel der Demokratisierung von Arbeit. Das Thema Demokratisierung der Arbeitswelt blitzt zwar in unterschiedlichen Analysen und Strategieempfehlungen rund um die neue Arbeitspolitik immer wieder auf. Ein elaboriertes strategisches Konzept »demokratische Arbeit« im Finanzmarkt-Kapitalismus fehlt jedoch. Seine Erarbeitung bedarf umfassender Anstrengungen, um zu einer realitätstauglichen Analyse der strategischen Umwelt, der Benennung sinnvoller Zwischenschritte sowie der Formulierung angemessener Strategieziele zu gelangen. Eine Strategie demokratischer Arbeit muss zweifelsohne als eine Mehrebenen-Konzeption formuliert werden. Sie muss die direkte Arbeitsumwelt der Beschäftigten, die Unternehmensebene sowie die Arenen der nationalen und der europäischen Wirtschaftspolitik als Räume einer Demokratisierung von Arbeit wahrnehmen; und sie muss die Einzelforderung für diese Räume zu einer integrierten Gesamtkonzeption kombinieren. Mit anderen Worten: Demokratische Arbeit erfordert Demokratiepolitik am Arbeitsplatz, im Unternehmen, in Wirtschaftspolitik und Gesellschaft.

### Postdemokratische Zustände in der Arbeitswelt

Zweifelsohne wird die institutionelle Absicherung individueller und kollektiver Beteiligungs- und Mitbestimmungsrechte von Beschäftigten und Interessenvertretungen eine zentrale Aufgabe von Demokratiepolitik im arbeitspolitischen Feld sein. Doch nicht minder bedeutsam ist ein Aspekt, der durch die Einbeziehung der von Colin Crouch formulierten Postdemokratie-These ins Blickfeld rückt. Crouch geht dabei davon aus, dass in den kapitalistischen Gesellschaften des Westens seit geraumer Zeit untergründige Entwicklungen im Gange sind, die an den Fundamenten der politischen Demokratie rütteln. So diagnostiziert er eine Mixtur aus Passivität der Bevölkerung, ausgeklügelten Manipulations- und Marketingstrategien der politischen Eliten und einer ausufernden politischen Lobbymacht der transnational agierenden Unternehmen als eine Gefahr für die Demokratie.

Für Crouch resultieren die postdemokratischen Zustände nicht aus der offenen Infragestellung oder Zerstörung der staatlichen Institutionen, sondern aus sozialen und politischen Prozessen, die die Voraussetzungen demokratischer Verfahren unterminieren. »Dabei kommt es mir vor allem auf eine These an: Während die demokratischen Institutionen formal weiterhin vollkommen im Takt sind (und heute sogar in vielerlei Hinsicht weiter ausgebaut werden), entwickeln sich politische Verfahren und die Regierungen zunehmend in eine Richtung zurück, die typisch war für vordemokratische Zeiten: Der Einfluss privilegierter Eliten nimmt zu, in der Folge ist das egalitäre Projekt zunehmend mit der eigenen Ohnmacht konfrontiert.« (Crouch 2008: 13) Verstärkt werde diese Bedrohung der Demokratie durch die »Parabel des politischen Einflusses der Arbeiterklasse« (ebda.: 12, 71ff.) im 20. Jahrhundert. Die politische Karriere der Arbeiterbewegung verlief demnach in groben Strichen skizziert wie folgt: Dem Aufschwung einer zunächst schwachen, politisch weitgehend einflusslosen Bewegung zu einer politikmächtigen Massenbewegung folgte – so Crouch – die Hochphase im Zeitalter des Wohlfahrtsstaates, der keynesianischen Nachfragepolitik und des institutionalisierten Korporatismus zwischen Gewerkschaften, Arbeitgebern und Staat, der sich dann der Niedergang, der fortschreitende Zerfall der Organisationen und ihre Marginalisierung in den politischen Arenen anschloss.

Es wäre nun verlockend, der These von der parabelförmigen Lebenskurve der Arbeiterbewegung und dem Niedergang des gewerkschaftlichen Einflusses nachzuspüren und ihre Implikationen für das historische Projekt humaner Arbeit im Allgemeinen und demokratischer Arbeit im Besonderen zu erörtern. Sollte die der Geometrie entliehene Metapher der Parabel die Entwicklung der Gewerkschaftsbewegung zutreffend beschreiben und sich der darin enthaltene Pessimismus bestätigen, müsste dies auf eine realitätsgeleitete Entmutigung demokratisierender Arbeitspolitik hinauslaufen. Darüber hinaus sieht sich der Versuch, Deutungsmuster aus Crouchs Postdemokratie-Diagnose in die Arbeitswelt zu übertragen, mit dem berechtigten Einwand konfrontiert, dass der Demokratisierungsgrad, der die Gesellschaften des regulierten Wohlfahrtsstaates-Kapitalismus auszeichnete, in ihrer kapitalistischen Ökonomie nie erreicht wurde. Denn soviel politische Demokratie auch gewagt wurde – der Betrieb blieb auch im wohlfahrtsstaatlichen Kapitalismus eine weitgehend demokratiefreie Zone.

Gleichwohl ließe sich eine Facette der Postdemokratie-These mit Erkenntnisgewinn in die Debatte über die Zukunft der Arbeitswelt einbringen. Kann Crouchs Unterscheidung zwischen demokratischen Institutionen und den subinstitutionellen Voraussetzungen ihres Funktionierens nicht die Unterscheidung zwischen formal intakten Mitbestimmungsinstitutionen und den arbeitspolitischen Voraussetzungen realer Beteiligungsprozessen in der Arbeitswelt anregen? Durch diesen Blick wird deutlich, dass demokratiepolitische Rückschläge in der Arbeitswelt nicht nur durch eine Einschränkung betriebsverfassungs- und mitbestimmungsrechtlicher Institutionen drohen. Nicht minder bedeutende Hürden für ein demokratisches Arbeitsleben resultieren aus den neuen Formen kapitalmarktinduzierter Rationalisierungen. Die Entgrenzung von Leistungsanforderungen und Arbeitszeit, die Inszenierung unternehmensinterner Märkte, die damit einhergehende »Vermarktlichung« von Arbeits- und Sozialbeziehungen sowie die zeitpolitische Diktatur der kurzen Fristen infolge überzogener Renditemaßstäbe – alle diese Entwicklungen tragen dazu bei – gleichsam unterhalb der Infragestellung institutioneller Mitbestimmungsrechte –, demokratische Prozesse zu blockieren, indem sie die Beschäftigten in fremdbestimmte Prozesse ohne autonome Handlungsspielräume zwingen und sie damit der Möglichkeit berauben, vorhandene Rechte wahrzunehmen. Mit anderen Worten: Vermarktlichte und entgrenzte Arbeit blockiert den Vollzug demokratischer Partizipation in der Arbeitswelt, wie erfolgreich institutionelle Einfluss- und Mitbestimmungsrechte auch verteidigt werden können.

## 5. Ausblick

Dieser Befund eröffnet einen neuen Blick auf das Verhältnis von Mitbestimmung und guter Arbeit. Die traditionelle Sichtweise geht davon aus, dass demokratische Teilhabe- und Mitbestimmungsrechte vorausgehen müssen, um im Betrieb demokratische Einflusskanäle zu öffnen und Einflussnahme auf die Arbeitsumweltbedingungen zu ermöglichen. Der postdemokratisch geschärfte Blick hebt indes die gegenläufige Wirkungsbeziehung hervor. Aus dieser Perspektive sind Beteiligung und Mitbestimmung nicht Voraussetzungen für humane Arbeitsgestaltung, sondern die humanisierungspolitische Regulierung entgrenzter und vermarktlichter Arbeit erwiese sich als Voraussetzung der Möglichkeit, vorhandene institutionelle Teilhabe- und Mitbestimmungsrechte wahrnehmen zu können.

Diese Sicht der Dinge hat vieles gemeinsam mit der Präventionspolitik aus der New Public Health-Perspektive. Der settingbasierte Präventionsansatz, wie er von Rolf Rosenbrock vertreten wird, setzt auf präventionspolitische Interventionen, die »im Rahmen eines partizipativ gestalteten Prozesses der organisatorischen, sozialklimatischen etc. Veränderungen des Settings von den Nutzern des Settings selbst identifiziert, angefordert und meist auch (mit-)gestaltet werden« (Rosenbrock 2008: 20). In diesem Sinne müssen Prozesse der Herstellung gesundheitsförderlicher Kontexte auch im Betrieb als »soziale Reformbewegungen« (Rolf Rosenbrock) konzipiert werden. So avancieren direkte Partizipation, individuelle Selbstaktivierung und die Mobilisierung sozialer Kontexte zu Schlüsselkategorien einer gesundheitsbezogenen Arbeitspolitik.

Ein solcher Ansatz setzt auf Demokratie als Mobilisierungsreservoir für Gesundheit. Und er wirft die Frage auf, wie Anreize und Spielräume für eine solche, selbstaktivierte Einwirkung von Beschäftigten und Interessenvertretungen auf die Arbeitsumwelt institutionell abgesichert werden können. Das verweist auf die Bedeutung verbindliche Rechte und Verfahrensregeln und neuer Institutionen der Partizipation und Mitbestimmung. Aber nicht weniger verweist es auf sub-institutionelle Räume und Prozesse und die Voraussetzungen der Möglichkeit betrieblicher Demokratie, die auch durch Crouchs Postdemokratie-Theorem ins Blickfeld geraten. Aus dieser Sicht der Dinge ließe sich ein Plädoyer für eine »soziale Demokratiebewegung« im Betrieb ableiten. Das Diktum einer solchen Bewegung könnte lauten: Demokratische Arbeit hält auch gesund – und ist auch deshalb ein unverzichtbares Ziel einer humanisierungsorientierten Arbeitspolitik.

## Literatur


Altvater, Elmar/Bischoff, Joachim/Hickel, Rudolf et al. (2009): Krisen Analysen. Hamburg.

Brinkmann, Ulrich/Choi, Hae-Lin/Detje, Richard et al. (2008): Strategic Unionism: Aus der Krise zur Erneuerung? Umrisse eines Forschungsprogramms. Wiesbaden.

Crouch, Colin (2008): Postdemokratie. Frankfurt a.M.

DGB-Index Gute Arbeit GmbH (Hrsg.) (2009): Der Report 2009. Wie die Beschäftigten die Arbeitswelt in Deutschland beurteilen. Berlin.

Dörre, Klaus/Brinkmann, Ulrich. (2005): Finanzmarktkapitalismus – Triebkraft eines flexiblen Produktionsmodells?, in: Windolf (Hrsg.), 85-116.

Gieseck, Johannes/Wotschack, Philip (2009): Flexibilisierung in Zeiten der Krise: Verlierer sind junge und gering qualifizierte Beschäftigte (WZBrief Arbeit, 01/Juni). Berlin.

Haubl, Rolf/Voß, Günter (2009): Psychosoziale Kosten turbulenter Veränderungen. Arbeit und Leben in Organisationen 2008 (Positionen – Beiträge zur Beratung in der Arbeitswelt, H. 1). Kassel.

Holst, Hajo/Nachtwey, Oliver/Dörre, Klaus (2009): Funktionswandel von Leiharbeit. Neue Nutzungsstrategien und ihre arbeits- und mitbestimmungspolitischen Folgen. Frankfurt a.M.

Kalmbach, Peter/Schumann, Michael (2008): Finanzkrise als Schocktherapie, in: WSI-Mitteilungen 61(11/12), 636-637.

Kühn, Hagen/Rosenbrock, Rolf (1994), Präventionspolitik und Gesundheitswissenschaft. Eine Problemskizze, in: Rosenbrock, Rolf/Kühn, Hagen/Köhler, Barbara Maria (Hrsg.): Präventionspolitik. Gesellschaftliche Strategien der Gesundheitssicherung. Berlin.

Peters, Jürgen/Schmitthenner, Horst (Hrsg.) (2003): »Gute Arbeit«. Menschengerechte Arbeitsgestaltung als gewerkschaftliche Zukunftsaufgabe. Hamburg.

Pickshaus, Klaus/Urban, Hans-Jürgen (2009): Gute Arbeit als Strategie. Perspektiven gewerkschaftlicher Arbeitspolitik, in: Schröder/Urban (Hrsg.), 95-112.

Pickshaus, Klaus/Urban, Hans-Jürgen (2010): Krisenopfer Gute Arbeit? Gewerkschaftliche Arbeitspolitik in der Krise des Finanzmarkt-Kapitalismus, in: Schröder/Urban (Hrsg.), 39-53.

Rosenbrock, Rolf/Gerlinger, Thomas (2006): Gesundheitspolitik. Eine systematische Einführung. 2., vollst. überarb. u. erw. Aufl., Bern.

Rosenbrock, Rolf/Kümpers, Susanne (2006): Die Public Health Perspektive: Krankheit vermeiden – Gesundheit fördern, in: Wendt, Claus/Wolf, Claus (Hrsg.): Soziologie der Gesundheit. (Kölner Zeitschrift für Soziologie und Sozialpsychologie, Sonderheft 46). Wiesbaden, 243-263.

Rosenbrock, Rolf (1999): Versorgungsqualität. Solidarität. Wirtschaftlichkeit. Anforderungen an eine Strukturreform der gesetzlichen Krankenversicherung, in: Schmitthenner, Horst/ Urban, Hans-Jürgen (Hrsg.): Sozialstaat als Reformprojekt. Optionen für eine andere Politik. Hamburg, 175-195.

Rosenbrock, Rolf (2006): Gesundheitspolitik, in: Hurrelmann, Klaus/Laaser, Ulrich/Razum, Oliver (Hrsg.): Handbuch Gesundheitswissenschaft. 4., vollst. überarb. Aufl., Weinheim/München, 1079-1116.

Rosenbrock, Rolf (2008): Primärprävention. Was ist das und was soll das? (Wissenschaftszentrum Berlin für Sozialforschung, Discussion paper SP I 2008-303). Berlin.

Sachverständigenrat zur Begutachtung der Entwicklung im Gesundheitswesen (SVR) (2005): Gutachten 2005. Koordination und Qualität im Gesundheitswesen. (Bundestags-Drucksache 15/5670). Berlin.

Sauer, Dieter (2005). Arbeit im Übergang. Eine Standortbestimmung. Hamburg.

Schröder, Lothar/Urban, Hans-Jürgen (Hrsg.) (2009): Gute Arbeit. Handlungsfelder für Betrieb, Politik und Gewerkschaften. Ausgabe 2009. Frankfurt a.M.

Schröder, Lothar/Urban, Hans-Jürgen (Hrsg.) (2010): Gute Arbeit. Handlungsfelder für Betrieb, Politik und Gewerkschaften. Ausgabe 2010. Frankfurt a.M.

Schumann, Michael (2008): Kampf um Rationalisierung – Suche nach neuer Übersichtlichkeit, in: WSI-Mitteilungen 61(7), 379-386.

Urban, Hans-Jürgen (2001): Komplexitätsdifferenz als Innovationsblockade, oder: das Assurance-Dilemma im Public Health-Ansatz. Ms. o.O. (Frankfurt a.M.).

Urban, Hans-Jürgen (2005): Gewerkschaften als konstruktive Vetospieler. Kontexte und Probleme gewerkschaftlicher Strategiebildung, in: Forschungsjournal Neue Soziale Bewegungen 18(2), 44-60.

Urban, Hans-Jürgen (2008): Die post-neoliberale Agenda und die Revitalisierung der Gewerkschaften, Butterwegge, Christoph /Lösch, Bettina/Ptak, Ralf (Hrsg.): Neoliberalismus. Analysen und Alternativen. Wiesbaden, 355-373.

Windolf, Paul (Hrsg.) (2005): Finanzmarkt-Kapitalismus. Analysen zum Wandel von Produktionsregimen. (Kölner Zeitschrift für Soziologie und Sozialpsychologie, Sonderheft 45). Wiesbaden.

Bernhard Badura

# Sozialkapital und Gesundheit: Voraussetzungen erfolgreicher Unternehmensführung

Die seit vielen Jahren dominierende »shareholder-first«-Maxime hat dazu geführt, die Mitarbeiterinnen und Mitarbeitern nur als Kostenfaktor zu sehen. Gerade in Zeiten von Finanzkrise und wirtschaftlichem Abschwung kann dies zum Bumerang werden oder sogar eine Abwärtsspirale auslösen. Vor diesem Hintergrund stellt sich die Frage nach der Bedeutung immaterieller Faktoren für die Unternehmensführung. Wie wichtig sind soziale Netzwerke und gemeinsame Überzeugungen, Werte und Regeln für die physische und psychische Gesundheit der Beschäftigten und den Unternehmenserfolg?

Das Exportland Deutschland ist von der aktuellen, weltweiten Finanz- und Wirtschaftskrise stark betroffen. Welche Strategien können helfen, dieser Krise zu begegnen und welche längerfristigen Konsequenzen sind erforderlich? Entwicklung und Förderung des Humanvermögens sollten besonders hohe Priorität genießen – dies ist heute unbestritten. Die Bereitstellung exzellenter Bildungs- und Qualifizierungsmöglichkeiten durch den Staat allein wird aber keinesfalls mehr ausreichen. Zugleich müssen die Unternehmen ihre Verantwortung für die Förderung und Pflege ihrer Mitarbeiterinnen und Mitarbeiter sehr viel stärker wahrnehmen, als dies bislang geschieht. Menschen sind zur vollen Mobilisierung ihrer Potentiale auf bestimmte zwischenmenschliche Rahmenbedingungen angewiesen, die bisher nur in einer Minderheit von Unternehmen ausreichend vorhanden sein dürften. Gemeint sind damit Merkmale sozialer Systeme, die beides ermöglichen: hohe Kreativität und Leistungsbereitschaft aber auch hohes Wohlbefinden und hohe Leistungsfähigkeit. Soziale, psychische und biologische Bedingungen hängen sehr viel enger miteinander zusammen als wir bisher angenommen haben. Soziologen, Psychologen und Naturwissenschaftler müssen – nach langen Jahren des Neben- und gelegentlich auch Gegeneinanders – lernen miteinander zusammenzuarbeiten. Dies vor allem bei der Erforschung biologischer, psychischer und sozialer Bedingungen zugleich gesundheitsförderlicher und gedeihlicher Kooperation. Gesundheit wird davon beeinflusst, was Menschen in ihrem Alltag widerfährt. Zugleich wirkt Gesundheit in Form von psychischem Befinden und körperlicher Leistungsfähigkeit in diesen Alltag zurück, als neben Bildung wichtigste Voraussetzung zu seiner Bewältigung.

Nach heutigem Kenntnisstand müssen wir davon ausgehen, dass der zentrale Motivator menschlichen Handelns das Streben nach Zugehörigkeit und nach Akzeptanz durch unsere Artgenossen ist, und dass u.a. Spiegelneurone und natürlich das Sprachvermögen zur Kooperation besonders befähigen. Nach heutigem Kenntnisstand müssen wir auch davon ausgehen, dass die Entwicklung des Gehirns und das psychische Befinden von bestimmten zwischenmenschlichen Voraussetzungen abhängen: insbesondere von Vertrauen, aber eben auch von gegenseitiger Wertschätzung und einem Minimum an gemeinsamen Überzeugungen, Werten und Regeln. Investitionen in das Sozialkapital kooperativer Systeme, von Gruppen, Organisationen und Regionen sind essenziell für die Mobilisierung ihres Humanvermögens. Sie sind darüberhinaus eine zwingend gebotene Strategie zur Überwindung der aktuellen Krise und insbesondere zum längerfristigen Erhalt des Wirtschaftsstandortes Deutschland.

Das Konzept »Sozialkapital« schlägt eine Brücke zwischen Biologie, Soziologie, Politikwissenschaften und Ökonomie. Geprägt wurde es etwa zeitgleich vom französischen Soziologen Bourdieu und dem amerikanischen Soziologen Coleman. Für seine Anwendung in der empirischen Sozial- und Politikforschung grundlegend sind insbesondere die Arbeiten von Putnam et al. 1993; Putnam 2001). Die zentrale Annahme des Sozialkapitalansatzes lassen sich wie folgt zusammenfassen:

Das menschliche Gehirn strebt nach gelingender Kooperation und zwischenmenschlicher Resonanz. Kooperation in Gruppen half unseren Vorfahren im Verlauf der Evolution sich gegenüber anderen Arten und Konkurrenten durchzusetzen (Walter 2010).

Nicht einzelne Individuen sondern soziale Netzwerke und gemeinsame Überzeugungen, Werte und Regeln (Kultur) sind die elementaren Bausteine von Gesellschaft (Fukuyama 1999).

Unternehmen sind keine Geldmaschinen sondern zugleich auf Selbsterhaltung bedachte und kundenorientierte Produktions- und Dienstleistungsgemeinschaften (Badura 2010).

## Was ist und was bewirkt Sozialkapital?

Organisationen sind kooperative Systeme, die ebenso wie technische Systeme laufend gepflegt werden müssen, wenn sie dauerhaft hohe Leistung erbringen sollen. Das Humanvermögen bildet die zentrale Voraussetzung für den Organisationserfolg. Zu seiner Mobilisierung ist neben Technik und Anreizen auch soziales Vermögen erforderlich. Kooperatives und an gemeinsamen Zielen orientiertes Handeln erfordert Vernetzung der Organisationsmitglieder und vertrauensvolle Zusammenarbeit auf der Grundlage gemeinsamer Gedanken, Gefühle und Motive, mit anderen Worten: Sozialkapital.

Das Sozialkapital einer Organisation besteht aus der Qualität, dem Umfang und der Reichweite zwischenmenschlicher Beziehungen (soziale Netzwerke), aus dem Vorrat gemeinsamer Überzeugungen, Werte und Regeln (Kultur) sowie aus der Qualität zielorientierter Koordination (Führung). Es trägt dazu bei, dass die Mitglieder einer Organisation einander vertrauen und ihre Arbeit als sinnhaft, verständlich und beeinflussbar erleben. Es erleichtert die Zusammenarbeit, fördert das Gefühl der inneren Verbundenheit untereinander und mit der Organisation als Ganzer und erhöht die Attraktivität eines Unternehmens für Arbeitssuchende. Sozialkapital »treibt« Humankapital, fördert Lernen, Gesundheit und Produktivität (Abb. 1).

Führung allein durch Anordnung und materielle Anreize birgt dagegen erhebliche Risiken: für die Beschäftigten, die Unternehmen und die sozialen Sicherungssysteme, wegen der dabei zu erwartenden hohen Kontroll- und Entscheidungskosten, dem dabei zu erwartenden gesundheitlichen Verschleiß und der dadurch mit bedingten Kosten für Arbeitslosigkeit, Krankenversorgung und Frühberentung.

*Abbildung 1: Wechselwirkung zwischen Sozialkapital, Person und Kooperation*

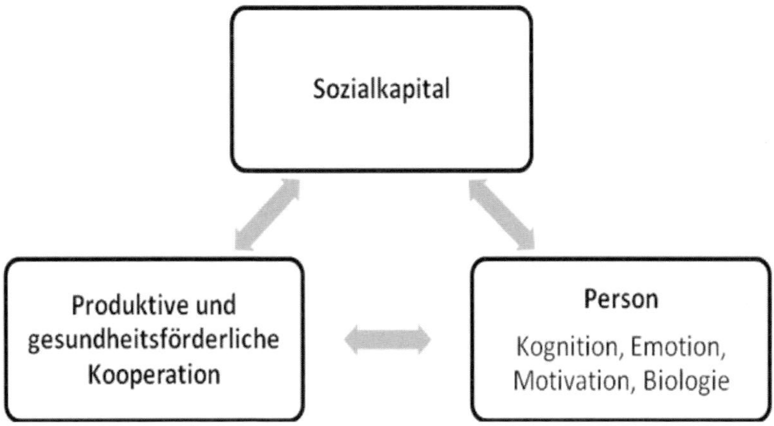


Diesen Thesen ist eine interdisziplinäre Forschergruppe an der Fakultät für Gesundheitswissenschaften an der Universität Bielefeld nachgegangen (Badura et al. 2008). Untersucht wurden vier produzierende Unternehmen und ein Finanzdienstleister. Als Datengrundlage diente eine Mitarbeiterbefragung von insgesamt 5000 Beschäftigten (Rücklauf 45 %) sowie Indikatoren für Produktivität und Effizienz der beteiligten Unternehmen auf Abteilungsebene. Durch die Verknüpfung beider Datenmengen können klare Zusammenhänge zwischen dem Sozialkapital, dem Unternehmenserfolg und der Gesundheit der Mitarbeiterinnen und Mitarbeiter nachgewiesen werden. Die Untersuchungsergebnisse belegen, dass immaterielle Faktoren, entgegen der bisher häufig vorherrschenden Auffassung, sehr wohl messbar und tatsächlich von großer Bedeutung sind für die Gesundheit und Einsatzbereitschaft der Mitarbeiter. Gefördert wurde die Studie von der Europäischen Kommission und dem Land Nordrhein-Westfalen.

## Das Forschungsmodell

Das der Untersuchung zugrundeliegende Unternehmensmodell gliedert sich in sog. Treiber und Ergebnisse. Die Treiber liegen in Unternehmen in unterschiedlicher Ausprägung vor und haben Einfluss auf die Früh- und Spätindikatoren. Zu den Treibern gehören neben den drei Sozialkapitalkomponenten des Netzwerk-, Führungs- und Wertekapitals die immateriellen Arbeitsbedingungen sowie die Qualifikation der Beschäftigten. Zu den Frühindikatoren zählen das psychische und physische Befinden der Beschäftigten, ihr Commitment, Organisationspathologien wie Mobbing und innere Kündigung sowie die Work-Life-Balance. Spätindikatoren sind Fehlzeiten, Arbeitsunfälle, Fluktuation und weitere Indikatoren aus der Betriebswirtschaft (siehe Abb. 2).

*Abbildung 2: Das Unternehmensmodell der Studie: Treiber und Ergebnisse*

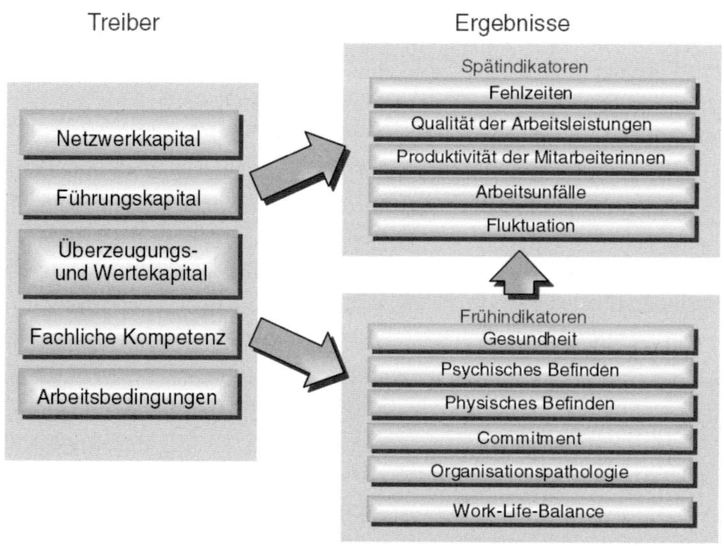


Immaterielle Arbeitsbedingungen wie die Sinnhaftigkeit und die Klarheit der Aufgabenstellung, Partizipationsmöglichkeiten und Handlungsspielraum korrelieren besonders hoch mit dem Commitment der Mitarbeiter, ihrem Selbstwertgefühl, ihrem Wohlbefinden und ihrem subjektiven Qualitätsbewusstsein. Das Netzwerkkapital, z.B. Vertrauen innerhalb des Teams, Zusammengehörigkeitsgefühl und gegenseitige Unterstützung korrelieren besonders hoch mit Organisationspathologien wie innerer Kündigung und Mobbing sowie mit der Work-Life-Balance und mit dem subjektiven Qualitätsbewusstsein hinsichtlich der produzierten Güter oder erbrachten Dienstleistungen und mit psychosomatischen Befinden und dem Selbstwertgefühl. Das Führungskapital, zum Beispiel die Güte der Kommunikation des direkten Vorgesetzten, seine Fairness und Gerechtigkeit und das in ihn gesetzte Vertrauen, korreliert hoch mit allen bereits genannten Frühindikatoren sowie dem Spätindikator Qualitätsbewusstsein. Das Überzeugungs- und Wertekapital z.B. das Gemeinschaftsgefühl, die erfahrene Wertschätzung der Mitarbeiter durch das Top-Management, das Vorhandensein gemeinsamer Überzeugungen und Werte und das Vertrauen in die Geschäftsführung korrelieren besonders hoch mit depressiver Verstimmung, psychosomatischen Symptomen und dem Wohlbefinden (Tab. 1).

Die eingesetzten multivariaten Auswertungsverfahren zeigen, dass der stärkste Einfluss vom Überzeugungs- und Wertekapital ausgeht, gefolgt von den Arbeitsbedingungen und dem Führungs- und Netzwerkkapital. Neben der Qualifikation der Befragten korreliert auch ihr Alter mit der Höhe des Sozialkapitals und der Gesundheit. Führungskräfte beurteilen die Gesundheit der Mitarbeiterinnen und Mitarbeiter deutlich besser als diese selbst (Abb. 3).

Die Zusammenhangsanalysen zwischen Sozialkapital (erfasst durch Mitarbeiterbefragung) und den Spätindikatoren (erfasst durch Routinedaten aus der Betriebswirtschaft) ergeben u.a. folgende Ergebnisse: Immaterielle Arbeitsbedingungen wirken sich deutlich aus auf die Fehlzeiten, hier insbesondere Partizipation, Handlungsspielraum und die Sinnhaftigkeit der Aufgabe. Die Führungsqualität des direkten Vorgesetzten wirkt sich deutlich aus auf die Erreichung vorgegebener Ziele, die Qualität der Arbeitsergebnisse und auf Produktivitätszuwächse. Das Netzwerkkapital wirkt sich besonders aus auf Krankenstand, freiwillige Fluktuation und die Anzahl der Arbeitsunfälle.

*Abbildung 3: Zusammenhang von Sozialkapital, immaterielle Arbeitsbedingungen, Qualität der Arbeit und Gesundheit*

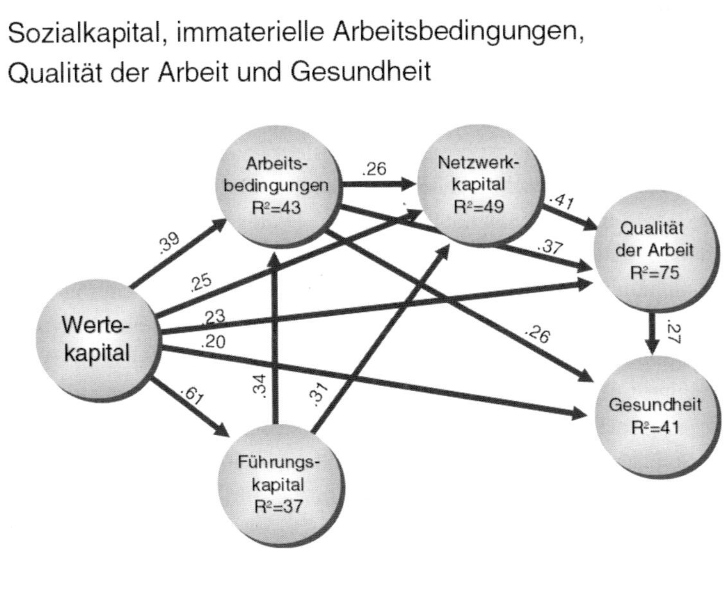

*Tabelle 1: Korrelationsmatrix der verschiedenen Faktoren des Unternehmensmodells*

| | | Krankheits-beschwerden Y1 | Körperlicher GH-zustand Y2 | Depressive Verstimmungen Y3 | Wohlbefinden Y4 | Selbstwert-gefühl Y5 | Fehlzeiten Y6 | Trink-/Rauch-gewohnheiten Y7 | Subjektive Arbeitsleistung Y8 | Qualitäts-bewusstsein Y9 | Qualität der A.-leistungen Y10 | Mobbing Y11 | Innere Kündigung Y12 | Work-Life-Balance Y13 | Commitment Y14 |
|---|---|---|---|---|---|---|---|---|---|---|---|---|---|---|---|
| A1 | Partizipationsmöglichkeiten | -,299 | ,226 | -,312 | ,337 | ,206 | -,136 | ,017 | ,326 | ,339 | ,243 | -,383 | -,281 | ,202 | ,380 |
| A2 | Fachliche Überforderung | ,261 | -,187 | ,289 | -,350 | -,313 | ,031 | -,026 | -,283 | -,228 | -,219 | ,197 | ,159 | -,310 | -,168 |
| A3 | Zeitliche Überforderung | ,300 | -,210 | ,298 | -,258 | -,082 | ,006 | -,017 | -,247 | -,135 | -,147 | ,139 | -,069 | -,499 | -,127 |
| A4 | Klarheit der Aufgabe | -,178 | ,123 | -,243 | ,299 | ,342 | -,019 | ,033 | ,210 | ,437 | ,232 | -,239 | -,108 | ,256 | ,229 |
| A5 | Handlungsspielraum | -,208 | ,153 | -,226 | ,269 | ,250 | -,114 | ,036 | ,226 | ,239 | ,175 | -,242 | -,269 | ,153 | ,281 |
| A6 | Sinnhaftigkeit der Aufgabe | -,273 | ,226 | -,322 | ,402 | ,414 | -,091 | ,045 | ,319 | ,465 | ,301 | -,264 | -,277 | ,209 | ,503 |
| A7 | Zufriedenheit mit Rahmenbeding. | -,382 | ,288 | -,320 | ,310 | ,128 | -,093 | -,007 | ,353 | ,326 | ,339 | -,323 | -,125 | ,297 | ,402 |
| B1 | Ausmaß der Zusammengehörigkeit | -,307 | ,223 | -,326 | ,377 | ,265 | -,129 | ,012 | ,363 | ,535 | ,300 | -,593 | -,279 | ,260 | ,403 |
| B2 | Güte der Kommunikation im Team | -,233 | ,246 | -,269 | ,300 | ,250 | -,104 | ,034 | ,295 | ,398 | ,256 | -,442 | -,149 | ,200 | ,280 |
| B3 | Sozialer Fit der Gruppenmitglieder | -,289 | ,243 | -,313 | ,360 | ,247 | -,117 | ,004 | ,337 | ,508 | ,291 | -,568 | -,244 | ,248 | ,378 |
| B4 | Soziale Unterstützung im Team | -,242 | ,215 | -,274 | ,308 | ,236 | -,070 | ,005 | ,292 | ,534 | ,290 | -,465 | -,184 | ,214 | ,346 |
| B5 | Vertrauen innerhalb des Teams | -,216 | ,168 | -,242 | ,300 | ,244 | -,070 | ,032 | ,267 | ,510 | ,243 | -,455 | -,232 | ,179 | ,337 |
| C1 | Ausmaß der Mitarbeiterorientierung | -,247 | ,221 | -,275 | ,283 | ,242 | -,097 | -,015 | ,306 | ,445 | ,237 | -,505 | -,222 | ,256 | ,348 |
| C2 | Ausmaß der sozialen Kontrolle | -,022 | ,062 | -,057 | ,035 | ,096 | ,024 | -,044 | ,049 | ,248 | ,062 | -,040 | ,080 | ,028 | ,089 |
| C3 | Güte der Kommunikation | -,196 | ,187 | -,221 | ,240 | ,209 | -,049 | -,015 | ,270 | ,401 | ,228 | -,501 | -,224 | ,250 | ,325 |
| C4 | Akzeptanz des Vorgesetzten | -,216 | ,193 | -,239 | ,250 | ,229 | -,084 | -,013 | ,277 | ,423 | ,252 | -,478 | -,190 | ,221 | ,334 |
| C5 | Vertrauen in den Vorgesetzten | -,249 | ,191 | -,278 | ,282 | ,226 | -,068 | ,000 | ,304 | ,430 | ,239 | -,477 | -,181 | ,259 | ,322 |
| C6 | Fairness und Gerechtigkeit | -,245 | ,207 | -,271 | ,275 | ,186 | -,081 | -,005 | ,288 | ,380 | ,235 | -,520 | -,186 | ,245 | ,323 |
| C7 | Ausmaß der Machtorientierung | ,189 | -,152 | ,211 | -,218 | -,143 | ,097 | ,040 | -,259 | -,249 | -,141 | ,504 | ,294 | -,223 | -,268 |
| D1 | Gemeinsame Normen und Werte | -,299 | ,265 | -,324 | ,345 | ,280 | -,108 | -,026 | ,314 | ,464 | ,346 | -,337 | -,152 | ,216 | ,598 |
| D2 | Gelebte Unternehmenskultur | -,304 | ,232 | -,326 | ,351 | ,155 | -,096 | -,013 | ,345 | ,359 | ,302 | -,326 | -,138 | ,278 | ,520 |
| D3 | Konfliktkultur | -,344 | ,278 | -,365 | ,382 | ,180 | -,117 | -,002 | ,360 | ,357 | ,322 | -,442 | -,116 | ,296 | ,513 |
| D4 | Gemeinschaftsgefühl | -,296 | ,273 | -,334 | ,369 | ,192 | -,134 | -,014 | ,324 | ,440 | ,332 | -,347 | -,116 | ,203 | ,637 |
| D5 | Gerechtigkeit | -,361 | ,295 | -,381 | ,409 | ,185 | -,119 | ,018 | ,393 | ,371 | ,337 | -,448 | -,127 | ,310 | ,530 |
| D6 | Wertschätzung für die Mitarbeiter | -,329 | ,288 | -,343 | ,389 | ,247 | -,111 | ,003 | ,348 | ,400 | ,334 | -,373 | -,126 | ,255 | ,586 |
| D7 | Vertrauen in die Geschäftsführung | -,276 | ,220 | -,293 | ,305 | ,207 | -,081 | -,032 | ,292 | ,342 | ,264 | -,252 | -,096 | ,244 | ,483 |

Korrelationen über 0,04 sind auf dem Niveau von 0,05 bzw. 0,01 signifikant.

## Sozialkapital ist treibende Kraft für Unternehmenserfolg

Die Studie bestätigt die These vom Sozialkapital als einer bisher stark unterschätzten, treibenden Kraft für den Unternehmenserfolg. Unternehmenskultur, soziale Netzwerke und Führungsqualitäten lassen sich sehr wohl quantitativ erfassen und bewerten. Sozialkapital ist eine zentrale Bedingung zugleich gesundheitsförderlicher und profitabler Kooperation. Eine im Nachgang zur hier geschilderten Untersuchung durchgeführte Interventionsstudie in einem der beteiligten Unternehmen belegt, dass Investitionen in das Sozialkapital eine Produktivitätssteigerung von dem Vielfachen der eingesetzten Kosten erbringen (Baumanns 2009). Forschungsergebnisse aus der Primatologie und der Neuroforschung haben erheblich zum biologischen Verständnis der in unserer Studie untersuchten Zusammenhänge zwischen sozialen, psychischen und biologischen Prozessen beigetragen (z.B. Bauer 2006). Ein neues Standardwerk über die Situation der Arbeit in den USA belegt das verbreitete Unbehagen an der Sichtweise von Unternehmen als »Geldmaschinen« und die großen Vorteile der Sichtweise von Unternehmen als auf Selbsterhaltung bedachte »Produktionsgemeinschaften« (O'Toole/Lawler 2006).

Führungskräfte sollten besser auf ihre Aufgaben als Menschenführer vorbereitet und zukünftige Topmanager verstärkt in Richtung Mitarbeiterorientierung ausgebildet werden. Das Berichtswesen der Unternehmen in Sachen Mitarbeitergesundheit ist verbesserungsbedürftig, ebenso die Zusammenarbeit der Experten für Personal- und Gesundheitsmanagement. Die Forschung sollte sich insbesondere auf die Voraussetzungen und Auswirkungen hoher sozialer Kompetenz und die Wechselwirkung zwischen Human- und Sozialvermögen konzentrieren. Das Gesundheitsmanagement sollte deutlich intensiviert werden.

*Weitere Informationen zu den Forschungsergebnissen und Zusammenhängen:*
Badura, Bernhard/Greiner, Wolfgang/Rixgens, Petra/Ueberle, Max/Behr, Martina (2008): Sozialkapital – Grundlagen von Gesundheit und Unternehmenserfolg. Berlin.

## Literatur

Badura, Bernhard (2010a): Wissenschaftliche Grundlagen betrieblicher Gesundheitspolitik, in: Badura/Hehlmann/Walter (Hrsg.): Betriebliche Gesundheitspolitik (i.E.).

Badura, Bernhard/Greiner, Wolfgang/Rixgens, Petra/Ueberle, Max/Behr, Martina (2008): Sozialkapital – Grundlagen von Gesundheit und Unternehmenserfolg. Berlin.

Badura, Bernhard/Hehlmann, Thomas/Walter, Ulla (Hrsg.) (2010): Betriebliche Gesundheitspolitik (i.E.).

Badura, Bernhard/Schröder, Helmut/Vetter, Christian (Hrsg.) (2009): Fehlzeitenreport 2008. Betriebliches Gesundheitsmanagement: Kosten und Nutzen. Berlin.

Bauer, Joachim (2008): Prinzip Menschlichkeit: Warum wir von Natur aus kooperieren. Hamburg.

Baumanns, Rolf (2009): Kennzahlengestützte Nutzenanalyse und -bewertung im Betrieblichen Gesundheitsmanagement: Konzept und Unternehmens-Fallstudie in einem Kleinen- und Mittleren Unternehmen (KMU). Diss. Bielefeld.

Bertelsmann Stiftung/Hans-Böckler-Stiftung (Hrsg.) (2004): Zukunftsfähige betriebliche Gesundheitspolitik. Gütersloh.

Fukuyama, Francis (1999): The great disruption: Human nature and the reconstitution of social order. New York.

O'Toole, James/Lawler, Edward E. (2006): The New American Workplace. New York.

Putnam, Robert D. (Hrsg.) (2001): Gesellschaft und Gemeinsinn. Sozialkapital im internationalen Vergleich. Gütersloh.

Putnam, Robert D., Leonardi, Robert, Nanetti, Raffaela Y. (1993): Making democracy work: Civic traditions in modern Italy. Princeton.

Walter, Ulla (2010): Neurobiologische Grundlagen in Badura/Hehlmann/Walter (Hrsg.): Betriebliche Gesundheitspolitik. Berlin (i.E.).

Michael Drupp

# Betriebliches Gesundheitsmanagement durch die GKV – Möglichkeiten und Grenzen ihrer sozialpolitischen Instrumentalfunktion

## 1. Sozial bedingte Ungleichheit von Gesundheitschancen und Betriebliches Gesundheitsmanagement

Das Ausmaß sozial bedingter Ungleichheit von Gesundheitschancen ist in Deutschland nach wie vor groß (RKI 2006: 83ff.) und könnte in Folge der Finanz- und Wirtschaftskrise 2008/2009 in den nächsten Jahren noch zunehmen. Damit stellt sich die Frage nach sozialstaatlichen Optionen einer Gegensteuerung. Die Verminderung sozial bedingter Ungleichheit als Aufgabe der Sozial- und Gesundheitspolitik hatte bereits vor der Finanz- und Wirtschaftkrise ihren Niederschlag auf der europäischen Ebene u.a. in dem EU-Projekt »Tackling Inequalities in Health« gefunden (siehe: www.health-inequalities.eu). Für Deutschland ist v.a. auf den § 20 Abs. 1 SGB V zu verweisen, der die gesetzlichen Krankenkassen verpflichtet, durch Leistungen der Primärprävention den allgemeinen Gesundheitszustand ihrer Versicherten zu verbessern und »insbesondere einen Beitrag zur Verminderung sozial bedingter Ungleichheit von Gesundheitschancen« zu erbringen.

Einer der bedeutendesten Forscher zur Thematik sozial bedingter Ungleichheit von Gesundheitschancen im deutschsprachigen Raum ist Rolf Rosenbrock. Er hat sich nicht nur im Rahmen der Public-Health-Forschung intensiv mit der Theorie und Empirie ungleich verteilter Gesundheitschancen befasst, sondern seine diesbezüglichen Erkenntnisse und Lösungsoptionen auch als Sachverständiger in die gesundheitspolitische Diskussion – nicht zuletzt im Kreise der GKV – eingebracht (Rosenbrock/Michel 2006; Rosenbrock 2004). Auch die genannte Regelung des § 20 SGB V dürfte mittelbar auf die Forschungsergebnisse und anleitenden Empfehlungen von Rosenbrock zurückgehen.

Der vorliegende Beitrag widmet sich zum einen der Frage, ob und inwieweit aus den bestehenden institutionellen Regelungen der GKV für den Bereich des Betrieblichen Gesundheitsmanagements (BGM) tatsächlich eine sozialpolitische Instrumentalfunktion abzuleiten ist und, soweit diese bestätigt werden kann, auf welche Besonderheiten sie im Gesundheitswesen und der Prävention stößt. Zum anderen wird nach Möglichkeiten einer empirischen Evidenzprüfung der sozialpolitischen Instrumentalthese gefragt, um daraus Schlussfolgerungen für Forschung und Praxis zu ziehen.

## 2. Sozialpolitische Instrumentalfunktion der gesetzlichen Krankenversicherung: rechtlich-institutionelle Grundlagen der BGF als GKV-Dienstleistung

Der im Rahmen des unternehmensmorphologischen Ansatzes (Weisser 1968) entwickelten Instrumentalthese zufolge sind öffentliche Unternehmen als Instrumente der Wirtschaftspolitik anzusehen, die u.a. zur Erreichung konjunktur-, struktur-, wettbewerbspolitischer und nicht zuletzt sozialpolitischer Ziele einzusetzen oder im Hinblick auf ihre diesbezügliche Wirkung zu beurteilen sind (Thiemeyer 1990). Die unternehmensmorphologische Forschung unterscheidet dabei zwischen dem – schriftlich fixierten, nach außen erkennbaren, oft sehr allgemein gehaltenen oder »leerformelhaften« – »institutionell festgelegten Sinn« der Einzelwirtschaften und ihrem – für das faktische Unternehmensverhalten maßgeblichen – »subjektiv gemeinten oder tatsächlichen Sinn« (Thiemeyer 1972: 98). Im Hinblick auf die Beurteilung einer sozialpolitischen Instrumentalfunktion der GKV durch Maßnahmen der betrieblichen Gesundheitsförderung (BGF) sind insoweit nicht nur Präzisierungsgrad und Operationalisierbarkeit der gesetzlichen und sonstigen institutionellen Festlegungen von Interesse, sondern eben auch mögliche Abweichungen des tatsächlichen Agierens der jeweiligen Träger vom institutionell festgelegten Sinn.

Institutionelle Festlegungen zu den Aufgaben und Zielen der GKV im Bereich der BGF finden sich zum einen im SGB V und hier insbesondere in den §§ 20, 20a, 20b und 65, zum anderen in daraus abgeleiteten Dokumenten wie dem »Leitfaden Prävention« (IKK-Bundesverband 2008). Die Krankenkassen hatten schon in der Vergangenheit – wenn auch mit unterschiedlicher Ausprägung bei den einzelnen Trägern – Betriebe bei der Umsetzung von Maßnahmen der BGF unterstützt. Mit dem GKV-Wettbewerbsstärkungsgesetz 2007 ist BGF erstmalig zur Pflichtleistung der gesetzlichen Krankenversicherung geworden (§§ 20a SGB V). Deren Rolle im Bereich der BGF ist hierdurch mit höherer Verbindlichkeit geregelt, etwa im Hinblick auf die finanziellen Aufwendungen, die Qualitätssicherung und das Vorgehen bei der Leistungserbringung (vgl. im Einzelnen: Drupp i.E.).

Gemeinsam mit den Leistungen zur Primärprävention unterliegt die BGF durch Krankenkassen dem Postulat, den allgemeinen Gesundheitszustand zu verbessern und insbesondere einen Beitrag zur Verminderung sozial bedingter Ungleichheit von Gesundheitschancen zu erbringen (§ 20 Abs. 1 SGB V). Damit wird im Gesetz eine sozialpolitische Instrumentalfunktion direkt benannt, ohne dass hier jedoch eine weitere Konkretisierung erfolgt. Diese sollen vielmehr die Spitzenverbände (inzwischen: Spitzenverband Bund) der Krankenkassen leisten, indem sie gemeinsam und einheitlich unter Einbeziehung unabhängigen Sachverstandes prioritäre Handlungsfelder und Kriterien für die Leistungen beschließen, und zwar insbesondere hinsichtlich Bedarf, Zielgruppen, Zugangswegen, Inhalten und Methodik. Entsprechende Festlegungen sind im (zuletzt 2008 aktualisierten) »Leitfaden Prävention« enthalten, die Leistungen der Kassen werden in einem jährlich herausgegebenen GKV-Präventionsbericht dokumentiert (MDS 2008). Als handlungsleitend für die BGF durch Krankenkassen sind erstmalig im Leitfaden vom 2. Juni 2008 für die folgenden zwei Jahre die zwei Schwerpunktziele »Reduktion von Psychischen und Verhaltensstörungen« und »Die salutogenen Potenziale der Arbeitswelt ausschöpfen« mit jeweils drei Teilzielen formuliert worden. Die Teilziele sehen vor, die Häufigkeit der darin angesprochenen Strukturen und Maßnahmen jeweils um 10 % innerhalb von zwei Jahren zu steigern (IKK-Bundesverband 2008: 15ff.).

Es kann damit zusammenfassend festgestellt werden, dass die bereits im SGB V explizit formulierte sozialpolitische Instrumentalfunktion durch den »Leitfaden Prävention« eine weitere Präzisierung und sogar messbare Operationalisierung erfährt, welche zugleich eine öffentliche Überprüfbarkeit erlaubt.

## 3. Grenzen der sozialpolitischen Instrumentalfunktion: wirtschaftlich-wettbewerbliche Faktoren

Durch das Gesundheitsstrukturgesetz von 1992 (und nachfolgende Umsetzungsschritte 1994 und 1996) wurde ein grundlegender Paradigmenwechsel von der historisch gewachsenen, berufsständisch gegliederten hin zur wettbewerblich strukturierten GKV vollzogen. Mit der Verankerung einer morbiditätsbezogenen Komponente im Risikostrukturausgleich durch das GKV-Wettbewerbsstärkungsgesetz 2007 und der Einführung des Gesundheitsfonds ab dem 01.01.2009 hat der Gesetzgeber zugleich in umfassender Weise eine sozial- und preispolitische Regulierung vorgenommen. Einerseits stehen damit gesetzliche Krankenkassen – bei grundsätzlicher Wirksamkeit des »Solidarprinzips« – untereinander im Wettbewerb, andererseits gibt es nach wie vor einen Wettbewerb zwischen gesetzlicher und privater Krankenversicherung.

Da der Beitragssatz der GKV seit Einführung des Gesundheitsfonds einheitlich festgelegt wird und eine Differenzierung hier allenfalls durch kassenindividuelle Erhebung von Zusatzprämien oder auch Beitragsrückerstattungen erfolgt, kommt dem Preis als Wettbewerbsparameter (zumindest vorläufig) kein zentraler Stellenwert zu. Vielmehr konzentriert sich der Wettbewerb auf Service, Dienstleistungsqualität und Zusatzangebote. Auch Leistungen im Bereich der Primärprävention bieten damit prinzipiell Möglichkeiten einer Profilierung im Kassenwettbewerb. Zu fragen ist, ob und inwieweit sich hieraus Einschränkungen für die Wahrnehmung einer sozialpolitischen Instrumentalfunktion ergeben. Soweit Kassen allein das Ziel der Mitgliedergewinnung verfolgen, könnte unterstellt werden, dass sie Gesundheitsangebote primär nutzen, um für sie attraktive Mitglieder zu werben, und keine Neigung haben, im betrieblichen Setting mit ihren Mitwerbern bei der Maßnahmenentwicklung und -umsetzung zusammenzuarbeiten (wie in § 20a Abs. 2 SGB V ausdrücklich geboten). Der Tatbestand, dass es nur wenige öffentlich dokumentierte Beispiele einer Projektzusammenarbeit mehrerer Kassen auf betrieblicher Ebene gibt, spricht grundsätzlich für die Plausibilität der These eines möglichen Zielwiderspruches zwischen wettbewerbspolitischem Anliegen des Gesetzgebers einerseits und sozialpolitischer Instrumentalfunktion andererseits. Empirisch bliebe allerdings zu überprüfen, ob dieser Problematik angesichts der Vielzahl interventionsrelevanter Betriebe überhaupt eine größere Bedeutung zukommt. Für die vermutlich doch recht begrenzte Zahl diesbezüglich relevanter Fälle dürfte es völlig ausreichen, nach dem Prinzip der freiwilligen, in enger Absprache mit den Betrieben erfolgenden Zusammenarbeit zu verfahren.

Die Frage einer möglichen wettbewerbsbedingten Einschränkung der sozialpolitischen Instrumentalfunktion stellt sich im Hinblick auf den Wettbewerb zwischen GKV und PKV noch unter anderen Aspekten. Wenngleich laut GKV-Wettbewerbsstärkungsgesetz die PKV einen der GKV vergleichbaren Basistarif anbieten muss, besteht für sie, anders als für die gesetzlichen Kassen, keine Verpflichtung, Maßnahmen der BGF für ihre Versicherten vorzuhalten oder zu refinanzieren. Solche Maßnahmen, nach den Qualitätsgrundsätzen des GKV-Leitfadens durchgeführt, betreffen in der Regel aber immer den Betrieb als gesamte Organisation, es profitieren hiervon also alle Belegschaftsmitglieder, einschließlich der privat Versicherten. Dies spricht in jedem Fall für eine Teilrefinanzierung von solchen Maßnahmen entweder durch den Betrieb selbst oder durch die privat Versicherten direkt. Mitgliederbezogene Maßnahmen (z.B. Gesundheits-Check-ups, Gesundheitskurse etc.) dürften dagegen ausschließlich den GKV-Versicherten zugute kommen. Eine Einschränkung der sozialpolitischen Instrumentalfunktion resultiert hier also mittelbar aus dem ordnungspolitisch gewollten Systemwettbewerb: Das Solidarprinzip stößt nicht nur auf die »Beitragsbemessungsgrenze«, sondern leistungsrechtlich auch auf die »GKV-Kassengrenze«.

Eine weitere Einschränkung der sozialpolitischen Instrumentalfunktion ergibt sich aus der Entscheidungshoheit eines Betriebes bezüglich der Durchführung von BGF-Maßnahmen. Deren Bereitstellung bzw. Teilfinanzierung ist zwar Pflichtaufgabe der GKV. Projektstart und Maßnahmenumsetzung sind letztlich jedoch abhängig von der Entscheidung des Betriebes selbst. Zwar verfügen die GKV-Akteure über differenzierte Daten zur Arbeitsunfähigkeit und den damit verbundenen Leistungsausgaben einzelner Betriebe, die zur Erstellung von Potential- und Interventionsrankinglisten genutzt werden können. Die Erfahrung zeigt indessen, dass oft gerade solche Betriebe für Maßnahmen des BGM aufgeschlossen sind, die ohnehin sehr innovativ sind und ein hohes Maß an Mitarbeiterorientierung aufweisen. Umgekehrt dürften Betriebe mit sehr hohen Krankenständen und überdurchschnittlichen Leistungsausgaben – also vom Prinzip her sozialpolitisch relevante »Potentialbetriebe« – tendenziell weniger mitarbeiter- und innovationsorientiert und auch weniger aufgeschlossen für Maßnahmen des BGM sein. Um die damit in der Praxis nicht selten gegebenen Idiosynkrasien zu überwinden und die Gefahr einer – die sozialpolitische Instrumentalfunktion einschränkenden – »Positiv-Selektion« von Interventionsbetrieben zu reduzieren, bedarf es besonderer Überzeugungsarbeit und Kommunikation durch die Fachkräfte der GKV, die hierbei je nach Situation und Orientierung der Betriebsführung z.B. auf bekannte Studien zur Kosten-Nutzen-Ratio von BGM oder – oft effektiver – auf »good practice-Beispiele« zurückgreifen können.

## 4. Grenzen der sozialpolitischen Instrumentalfunktion: limitierte sozioökonomische Eingriffstiefe von BGF-Leistungen

Die Relevanz einer sozialpolitischen Instrumentalfunktion leitet sich wesentlich aus den Möglichkeiten ab, auf diesem Wege die Ursachen sozialer Probleme zu beeinflussen. Das Problem sozial ungleich verteilter Gesundheitschancen resultiert aus dem Zusammenspiel vielfältiger Faktoren wie Umwelt-, Arbeits- und Wohnbedingungen, verfügbaren personalen und sozialen Ressourcen oder auch individuell und sozial vermittelten Verhaltensweisen. Unstrittig und empirisch nachgewiesen ist in diesem Zusammenhang die Bedeutung von Bildung und Einkommen (Rosenbrock/Michel 2006: 18f.). Des weiteren gilt Arbeitslosigkeit, insbesondere Langzeitarbeitslosigkeit, als zentrales Gesundheitsrisiko (ebd.: 20f.; Elkeles 1998: 521f.). Wesentliche Einflussfaktoren für die Ungleichheit von Gesundheitschancen liegen damit weitenteils außerhalb des direkten Zugriffs der expliziten Gesundheits- und Sozialpolitik.

Dies deutet auf die Notwendigkeit einer Verzahnung und Abstimmung mit anderen Politikfeldern hin und relativiert die unmittelbaren Einflussmöglichkeiten einzelner primärpräventiver Interventionen erheblich. Aus pragmatischen Gründen postulieren Rosenbrock/Michel (2006: 22), dass sich eine realistische Umsetzungsstrategie des § 20 SGB V »auf Interventionen zu Gunsten gesundheitlich eindeutig benachteiligter Gruppen konzentrieren müsse, ohne den die gesamte Gesellschaft übergreifenden Zusammenhang zwischen dem sozioökonomischen Status und der Ressourcen-Belastungs-Bilanz aus dem Blick zu verlieren«. Als Kriterien zur Bildung von Clustern für eine Interventionsplanung nennt Rosenbrock (2004: 6) Personen mit niedrigem Einkommen (z.B. Sozialhilfeempfänger und ihre Familienangehörigen), niedrigem sozialen Status (z.B. ungelernte ArbeiterInnen, MiniJobberInnen) und niedriger Schulbildung (z.B. Personen ohne qualifizierten Hauptschulabschluss) sowie Personen mit anderen sozialen Benachteiligungen (z.B. Arbeitslose, Alleinerziehende, MigrantInnen mit unsicherem Aufenthaltsstatus und/oder schlechten Deutschkenntnissen, Behinderte). Rosenbrock geht es dabei nicht um eine trennscharfe Definition, sondern um die Beschreibung von Kriterien zur Auswahl von Zielgruppen, die in Präventionskampagnen, v.a. aber im Rahmen geeigneter Interventionen nach dem Settingansatz (Schulen, Bildungseinrichtungen, private und öffentlichen Betriebe und »soziale Brennpunkte«) aufgegriffen werden sollten (ebd.; Rosenbrock/Michel 2006: 23).

## 5. Empirische Anhaltspunkte für sozialpolitisch prioritäre Interventionsbedarfe im Rahmen des BGM

Sozial benachteiligte Bevölkerungsgruppen weisen tendenziell stärkere Arbeitsbelastungen, schlechtere Wohnverhältnisse, vermehrten Zigarettenkonsum, häufigeres

Übergewicht und größeren Bewegungsmangel auf und sind damit einem teilweise deutlich erhöhten Krankheitsrisiko ausgesetzt. So sind Männer aus der niedrigsten im Vergleich zur jeweils höchsten Berufsstatusgruppe fast dreimal und Frauen fast fünfmal häufiger gesundheitlich beeinträchtigt (BMAS 2008: XXIV). Der telefonische Gesundheitssurvey 2003 hat schichtspezifische Unterschiede bei chronischen Krankheiten und Beschwerden beispielhaft belegt (RKI 2006: 83).

Die mit Arbeitslosigkeit verbundenen Gesundheitsrisiken begründen einen besonders hohen Präventionsbedarf (Hollederer 2006: 233), sind allerdings der direkten Intervention durch das betriebliche Gesundheitsmanagement nicht zugänglich. Indessen führt bereits die Wahrnehmung von Arbeitsplatzunsicherheit bei den (noch) Beschäftigten zur Verschlechterung physiologischer und psychologischer Indikatoren (Sverke/Hellgren/Näsvall 2006). Zudem begünstigen in wirtschaftlichen Krisenzeiten forcierte Rationalisierungsmaßnahmen das Auftreten von psychosozialen Arbeitsbelastungen, die wiederum Auslöser von Stressreaktionen sind und so zur Entstehung einer Vielzahl von Erkrankungen beitragen (Dragano/Siegrist 2006). Dies schlägt sich vielfach in Präsentismus (Arbeiten trotz Gesundheitsbeeinträchtigung), mittel- und langfristig aber doch (auch) in erhöhten Fehlzeiten und Frühverrentungsrisiken nieder (ebd.: 181). Erneut wird hier der enge Zusammenhang von Wirtschafts-, Arbeitsmarkt- und Gesundheitspolitik deutlich.

Die Daten der GKV zu krankheitsbedingten Fehlzeiten erlauben u.a. branchen-, regions-, unternehmens-, indikations-, gender- und berufsgruppenbezogene Differenzierungen und können so Aufschluss über mögliche Interventionsschwerpunkte der BGF geben. Krankheitsbedingte Fehlzeiten variieren zum einen erheblich nach der Art der ausgeübten Tätigkeit. Die meisten Arbeitsunfähigkeitstage weisen Berufsgruppen aus dem gewerblichen Bereich auf, wie z.B. Straßenreiniger, Halbzeugputzer und Waldarbeiter. Dabei handelt es sich um Berufe mit hohen körperlichen Arbeitsbelastungen und überdurchschnittlich vielen Arbeitsunfällen. Die niedrigsten Krankenstände bestehen demgegenüber in akademischen Berufsgruppen wie z.B. bei Wirtschafts- und Sozialwissenschaftlern, Apothekern und Chemikern (Heyde/Macco/Vetter 2009). Einige Berufsgruppen mit hohen Krankenständen weisen auch in besonderem Maße psychische Arbeitsbelastungen auf, wie z.B. Helfer in der Krankenpflege. So sind nach den Daten der AOK die krankheitsbedingten Fehlzeiten in deutschen Krankenhäusern – besonders in den höheren Altersgruppen der weiblichen Beschäftigten – überdurchschnittlich hoch (Vetter 2005). In Anbetracht dieser Befunde müssten BGF-Maßnahmen der GKV, so sie eine sozialpolitische Instrumentalfunktion wahrnehmen wollen, stark auf den gewerblichen Bereich, aber auch auf die personalintensiven und durch hohe psychische Belastungen geprägten Pflegeberufe ausgerichtet sein. Der demografische Trend mit seinen Auswirkungen auf das durch Chronifizierungen und Schwerpunktindikationen (v.a. Muskel-Skeletterkrankungen, Herz-Kreislauferkrankungen, psychische Erkrankungen) geprägte Krankheitsgeschehen erfordert dabei in Zukunft eine deutlich stärkere Berücksichtigung von Alters- und Alternsaspekten.

Auch unter Genderaspekten ergeben sich bei einer Analyse von Gesundheitsdaten sozialpolitisch relevante Differenzierungen: Während »Männer-Berufe« vermehrt durch technisch-sachliche Anforderungen und Führungsaufgaben gekennzeichnet und mit körperlichen und physikalischen Belastungen sowie Unfallgefahren verbunden sind, ist das Belastungsspektrum bei den stärker in Dienstleistungsberufen konzentrierten Frauen noch ausgeprägter in Richtung bestimmter psychischer Belastungen verschoben (Beermann/Brenscheidt/Siefer 2008; Kuhn 2008). Auch weicht die Morbidität der Frauen in einigen Punkten (z.B. häufigere psychische Störungen) deutlich von der der Männer ab. Frauen haben ferner eine signifikant erhöhte Präsentismusneigung (Zok 2008), zeichnen sich in geringerem Maße durch Übergewicht und andere gesundheitlich riskante Verhaltensweisen aus (RKI 2006: 84f.; Faltermaier 2008: 40f.) und nehmen individuelle Vorsorgeuntersuchungen und Gesundheitsangebote viel häufiger in Anspruch als Männer (RKI 2006: 123ff.; Faltermaier 2008: 44). Für deren Erreichbarkeit sind deshalb Maßnahmen im betrieblichen Setting besonders wichtig.

Auch für die von Rosenbrock als sozialpolitisch relevant eingestufte Zielgruppe der Migranten lassen sich spezifische Gesundheitsbelastungen nachweisen. Dabei ist zu bedenken, dass es sich bei Menschen mit Migrationshintergrund um eine in sich heterogene Gruppe handelt, deren Gesundheitssituation im Kontext ihres ethnisch-kulturellen Hintergrundes sowie ihres sozioökonomischen Status zu beurteilen ist (RKI 2008). Die hieraus resultierenden Anforderungen für das BGM ließen sich zum Beispiel durch ein Diversity-Management berücksichtigen (Drupp 2006).

Allein die hier nur beispielhaft aufgeführten Befunde stützen die These von der Ungleichheit von Gesundheitschancen in der Arbeitswelt. Sie geben darüber hinaus Hinweise auf mögliche Interventionsschwerpunkte und Zielgruppen für das betriebliche Gesundheitsmanagement. Zu erörtern ist nun, ob und inwieweit angesichts dieser Befundlage empirische Evidenz für die Wahrnehmung einer sozialpolitischen Instrumentalfunktion durch die GKV besteht.

## 6. Reale Schwerpunkte der von den Krankenkassen unterstützten BGM-Aktivitäten

Bereits die Tatsache, dass die Träger der GKV in Betrieben präventionsbezogene Unterstützungsleistungen erbringen, könnte per se als Wahrnehmung einer sozialpolitischen Instrumentalfunktion gelten, werden doch – anders als bei unspezifisch ausgeschriebenen Präventionskursen – sozialpolitisch prioritäre Zielgruppen durch den Setting-Ansatz direkt und unmittelbar erreicht. So unterstreichen Rosenbrock/Michel (2007: 24), dass der Setting-Ansatz zur Verminderung sozial bedingter Unterschiede von Gesundheitschancen besonders geeignet ist, da er »die Vorteile eines vergleichsweise einfach zu organisierenden und weitgehend diskriminierungsfreien Zugangs zu unterschiedlichen Zielgruppen mit der Möglichkeit der Integration von verhältnis- und verhaltenspräventiven Elementen und der Stärkung bzw. Vermehrung von gesundheitsrelevanten Ressourcen (vereint)«. Die Wahrnehmung einer sozialpolitischen

Instrumentalfunktion erscheint dabei insbesondere für solche Krankenkassen plausibel, die das Gros der diesbezüglich relevanten Zielgruppen versichern.

Aus der vorliegenden wissenschaftlichen Evidenz für die Effektivität und Effizienz des betrieblichen Setting-Ansatzes (Sockoll/Kramer/Bödeker 2008) lassen sich allerdings keine unmittelbaren Schlussfolgerungen in Bezug auf die Wahrnehmung einer sozialpolitischen Instrumentalfunktion ableiten. Hierzu bedarf es vielmehr empirischer Daten über die Ausrichtung von Maßnahmen sowie über erreichte Branchen, Betriebe und Zielgruppen. Die jährlichen GKV-Präventionsberichte sind hierfür bis dato die einzige umfassendere – wiewohl hinsichtlich Dokumentationsgüte und -vollständigkeit durchaus verbesserungsfähige und insofern mit Vorsicht zu interpretierende (Lenhardt 2009: 11f.) – Datenquelle.

Laut jüngstem GKV-Präventionsbericht gab es 2007 insgesamt 3014 dokumentierte Fälle von BGF, die sich auf knapp 6900 Betriebe erstreckten und dabei gut 480000 Beschäftigte direkt erreichten (MDS 2008: 78ff.). Gemessen am gesamtwirtschaftlichen Interventionsbedarf sowie am sozialkompensatorischen Auftrag des § 20 SGB V mag dies recht bescheiden wirken, ebenso wie die Tatsache, dass nach der GKV-Ausgabenstatistik KJ 1 des Jahres 2008 die Krankenkassen je Mitglied kaum mehr als einen Euro – und insgesamt nur noch ca. 10 % ihrer nichtmedizinischen Präventionsausgaben (§ 20 + §§ 20a/b) – für BGF aufwenden. Andererseits ist ein jährliches Ausgabenvolumen von rund 36 Millionen Euro für Leistungen der BGF auch keine quantité negligeable, und es ist zu fragen, ob wenigstens diese Summe adäquat im Sinne der sozialpolitischen Instrumentalfunktion der GKV – d.h. als Beitrag zur Reduzierung sozial bedingter Ungleichheit von Gesundheitschancen – eingesetzt wird.

In diesem Zusammenhang ist bereits die Tatsache bedeutsam, dass die große Versorgerkasse AOK, die Beschäftigtengruppen mit sozial bedingt schlechteren Gesundheitschancen in überdurchschnittlichem Umfang versichert, nicht nur den Löwenanteil (etwa die Hälfte) der BGF-Ausgaben bestreitet (siehe Abb. 1), sondern im Vergleich der Kassenarten auch die deutlich höchsten Pro-Kopf-Aufwendungen in diesem Leistungsbereich aufweist.

Darüber hinaus liefert die GKV-Präventionsberichterstattung weitere Hinweise darauf, inwieweit die BGF der diskutierten sozialpolitischen Instrumentalfunktion in der Praxis gerecht wird (vgl. zum Folgenden: MDS 2008: 71ff.):

BGF wird zu einem großen Teil (rund 50 %) in Betrieben des produzierenden Gewerbes durchgeführt, legt also den Schwerpunkt eindeutig auf Branchen mit besonderen körperliche Belastungen. Zugleich ist ein Anteilszuwachs von BGF-Projekten in Gesundheits- und Sozialeinrichtungen auf zuletzt 14 % zu konstatieren, was vorsichtig ebenfalls als zielführend im Sinne der Wahrnehmung einer sozialpolitischen Instrumentalfunktion interpretiert werden kann. Hinsichtlich der Verteilung der BGF nach Betriebsgrößenklassen trifft dies weniger zu: Klein- und Kleinstbetriebe, die über 40% aller Arbeitnehmer beschäftigen, werden durch die gewählten Projektansätze nach wie vor nur unzulänglich erreicht (weniger als ein Drittel der BGF-Aktivitäten).

*Abbildung 1: Entwicklung der Ausgaben für Betriebliche Gesundheitsförderung in der GKV*

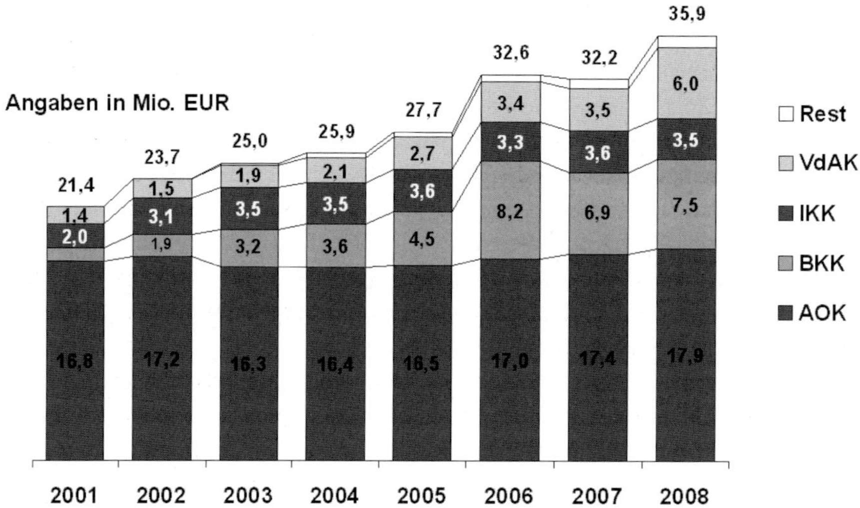


*Quelle: Statistik KJ1 der GKV, Stand 7.7.2009*

Bei der inhaltlichen Ausrichtung der Interventionen stehen die körperlichen Belastungen mit 77 % im Vordergrund, bei möglichen Mehrfachnennungen spielen Stressmanagement und gesundheitsgerechte Mitarbeiterführung mit 34 % bzw. 33 % eine deutlich geringere Rolle. Für die Mehrzahl der Projekte (54 %) wird zudem eine Kombination von verhältnis- und verhaltenspräventiven Aktivitäten angegeben; der frühere Vorwurf, BGF-Maßnahmen der Kassen seien in erster Linie individualpräventiv (und damit tendenziell auf höhere Berufsstatusgruppen) ausgerichtet, ist zumindest nach diesen Daten obsolet geworden (Lenhardt 2009: 14).

Bei zwei Dritteln aller durch BGF-Aktivitäten erfassten Betriebe war der Männeranteil höher als 50 %; allgemein unterstützt dies die Annahme, dass sich über Maßnahmen der BGF die ansonsten oft schwer zugänglichen männlichen Zielgruppen auch und gerade in den durch Gesundheitsgefährdungen besonders geprägten Produktionsbranchen erreichen lassen.

Mängel in der Ausrichtung der Kassenaktivitäten bestehen u.a. bei der systematischen Analyse und Ableitung von Maßnahmen insbesondere mit Hilfe von Gesundheitszirkeln (die nur in einem Viertel der dokumentierten BGF-Fälle durchgeführt werden). Auch der Tatbestand der nach wie vor nur partiell und kaum vergleichbar durchgeführten Erfolgskontrollen bleibt unbefriedigend (siehe auch: ebd.: 15).

## 7. Schlussfolgerungen und Ausblick

Eine sozialpolitische Instrumentalfunktion der GKV im Aufgabenfeld BGF ist »institutionell« vom Gesetzgeber ausdrücklich formuliert worden und hat im GKV-Leitfaden Prävention eine weitere Konkretisierung gefunden. Allerdings ist nicht unbedingt davon auszugehen, dass institutionell festgelegte Ziele von den jeweiligen Trägern auch tatsächlich uneingeschränkt verfolgt werden (können). Eine Begrenzung für die Wahrnehmung der hier betrachteten sozialpolitischen Instrumentalfunktion liegt in der alleinigen betrieblichen Entscheidungshoheit zur Durchführung von BGF-Maßnahmen und der damit verbundenen Tendenz zur »Positivselektion« von Interventionsbetrieben. Es bedarf daher besonderer Anstrengungen der Kassen als BGF-Dienstleistern, um diejenigen Betriebe zu erreichen, die aus sozialpolitischer Sicht einen besonders hohen Interventions- bzw. Beratungsbedarf haben. Weitere Einschränkungen der sozialpolitischen Instrumentalfunktion ergeben sich daraus, dass wesentliche Einflussfaktoren für die Verteilung von Gesundheitschancen – etwa die mit wachsender Arbeitslosigkeit und Arbeitsplatzunsicherheit verbundenen gesundheitlichen Auswirkungen der globalen Wirtschafts- und Finanzkrise – außerhalb der Reichweite expliziter Gesundheitspolitik liegen. BGM kann hier allenfalls im Hinblick auf die gesundheitlichen Folgen bei den noch Beschäftigten (begrenzt) kompensatorisch bzw. unterstützend wirken. Die wettbewerblichen Rahmenbedingungen innerhalb der GKV sind demgegenüber nicht als hochgradig restriktiv für die Wirksamkeit einer sozialpolitischen Instrumentalfunktion im Bereich der BGF einzustufen, da sich hier zwischen den Kassen entweder eine faktische Arbeitsteilung oder punktuell auch eine Zusammenarbeit entwickelt hat.

Die Gegenüberstellung von sozialpolitischem Handlungsbedarf und realem Leistungsgeschehen in der BGF lässt den Schluss zu, dass hier grundsätzlich – nicht zuletzt wegen des Settingbezugs selbst – eine sozialpolitisch relevante Aufgabenwahrnehmung durch die Kassen gegeben ist, wenngleich im Sinne einer effektiveren und effizienteren Ausfüllung dieser Instrumentalfunktion eine weitere Präzisierung des kurz- und mittelfristigen sozialpolitischen Handlungsbedarfs durch die Gesundheitspolitik und die GKV-Träger vorgenommen werden sollte. Sozialpolitisch begründeter Handlungsbedarf und dokumentierte GKV-Aktivitäten decken sich also in vielerlei Hinsicht – aber eben auch nur teilweise. Die von der GKV entwickelten Präventionsziele sind hierbei ein wichtiger Schritt in Richtung eines präziseren und adäquateren Mitteleinsatzes. Die bis 2010 gesteckten Ziele sollten jedoch nicht nur im Hinblick auf ihren Erreichungsgrad geprüft werden (dies dürfte erstmalig mit dem Präventionsbericht 2011 erfolgen), sondern unter Berücksichtigung aktueller Herausforderungen wie den gesundheitlichen Auswirkungen der globalen Wirtschafts- und Finanzkrise ggf. angepasst und weiter entwickelt werden. Dies ist sicherlich nicht einseitig als Aufgabe der Kassen selbst anzusehen, die BGF nicht zuletzt auch im Kontext ihrer jeweiligen unternehmens- und wettbewerblichen Zielsetzungen betreiben.

# Literatur


Badura, Bernhard/Schröder, Helmut/Vetter, Christian (Hrsg.) (2008): Fehlzeiten-Report 2007. Arbeit, Geschlecht und Gesundheit: Geschlechteraspekte im betrieblichen Gesundheitsmanagement. Heidelberg.

Badura, Bernhard/Schellschmidt, Henner/Vetter, Christian (Hrsg.) (2006): Fehlzeiten-Report 2005. Arbeitsplatzunsicherheit und Gesundheit. Heidelberg.

Beermann, Beate/Brenscheidt, Frank/Siefer, Anke (2008): Unterschiede in den Arbeitsbedingungen und -belastungen von Frauen und Männern, in: Badura/Schröder/Vetter (2008), 69-82.

BMAS – Bundesministerium für Arbeit und Soziales (Hrsg.) (2008): Lebenslagen in Deutschland. Der Dritte Armuts- und Reichtumsbericht der Bundesregierung. Bonn.

Dragano, Nico/Siegrist, Johannes (2006): Arbeitsbedingter Stress als Folge von betrieblicher Rationalisierung, in: Badura/Schellschmidt/Vetter (2006), 167-182.

Drupp, Michael (i.E.): Der Beitrag der Krankenkassen , in: Bernhard, Bernhard/Walter, Ulla/Hehlmann, Thomas (Hrsg.): Betriebliche Gesundheitspolitik. Der Weg zur gesunden Organisation. 2., vollst. überarb. Aufl. Berlin.

Drupp, Michael (2006): Diversity Management – Möglichkeiten und Grenzen einer Nutzung im Rahmen des betrieblichen Gesundheitsmanagements, in: Altgeld, Thomas/Bächlein, Bärbel/Deneke, Christiane (Hrsg.): Diversity Management in der Gesundheitsförderung. Nicht nur die leicht erreichbaren Zielgruppen ansprechen. Frankfurt a.M., 137-150.

Elkeles, Thomas (1998): Arbeitende und Arbeitslose, in: Schwartz, Friedrich W. et al. (Hrsg.): Das Public Health Buch. Gesundheit und Gesundheitswesen. München, 516-524.

Faltermeier, Toni (2008): Geschlechtsspezifische Dimensionen im Gesundheitsverständnis, in : Badura/Schröder/Vetter (2008), 36-45.

Heyde, Kerstin/Macco, Katrin/Vetter, Christian (2009): Krankheitsbedingte Fehlzeiten in der deutschen Wirtschaft im Jahr 2007, in: Badura, Bernhard/Schröder, Henner/Vetter, Christian (Hrsg.): Fehlzeiten-Report 2008. Betriebliches Gesundheitsmanagement: Kosten und Nutzen. Heidelberg, 205-435.

Hollederer, Alfons (2006): Arbeitslosigkeit, Gesundheit und ungenutzte Potenziale von Prävention und Gesundheitsförderung, in: Badura/Schellschmidt/Vetter (2006), 219-239.

IKK-Bundesverband (Hrsg.) (2008): Leitfaden Prävention. Gemeinsame und einheitliche Handlungsfelder und Kriterien der Spitzenverbände der Krankenkassen zur Umsetzung von §§ 20 und 20a SGB V vom 21. Juni 2000 in der Fassung vom 2. Juni 2008, Bonn/Frankfurt a.M.

Kuhn, Karl (2008): Geschlechtsspezifische arbeitsbedingte Gesundheitsgefahren und Erkrankungen, in: Badura/Schröder/Vetter (2008), 83-96.

Lenhardt, Uwe (2009): Betriebliche Gesundheitsförderung 2007: Stagnation oder Ausbau?, in: Gute Arbeit 21(3), 11-15.

MDS – Medizinischer Dienst des Spitzenverbandes Bund der Krankenkassen (Hrsg.) (2008): Präventionsbericht 2008. Dokumentation von Leistungen der gesetzlichen Krankenversicherung in der Primärprävention und betrieblichen Gesundheitsförderung – Berichtsjahr 2007. Essen.

RKI – Robert Koch Institut (Hrsg.) (2008): Schwerpunktbericht der Gesundheitsberichterstattung des Bundes. Migration und Gesundheit. Berlin 2008.

RKI – Robert Koch-Institut (Hrsg.) (2006): Gesundheit in Deutschland. Gesundheitsberichterstattung des Bundes. Berlin.

Rosenbrock, Rolf (2004): Primäre Prävention zur Verminderung sozial bedingter Ungleichheit von Gesundheitschancen. 13 Empfehlungen zur Umsetzung des § 20 Abs. 1 SGB V durch die GKV, hrsg. Vom BKK-Bundesverband. Essen.

Rosenbrock, Rolf/Michel, Claus (2006): Primäre Prävention. Bausteine für eine systematische Gesundheitssicherung. Berlin.

Sockoll, Ina/Kramer, Ina/Bödeker, Wolfgang (2008): Wirksamkeit und Nutzen betrieblicher Gesundheitsförderung und Prävention. Zusammenstellung der wissenschaftlichen Evidenz 2000 bis 2006. IGA-Report 13. Essen.

Sverke, M./Hellgren, H./Näswall, K. (2006): Arbeitsplatzunsicherheit: Überblick über den Forschungsstand, in: Badura/Schellschmidt/Vetter (2006), 59-92.

Thiemeyer, Theo (1990): Instrumentalfunktion öffentlicher Unternehmen. Baden-Baden.

Thiemeyer, Theo (1972): Unternehmensmorphologie. Methodische Vorbemerkungen zur Bildung praxisbezogener Betriebstypen, in: Archiv für öffentliche und freigemeinnützige Unternehmen 10, 92-109.

Vetter, Christian (2005): Krankheitsbedingte Fehlzeiten in deutschen Krankenhäusern, in: Badura, Bernhard/Schellschmidt, Henner/Vetter, Christian (Hrsg.): Fehlzeiten-Report 2004. Gesundheitsmanagement in Krankenhäusern und Pflegeeinrichtungen. Heidelberg, 65-80.

Weisser, Gerhard (1968): Unternehmensmorphologie und Einzelwirtschaftspolitik als betriebswirtschaftliche Disziplinen der Sozialwissenschaften, in: Archiv für öffentliche und freigemeinnützige Unternehmen 9, 1-24.

Zok, Klaus (2008): Krank zur Arbeit: Einstellungen und Verhalten von Frauen und Männern beim Umgang mit Krankheit am Arbeitsplatz, in: Badura/Schröder/Vetter (2008), 121-144.

Wolfhard Kohte

# Betriebsärzte zwischen Reduktion, Prävention und Integration

In letzter Zeit wird aus Kreisen der Betriebsärzte vermehrt die Sorge geäußert, dass ihre Profession sichtbar an Bedeutung zu verlieren drohe. Man erwartet Kürzungen der Einsatzzeiten und zugleich einen Rückgang betriebsärztlicher Tätigkeiten insgesamt (Meyer/Falcke 2009: 42f.). Fast zeitgleich ist im Dezember 2008 die Verordnung zur »Stärkung der arbeitsmedizinischen Vorsorge« erlassen worden (BGBl. I 2008: 2768). Während das BMAS damit wirbt, dass diese Verordnung zu einer Stärkung der Rolle der Betriebsärzte führen werde (Giesen 2009: 119ff.); sind aus den Berufsgenossenschaften (Rentrop 2008: 217) und den Gewerkschaften (Pauli 2008b: 5) diesbezüglich eher skeptische bzw. kritische Einschätzungen zu vernehmen. Bevor wir diskutieren, ob diese Verordnung eine sachgerechte Stärkung der Arbeitsmedizin bewirken und eine moderne betriebliche Gesundheitspolitik stützen kann, ist es zuerst geboten, empirische Problemlagen und rechtliche Eckpunkte zu erfassen.

## 1. Empirische Problemlagen

Vor 25 Jahren hat Rolf Rosenbrock die Ergebnisse der damaligen Untersuchungen des WZB über die Rolle der Betriebsärzte mit dem Topos der »reduktionistischen Problemsicht« der Betriebsärzte zusammengefasst. Mit dieser Kategorie sollte vermittelt werden, dass ihre Arbeit weitgehend auf individuelle Untersuchungen zentriert war, so dass sie die Wechselwirkungen zwischen betrieblichem Sozialsystem, individueller Gesundheit und kollektiver Prävention kaum erfassten und die einzelnen Beschäftigten weniger als kompetente Akteure mit eigenen Belastungserfahrungen, sondern vor allem als Objekte von Maßnahmen und Untersuchungen wahrgenommen haben (Rosenbrock 1985: 46, 59). In dem ausführlichen Untersuchungsbericht wurde auch die aktive Mitwirkung an selektiven Einstellungsuntersuchungen beschrieben (Rosenbrock 1982: 100ff.). In einem beachtlichen Umfang erfolgten Untersuchungen ohne jegliche Arbeitsplatzbeschreibung, so dass es sich insoweit um allgemeine »Tauglichkeitsprüfungen« handelte, die fern von der bereits nach dem ASiG verlangten präventiven betrieblichen Gesundheitspolitik erfolgten. In einer nicht geringen Zahl von Fällen konnten auch Verletzungen der rechtlichen Grenzen betriebsärztlicher Tätigkeit festgestellt werden, weil von den Bewerbern im Rahmen der Einstellungsuntersuchungen unzulässige pauschale Entbindungserklärungen von der ärztlichen Schweigepflicht verlangt wurden (zur Unzulässigkeit solcher Erklärungen: Anzinger/Bieneck 1998: ASiG § 8 Rn. 25; Däubler 1989: 282).

Zehn Jahre später erfolgte eine umfangreiche empirische Studie, in der unter der Leitung von Rainer Müller eine schriftliche Befragung von über 500 Betriebsärzten aus den alten Bundesländern durchgeführt und ausgewertet wurde (Müller/Schulz 1994). Auch danach dominierten arbeitsmedizinische Vorsorgeuntersuchungen, die fast von allen Betriebsärzten häufig vorgenommen wurden, weiterhin führten 43 % oft und 24 % gelegentlich Einstellungsuntersuchungen durch. Wesentlich seltener fand die Begehung von Arbeitsplätzen, die Unterstützung und Beratung bei der Arbeitsplatzgestaltung sowie bei der Einführung neuer Arbeitsverfahren und Arbeitsstoffe statt. Hier fielen die Werte von 30 % bis auf 10 %, während umgekehrt 30 % der Betriebärzte einräumten, dass sie sich diesen Aufgaben fast nie oder selten widmen.

## 2. Statische Empirie – dynamische Rechtsentwicklung

Während in der Empirie betriebsärztlicher Praxis eine beachtliche Stabilität zu verzeichnen ist (vgl. etwa Kliemt/Voullaire 2003), hat sich die rechtliche Umwelt für das Handeln von Betriebsärzten in den letzten 25 Jahren deutlich geändert. Von Anfang an hat Rolf Rosenbrock analysiert, dass mit dem Arbeitssicherheitsgesetz (ASiG) ein erster Rahmen für präventive betriebliche Gesundheitspolitik formuliert worden war, der Arbeitsgestaltung, Planung neuer Arbeitsverfahren und die Ermittlung arbeitsbedingter Krankheiten umfasste und bis heute umfasst. Mit der Einführung des ASiG war – wenn auch langsam – die Zahl der Betriebsärzte gestiegen. Neben fest angestellten Betriebsärzten in größeren Betrieben fanden sich zunehmend arbeitsmedizinische Zentren, die zum Beispiel von Berufsgenossenschaften, aber auch von solchen Organisationen wie dem TÜV getragen werden. In der Fläche erfolgte die Betreuung einzelner Betriebe oft durch freiberufliche Ärzte, die eine betriebsärztliche Zusatzausbildung absolviert hatten.

Obgleich nicht im ASiG geregelt, hatte das klassische deutsche Modell der Pflichtuntersuchungen auch nach 1973 eine bemerkenswerte Stabilität und Kontinuität bewiesen: An einer beachtlichen Zahl von Arbeitsplätzen können danach nur Personen arbeiten, die vorher untersucht worden sind. Treten Probleme bei der Untersuchung auf, erhalten die Beschäftigten keinen Arbeitsplatz oder zumindest nicht diesen Arbeitsplatz. Die Pflichtuntersuchung wurde zur Voraussetzung für die Übertragung einer Arbeitsaufgabe bzw. für deren Fortsetzung. Die Untersuchungsbescheinigung fungierte als Berechtigungsnachweis für eine innerbetriebliche Tätigkeit, so dass konsequenter Weise in einzelnen Normen den Beschäftigten das Recht zuerkannt worden war, bei der Arbeitsschutzaufsicht Einspruch gegen die Verweigerung eines solchen Berechtigungsnachweises einzulegen. Subjektive Rechte auf Umgestaltung des Arbeitsplatzes oder auf Information über Gefahren am Arbeitsplatz waren in dieser Konstruktion aber ebenso wenig vorgesehen wie die Auswertung der Untersuchung zum Zwecke einer besseren Gestaltung der Arbeitsplätze.

Hier setzt 1985 die Diagnose von Rolf Rosenbrock an: Als zentrales Problem benannte er die weitgehende Abwesenheit subjektiver Rechte der Beschäftigten, denen Informationsrechte, Weigerungsrechte, Beteiligungsrechte und Beschwerderechte zustehen müssten (Rosenbrock 1985: 46, 57f.). Für unseren interdisziplinären Dialog ist diese aus sozialwissenschaftlicher Sicht formulierte Forderung nach einer verbesserten Rechtslage ein bemerkenswerter Fixpunkt.

1996 geschah dann, was zehn Jahre zuvor kaum jemand ernsthaft erwartet hatte: die geforderten Rechte wurden über einen 1985 noch gar nicht erkennbaren Weg installiert. In Umsetzung der EG-Rahmenrichtlinie zur Verbesserung von Gesundheit und Sicherheit am Arbeitsplatz wurde das Arbeitsschutzgesetz (ArbSchG) kodifiziert, in dem solche Rechte tatsächlich enthalten sind, weil das Gemeinschaftsrecht Weigerungs-, Informations- und Partizipationsrechte verlangt (ausführlich: Bücker/Feldhoff/Kohte 1994). Allerdings ist es in Deutschland für die Betroffenen relativ schwierig, diese Rechte zu erkennen (dazu Kollmer/Klindt 2010: § 9 Rn. 65ff.).

Auf dem Feld der arbeitsmedizinischen Untersuchungen hatte sich ebenfalls eine spürbare Veränderung vollzogen. In § 11 ASiG war in Umsetzung von Art. 14 RL 89/391/EWG eine neue Kategorie von Untersuchungen eingeführt worden: Untersuchungen, die auf Wunsch der einzelnen Beschäftigten während der Arbeitszeit zu erfolgen haben und deren Ergebnisse vom untersuchenden Arzt ausschließlich an den Beschäftigten, nicht jedoch an den Arbeitgeber weiterzugeben sind. Damit war das alte Weltbild auf den Kopf gestellt: nicht der Arbeitgeber, sondern der Arbeitnehmer verlangt die Untersuchung; der Betriebsarzt soll den Arbeitnehmer beraten und informieren; ob dieser Daten an den Arbeitgeber weitergibt, unterliegt seiner eigenen, rechtlich kaum regulierten individuellen Entscheidung. Ausnahmen sind allenfalls in den engen Grenzen von § 34 StGB (Notstand) denkbar (Anzinger/Bieneck 1998: ASiG § 3 Rn. 76; Pieper 2009: § 11 Rn. 9). Vergleichbare Rechte wurden – wiederum gemeinschaftsrechtlich veranlasst – im Arbeitszeitgesetz sowie in der Bildschirmarbeitsverordnung etabliert.

Im Gemeinschaftsrecht sind für den Regelfall Untersuchungen als Rechte der Beschäftigten ausgestaltet. Nur an besonders gefährlichen Arbeitsplätzen konnten nach Art. 15 der RL 89/391/EWG Pflichtuntersuchungen angeordnet werden (Kohte 2009: § 296 Rn. 26ff.), die jedoch gleichzeitig zur Verbesserung der Arbeitsumgebung zu nutzen waren, wie Art. 10 der RL 98/24/EG der Gefahrstoffrichtlinie und Art. 10 der RL 2003/10/EG zum Lärmschutz dokumentieren.

## 3. Die Beharrungskraft der Traditionen

Seit 1996 war damit rechtlich eine Aufgabenverteilung vorgeschrieben, die mit den alten Forderungen von Rolf Rosenbrock kompatibel ist. In der betrieblichen und forensischen Wirklichkeit änderte sich jedoch wenig. Bis heute gibt es kein einziges Gerichtsverfahren, in dem über die Ausgestaltung der Wunschuntersuchungen nach § 11 ArbSchG gestritten wird; Betriebsvereinbarungen zur Ausgestaltung dieses Untersuchungstyps sind außerordentlich selten. In der betrieblichen Praxis dominiert weiter die Pflichtuntersuchung. Während im Jahr 1979 in der gesamten Bundesrepublik 1,7 Millionen arbeitsmedizinische Vorsorgeuntersuchungen nach berufsgenossenschaftlichen Grundsätzen durchgeführt worden waren, erfolgten 2001 allein in Nordrhein-Westfalen 1 237 603 Untersuchungen (Weihrauch et al. 1998: 11; Kohte 2010: 327ff.); aktuell liegt ihre Zahl deutschlandweit bei mehr als 5 Millionen jährlich (Rentrop 2008: 219).

Wie wenig die Einführung des ArbSchG mit seinem klaren Präventionsauftrag und seiner Priorisierung kollektiver gegenüber individuellen Schutzmaßnahmen (§ 4 ArbSchG) an der Realität betriebsärztlicher Praxis geändert hat, zeigte eine Untersuchung, die wir zusammen mit dem Lehrstuhl für Arbeits- und Organisationspsychologie der Ruhr-Universität Bochum in jeweils zwanzig Betrieben der Metallindustrie in Nordrhein-Westfalen und Sachsen-Anhalt zwischen 1998 und 2000 durchgeführt hatten (Zimolong/Kohte 2006: 121ff.). Während wir im Bereich des betrieblichen Umweltschutzes beachtliche personale und betriebliche Ressourcen für präventive Aktivitäten auffinden konnten, war die präventive Präsenz und Aktivität der Betriebsärzte deutlich geringer. Der eindeutige Schwerpunkt ihrer Arbeit lag in der Durchführung arbeitsmedizinischer Untersuchungen. Die regelmäßige Begehung der Arbeitsstätten war signifikant schwächer ausgeprägt als bei den Sicherheitsfachkräften nach § 6 ASiG. Die Information der Beschäftigten und erst recht der Betriebsräte war eine nachrangige Tätigkeit.

Präventive Aufgaben bei der Beschaffung neuer Arbeitsmittel und neuer Arbeitsstoffe sowie bei der Arbeits- und Arbeitszeitgestaltung rangierten als seltene exotische Tätigkeiten auf den letzten Plätzen unserer Frage- und Antwortliste (ebd.: 215). Von einer planvollen, konsequent präventiv orientierten und in regelmäßiger Kooperation mit den Betriebsräten erfolgenden Arbeit der Betriebsärzte konnte in der weit überwiegenden Mehrzahl der Fälle nicht die Rede sein. Zwar ist nicht zu übersehen, dass sowohl im Rahmen der betrieblichen Gesundheitsförderung als auch des betrieblichen Eingliederungsmanagements Betriebsärztinnen und Betriebsärzte in einigen Betrieben eine integrative Rolle spielen und mit ihren Untersuchungen vorrangig die Anpassung der Arbeitsplätze anstreben (Niehaus 2008: 46ff.), doch sind diese Fälle nicht repräsentativ für das Gesamtbild der heutigen Arbeitsmedizin (Pauli 2008a: 24).

Der augenscheinliche Widerspruch, welcher zwischen der Verbesserung der subjektiven Rechte einerseits und der Zunahme von Pflichtuntersuchungen andererseits besteht, verlangt eine tiefer gehende Analyse. Die optimistische Aussage des Jahres 1985, wonach die Zuerkennung subjektiver Rechte ein wesentlicher Faktor für die Änderung der betrieblichen Gesundheitspolitik sei, hatte sich zumindest für das Feld der Arbeitsmedizin nicht unmittelbar bestätigt.

## 4. Betriebsärzte und betriebliche Sozialverfassung

1999 legten Rolf Rosenbrock und Uwe Lenhardt in einem Gutachten zur Bedeutung von Betriebsärzten in einer modernen betrieblichen Gesundheitspolitik weitere Interpretationsangebote vor. Als zentralen Gesichtspunkt formulierten sie zunächst die betriebliche Sozialverfassung und Organisationskultur als Kontext betriebsärztlichen Handelns (Rosenbrock/Lenhardt 1999: 51ff.). Damit wurde ein anderer Grundsatz des gemeinschaftsrechtlichen Leitbildes der gesunden Arbeitsumwelt aufgegriffen, wonach Gesundheit nicht nur ein subjektives Recht der einzelnen Beschäftigten ist, sondern auch auf der Wechselwirkung zwischen individuellem und kollektivem Handeln und der Gestaltung der gesamten betrieblichen Arbeitsumwelt beruht. Diese Aussagen waren bereits in der Debatte zur Humanisierung der Arbeitswelt nach 1972 in den ersten Grundzügen auffindbar. Für die Arbeit der Betriebsärzte hatten sie rechtlich einen Platz im ILO-Übereinkommen 161 zur Rolle der Betriebsärzte gefunden, das sich auf das gesamte betriebliche System bezog. Bereits in Art. 1 werden als zentrale Aufgabe betriebsärztlicher Dienste die Schaffung und Erhaltung einer sicheren und gesunden Arbeitsumwelt sowie die Anpassung der Arbeit an die Fähigkeiten der Arbeitnehmer genannt. Im Aufgabenkatalog in Art. 5 nimmt die Überwachung der Gesundheit der Arbeitnehmer einen untergeordneten Platz ein. Es geht um die präventive Planung und Organisation der Arbeit, so dass in Art. 9 integrativ verlangt wird, dass die betriebsärztlichen Dienste ihre Aufgaben in Zusammenarbeit mit den anderen Abteilungen und Diensten des Betriebes zu erfüllen haben.

Rosenbrock und Lenhardt diagnostizierten 1999 zutreffend, dass Betriebsärzte am ehesten eine betriebliche Gestaltungspolitik unterstützen, wenn sie in die betriebliche Sozialverfassung integriert sind. Je weiter sie vom betrieblichen Alltag entfernt sind, desto eher greifen sie auf die klassische medizinische Berufsrolle des den einzelnen Patienten diagnostizierenden Arztes zurück. Das deutsche Arbeitsschutzsystem erwies sich hier als offen für eine solche Integration. Bereits im Arbeitsschutzgesetz war durch § 11 ASiG mit dem interdisziplinären Arbeitsschutzausschuss ein Gremium eingeführt worden, in dem Betriebsärzte zusammen mit Arbeitgebern, Betriebsräten und Sicherheitsbeauftragten regelmäßig ihre gesamte Tätigkeit konzipieren und kontrollieren sollen. Die Rechtsprechung des BAG hat diese Norm handhabbar gemacht, indem sie den Betriebsräten ein Mitbestimmungsrecht nach § 87 Abs. 1 Nr. 7 BetrVG zuerkannte, so dass die organisatorischen Strukturen des betrieblichen Arbeitsschutzes sowie die Prioritäten der jeweiligen Arbeitsschutzpolitik konsensuell oder durch die Einigungsstelle festgelegt werden können (Düwell 2010: § 87 Rn. 89 ff.; Fitting 2008: § 87 Rn. 295; Däubler/Kittner/Klebe 2008: § 87 Rn. 191). Somit sind rechtliche Rahmenbedingungen für eine moderne betriebliche Gesundheitspolitik durchaus gegeben.

## 5. Betriebsärzte und Einstellungsuntersuchungen

Bekanntlich findet eine solche Politik nur in einer Minderheit von Betrieben statt, so dass sich Rosenbrock und Lenhardt 1999 auf die Suche nach weiteren Hindernissen begeben hatten. Als ein solches Hindernis diagnostizieren sie zutreffend die Einstellungsuntersuchungen (Rosenbrock/Lenhardt: 78), die weiterhin von einer Mehrzahl der Betriebsärzte durchgeführt werden. Die erste Begegnung zwischen Beschäftigten und Betriebsärzten ist in aller Regel ein wenig kommunikatives Ereignis, durch das ein kooperatives Arzt-Patienten-Verhältnis nur selten begründet wird. Die klassische Einstellungsuntersuchung ist – woran rechtlich inzwischen kein Zweifel besteht – keine Maßnahme des Arbeitsschutzes, sondern eine Maßnahme der Personalauswahl und Personalselektion (Anzinger/Bieneck 1998: ASiG § 3 Rn. 91; Wunderlich 1995: 44). Der jeweilige Stellenbewerber will sich nicht dem Arzt als Vertrauensperson offenbaren, sondern dessen Unterschrift für die Einstellung erreichen. Die Verweigerung dieser Unterschrift führt in aller Regel zur Ablehnung der Einstellung, so dass Stellenbewerber Betriebsärzte als eine einflussreiche Gruppe erleben, denen man nicht zuviel von seinen gesundheitlichen Problemen mitteilen sollte.

Auch in dieser Frage ist die rechtliche Entwicklung schon weiter fortgeschritten. In der juristischen Literatur ist allgemein anerkannt, dass Einstellungsuntersuchungen Auswahlrichtlinien darstellen, die nach § 95 BetrVG der Mitbestimmung des Betriebsrats unterliegen. Fehlt eine solche Zustimmung des Betriebsrats, kann er Unterlassung solcher Untersuchungen verlangen und durchsetzen (LAG Baden-Württemberg NZA-RR 2003: 417; Kohte 2009: § 296 Rn. 54 ff.). Dieser Zusammenhang ist kaum bekannt, weil die Untersuchungsanordnungen in aller Regel keinen fixierten Katalog gesundheitlicher Tauglichkeitsanforderungen enthalten, sondern weitgehend dem Arzt freie Hand bei der Bestimmung der Kategorien lassen. Auch eine solche Übertragung eines Teils der Personalauswahl ist natürlich eine Auswahlrichtlinie, die der Mitbestimmung unterliegt.

So einfach damit die rechtlichen Kategorien sind, so schwierig sind die betrieblichen Handlungsoptionen, denn in der betrieblichen Gesundheitspolitik hatte Rosenbrock bereits 1982 spezifische Formen »kooperativer Routine« von Betriebsräten und Betriebsärzten ausgemacht (Rosenbrock 1982: 109). In den letzten Jahren wurde eine Reihe von Fällen bekannt, in denen sich Arbeitgeber mit gewerkschaftlich organisierten Betriebsräten darauf geeinigt hatten, bei der Einstellung und Übernahme Auszubildender vorsorglich Alkohol- und Drogentests in verdeckter Form durchführen zu lassen, um »problematische« Bewerber auszusortieren. Diese Absprachen sind rechtlich nicht haltbar (Heilmann/Wienemann/Thelen 2001: 465ff.; Kohte 2009: § 296 Rn. 96ff.), finden aber gleichwohl verbreitete Akzeptanz. Erst eine generelle Trennung von solchen Einstellungsuntersuchungen und eine rechtliche Beschränkung der Arbeitgeberrechte auf deren Nutzung wird hier zu Änderungen führen können. Bei »kooperativer Routine« ist die Existenz von Mitbestimmungsrechten zwar eine wichtige, aber keine hinreichende Bedingung zur Änderung solcher Modalitäten.

Die mit den Einstellungsuntersuchungen verbundene Erhebung und Verarbeitung von Gesundheitsdaten wird nicht nur durch das Betriebsverfassungsrecht, sondern auch durch Arbeitnehmerdatenschutz und Antidiskriminierungspolitik reguliert, so dass es auch um bürgerrechtliche Aspekte geht. Einstellungsuntersuchungen finden regelmäßig in einer Situation des Ungleichgewichts statt, insofern der Arbeitgeber die erfolgreiche Untersuchung als Voraussetzung für die auch vom Arbeitnehmer gewünschte Einstellung definiert. Daher wird bereits seit längerer Zeit verlangt, dass der Arbeitgeber ein berechtigtes Interesse an der Untersuchung nachweisen muss, das so gewichtig ist, dass es gegenüber den Persönlichkeitsrechten der Arbeitnehmer dominiert (Deutsch 1989: 657, 659). In der Judikatur ist daher entschieden worden, dass nur schwerwiegende gesundheitliche Probleme, nicht aber Dispositionen und Gefährdungen für eine Einstellungsentscheidung eine Rolle spielen dürfen; andere gesundheitliche Informationen dürfen daher auch nicht ermittelt werden (LAG Berlin BB 1974: 510).

Letztlich können daher allenfalls chronische Krankheiten in die Einstellungsuntersuchung und -entscheidung einbezogen werden. Diese unterfallen jedoch dem gemeinschaftsrechtlichen Begriff der Behinderung, da jede auf Dauer angelegte nachhaltige Krankheit als Behinderung zu qualifizieren ist (EuGH NZA 2006: 839; Mallmann 2008: 212f.). Ein Arbeitgeber, der eine solche schwere Krankheit als Ausschlusskriterium verwenden will, muss daher das Verbot der Diskriminierung wegen einer Behinderung nach § 7 AGG beachten. Eine solche Einstellungsuntersuchung könnte daher allenfalls berechtigt sein, wenn konkrete gesundheitliche Eigenschaften nach § 8 AGG als eine unabdingbare und sachlich begründete Voraussetzung für die Aufnahme der Tätigkeit qualifiziert werden können (Wendeling-Schröder/Stein 2008: AGG § 1 Rn. 53). Sie sind nur dann unabdingbar, wenn die Arbeitsbedingungen nicht an die Fähigkeiten der Beschäftigten angepasst werden können. Hiermit sind wir wiederum bei den präventiv-gestalterischen Aufgaben der Betriebsärzte angelangt, deren Vorrang also nicht nur durch sozialstaatliche, sondern auch durch bürgerrechtliche Kategorien begründet ist.

Das Antidiskriminierungsrecht stellt ein durchsetzungsfähiges Instrumentarium zur Verfügung, weil den Betroffenen ein Entschädigungsanspruch nach § 15 Abs. 2 AGG zusteht, der kein Verschulden des Arbeitgebers voraussetzt und in der Beweislastverteilung die Durchsetzung deutlich erleichtert (anschaulich zum Verbot der Diskriminierung wegen Behinderung BAG NZA 2009: 1083). Die langsame, aber inzwischen sichtbare Zunahme von Entschädigungsverfahren nach § 15 AGG und die bisher nicht genutzte Klagemöglichkeit nach § 17 AGG zeigt einige Chancen dieser grundrechtlichen Perspektive.

## 6. Stärkung der arbeitsmedizinischen Vorsorge durch die ArbmedVV 2008?

Eine im Dezember 2008 erlassene Verordnung soll jetzt zur Stärkung der arbeitsmedizinischen Vorsorge beitragen. Nach den Kategorien von Rosenbrock und Lenhardt muss die Bewertung negativ ausfallen, denn die Verordnung beschränkt sich auf Maßnahmen der Sekundärprävention (Giesen 2009). Die so wichtige Integration der Betriebsärzte und ihrer Untersuchungstätigkeit in das System der betrieblichen Sozialverfassung findet weiterhin kaum statt. Die Verbindung zwischen Sekundär- und Primärprävention wird zwar in der Begründung zur Verordnung genannt, aber durch deren Regelungen nicht verbessert, sondern erschwert. Während nach 1994 bei negativen Vorsorgeuntersuchungen nach § 31 GefStoffV jeweils zunächst eine Gefährdungsbeurteilung des konkreten Arbeitsplatzes erfolgen musste, bevor an diesem Platz weitere Personen eingestellt werden, ist diese Verbindung zunächst in § 16 GefStoffV 2004 und noch deutlicher in der ArbmedVV zurückgenommen worden. Eine neue Gefährdungsbeurteilung nach negativen Vorsorgeuntersuchungen wird nur verlangt, wenn vom Betriebsarzt konkrete Beanstandungen der jeweiligen technischen oder organisatorischen Maßnahmen vorgelegt worden sind. Solche Beanstandungen werden in aller Regel nicht erfolgen, weil die Kompetenz der Betriebsärzte für solche Maßnahmen nicht ausgeprägt ist und eine ständige Kooperation mit den Sicherheitsfachkräften nur partiell stattfindet. Die Ausgestaltung in § 6 Abs. 4 und § 8 ArbMedVV bleibt daher deutlich hinter den früher erreichten Regelungen und den Anforderungen des ILO-Übereinkommens zurück.

Als weiteres Defizit ist zu monieren, dass § 3 Abs. 3 ArbMedVV die Kombination von Einstellungsuntersuchungen und Vorsorgeuntersuchungen erlaubt. In der Begründung wird zwar von der Bundesregierung eingeräumt, dass Einstellungsuntersuchungen keine Maßnahme des Arbeitsschutzes seien (BR-Drs. 643/08: 40). Aus betrieblichen Gründen solle eine solche Kombination aber erlaubt werden. Solche Gründe wird die Praxis finden, solange kein klares rechtliches Verbot der Kombination von Einstellungs- und Vorsorgeuntersuchungen erfolgt. Angesichts des Negativimages, das solche Untersuchungen den Betriebsärzten verpassen, gehört es zu den gravierenden Defiziten ihrer Berufspolitik, dass sie sich bisher kaum gegen eine solche Kombination wehren. Natürlich gehört es auch zu den Defiziten der »kooperativen Routine« vieler Betriebsräte, dass sie ihre Mitbestimmungsrechte nicht zur Einschränkung von Einstellungsuntersuchungen oder zumindest zur deutlichen Trennung von der arbeitsmedizinischen Vorsorge nutzen.

Zusammenfassend lässt sich festhalten, dass das Konzept der ArbMedVV nicht geeignet ist, die real existierenden Probleme der Arbeitsmedizin in den Betrieben aufzugreifen und zu verringern. Will man eine moderne betriebliche Gesundheitspolitik unter Beteiligung von Betriebsärzten realisieren, dann sind andere Schritte geboten.

## 7. Die Organisationspflicht zur Aufstellung und Durchführung eines betrieblichen und betriebsärztlichen Arbeitsprogramms

Angesichts der weiterhin defizitären Integration der Betriebsärzte in die betriebliche Sozialverfassung hat sich die 1973 im ASiG erfolgte Normierung der Aufgabe der Betriebsärzte, von sich aus die Verbreitung und die Ursachen arbeitsbedingter Erkrankungen untersuchen, als nicht ausreichend erwiesen. Es fehlt auch an hinreichenden Anreizen für die anderen betrieblichen Akteure, die Betriebsärzte zu integrieren.

Ein wichtiger Baustein wäre eine verdeutlichte Organisationspflicht zur Realisierung einer gemeinsamen betrieblichen Gesundheitspolitik und -strategie. Nachdem inzwischen die Gemeinsame Deutsche Arbeitsschutzstrategie etabliert worden ist, mit der die verschiedenen Akteure des Bundes, der Länder und der Unfallversicherung ihre Aktivitäten aufeinander abstimmen und sich Ziele setzen, deren Erreichung kontrolliert und evaluiert wird, ist es nun notwendig, den »closed shop« der staatlichen und öffentlich-rechtlich verfassten Institutionen, der weit hinter den Anforderungen kooperativer Gesundheitspolitik (dazu: Bücker/Feldhoff/Kohte 1994: Rn. 647) zurückbleibt, zu überwinden.

Letzteres bedeutet vor allem, dass auch auf der betrieblichen Ebene gemeinsame Arbeitsschutzstrategien zu etablieren sind. Dazu ist es notwendig, dass die betrieblichen Akteure sich nicht nur im Arbeitsschutzausschuss als dem »Runden Tisch des Betriebs« zusammenfinden, sondern dass ihnen aufgegeben wird, konkrete, auch quantifizierte betriebsspezifische Ziele zu formulieren und deren Realisierung planvoll zu betreiben. In einer betrieblichen Arbeitsschutzstrategie kommt den Betriebsärzten eine spezifische Bedeutung innerhalb der betrieblichen Sozialverfassung zu, wie deren Integration in ein spezielles »Tätigkeitsprogramm« in II Nr. 4 der ILO-Empfehlung 171 zu den betriebsärztlichen Diensten aus dem Jahr 1985 belegt. Die Aufgabe der Betriebsärzte kann es dabei natürlich nicht sein, jedes Jahr die Zahl der Untersuchungen zu erhöhen und bei Einstellungsuntersuchungen die Quote der Ablehnungen zu steigern.

Eine präventive Planung verlangt vielmehr die Gestaltung von Arbeitsplätzen, also zum Beispiel die Verminderung von Lärm, die Reduzierung des Tragens schwerer Lasten durch Hebehilfen und bessere Arbeitsorganisation, die schrittweise Herstellung von Barrierefreiheit im Betrieb sowie die Identifikation und der Abbau psychischer Fehlbelastungen. Ein solcher Plan muss mit quantitativen Teilzielen untersetzt werden, etwa einer bestimmte Anzahl von Betriebsbesichtigungen, gemeinsamen Unterweisungen und Innovationsmaßnahmen, für die auch den Betriebsärzten jeweils eine spezifische Rolle zuzuweisen ist. Eine solche betriebliche Arbeitsschutzstrategie ist geeignet, auch die Gruppe der Betriebsärzte aus ihrer als »autistisch« eingestuften Sonderrolle (Gensch 2008: 112, 116) zu befreien.

Eine Strategie schrittweise zu erfüllender Organisationspflichten hat sich im betrieblichen Umweltschutz seit mehr als zehn Jahren bewährt. Im Bereich des Öko-audit sowie des Störfallrechts sind seit 1993 entsprechende Organisationspflichten normiert worden, die den verschiedenen betrieblichen Akteuren zuzuordnen sind (ausführlich: Kohte 2007: 25ff.). Gesteuert wird ein solches Modell durch betriebliche Öffentlichkeit, Berichts- und Evaluierungspflichten. Die Jahresberichte der Betriebsärzte müssten daher allen Beschäftigten zugänglich gemacht werden und substanzielle Angaben über betriebliche Risiken enthalten. Dem Integrationsmodell entspricht es allerdings nicht, wenn diese Aufgabe allein den Experten überantwortet wird. Daher sind zunächst Arbeitgeber und Betriebsrat Adressat eines solchen Berichts. In § 43 BetrVG ist als Pflicht der Betriebsparteien aufzunehmen, dass dieser Bericht einmal jährlich in einer Betriebsversammlung zur Diskussion gestellt wird, an der auch Betriebsärzte und Sicherheitsfachkräfte teilnehmen. Dies wäre eine Maßnahme, um die Integration der Betriebsärzte in die betriebliche Sozialverfassung zu verbessern. Nicht nur die Bundesregierung, sondern auch Tarif- und Betriebsparteien sowie die Selbstverwaltung verschiedener Sozialversicherungsträger könnten diese Integration fördern und den sicherlich von ihnen gut formulierten Glückwünschen für Rolf Rosenbrock noch bessere Aktivitäten folgen lassen. Dies würde der realistische »Jubilar« zwar nicht unbedingt erwarten, aber doch umso lebhafter begrüßen und unterstützen.

## Literatur

Anzinger, Rudolf/Bieneck, Hans-Jürgen (1998): Kommentar zum Arbeitssicherheitsgesetz. Heidelberg.

Bücker, Andreas/Feldhoff, Kerstin/Kohte, Wolfhard (1994): Vom Arbeitsschutz zur Arbeitsumwelt. Neuwied.

Däubler, Wolfgang (1989): Die Schweigepflicht des Betriebsarztes – ein Stück wirksamer Datenschutz?, in: BetriebsBerater 44, 282-286.

Däubler, Wolfgang/Kittner, Michael/Klebe, Thomas (2008) BetrVG – Betriebverfassungsgesetz mit Wahlordnung und EBR-Gesetz. Kommentar für die Praxis. 11. Aufl. Frankfurt a.M.

Deutsch, Erwin (1989): Die Genomanalyse im Arbeits -und Sozialrecht – Ein Beitrag zum genetischen Datenschutz, in: Neue Zeitschrift für Arbeitsrecht 6, 657-661.

Düwell, Franz Josef (Hrsg.) (2010): Betriebsverfassungsgesetz. Handkommentar. 3. Aufl. Baden-Baden.

Fitting, Karl/Engels, Gerd/Schmidt, Ingrid, et al. (2008): Betriebsverfassungsgesetz mit Wahlordnung. Handkommentar. 24. Aufl. München.

Gensch, Rainer W. (2008): Machen genetische Untersuchungen im Arbeitsschutz Sinn?, in: Prävention 31, 112-116.

Giesen, Thomas (2009): Die Verordnung zur arbeitsmedizinischen Vorsorge – ArbMedVV, in: Zentralblatt für Arbeitsmedizin, Arbeitsschutz und Ergonomie 59, 119-125.

Heilmann, Joachim/Wienemann, Elisabeth/Thelen, Wolfgang (2001): Drogenprävention durch Drogen-Screening, in: Arbeitsrecht im Betrieb 22, 465-470.

Kliemt, Gundolf/Voullaire, Ellen (2003): Tätigkeitsspektrum und Rollenverständnis von Betriebsärzten in Deutschland – Ergebnis einer bundesweiten Befragung. Bremerhaven.

Kohte, Wolfhard (2010): Arbeitsmedizinische Untersuchungen zwischen Fürsorge und Selbstbestimmung, in: Dieterich, Thomas/Nogler, Luca (Hrsg.): Gedächtnisschrift für Ulrich Zachert. Baden-Baden, 327-345.

Kohte, Wolfhard (2009): Technischer Arbeitsschutz, in: Richardi, Reinhard/Wlotzke, Otfried/Wißmann, Hellmut (Hrsg.): Münchener Handbuch zum Arbeitsrecht. 3. Aufl. München, 1455-1594.

Kohte, Wolfhard (2007): Mitbestimmung beim betrieblichen Umweltschutz. Düsseldorf.

Kollmer, Norbert Franz/Klindt, Thomas (Hrsg.) (2010): Arbeitsschutzgesetz. Mit Arbeitsschutzverordnungen. Kommentar. 2. Aufl. München.

Mallmann, Hartwig (2008): Gegen HIV/AIDS-Diskriminierung. Schutzmöglichkeiten nach dem AGG, in: Arbeitsrecht im Betrieb 29, 212-217.

Meyer-Falcke, Andreas (2009): Stärkung der arbeitsmedizinischen Vorsorge – Brauchen wir wirklich eine neue Vorordnung?, in: Praktische Arbeitsmedizin 14, 42-45.

Müller, Rainer/Schulz, Thomas (Hrsg.) (1994): BetriebsärztInnen im Handlungsfeld betrieblicher Politiken. Bremerhaven.

Niehaus, Mathilde/Mafels, Britta/Vater, Gudrun E. et al. (2008): Betriebliches Eingliederungsmanagement. Studie zur Umsetzung des Betrieblichen Eingliederungsmanagements nach § 84 Abs. 2 SGB IX. Bonn.

Pauli, Hanns (2008a): Aufgaben der Arbeitsmedizin im bedrohten Sozialstaat, in: Gute Arbeit 20(5), 24-26.

Pauli, Hanns (2008b): Missglückte Arbeitsmedizinverordung – Eine Anleitung zum Löschen von Expositionsdaten?, in: Gute Arbeit 20(10), 5-6.

Pieper, Ralf (2009): ArbSchR – Arbeitsschutzrecht. Kommentar für die Praxis. 4. Auf. Frankfurt a.M.

Rentrop, Manfred (2008): Arbeitsmedizinische Vorsorge, in: Die BG 120, 217-223.

Rosenbrock, Rolf (1985): Chancen und Risiken betrieblicher Gesundheitspolitik – zur Rolle der Betriebsärzte, in: Hauß, Friedrich (Hrsg.): Arbeitsmedizin und präventive Gesundheitspolitik. Frankfurt a.M./New York, 46-64.

Rosenbrock, Rolf (1982): Arbeitsmediziner und Sicherheitsexperten im Betrieb. Frankfurt a.M./New York.

Rosenbrock, Rolf/Lenhardt, Uwe (1999): Die Bedeutung von Betriebärzten in einer modernen betrieblichen Gesundheitspolitik. Gütersloh.

Weihrauch, Markus/Lehnert, Gerhard/Valentin, Helmut et al. (1998): Entwicklungen und derzeitiger Stand arbeitsmedizinischer Vorsorgeuntersuchungen nach berufsgenossenschaftlichen Grundsätzen. Bremerhaven.

Wendeling-Schröder, Ulrike/Stein, Axel (2008): Allgemeines Gleichbehandlungsgesetz. Kommentar. München.

Wunderlich, Jörg (1995): Die Rechtsstellung des Betriebsarztes. Berlin.

Zimolong, Bernhard/ Kohte, Wolfhard (2006): Integrativer und kooperativer Arbeits- und Umweltschutz in der Metallindustrie. Kröning.

Michael Bochow

# Safer Sex: Der lange Weg einer kurzen Formel

## I. »AIDS kann schneller besiegt werden«

Auf dem Höhepunkt der AIDS-Krise, 1986, hat Rolf Rosenbrock mit seiner Publikation »AIDS kann schneller besiegt werden« (Rosenbrock 1986) in die Debatte über die Strategien der Eindämmung dieser neuen Krankheit eingegriffen und der Diskussion eine Richtung gegeben, die schließlich zur vorherrschenden werden sollte. Mehr als 22 Jahre nach dem Erscheinen des Buches lohnt es sich, darin enthaltene zentrale Aussagen und Prognosen zu vergegenwärtigen. Dies auch deshalb, weil sich zeigen wird, dass viele der thematisierten Problemdimensionen heute noch aktuell sind, bzw. manche (vor dem Hintergrund der 1980er Jahre recht mutigen) Vorhersagen sich relativ bald bewahrheitet haben.

Rosenbrock wagte eine, in der weit verbreitenden AIDS-Hysterie Mitte der 1980er Jahre sehr kühne, Prognose: »Bei günstiger (und wahrscheinlicher) Entwicklung wird AIDS eines Jahres einen unauffälligen Platz in der Statistik der Kranken und Toten einnehmen« (Rosenbrock 1986: 11). Als Voraussetzungen für diese erhoffte Entwicklung nannte er mehrere Bedingungen:

1. Die Berücksichtigung der beträchtlichen Ressourcen nicht-medizinischer Prävention, in der Zeit vor der Entwicklung hochwirksamer antiretroviraler Medikamente ein eigentlich selbstverständlicher aber keineswegs immer beachteter Imperativ: »Das gesundheitserhaltende Potential vor allem nicht-medizinischer Prävention bildet – nicht nur bei AIDS – die weitgehend ungenutzte Produktivitätsreserve der Gesundheitspolitik« (Rosenbrock 1986: 133-134).

2. Das Vermeiden maximalistischer Konzepte: »... die Zielgröße Null-Risiko ... führt zu Resignation oder zu totalitären Wahngebilden« (Rosenbrock 1986: 31-32).

3. Für die Prävention sexueller Übertragungen des HI-Virus wird folgerichtig ein minimalistisches Konzept vertreten: Rosenbrock postuliert, »dass der Erfolg von Versuchen der Beeinflussung des Sexualverhaltens u.a. davon abhängig ist, dass die geforderte Änderung des sexuellen Verhaltens möglichst gering ist und möglichst leicht in die gewohnte Lebenspraxis eingefügt werden kann« (Rosenbrock 1986: 49).

4. Die Überlegenheit der Wirksamkeit von Selbsthilfe-Aktivitäten gegenüber restriktiven staatlichen Interventionen: Es »erweisen sich so gut wie alle bislang diskutierten und durchgeführten gesundheitspolizeilichen Maßnahmen als kontraproduktiv, bestehende Vorschriften vielfach als obsolet. Und zwar nicht aus sozialromantischen

Gründen einer möglichst staats- und polizeifreien Gesellschaft sondern aus funktionalen, gesundheitspolitischen Überlegungen (...) Etwas überspitzt und metaphorisch ließe sich sagen, dass das gesamtgesellschaftliche Klima auch einen Teil des Infektionsklimas ausmacht« (Rosenbrock 1986: 66-67).

5. Ein Virus kennt keine Moral: Von den Akteuren der Prävention (vor allem in den Parlamenten, Ministerien und in den kommunalen und Landesverwaltungen) wird ein Auseinanderhalten eigener Vorstellungen des »richtigen« Lebens und von Gesundheitspolitik gefordert: »Gesundheitspolitik, die in Wahrheit Sittenpolitik zu sein versucht, kann sich auf diesem Wege in ihr glattes Gegenteil verkehren« (Rosenbrock 1986: 48).

6. Die Warnung vor der Konsensfalle: Vor dem Hintergrund konservativer Moralvorstellungen und verbreiteter traditioneller seuchenpolizeilicher Konzeptionen warnt Rosenbrock schließlich die AIDS-Hilfen (den damals und heute bedeutsamsten Selbsthilfegruppen im AIDS-Bereich) davor, in eine Konsensfalle zu tappen: »... der machtmäßig unterlegene Partner (benötigt) eine gewisse Konfliktfähigkeit auf Basis entsprechender Bündnisstrukturen. Verzichtet er auf die Entwicklung eigener Konfliktfähigkeit oder erweist sich die Bündnis-Basis als zu schwach, so laufen (inhaltlich oder medial) innovative Ansätze absehbar in die Konsensfalle« (Rosenbrock 1986: 82).

## II. Weichenstellungen

Die streitbare Studie Rosenbrocks lieferte auch eine strategische Anleitung für die AIDS-Hilfen, die sich in der zweiten Hälfte der 1980er Jahre vehement gegen die Vertreter einer repressiven seuchenpolizeilichen Linie in der AIDS-Politik wehrten – in der alten Bundesrepublik politisch vor allem repräsentiert durch CSU-Politiker wie Peter Gauweiler, publizistisch sekundiert von Spiegel-Journalisten wie Hans Halter (1985) und von sozialepidemiologisch dilettierenden Medizinern wie Michael G. Koch (1987). In Absetzung von unbefolgbaren Safer-Sex-Katalogen aus den USA und in Anlehnung an die von Rosenbrock formulierten Empfehlungen beschloss die Deutsche AIDS-Hilfe (im Folgenden: DAH), die lange Liste von Geboten und Verboten durch wenige klare und knappe Empfehlungen zu ersetzen. Für die Hauptbetroffenengruppe schwuler Männer lauteten sie: 1. Bei Analverkehr ein Kondom. 2. Kein Sperma in den Mund des Partners.

Der Gebrauch des Kondoms bei Fellatio wurde damit nicht mehr als zwingend angesehen, eine Entscheidung, mit der sich die DAH viel Kritik und Unverständnis in westeuropäischen Ländern einhandelte. Die Konzentration auf diese Empfehlungen wurde (ganz im Sinne einer »minimalistischen« Strategie) als notwendig empfunden, um nicht nur die Akzeptanz der Normen des Safer Sex zu erhöhen, sondern auch ihre praktische Umsetzung zu erleichtern.

Der Verlust enger Freunde, bei einigen fast des gesamten Freundeskreises, und die Unsicherheit über den eigenen Serostatus rief unter schwulen Männern Angst und sexuelle Depression hervor. In dieser Situation versprach das leicht zugängliche und (technisch) relativ leicht zu handhabende Kondom eine Rettung in zweierlei Hinsicht: der eigenen Gesundheit und der der anderen und schließlich auch der von AIDS fundamental bedrohten Sexualität. Das Kondom wurde so nicht nur zu einem Mittel, das Risiko von Neuinfektionen zu verringern, es wurde gleichzeitig zum Symbol für »verantwortliches« Verhalten. Während die AIDS-Hilfen (nicht zu Unrecht) darauf beharrten, dass ihre Präventionsempfehlungen eine »minimal invasive« Schutzstrategie seien, rief deren Ansinnen eines generalisierten und »zeitstabilen« Kondomgebrauchs sofort Kritiker in der *gay community* und in der (west)deutschen Sexualwissenschaft auf den Plan. Schwule Publizisten wie Matthias Frings (1986) und Frank Rühmann (1986) beklagten eine Kondomisierung der Sexualität, Ulrich Clement hob den »zum Teil kastrierenden Charakter des Safer Sex« hervor (Clement 1986: 233).

Rosenbrock hatte in seiner Bestandsaufnahme der AIDS-Präventionsansätze noch zwei Lager unterschieden. Das eine Lager, das ausgehend von einem zutiefst pessimistischen Menschenbild bei einer Strategie der Angst ansetzte, und zwar Angst vor einer HIV-Infektion, vor qualvollem Sterben und zugleich Angst vor drakonischen Strafen bei einem Verstoß gegen Vorschriften zur Infektionsvermeidung. Das andere, diese Prämissen heftig kritisierende, Lager vertraute auf eine gesellschaftliche Lernstrategie, auf Vermeidung von Zwang, auf Freiwilligkeit und individuelle Selbstverantwortlichkeit. Die gesellschaftliche Lernstrategie werde, so die Erwartung von Rosenbrock, »um so allgemeiner und konsequenter angenommen, je mehr sie das eigene Interesse (an einem guten Leben in Gesundheit zum Ausgangspunkt (mache) ... und je weniger heroische Leistungen sie im Alltagsverhalten (fordere) ... Die Weltgesundheitsorganisation (WHO) fasst diese Voraussetzung für gesundheitsgerechte Änderungen der Lebensweise in der griffigen Formel zusammen: Make the healthy way the easy choice« (Rosenbrock 1986: 29).

Kennzeichnend für die Diskussionen in (West-)Deutschland Ende der 1980er und Anfang der 1990er Jahre war allerdings, und dies unterschied die westdeutschen Debatten deutlich von denen in Frankreich, Großbritannien und den Niederlanden, dass innerhalb des Lagers derer, die auf individuelle Selbstverantwortlichkeit setzten, sich noch einmal zwei Positionen gegenüberstanden, die z.T. heftig gegeneinander polemisierten. Jenen, die einen unhinterfragten »habitualisierten« Kondomgebrauch befürworteten, und jenen, die vor einer blinden »Kondomisierung« warnten. Der Heidelberger Psychotherapeut Ulrich Clement unterschied in einem damals viel beachteten Vortrag im »aufklärungsorientiertem Lager« zwischen »Präventionsrationalisten« und »Triebrealisten«: »Die ›Präventionsrationalisten‹ glauben an die vernunftgesteuerte Lenkbarkeit der Sexualität. Theoretisch gehen sie von einem kognitiven Lernmodell aus und von der vorpsychoanalytischen Annahme, dass das ›Ich Herr im eigenen Haus‹ sei. Die ›Triebrealisten‹ beharren auf der Widerständigkeit und dionysischen Unbelehrbarkeit des Triebes. Theoretisch sehen sie einen hohen Stellenwert unbewusster Motive, präventionspolitisch vertreten sie eine kritische Position zur Safer-Sex-Kampagne.« (Clement 1988: 13)

## III. Die Normalisierung von AIDS

Nach einem Höhepunkt der registrierten HIV-Infektionen Mitte der 1980er Jahre stabilisierte sich deren Zahl, um dann zurückzugehen (Marcus 2000: 32). Man könnte sich fragen, ob dieser Rückgang vor allem auf die sich seit 1985 entwickelnde AIDS-Prävention zurückzuführen ist oder eher auf die mit AIDS verknüpfte Todesangst. Allein, eine solche isolierende Betrachtungsweise ist sinnlos, weil die Erfolge der AIDS-Prävention nicht von der Angst der damaligen Zeit zu trennen sind. Unbestreitbar ist wohl, dass sich die auf gesellschaftliche Lernprozesse setzende Präventionsstrategie nicht so schnell durchgesetzt hätte, wenn nicht in der alten Bundesrepublik eine prekäre Balance zwischen weiter bestehender antihomosexueller Diskriminierung und gleichzeitiger Abwehr der tödlichen Bedrohung schwuler Männer durch AIDS hätte hergestellt werden können. Vor dem Hintergrund der Verfolgung der homosexuellen Männer im Dritten Reich und in der Adenauer-Zeit bestand in der liberalen Öffentlichkeit Einigkeit darüber, dass Vorsicht und Behutsamkeit in der AIDS-Politik erforderlich sei. Hiervon profitierte neben der Hauptbetroffenengruppe der schwulen Männer auch die andere besonders betroffene Gruppe der KonsumentInnen intravenös injizierter Drogen. Vor dem Hintergrund einer »großen Koalition« in der AIDS-Präventionspolitik, die sich Ende der 1980er Jahre durchsetzte und von liberalen CDU-Mitgliedern über FDP und SPD bis zu den Grünen reichte (Frankenberg 1994), wurde ein gesellschaftliches Klima geschaffen, das der am meisten von HIV/AIDS betroffenen Gruppe der Männer, die Sex mit Männern haben (im folgenden MSM), dazu verhalf, eine Routine des Risikomanagements im Hinblick auf AIDS zu entwickeln (Bochow 2005). Waren während des Höhepunktes der AIDS-Krise die Zahl der Sexualpartner und die Frequenz des Analverkehrs (geschützt und ungeschützt) bei schwulen Männern stark zurückgegangen, so erfolgte eine Zunahme von beiden wieder ab Anfang der 1990er Jahre (Schmidt/Bochow 2009). Dass dies vor der Einführung der antiretroviralen Kombinationstherapie erfolgte, muss hervorgehoben werden. Das sich durchsetzende Risikomanagement war Ausdruck einer größeren Zuversicht und Selbstsicherheit im Verfolgen individueller Bewältigungsstrategien in der AIDS-Krise. Diese war eingebettet in einen kollektiven Lernprozess schwuler und bisexueller Männer, der wiederum gefördert wurde durch das relativ liberale gesellschaftliche Klima. Schneller als ursprünglich vermutet bestätigten sich somit zwei zentrale Thesen Rosenbrocks, die These des gesundheitserhaltenden Potentials nichtmedizinischer Prävention und die These, dass das gesellschaftliche Klima einen wesentlichen Bestandteil des Infektionsklimas ausmacht (vgl. auch Rosenbrock/Schaeffer 2002).

Dies ist die optimistische »Public-Health«-Version der Geschichte der Prävention für MSM zwischen 1986 und 1996. Sehr früh schon hatten allerdings zwei Vertreter des (in der Clementschen Klassifikation) »triebrealistischen« Lagers die Prognose gewagt, dass schwule Männer in der AIDS-Krise zu schnellen und radikalen Anpassungsleistungen fähig sein würden. Da sie zu den »Triebrealisten« gehörten, liefen sie weniger Gefahr, sich dem Vorwurf blauäugiger Naivität auszusetzen. Ihre Aussagen waren auch keineswegs getragen von einem triumphierend fortschrittsoptimistischen Gestus sondern stellten eher den Versuch einer subjektnahen Analyse dar. Der Frankfurter Psychoanalytiker Reimut Reiche machte die schnelle Adaptationsleistung am seit ewigen Zeiten trainierten sozialen Konformismus der Schwulen fest: »Die Homosexuellen, durch ihre kollektive Neurose und ihre Jahrtausende währende Stigmatisierung besonders trainiert in der Anpassungsfähigkeit an äußere Gewalteinwirkungen, machen es dem Rest der Gesellschaft derweil schon vor, wie man mit dem Virus leben kann. Auch auf diesem Gebiet erweisen sie sich wieder einmal als ›Trendsetter‹ – wie Dannecker und ich schon 1974 empirisch zeigen konnten« (Reiche 1988: 115).

Der Frankfurter Sexualwissenschaftler Martin Dannecker leitete die schnelle kollektive Anpassungsleistung der Schwulen eher aus ihrer Sexualität ab: »Über die Sexualität und dem mit ihr zusammenhängenden Schicksal werden sie objektiv zu einer Gruppe, wie fremd dem einzelnen Homosexuellen der Gedanke, einer besonderen sozialen Gruppe zuzugehören, subjektiv auch sein mag. Ohne die geschilderten Mechanismen ist die Wirkung der AIDS-Prävention unter homosexuellen Männern nicht zu erklären. In den vergangenen Jahrzehnten haben sich homosexuelle Männer durch ein vergleichsweise geringeres Maß an Rationalität und Kontrolle über ihre Sexualität von anderen Sexualitäten unterschieden. Jetzt unterscheiden sie sich durch ein Maß an Kontrolle über ihre Sexualität, das aufzurichten viele Theoretiker der Homosexualität noch vor kurzem für unmöglich gehalten hätten« (Dannecker 1987: 165).

## IV. Das alte und das neue AIDS

Die seit 1996 verfügbaren antiretroviralen Kombinationstherapien führten zu einer erneuten Veränderung der Situation. In medizinischer Hinsicht waren jetzt therapeutische Interventionsmöglichkeiten gegeben, die die wenigen vorher verfügbaren Mittel wie AZT an positiver Wirkung weit übertrafen. Die Lebensqualität vieler Menschen mit AIDS verbesserte sich und ihre Lebenserwartung stieg deutlich. Kündigte der Ausbruch des Vollbildes AIDS, ja selbst der Nachweis einer HIV-Infektion, für die meisten Betroffenen vormals einen nahen Tod an, so machten sich Ende der 1990er Jahre Menschen mit AIDS berechtigte Hoffnung auf viele weitere Lebensjahre. Die Kombinationstherapien machten AIDS zu einer behandelbaren chronischen Krankheit, wenngleich um den Preis einer Reihe von gravierenden Nebenwirkungen für viele behandelte Patienten. Dannecker führte vor diesem Hintergrund in die deutschsprachige Diskussion die Unterscheidung vom »alten« und vom »neuen« AIDS ein. Mit dieser Unterscheidung hebt Dannecker hervor, dass in den 1980er Jahren eine unmittelbare Verknüpfung von AIDS und nahem Tod gegeben war; diese werde seit der Einführung der antiretroviralen Mittel von vielen so nicht mehr wahrgenommen. Nur die unmittelbare Verknüpfung von HIV-Infektion und Todesdrohung habe die weitgehende Einhaltung von Safer Sex unter schwulen Männern bewirkt, die deutliche Zunahme von ungeschützten Sexualkontakten sei unausweichlich (Dannecker 2000, 2002, 2006, 2007)

# V. Gibt es eine Erosion des Safer Sex?

Dannecker hatte wiederholt darauf hingewiesen, dass sich für einen bedeutsamen Anteil schwuler Männer das Kondom trotz langjährigen Gebrauchs (als mehr oder weniger) störend beim Analverkehr erweise. Die bundesweiten Befragungen schwuler Männer im Auftrag der Bundeszentrale für gesundheitliche Aufklärung bestätigten dies (Bochow 1997, 2001; Bochow/Wright/Lange 2004; Bochow/Schmidt/Grote 2008). Dieselben Erhebungen deuteten auf einen, wenn auch bislang eher schwach ausgeprägten, Trend hin zu einer Zunahme des Risikoverhaltens zwischen 1996 und 2003. Als Risikokontakt wurde ungeschützter Analverkehr mit Partnern mit unbekanntem oder anderem Testergebnis definiert. Betrug dieser Anteil der Befragten ohne Risikokontakte in den Erhebungsjahren 1993 und 1996 jeweils 76 Prozent, so fiel dieser Anteil 1999 auf 72 und 2003 auf 70 Prozent, um allerdings 2007 wieder auf 75 Prozent zu steigen. Alle Erhebungen, die über Monatsmagazine für schwule Männer und 2003 und 2007 zusätzlich über Internetportale für MSM erfolgten, beruhten auf *convenience samples*. Aus diesem Grund wurden 2007 zum Vergleich adjustierte Stichproben erstellt, die den starken Veränderungen bei den zentralen soziodemographischen Variablen Alter und Wohnortgröße Rechnung trugen. Werden für eine Trendanalyse nur die Befragten über 24 Jahre, die in Großstädten mit über 500 000 Einwohnern wohnten, berücksichtigt, so schwächen sich die registrierten Schwankungen des Anteils der Männer ohne Risikokontakte ab und pendeln sich bei ca. 70 Prozent ein. Jeweils ca. ein Drittel der MSM berichtete somit in allen seit 1991 erfolgten Befragungen über Risikokontakte. Diese Gruppe kann (seit 1996) unterteilt werden in die Untergruppe der Männer (ein Fünftel aller Befragten) mit sporadischen Risikokontakten (weniger als fünf in zwölf Monaten vor der Befragung) und eine Untergruppe von Männern mit häufigeren Risikokontakten (ein Zehntel aller Befragten) (Bochow/Schmidt/Grote 2008: 147-148).

Die Teilnahme am HIV-Antikörper-Test kann als weiteres Indiz für ein gewisses Risikobewusstsein schwuler Männer seit den 1990er Jahre angesehen werden. In der Zeit vor der Einführung der hochwirksamen antiretroviralen Medikamente hatte ein besonderes Verdienst Rosenbrocks darin gelegen, immer wieder zu betonen, »dass der HIV-Antikörper-Test an symptomlosen Probanden nicht nur nichts mit Prävention zu tun hat, sondern die iatrogene Produktion einer ›symptomlosen Patientengruppe‹ darstellt« (Rosenbrock 1986: 13). Erst seit etwa 1996 folgten aus einem positiven HIV-Test sinnvolle therapeutische Interventionen. Die Befragungen von MSM seit 1991 zeigen, dass der Anteil der Befragten, die einen HIV-Test gemacht haben, zunimmt, der Anteil der Männer, die sich häufiger als zweimal haben testen lassen, steigt z.B. unter den Männern ab 25 Jahren in Großstädten mit mehr als 500 000 Einwohnern von einem Viertel auf die Hälfte (Bochow/Schmidt/Grote 2008: 145).

## VI. Die folgenreichen Empfehlungen der Eidgenössischen Kommission für AIDS-Fragen

Die Entwicklung von Routinen im Umgang mit AIDS – vor allem aber der Kontext des »neuen« AIDS – bewirkten in der nach wie vor in Deutschland von HIV/AIDS besonders betroffenen Gruppe der MSM eine zunehmende Verbreitung von Strategien der Risikominimierung, die nicht selten die alten Strategien der vermeintlichen Risikoeliminierung ablösten. Die dabei am meisten verbreitete Strategie ist die des »Serosorting«. Unter Serosorting wird die Suche nach Sexpartnern mit dem gleichen Serostatus verstanden, um bei Analverkehr vom Gebrauch des Kondoms absehen zu können (dies ist auch der Kerngedanke des Modells der ausgehandelten Sicherheit – »negotiated safety« – innerhalb serostatuskonkordanter Paarbeziehungen). Dieser Strategiewandel (weniger der verantwortlichen Präventionsagenturen als der schwulen Männer selbst) ist nicht nur in Deutschland, sondern auch in anderen westeuropäischen Ländern, in den USA, in Australien und Kanada zu beobachten (zur Entwicklung in Deutschland vgl. Bochow 2005, Bochow/Schmidt/Grote, 2008; einen instruktiven internationalen Überblick bieten Kippax/Race 2003). Unter MSM wird ein solches Serosorting auch von vielen positiven Männern betrieben trotz der Warnungen eines Teils der Ärzteschaft vor der Entwicklung von »Superinfektionen« und Resistenzen gegenüber antiretroviralen Medikamenten. Die Diskussion um die Wahrscheinlichkeit und Gefährlichkeit von »Superinfektionen« nahm in Deutschland jedoch einen vergleichsweise geringen Raum ein. Im Gegensatz dazu zog eine Empfehlung der Eidgenössischen Kommission für AIDS-Fragen (EKAF) von 2008 besondere Aufmerksamkeit auf sich (Vernazza et al. 2008). Die Hauptaussage ihrer Empfehlungen machten die Schweizer Ärzte und Präventionsakteure gleich zur Überschrift ihres Artikels: *HIV-infizierte Menschen ohne andere STD sind unter wirksamer antiretroviraler Therapie sexuell nicht infektiös*. Die Autoren formulierten zwar drei Bedingungen, unter denen ihre Aussage gelten würde, diese nahmen der Aussage allerdings nichts von ihrer provozierenden Wirkung. Als Bedingungen der Nicht-Infektiosität von antiretroviral behandelten Menschen formulierten die Schweizer Experten die Therapie-Adhärenz der Patienten unter ärztlicher Kontrolle, eine Viruslast unter der Nachweisgrenze und das Nichtvorhandensein von anderen sexuell übertragbaren Erregern (Vernazza et al. 2008: 165).

Die EKAF hatte ihre Empfehlungen zunächst vor allem in Hinblick auf Partner in serostatusdiskordanten Paarbeziehungen formuliert. Maßgeblich waren dabei Konflikte mit dem Schweizer Strafgesetzbuch, die bei natürlicher Empfängnis bei serostatusdiskordanten Paaren zum Tragen kommen können (Strafbarkeit ungeschützter vaginaler/analer Kontakte, die HIV-positive Personen eingehen). Da ein Großteil der positiven MSM (nicht nur in Deutschland) zu dem zu HIV/AIDS besonders gut informierten Personenkreis gehört, war für eine Reihe von Männern in der Hauptbetroffenengruppe die Botschaft der Nicht-Infektiosität bei einer Viruslast unter der Nachweisgrenze keineswegs neu, zumal HIV-Ärzte hinter vorgehaltener Hand diese Annahme durchaus äußerten. Geradezu sensationell für den deutschen medizinischen Diskurs war jedoch, dass nun Ärzte und Präventionsakteure den Mut zu solch einer »starken« öffentlichen Empfehlung fanden. Im Empfinden vieler (behandelter) Positiver wurde diesen endlich das Stigma genommen, eine permanent bedrohliche Infektionsquelle zu sein (Gekeler/Aretz 2009). Die Diskussion über die EKAF-Aussagen zur Nichtinfektiosität HIV-Positiver setzte in Deutschland zunächst zögerlich ein. Bald wurde jedoch der von den Schweizer Fachleuten für ihre Empfehlungen vorgegebene Rahmen von serostatusdiskordanten Paarbeziehungen überschritten. Bernd Vielhaber, ein profilierter Medizinjournalist im Bereich von HIV/AIDS, zog schon Anfang 2008 vor der breiter einsetzenden Diskussion, auf die Schweizer Überlegungen und andere Studien zurückgreifend und auf das vor allem Kondom-basierte HIV-Präventionskonzept zielend, knappe und zugespitzte Schlussfolgerungen:

»Das Risiko einer HIV-Übertragung unter sART (suppressive antiretrovirale Therapie, M.B.) ist somit in der Größenordnung von normalen Lebensrisiken (z.B. mit dem Flugzeug fliegen oder Auto fahren), weit geringer als ungeschützter Oralverkehr mit einer HIV-positiven Person ohne Therapie und sogar kleiner als das Risiko beim Kondom-geschützten Anal- oder Vaginalverkehr ohne sART« (Vielhaber 2008: 13).

## VII. »Zunehmende Sorglosigkeit« oder anhaltende Medizinergläubigkeit?

Treffen die Aussagen von Vielhaber zu und werden sie unter MSM breit rezipiert, sind die Konsequenzen für die bisher verfolgte AIDS-Prävention gravierend. Wird sich in absehbarer Zeit (vor allem) in den großstädtischen Schwulenszenen das Bewusstsein durchsetzen, dass eine Viruslast unter der Nachweisgrenze bei HIV-Infizierten viel bedeutsamer ist als der »habitualisierte« Gebrauch des Kondoms, auch bei Sexkontakten außerhalb von Paarbeziehungen? Die letzte große Erhebung von 2007 unter MSM – also vor der öffentlichen Debatte über die Infektiosität von mit sART behandelten Menschen – lieferte hierzu keine Anhaltspunkte. Lediglich drei Prozent der negativ Getesteten und fünf Prozent der positiv Getesteten stimmen der vorgegebenen Aussage »Die neuen Kombinationstherapien bewirken, dass behandelte Menschen mit HIV/AIDS das Virus nicht mehr übertragen« zu (Bochow/Schmidt/Grote, 2008: 109). Die häufig vertretene These, positive MSM in Deutschland wüssten im Prinzip schon längst, dass sie unter sART sexuell nicht infektiös sind, war 2007 somit nicht haltbar. Dies mag für eine Reihe von Positiven, die den aktuellen Wissenschaftsdiskurs verfolgen, zutreffen (oder auf Patienten bestimmter Schwerpunktpraxen), nicht jedoch für die Mehrheit positiver MSM in Deutschland.

Die EKAF-Schlussfolgerungen werden gegenwärtig weder im deutschen Mediziner-Establishment noch bei den leitenden Akteuren der AIDS-Prävention uneingeschränkt akzeptiert. Dass neun Zehntel der über 8000 in Deutschland befragten MSM sich 2007 noch sehr skeptisch zu der Nicht-Infektiosität von antiretroviral behandelten Positiven äußern, lässt auf ein großes Vertrauen in »konservativ« argumentierende Mediziner schließen. Abzuwarten bleibt, wie sich diese Haltung in den nächsten Jahren entwickeln wird, von abrupten Einstellungsänderungen ist zunächst nicht auszugehen.

Die noch anhaltende Vorsicht unter schwulen Männern dementiert bislang jedoch die immer wieder behauptete »zunehmende Sorglosigkeit«, die sich unter ihnen breitmache. Vor dem Hintergrund der seit 2002 beobachteten Zunahme von registrierten HIV-Infektionen vor allem unter MSM wurde in unterschiedlichsten Zusammenhängen ein zunehmendes Risikoverhalten in dieser Gruppe vermutet. Die Behauptung zunehmender »Sorglosigkeit« von MSM (oder generell von jungen Erwachsenen) wurde auch von Vertretern der AIDS-Hilfen mehrfach geäußert. Kai-Uwe Merkenich, Geschäftsführer der Berliner AIDS-Hilfe, belebte in diesem Zusammenhang sogar die in den 1980er Jahren oft geäußerte Befürchtung wieder, dass bisexuelle Männer zur Verbreitung des HI-Virus in der heterosexuellen »Allgemeinbevölkerung« beitragen würden:

»Viele junge Leute denken, das betrifft nur Ältere. Jugendliche probieren heute viel aus. Sie sagen nicht, ich bin hetero oder schwul, sondern machen alles. Berlin ist eine multisexuelle Stadt. Leider sieht man das auch an den Infektionen. Es gibt Freundeskreise, da hatten alle irgendwann Sex miteinander. So entstehen Infektionsketten, ein neues Phänomen, vor allem in der Party-Club-Szene mit elektronischer Musik, in der auch Partydrogen kursieren, die die Vernunft ausschalten. Vom Hauptschüler bis zum Gymnasiasten sind da alle Bildungsniveaus vertreten« (Merkenich, 2007: 26).

Diese Form anekdotischer Evidenz ist in den deutschen Medien in den letzten Jahren häufig kolportiert worden. Die empirische Evidenz, die aus den in Deutschland bislang erhobenen Daten abgeleitet werden kann, bestätigt dies nicht. Die fachlich zuständigen Epidemiologen des Robert-Koch-Instituts (RKI) schlagen – traditionell vorsichtig und abgewogen formulierend – eine andere Interpretation der ihnen zugänglichen Informationen vor. Als »wahrscheinlichste Deutung« der vorliegenden Daten gilt für sie, »dass sich die Zunahme der neudiagnostizierten HIV-Infektionen zu einem kleineren Anteil aus vermehrter Testdurchführung und zum größeren Teil aus einer tatsächlichen Zunahme von Neuinfektionen zusammensetzt«. Die Zunahme der Neuinfektionen wiederum kommt nach Einschätzung der RKI-Epidemiologen »nicht durch ein abnehmendes (...) Schutzverhalten, sondern durch eine Zunahme sexuell übertragbarer Infektionen zustande« (RKI 2008: 2); eine Zunahme von STD, vor allem von Syphilis, unter MSM erhöhe die Übertragungswahrscheinlichkeit von HIV.

## VIII. Ausblick

Ob die Zahl der HIV-Neuinfektionen sich in Deutschland inzwischen stabilisiert oder weiter zunimmt, kann gegenwärtig noch nicht beurteilt werden (siehe RKI 2009). Sowohl eine weitere Zunahme wie auch – umgekehrt - ein Rückgang der beobachteten HIV-Neuinfektionen haben allerdings ohnehin keine direkten Auswirkungen auf die Risikowahrnehmung von Männern, die Sex mit Männern haben. Die vorliegenden Erhebungen belegen, dass eine quantitativ bedeutsame Gruppe von MSM seit langem mehr oder weniger differenzierte Strategien der Risikominimierung entwickeln, mit denen sie den von ihnen verlangten konsequenten und kontinuierlichen Kondomgebrauch umgehen (Bochow 2005; Bochow/Schmidt/Grote 2008). Diese Strategien mögen teilweise defizitär und illusionär sein, sie sind jedoch kein Ausdruck von Sorglosigkeit. Selbst Situationen, bei denen von »Sero-Guessing« anstelle von »Serosorting« ausgegangen werden muss, sind eher durch illusionäre Vorstellungen denn vom bewussten Eingehen von Infektionsrisiken geprägt. Wenig hilfreich wären in dieser Situation Versuche, von schwulen Männern wieder eine strikte »Safer-Sex-Compliance«, die gleichgesetzt wird mit »Kondom-Compliance«, zu verlangen. Erfolgsversprechender dürften massenmediale und personalkommunikative Interventionen sein, die schwule Männer bei ihren Risikominderungsstrategien helfen, fatale Irrtümer zu vermeiden und illusionäre Verkennungen zu durchschauen. Trotz der mit der erfolgreichen Behandlung der HIV-Infektionen einhergehenden primärpräventiven Effekte bedarf es auch weiterhin einer auf individuelle Lernstrategien setzenden und gesellschaftliche Rahmenbedingungen beachtenden Prävention, wie sie Rosenbrock schon 1986 gefordert hat. Ohne eine solche Form der Prävention wäre die biomedizinische Prävention wirkungsloser als sie das selber von sich behauptet.

*Der Autor dankt Martin Dannecker, Ulrich Marcus, Axel J. Schmidt und Michael T. Wright für ihre vielfältigen nützlichen Hinweise bei der Redaktion dieses Beitrags.*

## Literatur

Bochow, Michael (1997): Schwule Männer und AIDS. Eine Befragung im Auftrag der Bundeszentrale für gesundheitliche Aufklärung. AIDS-Forum Bd. 31. Berlin.

Bochow, Michael (2001): Schwule Männer, AIDS und Safer Sex – Neue Entwicklungen. Eine Befragung im Auftrag der Bundeszentrale für gesundheitliche Aufklärung. AIDS-Forum Bd. 40. Berlin.

Bochow, Michael (2005): Safer Sex: Quo vadis?, in: AIDS-Hilfe Frankfurt (Hrsg.): Vielfältig verbunden – 20 Jahre AIDS-Hilfe Frankfurt. Miltenberg und Frankfurt a.M., 137-144.

Bochow, Michael/Wright, Michael T./Lange, Michael (2004): Schwule Männer und AIDS: Risikomanagement in den Zeiten der sozialen Normalisierung einer Infektionskrankheit. Eine Befragung im Auftrag der Bundeszentrale für gesundheitliche Aufklärung. AIDS-Forum Bd. 48. Berlin.

Bochow, Michael/Schmidt, Axel J./Grote, Stefanie (2008): Schwule Männer und AIDS: Lebensstile, Szene, Sex 2007. Eine Befragung im Auftrag der Bundeszentrale für gesundheitliche Aufklärung. Forschungsgruppe Public Health, Wissenschaftszentrum Berlin für Sozialforschung. Berlin.

Clement, Ulrich (1986): Zur Sozialpsychologie des »Safer Sex«, in: Matthias Frings (Hrsg.): Dimensionen einer Krankheit – AIDS. Reinbek bei Hamburg, 227-238.

Clement, Ulrich (1988): Zum Wahrheitsgehalt empirischer Sexualbefragungen. Vortrag auf der 16. Wissenschaftlichen Tagung der Deutschen Gesellschaft für Sexualforschung, Berlin 6.-8.10.1988. Unveröffentlichtes Manuskript.

Dannecker, Martin (1987): Sexuelle Liberalisierung und AIDS, in: Martin Dannecker. Das Drama der Sexualität. Frankfurt a.M., 158-168.

Dannecker, Martin (2000): Wider die Verleugnung sexueller Wünsche, in: AIDS-Infothek 12(1), 4-10.

Dannecker, Martin (2002): Erosion der HIV-Prävention, in: Zeitschrift für Sexualforschung 15(1), 58-64.

Dannecker, Martin (2006): Abschied von AIDS, in: Zeitschrift für Sexualforschung 19(1), 63-67.

Dannecker, Martin (2007): Zur Transformation von AIDS in eine behandelbare Krankheit, in: Volkmar Sigusch (Hrsg.): Sexuelle Störungen und ihre Behandlung. Stuttgart und New York, 257-262.

Frankenberg, Günter (1994): Deutschland – Der verlegene Triumph des Pragmatismus, in: David Kirp/ Ron Bayer (Hrsg.): Strategien gegen AIDS. Ein internationaler Politikvergleich. Berlin, 134-172.

Frings, Matthias (1986) (Hrsg.): Dimensionen einer Krankheit – AIDS. Reinbek bei Hamburg.

Gekeler, Corinna/Aretz, Bernd (2009): Sexualität im Wandel. Positive Begegnungen 2008 in Stuttgart, in: INFACT AIDS-Hilfe Magazin 2(6),15-17.

Halter, Hans (1985) (Hrsg.): Todesseuche AIDS. Reinbek bei Hamburg.

Kippax, Susan/Race, Kane (2003): Sustaining safe practices: twenty years on. Social Science & Medicine 57(1), 1-12.

Koch, Michael G. (1987): AIDS: vom Molekül zur Pandemie. Heidelberg.

Marcus , Ulrich (2000): 20 Jahre HIV-/AIDS-Epidemie in Deutschland, in: Ulrich Marcus (Hrsg.): Glück gehabt ? Zwei Jahrzehnte AIDS in Deutschland. Berlin und Wien, 1-62.

Merkenich, Kai-Uwe (2007): Die neue Sorglosigkeit. Interview mit Anja Schlender, in: Berliner Zeitung vom 1.12.2007, 26.

Reiche, Reimut (1988): AIDS im individuellen und kollektiven Unbewussten. Zeitschrift für Sexualforschung 1(2),113-122.

RKI – Robert-Koch-Institut (2008): Epidemiologisches Bulletin, Sonderausgabe A. Berlin.

RKI – Robert-Koch-Institut (2009): Epidemiologisches Bulletin, Nr.21. Berlin.

Rosenbrock, Rolf (1986): AIDS kann schneller besiegt werden. Gesundheitspolitik am Beispiel einer Infektionskrankheit. Hamburg.

Rosenbrock, Rolf/Schaeffer, Doris (Hrsg.) (2002): Die Normalisierung von AIDS. Politik – Prävention – Krankenversorgung. Berlin.

Rühmann, Frank (1986): Sicherer Sex, in: Sigusch, Volkmar/Gremliza, Hermann L. (Hrsg.): Operation AIDS – Das Geschäft mit der Angst (Sexualität Konkret, Heft 7). Hamburg.

Schmidt, Axel J./Bochow, Michael (2009): Trends in Risk Taking and Risk Reduction Among German MSM. Results of Follow-Up Surveys »Gay Men and AIDS« 1991-2007. Discussion Paper Forschungsgruppe Public Health.SP I 2009-303. Berlin .

Vernazza, Pietro et al. (2008): HIV-infizierte Menschen ohne andere STD sind unter wirksamer antiretroviraler Therapie nicht infektiös, in: Schweizerische Ärztezeitung 89(5), 165-169.

Vielhaber, Bernd (2008): Viruslast in Genitalsekreten und Transmissionswahrscheinlichkeit – Versuch eines Überblicks über den Stand der Forschung, in: HIV REPORT.DE 1, 2-15.

Gesine Bär

# Krankenkassen als Partner der Kommunen bei der gesundheitsfördernden Stadt(teil)entwicklung

Stadtteile und spezieller die Programmgebiete des Bund-Länder-Programms »Soziale Stadt« haben in den letzten Jahren als viel versprechende Orte der gesundheitsbezogenen Primärprävention und Gesundheitsförderung Beachtung gefunden (Sachverständigenrat 2008: Abs 852). Auf bundespolitischer Ebene wird das Interesse an einer stärkeren Verknüpfung von Gesundheitsförderung und sozialer Stadtentwicklung an den ersten Kontakten zwischen den Bundesministerien Gesundheit und Stadtentwicklung deutlich (Bundestransferstelle 2008). In der Folge sind 2008 bundesweit 16 Regionalkonferenzen durch die Regionalen Knoten des Koordinationsverbundes »Gesundheitsförderung bei sozial Benachteiligten« mit Akteuren aus den Programmgebieten der Sozialen Stadt durchgeführt (Gesundheit Berlin 2009) und ein entsprechender Stadtteil-Themenschwerpunkt auf der Website des Kooperationsverbundes entwickelt worden (www.gesundheitliche-chancengleichheit.de). Diese Dynamik wird zusätzlich durch verschiedene in dichter Folge erschienene Arbeitshilfen zu diesem Thema belegt (Bär/Böhme/Reimann 2009c; BKK Bundesverband 2009; Kooperationsverbund 2008; Loss et al. 2008) sowie durch verschiedene von Bundes- und Landesebene geförderten Modellprojekte (Bär/Böhme/Reimann 2009b; Schumann 2007).

Die gesundheitsfördernde Stadt(teil)entwicklung wird jedoch nicht nur von der öffentlichen Hand oder der Public-Health- bzw. Stadtforschung thematisiert. Auch bei den Krankenkassen ist das Interesse am Setting »Gemeinde/Stadtteil« gewachsen (Bellwinkel 2007; Schmidt 2008). Grundlage dieses Engagements ist der Auftrag für gesundheitliche Primärprävention, wie er im Sozialgesetzbuch verankert ist:

»Die Krankenkasse soll in der Satzung Leistungen zur primären Prävention vorsehen (…). Leistungen zur Primärprävention sollen den allgemeinen Gesundheitszustand verbessern und insbesondere einen Beitrag zur Verminderung sozial bedingter Ungleichheit von Gesundheitschancen erbringen.« (Sozialgesetzbuch V, §20, Fassung vom 21.7.2004)

Die besondere Betonung der gesundheitlichen Chancengleichheit findet sich seit der Wiedereinführung des »Präventionsparagraphen« im Jahr 2000 im Gesetz. Damit einher ging die Forderung nach einer stärkeren Unterstützung von gesundheitsfördernden Settingansätzen und weniger Kursangeboten zur individuellen Prävention (Arbeitsgemeinschaft der Spitzenverbände 2008; Rosenbrock 2004: 14).

Auch der Stadtteil wird im Leitfaden »Prävention« der Spitzenverbände der Krankenkassen (heute: des gemeinsamen Spitzenverbandes der Krankenkassen) neben wichtigen Settings wie Betrieb, Schule und Kita explizit aufgeführt. Hier werden ebenfalls vor allem die Förderung von sozial benachteiligten Stadtteilen und die Kooperation mit dem Programm Soziale Stadt nachdrücklich empfohlen (Arbeitsgemeinschaft der Spitzenverbände 2008).

Damit stellt sich die Ausgangslage für eine gesundheitsfördernde Stadtteilentwicklung unter Beteiligung der Krankenkassen zunächst viel versprechend dar. Die Weichenstellungen zur Stärkung des Handlungsfeldes Gesundheit bei kommunalen und stadtteilbezogenen Aktivitäten zur Verminderung der gesundheitlichen Folgen von sozialer Ungleichheit sind vollzogen. Nun zeigt der Blick auf die Umsetzungspraxis jedoch, dass die Förder- und Handlungsappelle bislang nicht zu einer verstärkten Förderpraxis geführt haben. Die Beispiele, die das im Folgenden illustrieren, verweisen auf strukturelle Hemmnisse, die eine solche breite Setting-Praxis verhindern. Steuerungsinstrumente, wie gesetzliche Vorgaben (SGB V §20) oder konkrete Gesundheitsziele (Berliner Beispiel im Umsetzungspraxis 1) sind vorhanden, entfalten jedoch augenscheinlich nicht ausreichend Wirkung.

Da ein Präventionsgesetz bislang nicht beschlossen und eine Steuerung mit den Mitteln von »government« derzeit nicht umgesetzt werden können, stellt sich die Frage, ob geeignete Formen von »governance« eine breitere Wirkung im Setting Stadtteil erwirken. Jedoch auch die verstärkte Zusammenarbeit aller gesellschaftlichen Akteure wird schon länger und immer wieder gefordert. Aber auch hierfür gibt es keinen Automatismus zur Umsetzung in praktisches Handeln. Die genannten Modellprojekte zeigen, dass unter den gegebenen Rahmenbedingungen, ein Zusammenwirken von Kommune und Krankenkassen Einzelfall bezogenen lokalen Aushandlungsprozessen unterliegt und zudem zeitlich befristet ist. Ein verstärktes Engagement der Krankenkassen in diesem Bereich erfordert als eine wichtige Voraussetzung – um es an dieser Stelle schon einmal vorwegzunehmen – ein ebenfalls verstärktes Engagement der öffentlichen Hand durch die Förderung strategischer Partnerschaften, der Profilierung der öffentlichen Strukturen für Gesundheitsförderung und einen zusätzlichen öffentlichen Mitteleinsatz.

## Umsetzungspraxis1: Gesundheit als Handlungsfeld in den Programmgebieten der Sozialen Stadt

Das Handlungsfeld Gesundheit wird bereits 2001 als eines von 16 zentralen Handlungsfeldern integrierter Stadtteilentwicklung bei der Programmumsetzung der Sozialen Stadt benannt (Difu 2001). Im Leitfaden der Bauministerkonferenz 2005 zur Programmausgestaltung wird die Gesundheitsförderung als ein Thema angeführt, das in den Quartieren zunehmend an Bedeutung gewinnt. Allerdings findet der festgestellte Bedeutungszuwachs auf sehr niedrigem Niveau statt. In der Mehrzahl der Programmgebiete bundesweit spielt die Gesundheitsförderung eine nachgeordnete Rolle. Dies zeigt Böhme in einer Sonderauswertung der von der Bundestransferstelle Soziale Stadt beim Difu 2005/2006 durchgeführten dritten bundesweiten Befragung der Programmgebiete (Böhme 2007). Nur bei einem Drittel der befragten Gebiete zählt Gesundheit zu den im Entwicklungskonzept aufgenommenen Handlungsfeldern. Von 19 abgefragten Handlungsfeldern ist das Platz 17. Auch die Gesundheitsämter sind in den wenigsten Gebieten in die Konzeption der Strategiepapiere eingebunden. In rund jedem fünften befragten Gebiet ist die Fachverwaltung beteiligt gewesen – das ist die unter allen 15 abgefragten Verwaltungsbereichen geringste Beteiligung. Die Ergebnisse machen aber auch deutlich, dass sich die Beteiligung des Gesundheitsamts lohnt: in zwei von drei Gebieten, in denen die Fachverwaltung an der Konzeptbearbeitung beteiligt war, wurde das Handlungsfeld Gesundheit explizit berücksichtigt. Das hatte zur Folge, dass in ungefähr der Hälfte sowohl Maßnahmen zum Themenfeld durchgeführt als auch gesundheitsbezogene Verbesserungen im Quartier festgestellt wurden (ebd.: 9).

Jedoch auch eine erhöhte politische Aufmerksamkeit und die explizite Zielvorgabe zur Verbesserung der gesundheitlichen Lage im Gebiet haben allein nicht zu einer verstärkten Aktivität in diesem Bereich geführt. Anhand der Daten der Berliner Senatsverwaltung für Stadtentwicklung lässt sich dies zeigen. Seit 2003 hat der Senat den Quartiersentwicklern neun strategische Ziele vorgegeben. Eines davon nimmt das Handlungsfeld Gesundheit in den Blick (Ziel 6 »Besseres Gesundheitsniveau«). In allen Quartieren werden die durchgeführten Maßnahmen im Rahmen der jährlichen Berichterstattungen den neun Zielen zugeordnet. Zwar kann man davon ausgehen, dass Gesundheitsförderung durch die Aufnahme in den Zielbaum in allen Quartieren stärker ins Bewusstsein gerückt ist, auch dort wo es nicht als Handlungsfeld mit Priorität ausgewählt wurde. Dennoch machen die zugeordneten »Gesundheitsprojekte« in den vergangenen Jahren nur zwischen 5-6 % aller insgesamt durchgeführten Projektaktivitäten aus.[1]

## Umsetzungspraxis 2: Die nicht-betriebliche Settingförderung »Stadtteil/Ort« der GKV

Betrachtet man den Bereich der krankenkassengetragenen Förderung sogenannter nicht-betrieblicher Settings muss man vorwegschicken, dass das Fördervolumen deutlich hinter der von den Spitzenverbänden der Krankenkassen gesetzten Empfehlung zurückbleibt. Nur gut die Hälfte der avisierten 50 Cent pro Versichertem wurde 2007

1 6,1 % mit 85 Projekten in 2004, 5,6 % mit 113 Projekten in 2005, 5,1 % mit 76 Projekten in 2006, 6,3 % mit 82 Projekten in 2007; in die Wertung eingegangen sind nur die 17 Quartiersverfahren, die bereits seit Einführung des Zielbaums 2003 aktiv sind (Senatsverwaltung für Stadtentwicklung 2008, 2009).

in diesem Förderbereich ausgegeben.[2] Insgesamt waren das 17,58 Millionen Euro bzw. knapp 6 % der Gesamtausgaben für Prävention und Gesundheitsförderung nach § 20. Den größten Anteil an den Gesamtausgaben hat der Bereich der individuellen Prävention mit 83 % (250,08 Millionen Euro) (Bundesministerium für Gesundheit 2009).

Seit der Überarbeitung des Präventionsleitfadens der Krankenkassen 2006 ist die kommunale bzw. stadtteilbezogene Gesundheitsförderung als eigener Abschnitt beschrieben, wobei auch betont wird, dass es sich hierbei um einen für die Krankenkassen neuen Aufgabenbereich handelt. Die Zusammenarbeit mit Partnern aus dem Bund-Länder-Programm »Soziale Stadt« sowie aus dem »Gesunde-Städte-Netzwerk« wird für die Weiterentwicklung des Förderbereichs angeregt. Besonders hervorgehoben werden auch »integrierte Handlungskonzepte«, in denen Maßnahmen und Akteure der Gesundheitsförderung zur gemeinsamen Steuerung der Settingentwicklung benannt werden. Das Spektrum der möglichen Handlungsfelder wird weit aufgemacht.[3]

Den Präventionsberichten des Medizinischen Dienstes lassen sich einige Informationen zur Konzeption und Umsetzung der geförderten Projekte im Setting »Stadtteil/Ort« entnehmen. Unter den geförderten Maßnahmen in »nicht-betrieblichen Settings« in 2007 fällt der Förderbereich »Stadtteil/Ort« mit 4,5 % der geförderten Maßnahmen gegenüber Settings wie Schulen und Kitas sehr niedrig aus. Jedes fünfte Projekt in diesem Förderbereich wurde für Grundschulen (22 %) oder Kitas (21 %) gemeldet. Hauptschulen und Berufsschulen zählen mit jeweils 16 % der gemeldeten Projekte ebenfalls zu den Spitzenreitern. Insgesamt wurden von 2001 bis 2007 348 kommunale Projekte von den Kassen gefördert (Medizinischer Dienst 2002-2008).

Diese Zahlen unterstreichen in der Tat, dass das Setting Stadtteil für die Krankenkassen noch Neuland darstellt. Zudem könnte nur eine vertiefende qualitative Analyse dieser Projekte klären, in wie weit hier tatsächlich gesundheitsfördernde Stadtteilentwicklung im Sinne einer strukturverändernden Settingentwicklung gefördert werden konnte und ob sich im Zeitverlauf eine qualitative Veränderung in der Bewilligungspraxis durch die Kassen feststellen lässt.[4] Göckenjan, Hauß und Rosenbrock haben 1983 zum Thema »Betriebskrankenkassen und Prävention« folgendes resümmiert:

---

2 Allein die Ortskrankenkassen kommen mit Ausgaben von 47 Cent pro Versichertem dieser Marge nahe.

3 »Hierzu gehören u.a. Kinder- und Jugendhilfe, Sport und Freizeit, soziale Aktivitäten und soziale Infrastruktur, Schule und Bildung, Stadtteilkultur, Zusammenleben unterschiedlicher sozialer und ethnischer Gruppen, Qualifizierung und Ausbildung, Verkehr, Familienhilfe, Seniorenhilfe, Gesundheit.« (Arbeitsgemeinschaft der Spitzenverbände 2008: 33f.)

4 Lediglich einzelne Krankenkassen bzw. Krankenkassenverbände fallen auf, die die Settingförderung im Stadtteil deutlicher profiliert haben, beispielsweise im Rahmen eines eigenen Förderschwerpunkts (wie die Techniker Krankenkasse) oder über Modellprojekte (wie BKK-Bundesverband sowie die BKK-Landesverbände Bayern, NORD und Ost) (vgl. Bär/Böhme/Reimann 2009b). In einigen Fällen konnte sogar eine kassenübergreifende Zusammenarbeit erreicht werden. Die Modellprojekte »Gesundheitsteams vor Ort« in Mainz und Trier sind dafür gelungene Beispiele (Bär/Böhme/Reimann 2009c: 105).

»Immer mehr Krankenkassen gehen dazu über, entweder dauerhaft oder einmalig gesundheitspolitische Aktionen und Maßnahmen durchzuführen, die über ihren ›normalen‹ Kassenalltag hinausgehen. (…) Seltener sind Maßnahmen, die Veränderungen krank machender Bedingungen selbst zum Ziel haben. Vieles spricht jedoch dafür, dass gerade dies gesundheitspolitisch am wirkungsvollsten sein könnte. Bislang stellen solche Maßnahmen aber noch Einzelaktionen von Kassen dar. Erfahrungen über solche Maßnahmen werden kaum ausgetauscht.« (Göckenjan et al. 1983) Ein systematischer Erfahrungsaustausch und vertiefende Analyse der Rahmenbedingungen scheint auch heute noch angemessen. Die Präventionsberichte sind eine deutliche Verbesserung gegenüber dem Stand der 1980er Jahre. Auch wenn letztlich Fragen über die Qualität der Projekte offen bleiben, liefern die Berichte wichtige Anhaltspunkte über die Setting-Aktivitäten der Krankenkassen.

Der quantitativen Auswertung des Präventionsberichts zufolge richten sich die Projekte in 2007 im Setting »Stadtteil/Ort« an spezifische Zielgruppen, 80 % haben Kinder und Jugendliche unter 15 Jahren im Blick. Immerhin 70 % geben eine Kombination von verhaltens- und verhältnispräventiven Aktivitäten an. Die Stadtteilprojekte werden typischerweise in den Handlungsfeldern Ernährung und Bewegung umgesetzt. Im Zusammenhang mit der hier diskutierten Frage der Mitwirkung der Krankenkassen bei der kommunalen Gesundheitsförderung sind zwei Aspekte von besonderer Bedeutung:

- Nahezu in allen Projekten existiert eine Steuerungsstruktur, in der meist die öffentliche Hand (44 %, 17 von 39 Projekten) und bei einem Drittel auch die beteiligten Krankenversicherungen vertreten sind.
- In immerhin 27 % der Projekte (13 von 48) sind auch andere Krankenkassen neben der fördernden vertreten. Das ist der höchste prozentuale Wert unter den verschiedenen ausgewiesenen Settings (Medizinischer Dienst 2008b: 24-26).

Nun lässt sich schwer beurteilen, ob diese Anteile auch bei höheren Fallzahlen entsprechend ausfallen würden. Was in den wenigen geförderten Stadtteilprojekten gesundheitspolitisch sinnvoll angelegt werden konnte, ist unter den gegenwärtigen Rahmenbedingungen nicht attraktiv für die Krankenkassen. Als im Wettbewerb stehende Unternehmen sind die Präventionsaktivitäten ein Mittel sich gegen die Mitbewerber abzusetzen. Eine kassenübergreifende Zusammenarbeit neutralisiert diese Profilierungsmöglichkeit.

## Rahmenbedingungen für die Krankenkassen bei der Mitwirkung in lokalen Partnerschaften zur gesundheitsfördernden Stadtteilentwicklung

Die genannten Beispiele zeigen, dass bei der Setting-Förderung allgemein und speziell im Setting der marginalisierten Stadtteile zwischen Anspruch und Umsetzungspraxis eine erhebliche Diskrepanz besteht. Trotz offensichtlich guter Absichten und expliziter Nennung des Fördergebietes in Sachverständigengutachten, Förderleitfäden und strategischen Zielprozessen lässt sich keine signifikante Ausweitung auf Projektebene feststellen. Offensichtlich gibt es wirkmächtige Hemmnisse für eine Veränderung der Praxis in diesem Bereich.

Der BKK-Bundesverband hat zur »Primärprävention im Kontext sozialer Ungleichheit« 2003 verschiedene Gutachten in Auftrag gegeben. In seinem Dachgutachten hatte Rolf Rosenbrock einen Politikvorschlag zur Umsetzung des »Präventionsparagraphen« durch die GKV unterbreitet (Rosenbrock 2004). An dieser Stelle wurden auch die vier Bereiche skizziert, die einer optimalen Umsetzung des gesetzlichen Auftrags im Wege stehen:

»Primäre Prävention unterscheidet sich im Hinblick auf Akteure, Motive und Regulierung ganz grundsätzlich von der den Kassen vertrauten Welt der Finanzierung und Steuerung der Krankenversorgung.«

»Zum anderen können sich die Kassen bei der Lösung der dabei auftretenden Unklarheiten und Probleme auch nicht auf einen wissenschaftlichen oder politischen Konsens im Hinblick auf Gegenstandsbereich, Interventionsfelder, Konzepte, Wirkungserwartungen und Qualität in der Prävention etc. stützen.«

»Zum dritten gibt es im Hinblick auf primäre Prävention auch weder einen wissenschaftlichen noch einen politischen Konsens über fachliche und institutionelle Zuständigkeiten zwischen Staat, Krankenkassen, anderen Sozialversicherungen, gewinnwirtschaftlichen Unternehmen, NGOs etc.«

»Und schließlich (…) unterliegen zahlreiche infrage kommende Akteure (…) materiellen wie immateriellen Anreizen, die vielfach einer zielführenden Umsetzung primärer Prävention mit dem Schwerpunkt auf Aktivitäten mit und für sozial benachteiligten Gruppen nicht förderlich sind.« (ebd., 22ff.)

Optimistisch wurde in diesem Gutachten empfohlen, wesentliche Kernelemente des betrieblichen Setting-ansatzes auf sozial benachteiligte Stadtteile zu übertragen (ebd., S.88ff.). Das Potenzial, das die Instrumente und Strukturen des Bund-Länder-Programms »Soziale Stadt« in diesem Zusammenhang bieten kann, konnte in einem vertiefenden Teilgutachten aufgezeigt werden (Bär/Buhtz/Gerth 2004). Im Rahmen des Forschungsprojekts »Mehr als gewohnt. Stadtteile machen sich stark für Gesundheitsförderung« war die Mitwirkung der Krankenkassen bei der gesundheitsfördernden Stadtteilentwicklung in drei Fallstudienstadtteilen ein zentraler Beobachtungsbereich (Bär/Böhme/Reimann 2009a). Die in Vorbereitung der Fallstudien befragten Experten[5] äußerten sich jedoch skeptisch, was den Einsatz des Modells »betriebliche Gesundheitsförderung« im Setting Stadtteil betraf und präzisierten die oben genannten hemmenden Rahmenbedingungen für die Kassen: Mehr noch als Betriebe würden Stadtteile eine mitglieder-unabhängige Förderung nötig machen, was für die Krankenkassen vor ihren Mitgliedern begründungsbedürftig und daher wenig attraktiv sei. Kassen würden

5 Einschränkend muss auf die kleine Fallzahl hinter diesen Aussagen hingewiesen werden (N=52).

zudem vor der Komplexität des Settings Stadtteil und der großen organisatorischen Aufgabe der Strukturentwicklung zurückschrecken. Zudem seien Projekte in sozial benachteiligten Stadtteilen im Verhältnis von eingesetzten Mitteln zu erreichten Teilnehmern erfahrungsgemäß teuer. Und schließlich wurden Probleme bei der Verstetigung beispielsweise von geförderten Kursen im Stadtteil gesehen, da die beteiligten kommunalen Partner häufig keine Fortführung und kontinuierliche Förderung der Angebote sicherstellen können (ebd.). Dieser Verweis auf die Eigenheiten des Settings Stadtteil ließ eine präzisiere Beschreibung der Besonderheiten dieses Settings notwendig erscheinen.

## Besonderheiten des Settings Stadtteil[6]

Kennzeichnend für die gesundheitsfördernde Stadtteilentwicklung ist, dass das Setting »Stadtteil« durch diffuse räumliche Grenzen, lokal sehr unterschiedlich ausgeprägte koordinative Strukturen, im Prozess zu definierende Teilnehmerkreise und verschiedene eigenständige Teilsettings (z.B. Schule, Kita, Betriebe) mit jeweils eigenen Zielen und Aufgabenstellungen geprägt wird (Bär/Böhme/Reimann 2009c). Trotz dieser Heterogenität und tendenziellen Unübersichtlichkeit lassen sich verschiedene Funktionen identifizieren, die für die Stadtteilebene zur Entwicklung lokaler Innovationen für Gesundheitsförderung sprechen:

1) Koordinative Funktion: Der Stadtteil umfasst zahlreiche andere Settings bzw. besteht aus Teilsettings, insbesondere Schulen, Kitas und Betriebe. Diese Einrichtungen stehen zur Stadtteilebene nicht in Konkurrenz, sondern können sich als Teil eines raumbezogenen Gesamtkonzepts einfügen. Im Rahmen einer abgestimmten Stadtteilstrategie kommt den aktiven Teilsettings eine wichtige Funktion zu, in dem sie die Gesundheit der Kinder und Jugendlichen selbständig mit den Mitteln und Methoden ihrer Organisation befördern und gleichzeitig die übergreifende Entwicklung im Stadtteil qualifizieren.
2) Kumulative Funktion: Durch das gemeinsame Vorgehen ergibt sich für die Mitwirkenden am Entwicklungsprozess ein erhöhter Nutzen im Vergleich zur Alternative des Einzelkämpfertums. Die Verständigung auf gemeinsame Handlungsbedarfe führt zu Synergieeffekten zwischen Einrichtungen und größeren Wirksamkeitserwartungen der Aktiväten für die Zielgruppen. Die gemeinsame Mittelakquise ist oft nur wegen des gemeinsam formulierten – erhöhten – Bedarfs möglich. Die Vielzahl der beteiligten Stadtteilakteure rechtfertigt eine lokale Koordinierung, von der einzelne Einrichtungen bei der Umsetzung ihrer gesundheitsfördernden Aktivitäten profitieren. Gleiches gilt für den Einsatz einer wissenschaftlichen Begleitung.

6 Experteninterviews mit sechs ausgewiesenen Fachleuten der krankenkassengetragenen betrieblichen Gesundheitsförderung im Juli 2007 (vgl. Bär/Böhme/Reimann 2009a: Anhang).

3) Initiierende Funktion für lokale Lernprozesse und gebietsbezogene Innovation: Der Austausch auf Stadtteilebene über »gute lokale Praxis«, über Bedarfe und Projekterfahrungen sowie das Hereinholen externer Expertise, zusätzlicher Ressourcen und Akteure ermöglicht bessere Rahmenbedingungen im Sinne der Kriterien des Setting-Ansatzes.
4) Komplementäre Funktion zu anderen Settings: Durch den organisationsunspezifischen Blick auf die gesundheitliche Situation im Gebiet werden eher Zielgruppen sichtbar, die zu den »vergessenen Zielgruppen« (Altgeld/Leykamm 2003) zählen und bislang nicht bzw. nur unzureichend über Schulen oder Kitas erreicht werden. Dies sind z.B. sozial benachteiligte Männer und männliche Jugendliche oder auch Arbeitslose (v.a. mit Migrationshintergrund) sowie ältere Menschen. Zu den Koordinierungsaufgaben auf Stadtteilebene zählt es, entsprechend fehlende Akteure einzubinden und die Maßnahmenentwicklung anzuregen.
5) Politisierung und Entwicklung von »Integrationskoalitionen«[7]: Als Teil kommunaler Gesundheitsförderung eignet sich die gesundheitsfördernde Stadtteilentwicklung in besonderem Maße, die Stärkung der politischen Verantwortung für Gesundheitsförderung und Verminderung sozialer Ungleichheit zu thematisieren. Das verstärkte kommunale Engagement wiederum fördert die Beteiligung anderer gesellschaftlicher Akteure (z.B. Sozialversicherung, soziale Träger, lokale Einrichtungen, Ehrenamtliche) und führt zu lokalen Koalitionen, die im wissenschaftlichen Diskurs mit »local governance« (Geißel 2006; Holtkamp 2007) umschrieben werden. Aus Sicht von Public Health stellt der Stadtteilansatz in besonderem Maße ein »Labor« der Gesundheitsförderung im Sinne der Ottawa-Charta dar. Das integrierte Vorgehen für einen Stadtteil soll in Verbindung zum gesamtstädtischen Kontext stehen und somit einen Beitrag zu einem gesundheitsfördernden sektorenübergreifenden Politikansatz leisten.

## Gesundheitsfördernde Stadtteilentwicklung als »Ottawa-Labor« – ein gesundheitsfördernder und soziallagensensibler Politikansatz unter Beteiligung der Krankenkassen

Im Forschungsprojekt »Mehr als gewohnt. Stadtteile machen sich stark für Gesundheitsförderung.« konnten einige Instrumente für die gesundheitsfördernde Stadtteilentwicklung spezifiziert, erprobt und näher beschrieben werden. Diese sind den beteiligten Akteuren teils aus der sozialen Stadtteilentwicklung, teils aus der betrieblichen Gesundheitsförderung vertraut. Dabei haben sich moderierte Stadtteilkonferenzen

7 Im folgenden eine erweiterte Auflistung von (Bär/Böhme/Reimann 2009c: 17).

und Runde Tische, lokale Koordinierungsstellen und Verfügungsfonds als wichtige Qualitätselemente für eine gesundheitsfördernde Stadtteilentwicklung bewährt. Förderpartnerschaften von Kommunen und Krankenkassen sowie die politisch-administrative Rückendeckung für das stadtteilbezogene Vorgehen waren dafür eine wichtige Basis. Die Verstetigung dieser Partnerschaften stellt eine zentrale und bislang ungelöste gesundheitspolitische Herausforderung dar, um Gesundheit soziallagensensibel, Handlungsfelder übergreifend, sozialraumspezifisch und kontinuierlich fördern zu können.

Ein wichtiges Ergebnis der Fallstudien zur gesundheitsfördernden Stadtteilentwicklung ist, dass sich Krankenkassen (und zukünftig vermutlich auch andere Sozialversicherungsträger) für die kommunale und settingbezogene Gesundheitsförderung gewinnen lassen. Dies scheint allerdings für die übergeordneten Krankenkassenverbände leichter zu sein als für Einzelkassen, da sie wie beispielsweise im BKK- oder AOK-System die explizite Aufgabe haben, den Mitgliedskassen die soziallagensensible Gesundheitsförderung nach § 20 SGB V abzunehmen oder zumindest modellhaft Umsetzungswege zu entwickeln. Ein längerfristiges Engagement für bestimmte Stadtteile wird sich so allerdings nicht herstellen lassen. Wichtige Voraussetzungen für die Mitwirkung der Kassen in den Stadtteilfallstudien war es, dass ein verbindliches kommunales Engagement für die gesundheitsfördernde Stadtteilentwicklung vorhanden war und dass es eine wissenschaftliche Begleitung gab, die zwischen den verschiedenen Parteien vermittelt und durch die formative Evaluation sowohl Ergebnissicherung als auch Qualitätsentwicklung sicher stellte. Aus der Analyse der lokalen Partnerschaften von Kommune und Krankenkasse im Projekt lassen sich einige Hinweise generieren, um ein verstärktes Engagement der Krankenkassen zukünftig zu ermöglichen.

## Ressourceneinsatz von öffentlichen Mitteln und Kassengeldern möglichst überregional klären

Bislang fehlt eine Bündelung von Mitteln der öffentlichen Hand und der Sozialversicherungen zur soziallagensensiblen Settingförderung. Daher muss die Rollen- und Aufgabenverteilung für jeden Stadtteil neu verhandelt werden. Die öffentliche Hand kommt für die Koordinierungsstelle auf, die Krankenkassen für die zusätzlichen Projektmitteln oder umgekehrt. Um investive und nicht-investive Projektbestandteile umsetzen zu können, ist häufig ein Mix der Mittel nötig. Bei lokal verhandelten Lösungen muss dieses »Filetieren« der Projektfinanzierung durch die lokalen Koordinatorinnen übernommen werden, was einen beträchtlichen Koordinations- und Verwaltungsaufwand verursacht. Eine Mittelbündelung auf einer überregionalen Ebene stellt somit eine wichtige Weiterentwicklung dar. Den Quartieren stünde ein lokales Budget zur Verfügung, das sowohl für Strukturentwicklung als auch Projektumsetzung, sowohl für investive als auch für nicht-investive Ausgaben eingesetzt werden und im idealen Fall auch zur gemeinsamen Nachweisführung abgerechnet werden kann. Dabei sollte man jedoch nach Wegen suchen, das Engagement der Krankenkassen(-verbände) sichtbar zu machen. Patenschaften für einzelne Settingbereiche oder einzelne Kommunen wären eine solche Möglichkeit.

Die kommunalen Partner könnten dann gemeinsam mit den zuständigen Kassen Arbeitsbeziehungen aufbauen und entsprechend Öffentlichkeitsarbeit betreiben.

## Verhältnismäßigkeit des personellen Ressourceneinsatzes wahren

In engem Zusammenhang mit dem zuvor genannten Punkt steht die Forderung nach Verhältnismäßigkeit. Die Erfahrungen mit dem Instrument des Verfügungsfonds zeigen, dass kleine Projektumfänge und kurze Laufzeiten das Risiko für die Kassen minimieren, möglicherweise nicht in allen Punkten eine leitfadengerechte Settingprävention zu fördern.[8] Die leitfadenkonforme übergreifende Entwicklung des Gesamtvorhabens wird durch den vertraglich vereinbarten Rahmen festlegt. Vor diesem Hintergrund ist eine pauschale Bewilligung von Verfügungsfondsmitteln zur Förderung von Mikroprojekten vertretbar. Im Zentrum des Gesamtprojekts stehen die lokalen Lernprozesse, die durch eine Auswertung von Verfügungsfondsphasen und mögliche qualitative »Ausreißer« produktiv nutzen ließen. Der große Vorteil auf Seiten der Kassen läge hierbei in einem erheblich reduzierten Aufwand durch einen periodisch geführten Austausch mit den Kommunen statt einer kontinuierlichen und kleinteiligen Betreuung der lokalen Prozesse.

## Settingspezifische Förderung und allgemeine Leitfadenkriterien

Die Praxis der krankenkassenfinanzierten Settingförderung erfordert ein Abwägen zwischen verschiedenen Kriterien, da diese für die soziallagenbezogene Förderung nicht immer sinnvoll in Einklang zu bringen sind. Es ist bekannt, dass ein Aufbau von lokalen Ressourcen und eine Mitarbeit der gewünschten Zielgruppen möglich sind, wenn lokale Akteure und »Schlüsselpersonen« federführend in die Projekte einbezogen sind. Dies deckt sich auch mit den Zielen der Krankenkassenförderung von Empowerment und Beteiligung. Gleichzeitig führen die Anforderungen an die Qualifikation geförderter Kursleiter bislang häufig zu einer Ablehnung solcher Projekte. Natürlich sollen auch Kursteilnehmer in geförderten Settings die gleiche Qualität bei den Krankenkassenkursen geboten bekommen wie an anderen Orten der Stadt. Dennoch bedarf die Settingförderung einer anderen Kriterienauslegung als die individuelle Prävention durch Kursangebote. Im Sinne eines nachhaltigen lokalen Entwicklungsprozesses sollte die Qualifizierung von Stadtteilakteuren Vorrang vor dem Einsatz zertifizierter – externer – Kursleiter haben. Eine Qualifizierung der Trainer und Kursleiter zu Beginn und im Verlauf des Projekts verankert lokal Kompetenzen, die auch über das konkrete Projekt hinaus im Stadtteil Wirkung entfalten können. Gleiches gilt für die Förderung spezieller Kursinhalte, die bislang nicht von den Krankenkassen übernommen werden können, wie Schwimm- oder

---

8 Im Projekt »Mehr als gewohnt. Stadtteile machen sich stark für Gesundheitsförderung« hatten die Fondsprojekte typischerweise eine Laufzeit von maximal einem Jahr und einen Förderumfang unter 2 000 Euro (vgl. Bär/Böhme/Reimann 2009a)

Tanzangebote. Die speziellen Bedarfe sozial benachteiligter Zielgruppen oder von Migranten, wie Betreuung in kleinen Gruppen oder kultursensible Ansprache, können häufig nicht direkt von den lokalen Vereinen geleistet werden. Hier sind natürlich auch die Sportverbände gefordert. Eine anfängliche Förderung durch die Krankenkassen oder eine ergänzende Unterstützung könnte allerdings die bislang fehlende Brücke zu den lokalen Vereinen schlagen. Die Teilnehmer wären nach dieser Starthilfe besser in der Lage, im Anschluss eigenständig vereinsgetragene Angebote wahrzunehmen (z.B. Schwimmen). Die geförderten Kurse können zudem als qualifiziertes und erprobtes Angebot im Rahmen der Vereinsarbeit übernommen werden und diese um kultursensible Sparten erweitern (z.B. Tanzen). Um Nachhaltigkeit in diesem Sinne zu sichern, wären die entsprechenden Kooperationen mit lokalen Vereinen im Projektdesign zu berücksichtigen.

## Maßgeschneiderte lokale Lösungen ermöglichen

Der Aufwand, jeweils lokale Einzelfalllösungen zu verhandeln, scheint enorm. Andererseits lebt eine nachhaltige, gesundheitsförderliche Entwicklung von persönlichen Beziehungen und lokalen Lernprozessen. Insofern werden standardisierte Projekte und Produkte, die nicht lokal adaptiert werden, wenig Aussicht auf nachhaltigen Erfolg haben. Dennoch bedarf es vereinfachender und auch qualitätssichernder Rahmenbedingungen. Die schon angesprochene überregionale Ressourcenbündelung und lokalen Verfügungsfonds zur Projektfinanzierung sowie Good-Practice-Verfahren sind hierfür wichtige Beispiele. Regionale Präventionsberater bei den Krankenkassen/-verbänden, die jenseits von Kursangeboten zur individuellen Prävention auch zur Förderung verschiedener nicht-betrieblicher Settings beraten können, würden diese Rahmenbedingungen für maßgeschneiderte lokale Lösungen weiter verbessern (vgl. Bär/Böhme/Reimann 2009a). Durch eine konsequente Verknüpfung von Krankenkassenförderungen mit vorhandenen Initiativen, wie dem Bund-Länder-Programm »Soziale Stadt«, dem Gesunden-Städte-Netzwerk und den Regionalen Knoten im Kooperationsverbund »Gesundheitsförderung bei sozial Benachteiligten« könnten Synergieeffekte deutlich verstärkt werden.

Zusammenfassend lässt sich festhalten: die Umsetzungsaktivitäten im Bereich der gesundheitsfördernden Stadtteilentwicklung in der Rückschau der letzten Jahre lassen zwar viel Potenzial erkennen und in einzelnen Kommunen ist viel bewegt worden, jedoch verbleiben die Aktivitäten bundesweit gesehen weiterhin auf einem geringen Niveau. Zudem ist die Kontinuität auch bei gut entwickelten Projekten nicht gesichert. Das liegt sicherlich zum einen an der unzureichenden Institutionalisierung von Gesundheitsförderung im öffentlichen Bereich, worauf in diesem Zusammenhang nicht näher eingegangen werden konnte.[9] Zum andern lässt sich eine große Zurückhaltung

9 Gemeint ist damit beispielsweise, die unzureichende Ausstattung des öffentlichen Gesundheitsdienstes mit Personal und Ressourcen, um soziallagen- und lebensweltbezogen koordinieren und gestalten zu können. Auch der gesetzliche Auftrag, dieses zu tun, ist zwar in einigen Landesgesetzen verankert, jedoch meist viel unpräziser gefasst als andere Aufgaben des Gesundheitsamtes. Für

auf Seiten der Krankenkassen ausmachen. Den Hemmnissen für eine stärkere Unterstützung gilt es also verstärkt Aufmerksamkeit zu schenken und nach geeigneten Instrumenten für ihren Abbau zu fragen. Soziallagensensible Prävention ist angesichts der deutlichen gesundheitlichen Ungleichheit eine wichtige gesellschaftliche Aufgabe, die aus dem Wettbewerb der Krankenkassen herausgelöst werden sollte.

Im Rahmen dieses Artikels standen die Krankenkassen mit ihrem Beitrag zur gesundheitsfördernden Stadtteilentwicklung im Fokus. Folgende Empfehlungen konnten aus den angeführten Beispielen herausgearbeitet und erläutert werden:

- Den Ressourceneinsatz von öffentlichen Mitteln und Krankenkassengeldern möglichst überregional klären.
- Die Sichtbarkeit des Engagements einzelner Krankenkassen(verbände) unterstützen.
- Eine Verhältnismäßigkeit des personellen Ressourceneinsatzes wahren.
- Die Leitfadenkriterien mit den speziellen Logiken der Settingförderung und der soziallagenbezogenen Gesundheitsförderung abgleichen.
- Maßgeschneiderte lokale Lösungen ermöglichen.

Bei der Weiterentwicklung der kommunalen Gesundheitsförderung hat selbstverständlich die öffentliche Hand eine wichtige Funktion. Das haben auch die Mitwirkungsbedingungen der im Modellprojekt beteiligten Krankenkassen deutlich werden lassen. Der Weg der verstärkten Mobilisierung von Sozialversicherungsmitteln für gesunde Stadtteile und Kommunen wird über Partnerschaften, die Profilierung der öffentlichen Strukturen für Gesundheitsförderung und einen zusätzlichen öffentlichen Mitteleinsatz gehen müssen. Hierbei sind die verschiedenen Ebenen des föderalen Systems gemeinsam herausgefordert.

## Literatur

Altgeld, Thomas/Barbara Leykamm (2003): Gesundheitsförderung für sozial Benachteiligte muss sektorenübergreifend angelegt sein – Vernetzungsaktivitäten auf Länderebene zwischen dem Gesundheits-, Sozial- und Jugendhilfesektor, in: Bundeszentrale für gesundheitliche Aufklärung (Hrsg.): Gesundheitsförderung für sozial Benachteiligte. Köln, 20-42

Arbeitsgemeinschaft der Spitzenverbände der Krankenkassen (2008): Gemeinsame und einheitliche Handlungsfelder und Kriterien der Spitzenverbände der Krankenkassen zur Umsetzung von §§ 20 und 20a SGB V vom 21. Juni 2000 in der Fassung vom 2. Juni 2008. Bergisch Gladbach

Bär, Gesine/Christa Böhme/Bettina Reimann (2009a): Abschlussbericht. Mehr als gewohnt. Stadtteile machen sich stark für Gesundheitsförderung. Berlin

---

kommunale Planungen ist das Gesundheitsamt zudem oft nicht gut einzubinden, da es häufig auf der Landkreisebene und nicht in der kommunalen Verwaltung angesiedelt ist. Auch die Trennung zwischen Bundeskompetenzen (Regelungen für die Sozialversicherungen) und Landeszuständigkeiten (Öffentlicher Gesundheitsdienst) im Bereich der Prävention regt nicht zu einem koordinierten Vorgehen an.

Bär, Gesine/Christa Böhme/Bettina Reimann (2009b): Gesundheitsförderung und Stadtteilentwicklung, in: Detlef Kuhn, Ingrid Papics-Winkler und Dieter Sommer (Hrsg.): Gesundheitsförderung mit sozial Benachteiligten – Erfahrungen aus der Lebenswelt »Stadtteil«. Frankfurt/M, 249-259

Bär, Gesine/Christa Böhme/Bettina Reimann (2009c): Kinder- und jugendbezogene Gesundheitsförderung im Stadtteil. Berlin

Bär, Gesine/Martina Buhtz/Heike Gerth (2004): Der Stadtteil als Ort von Gesundheitsförderung – Erfahrungen und Befunde aus stadtteilbezogenen Projekten, in: Rolf Rosenbrock/Michael Bellwinkel/Alfons Schröer (Hrsg.): Primärprävention im Kontext sozialer Ungleichheit. Wissenschaftliche Gutachten zum BKK-Programm ›Mehr Gesundheit für alle‹. Bremerhaven, 233-294

Bellwinkel, Michael (2007): Krankenkassen als Partner in der stadtteilbezogenen Gesundheitsförderung. Soziale Stadt - info, Der Newsletter zum Bund-Länder-Programm Soziale Stadt (20): 14-16

BKK Bundesverband (2009): Gesund älter werden im Stadtteil. Handlungshilfe

Böhme, Christa (2007): Gesundheitsförderung in Stadtteilen mit besonderem Entwicklungsbedarf. Soziale Stadt - info, Der Newsletter zum Bund-Länder-Programm Soziale Stadt (20): 2-9

Bundesministerium für Gesundheit (2009): Gesetzliche Krankenversicherung. Endgültige Rechnungsergebnisse 2008

Bundestransferstelle Soziale Stadt (2008): Statusbericht 2008 zum Programm Soziale Stadt. Im Auftrag des Bundesministeriums für Verkehr Bau und Stadtentwicklung (BMVBS) vertreten durch das Bundesamt für Bauwesen und Raumordnung (BBR). Berlin

Deutsches Institut für Urbanistik (2001): Schwerpunktthema: Integriertes Handlungskonzept. Soziale Stadt info - Newsletter zum Bund-Länder-Programm Soziale Stadt 6

Geißel, Birgit (2006): Local Governance – Good Governance, in: Rüdiger Robert/Norbert Konegen (Hrsg.): Globalisierung und Lokalisierung: zur Neubestimmung des Kommunalen in Deutschland. Münster [u.a.], 45-61

Gesundheit Berlin e.V. (2009): Gesundheitsförderung in den Quartieren der Sozialen Stadt. Auf dem Weg zu einer neuen Qualität der Zusammenarbeit in den Ländern. Berlin

Göckenjan, Gerd/Friedrich Hauß/Rolf Rosenbrock (1983): Betriebskrankenkassen und Prävention – Schichtenspezifische Versorgungsprobleme und leistungssteuernde Strukturpolitik im Gesundheitswesen. WZB IIVG Papers(dp83-201)

Häußermann, Hartmut/Dieter Läpple/Walter Siebel (2008): Stadtpolitik. Frankfurt/M.

Häußermann, Hartmut/Kathrin-Luise Läzer/Jens Wurtzbacher (i.E.): Fragmentierte Stadt und politische Integration. Das dichte Netz der dünnen Fäden, Frankfurt/M.

Holtkamp, Lars (2007): Local Governance, in: Arthur Benz et al. (Hrsg.): Handbuch Governance: theoretische Grundlagen und empirische Anwendungsfelder. Wiesbaden, 366-377

Kooperationsverbund Gesundheitsförderung bei sozial Benachteiligten (2008): Aktiv werden für Gesundheit – Arbeitshilfen für Prävention und Gesundheitsförderung im Quartier. Berlin

Loss, Julika, et al. (2008): Programmplanung in der gemeindenahen Gesundheitsförderung. Eine Schritt-für-Schritt Anleitung für Gesundheitsförderer. Band 1 der Schriftenreihe Materialien zur Gesundheitsförderung: Bayerischen Landesamt für Gesundheit und Lebensmittelsicherheit

Medizinischer Dienst der Spitzenverbände der Krankenkassen e.V. (2008a): Präventionsbericht 2008. Leistungen der gesetzlichen Krankenversicherung in der Primärprävention und der betrieblichen Gesundheitsförderung. Berichtsjahr 2007. Essen

Medizinischer Dienst der Spitzenverbände der Krankenkassen e.V. (2008b) Tabellenband zum Präventionsbericht 2008. Dokumentation von Leistungen der gesetzlichen Krankenversicherung in der Primärprävention und betrieblichen Gesundheitsförderung. Berichtsjahr 2007. Essen

Rosenbrock, Rolf (2004): Primäre Prävention zur Verminderung sozial bedingter Ungleichheit von Gesundheitschancen, in: Rolf Rosenbrock/Michael Bellwinkel/Alfons Schröer (Hrsg.): Primärprävention im Kontext sozialer Ungleichheit: wissenschaftliche Gutachten zum BKK-Programm »Mehr Gesundheit für alle«. Bremerhaven, 7-150

Sachverständigenrat zur Begutachtung der Entwicklung im Gesundheitswesen (2008): Kooperation und Verantwortung. Voraussetzungen einer zielorientierten Gesundheitsversorgung. Baden-Baden.

Schmidt, Maike (2008): Gesunde Kommunen – ein Präventionsschwerpunkt der Techniker Krankenkasse, in: Gesundheit Berlin e.V. (Hrsg.): 14. bundesweiter Kongress Armut und Gesundheit. Berlin

Schumann, Eike Christiane (2007): Gesundheitsteams vor Ort: Ein Projekt des Landes Rheinland-Pfalz in benachteiligten Stadtteilen. Soziale Stadt info (20): 17-19

Gerd Glaeske

# Prävention mit Arzneimitteln

## Medikamentöse Behandlung zur Verhütung von Krankheiten?

Arzneimittel gehören, *richtig angewendet*, zu den wirksamsten Instrumenten ärztlicher Hilfe. Ihr Einsatz reicht von akuten Gesundheitsstörungen über chronische Krankheiten, der Verhinderung und Verzögerung kurzfristiger und ferner Krankheitskomplikationen bis zur rein palliativen Schmerztherapie. Insbesondere die präventive Zielrichtung zur Minderung der Wahrscheinlichkeit schwerwiegender *Hypertonie- bzw. atherothrombotisch bedingter* irreversibler Endzustände wie Schlaganfall oder Herzinfarkt stellt in den westlichen Gesellschaften versorgungsepidemiologisch eines der umfangreichsten ambulanten Anwendungsfelder für Arzneimittel dar.

Die Hoffnungen vieler an schwerwiegenden bisher nur symptomatisch behandelbaren Krankheiten leidender Patienten richten sich auf die Entwicklung neuer Medikamente. Erwartet werden in naher Zukunft z.B. Neuentwicklungen gegen Demenz oder auch bösartige Erkrankungen. Der Anteil gentechnisch entwickelter Medikamente ist ständig im Wachsen begriffen, und von den derzeitig im vorklinischen oder klinischen Prüfstadium befindlichen Wirkstoffen ist jeder vierte gentechnischer Herkunft.

Der Einsatz von Pharmaka in der medizinischen Versorgung bewegt sich im Spannungsfeld der Problemfelder Qualität und Kosten. Über-, Unter- und Fehlversorgung liegen bei der Anwendung von Arzneimitteln oftmals nah neben der »richtigen« Therapie. Die zu häufige Antibiotikagabe bei Kindern (Glaeske/Janhsen 2008) im Zusammenhang mit den meist viral ausgelösten Infektionen der oberen Atemwege ist ebenso ein Beispiel für Über- und Fehlversorgung wie z.B. die dauerhafte Verordnung von Beruhigungs- und Schlafmitteln für Frauen, die längst von diesen Mitteln abhängig geworden sind (Janhsen/Glaeske 2002). Andererseits ist die noch immer nicht ausreichende Versorgung von Asthmapatientinnen und -patienten mit inhalativen Kortikosteroiden oder die zurückhaltende Therapie mit Bisphosphonaten bei Osteoporose als Hinweis auf Unterversorgung zu bewerten (Häussler et al. 2006).

Insbesondere der ambulante Versorgungssektor steht seit Jahren unter dem Druck, die Pharmakotherapie zu rationalisieren und in diesem Kontext auch Medikamentenkosten einzusparen, zumal von wissenschaftlicher und politischer Seite sowie den Ausgabenträgern in der GKV noch erhebliche Rationalisierungsreserven beim Arzneimitteleinsatz vermutet werden. Daneben gibt es jedoch auch Versorgungslücken, die durch die Implementierung von Leitlinien reduziert werden sollen. Die Versorgungsforschung kann in diesem Zusammenhang auf der Basis von Sekundärdatenanalysen wertvolle Beiträge liefen. Daher sollte gerade dieser Forschungsbereich auf der Basis von Kassendaten in der Zukunft noch stärker als bislang gefördert werden.

## Positiver gesundheitlicher Netto-Nutzen und Disease Mongering

Eine qualitativ hochwertige Arzneimittelversorgung soll bedarfsgerecht und wirtschaftlich erfolgen. Dies beinhaltet die vom Sachverständigenrat für die Konzertierte Aktion in seiner Definition von Über-, Unter- und Fehlversorgung verwendeten Konzepte des »positiven gesundheitlichen Netto-Nutzens« und der »günstigen Nutzen-Kosten-Relation«. Medizinische und ökonomische Entscheidungskriterien werden auf diese Weise verbunden (SVR 2000/2001). Eine Qualitätsbewertung medizinischer Interventionen sollte von einem erweiterten Outcome-Konzept ausgehen, das neben der Verbesserung klinisch relevanter Parameter auch eine Nutzenbewertung aus der Perspektive des Patienten (»Hermeneutische Endpunkte«) enthält. Im konkreten Versorgungsfall ergibt sich hieraus die Forderung, die Gründe für die ärztliche Entscheidung, insbesondere bei Abweichung von Standards und Leitlinien, transparent zu machen. Die Qualität der Arzneimittelverordnung bemisst sich demnach abgesehen von der fachlichen Begründung auch an dem Kriterium einer nachvollziehbaren patientenbezogenen Plausibilität. Insbesondere bei chronisch Kranken bildet das Arzneimittel meist nur einen Baustein auf dem Weg zum Therapieziel, wie z.B. Verhinderung von Gefahren und Komplikationen, Linderung und Management von Beschwerden und Behinderungen. Dabei kann der Indikationsanspruch eines Arzneimittels zwar seine Anwendung nahe legen; dennoch gilt es abzuwägen, wie weit nicht auch andere Maßnahmen gleichwertig wirksam zum Ziel führen und primär eingesetzt werden können, wie z.B. körperliche Belastung oder Gewichtsreduktion zur Behandlung der essentiellen Hypertonie. Die Unterlassung einer Arzneimitteltherapie kann somit, sofern das Behandlungsziel auch ohne Medikament erreicht werden kann, ein Qualitätsmerkmal der ärztlichen Versorgung sein.

Neben Aspekten der Ergebnisqualität (Gesundheit, Lebensqualität, Patientenzufriedenheit) sind somit bei der Beurteilung von Arzneiverordnungen auch Elemente von Strukturqualität (z. B. die Güte einer Therapieleitlinie) und Prozessqualität (z. B. der Grad der Einhaltung von Leitlinien durch den behandelnden Arzt) relevant. Der Qualität der Versorgung mit Medikamenten ist angesichts dieser komplexen Zusammenhänge weder mit dem Verweis auf die Vorgaben der deutschen und europäischen Arzneimittelzulassungsbestimmungen und den recht umfassenden Leistungskatalog der GKV genüge getan, noch kann sie anhand einiger weniger Indikatoren abgebildet werden. Vielmehr müssen Informationen aus verschiedenen Quellen, unterschiedliche Forschungsansätze und -methoden sowie Qualitätskonzepte bzw. -indikatoren zu einer mehrdimensionalen Analyse zusammengeführt werden.

Unübersehbarer Akteur im Bereich des Arzneimittelmarktes ist ohne Zweifel die pharmazeutische Industrie, die im Rahmen ihrer Aktivitäten nicht nur Arzneimittel in den gängigen medizinischen Indikationen bewirbt und über deren Vorzüge zumeist in absoluter und nicht vergleichender Weise so informiert, dass die Ärztinnen und Ärzten das jeweilige Arzneimittel in großer Menge verordnen, hinzu kommt, dass sie auch bei der »Erfindung« von Krankheiten außerordentlich kreativ ist – die Liste reicht von Impotenz über Sodbrennen und Haarverlust. In diesem Zusammenhang fördern Pharmaunternehmen durch unterschiedliche Aktivitäten die Ausweitung von Krankheitsbegriffen (disease mongering) mit dem Ziel, neue Absatzmärkte zu erschließen und Marktchancen zu erhöhen. Disease mongering trägt zur seit langem kritisierten Medikalisierung des Lebens bei. Der Begriff Medikalisierung bezeichnet die Ausweitung medizinischer Behandlungsindikationen in bisher nicht als behandlungsbedürftig angesehene Bereiche, z.B. bei der Umdeklarierung des natürlichen Vorgangs der Wechseljahre zur Hormonmangelkrankheit. Im Verlauf dieses Prozesses prägen professionelle ärztliche Deutungsmuster die Laieninterpretation körperlicher (und seelischer) Phänomene. Die Medizin dehnt so ihren Einfluss auf immer größere Anteile des Alltagslebens und -befindens aus. Gesellschaft, Industrie und Ärzte wirken hierbei zusammen, denn »inventing curable maladies for the essentially incurable condition of being human will continue to appeal to public and profit combined«. (Baker et al. 2003: 251).

Nach Moynihan et al. (2002) lassen sich dabei beispielsweise die folgenden Marketingstrategien identifizieren:

- Normale körperliche Prozesse oder alltägliche Leiden werden zu medizinischen Problemen umdefiniert. Beispiel: Männlicher Haarausfall wird in Zusammenhang mit psychischen Problemen gebracht; bei Frauen gilt dies für Hypertrichose (vermehrte Körperbehaarung) – nicht jedoch für pathologisch veränderte Hormonbildung.
- Vergleichsweise milde Symptome werden als Vorboten einer schwerwiegenden Erkrankung dargestellt. Beispiel: Das sogenannte Reizdarmsyndrom ist vom unangenehmen, doch harmlosen Symptomkomplex zu einer ernstzunehmenden Erkrankung mutiert.
- Persönliche oder soziale Probleme werden als medizinische gedeutet. Beispiel: Schüchternheit wird zur medikamentös behandelbaren sozialen Phobie.
- Angaben zu Krankheitshäufigkeiten werden überzogen, um die Bedeutung des Problems zu betonen. Beispiel: Prävalenzangaben für erektile Funktionsstörungen bei über 70-Jährigen werden auf alle Altersgruppen übertragen.

## Arzneimittel zur Prävention – selten evidenzbasiert

Die direkte Beeinflussung der Verbraucher im Zusammenhang mit der Bewerbung für die Prävention mit Arzneimitteln oder zumindest für eine Prävention, wie sie die

Hersteller verstehen, ist in der Zwischenzeit unübersehbar. Vitaminpräparate werden als Mittel vorgestellt, die einem Leistungsabfall vorbeugen sollen, auch bereits bei Kindern und Jugendlichen; Wachstumshormone sollen Alterungsprozesse aufhalten, Haarwuchsmittel ein jugendliches Aussehen erhalten und Mittel gegen erektile Dysfunktion die nachlassende Potenz ausgleichen. Testosteronspritzen oder -gele sollen bei Männern das Klimakterium virile ebenso behandeln wie Präparate mit weiblichen Sexualhormonen die klimakterischen Beschwerden bei Frauen. Die Einnahme von Arzneimitteln ist offensichtlich im Zusammenhang mit biographisch bedingten Veränderungen nicht mehr wegzudenken, die angeblich hilfreichen Pillen und Spritzen werden immer häufiger genutzt, zumeist im Rahmen der Privatverordnungen und -bezahlung.

Dabei darf durchaus darüber nachgedacht werden, ob es neben diesen eher Lifestyle-orientierten Arzneimitteln nicht auch medizinisch sinnvolle Medikamente gibt, mit denen ein Präventionsziel erreicht werden kann. Wenn unter Prävention das Ziel verstanden wird, »eine gesundheitliche Schädigung durch gezielte Aktivitäten zu verhindern, weniger wahrscheinlich zu machen oder zu verzögern« (Maywald/Hach 2006: 522), dann ist eine Prävention mit Arzneimitteln in der Regel nicht die erste Option. Die liegt vielmehr im Bereich des eigenen Verhaltens (z.B. Rauchen aufgeben), im Bereich der Veränderung der Verhältnisse (z.B. Abmontieren der Zigarettenautomaten oder drastische Verteuerung von Zigaretten), der Umstellung von Lebensstilen (z.B. im Bereich der Ernährung Bevorzugung fischreicher Nahrung und Verwendung von pflanzlichen Ölen oder Bewegung wie Wandern, Laufen, Schwimmen oder Radfahren) oder in der Verbesserung der hygienischen Zustände (noch immer und insbesondere in Zeiten der »Schweinegrippe«, gilt die Empfehlung, sich die Hände häufiger und gründlich zu waschen).

Dennoch: Die Primär-, Sekundär- und Tertiärprävention ist in bestimmten Fällen auch im Zusammenhang mit einer Arzneimitteltherapie nicht mehr wegzudenken, manche Ansätze sind ohne Zweifel sinnvoll und auch evidenzbasiert.

Maßnahmen der Primärprävention sollen die Gesundheit fördern, erhalten und vermeidbare Krankheiten verhindern. Unter diese Gruppe fallen nicht nur Impfstoffe zur Vermeidung der Maserninfektion oder der Kinderlähmung (wobei hier die kritischen Diskussionen um den Nutzen der HPV-Impfung und der Grippeimpfung nicht ausführlich nachgezeichnet werden sollen (Gerhardus et al. 2009; arznei-telegramm 2008), sondern auch Mittel mit Folsäure, die nachweislich Neuralrohrdefekte bei Neugeborenen, die durch einen Folsäuremangel ausgelöst werden, vermeiden helfen. Noch immer kommen solche Fehlbildungen in Mitteleuropa bei 1 auf 1000 bis 2000 neugeborenen Kindern vor. Der Bedarf an Folsäure ist während der Schwangerschaft etwa doppelt so hoch wie in der sonstigen Lebenszeit. Diese Menge, empfohlen werden 0,4 Milligramm pro Tag, lässt sich über die normale Ernährung nicht erreichen. Es ist daher allen Frauen mit Kinderwunsch zu empfehlen, schon vor und während der Schwangerschaft dieses Vitamin einzunehmen, um den gravierenden Fehlbildungen vorzubeugen. Auf diese Weise kann deren Häufigkeit deutlich reduziert werden. Folsäure spielt insbesondere in den ersten vier Wochen einer Schwangerschaft bei der Entwicklung des Rückenmarks und des Zentralnervensystems eine wesentliche Rolle. Die entsprechende leitliniengestützte Empfehlung der Deutschen Gesellschaft für Gynäkologie und Geburtshilfe wird offenbar noch immer nicht konsequent bei der Information von Frauen mit Kinderwunsch beachtet (Egen/Hasford 2003).

Vorbeugend wirken auch Fluoride zur Prophylaxe von Karies oder Vitamin D3 bei der Vorbeugung von Rachitis bei Neugeborenen, wenn sie, wie oft in den Wintermonaten, zu selten ins Sonnenlicht gebracht werden können. Vitamin D3 wird im Körper mit Hilfe des ultravioletten Lichts (UV-B) in der Haut aus Cholesterol gebildet. Ein Vitamin-D-Mangel führt bei Kindern mittelfristig zu Rachitis.

Schließlich spielt auch die Jodprophylaxe in Deutschland eine wichtige Rolle. Es wird immer wieder darauf hingewiesen, dass Deutschland Jodmangelgebiet ist (BfR 2004) und dass neben der Anwendung von jodiertem Speisesalz bei der Ernährung auch Jodidtabletten eine Rolle zur Vermeidung einer vergrößerten Schilddrüse (Kropf) spielen können (Scriba/Gärtner 2000). Es wird für die Anwendung kein Risiko für eine Überversorgung der Bevölkerung gesehen. Die als sicher erachtete Höchstmenge von 500 Mikrogramm Jod wird in Deutschland nicht überschritten. Jodid wird auch für schwangere Frauen empfohlen. Es sollen 0,2 mg täglich zugeführt werden, um Schilddrüsenerkrankungen bei Mutter und Kind vorzubeugen. Nach Untersuchungen wird diese Prophylaxe nur von der Hälfte der schwangeren Frauen durchgeführt (Hasford 2003; Maywald/Hach 2006)

Die Sekundärprävention mit Arzneimitteln soll verhindern, dass sich eine Krankheit verschlimmert, die frühzeitig entdeckt werden konnte. Eine typische arzneimittelgestützte präventive Maßnahme ist z.B. die Gabe von Azetylsalizylsäure zur Vermeidung von Herzinfarkten oder Schlaganfällen bei Patientinnen und Patienten mit einem entsprechenden Risiko (z.B. bei Bluthochdruck oder erhöhten Cholesterinwerten). Haben die Ereignisse wie Herzinfarkt oder Schlaganfall aber bereits stattgefunden und soll das erneute Auftreten solcher Ereignisse vermieden werden, fällt diese Therapie eigentlich in den Bereich der Tertiärprävention. Dennoch wird auch diese Behandlung meist unter dem Begriff der Sekundärprävention abgehandelt. Insofern könnte bei sehr weiter Auslegung der Begriff der Sekundärprävention auch auf die Behandlung des Bluthochdrucks oder des Diabetes angewendet werden, weil durch eine adäquate Therapie Folgeschäden wie Mikro- oder Makroangiopathien vermieden werden können (Durchblutungsstörungen in den Augen, Nieren oder unteren Extremitäten, die zur Erblindung, Dialyse oder Amputation führen können). (UKPDS 1998)

Auch bei der Osteoporose können Arzneimittel in der Prävention Bedeutung gewinnen. Nicht nur deshalb wird dieses Beispiel im Folgenden ausführlicher dargestellt, sondern auch, weil es ein gutes Beispiel dafür ist, wie stark bei einem Krankheitsbild mit steigender Prävalenz die von pharmazeutischen Unternehmen geförderte Behandlung in den Vordergrund tritt und mögliche und wirksame Präventionsmaßnahmen vernachlässigt werden. Die Osteoporose ist eine Knochenerkrankung, bei der Knochendichte und Knochenqualität vermindert sind. Man geht von einer etwa 7%-igen

Prävalenz der Erkrankung bei Frauen im Alter von 55 Jahren aus. Bis zum Alter von 80 Jahren steigt die Krankheitshäufigkeit auf 19 % an. Ähnliche Prävalenzen fand man auch im MONICA-Augsburg-Projekt: 7,1 % der Frauen im Alter von 45-54 Jahren und 17,1 % im Alter von 65-74 Jahren gaben an, eine Osteoporose zu haben. Die Prävalenz ist bei Männern deutlich geringer und liegt zwischen 1,7 % und 2,8 %. Die Diskussion um die Hormontherapie in den Wechseljahren seit Ende der 90er Jahre hat sich auch auf den Arzneimittelverbrauch im Zusammenhang mit der Osteoporose ausgewirkt. War bis dahin die Verordnung von Wechseljahrshormonen zur Osteoporoseprophylaxe üblich und effektiv, so musste wegen der bekannt gewordenen Risiken der Hormontherapie (auf Dauer Erhöhung der Risiken von Brustkrebs, Herzinfarkt, Schlaganfall und Thromboembolien) und trotz des in den gleichen Studien erkennbaren präventiven Nutzens bei der Vermeidung von Knochenbrüchen Anfang dieses Jahrhunderts komplett umgedacht werden. Denn die Osteoporoseprophylaxe mit Hormonen wirkte nur so lange, wie diese Mittel gegeben wurden. Eine insofern notwendige Dauerverordnung war aber wegen der ungünstigen Nutzen-Schaden-Relation nicht mehr akzeptabel (WHI 2002; MWS 2003). Diese medikamentöse Prävention war daher einer der größten Irrtümer in der Medizin – zugunsten der Gewinne der jeweiligen Hersteller, zum Schaden der Frauen, denen diese Mittel über lange Zeit verschrieben wurden.

Sind aufgrund der osteoporotischen Knochenveränderungen bereits Brüche (Frakturen) aufgetreten, spricht man von einer manifesten Osteoporose. Es gibt zwei Typen von Osteoporose, die aber praktisch gleich behandelt werden: Typ I betrifft vornehmlich Frauen nach den Wechseljahren und hängt mit der verringerten Hormonproduktion zusammen. Hier verliert zunächst der schwammartige Teil der Knochen (Spongia) an Masse. Das zeigt sich vor allem an der Wirbelsäule, bei der Rückenwirbel zusammensinken oder brechen. Typ II beginnt meist nach dem 70. Lebensjahr. Hier steht eine Unterversorgung mit Kalzium und Vitamin D3 (siehe oben) im Vordergrund, durch die der kompakte Teil des Knochens (Kompakta) ausdünnt. Die Folge sind vor allem Oberschenkelhalsbrüche, die vielfach lange Bettlägerigkeit und schlimmstenfalls den Verlust der Selbständigkeit nach sich ziehen. Diese Osteoporoseart findet sich zunehmend auch bei Männern.

Die Beschwerden einer Osteoporose können unterschiedlich sein: Vor allem die Wirbelsäule schmerzt anhaltend. Wenn bei fortgeschrittener Osteoporose Rückenwirbel brechen, kann sich das durch kurzfristig heftige Schmerzen zeigen, kann aber auch unbemerkt bleiben. Durch mehrere solcher Wirbelbrüche wird die Wirbelsäule krumm und kürzer. Die Knochen an Handgelenk, Unterarm oder Oberschenkelhals brechen ebenfalls leicht, oft schon bei an sich harmlosen Stürzen.

Eine kürzlich publizierte Studie schätzte (Häussler et al. 2006), dass pro Jahre etwa 33 000 osteoporosebedingte Brüche vorkommen. Rechtzeitige und frühzeitige Maßnahmen sind deshalb notwendig, um solche Brüche zu vermeiden. Denn insbesondere die gefürchteten Schenkelhalsfrakturen haben erhebliche Auswirkungen für die Patientinnen und Patienten, z.B. im Hinblick auf die Lebensqualität und Pflegebedürftigkeit. Hinzu kommen die ökonomischen Belastungen des Versorgungssystems:

– Beeinträchtigung der Lebensqualität infolge Schenkelhalsfrakturen

- 61 % der Schenkelhalsfrakturen geschehen zu Hause
- 100 % der Brüche müssen im Krankenhaus behandelt (Hospitalisation)
- 82 % werden nach Entlassung in eine Rehabilitationsklinik überwiesen

Ein Jahr nach der Hospitalisation:

- 65 % leben wieder zu Hause
- 17 % versterben
- 18 % brauchen weiter Pflege

Auf Risikofaktoren und erste Anzeichen für eine Osteoporose sollte daher als erste wichtige nichtmedikamentöse Präventionsmaßnahme geachtet werden: Mütterliche Frakturen, Muskulärer Status, Verringerung der Körpergröße (>4 cm), bei Frauen Zeit der Fruchtbarkeit (Eintritt der Wechseljahre vor dem 45. Lebensjahr), Untergewicht (BMI unter 18) oder mehr als 10 %, Körpergröße über 1,70 m, Gewichtsverlust in den letzten Jahren) erster Wirbelbruch, Sturzhäufigkeit.

Schon wegen der Häufigkeit der Krankheit Osteoporose sollten im Sinne der »Compression of Morbidity« alle Maßnahmen der Primär- bis Tertiärprävention zur Verringerung oder Vermeidung der Osteoporose und der osteoporosebedingten Brüche genutzt werden. Hierzu gehören:

- Maßnahmen zur Förderung der Muskelkraft, erhöhte körperliche Aktivität, Nutzung von Hüftprotektoren zur Senkung von sturzbedingten Brüchen unter der Voraussetzung, dass gleichzeitig das Personal in Pflegeheimen geschult wurde
- Tägliche Gabe von 1200 – 1500 mg Kalzium und 400 – 1200 Einheiten Vitamin D3, abhängig von der Sonnenlichtexposition. Grundsätzlich wird eine 30-minütige tägliche Sonnenlichtexposition empfohlen.
- Da Nikotin ein eigenständiger Risikofaktor für Frakturen ist, sollte es vermieden werden.
- Die Anwendung bestimmter Arzneimittel, die Osteoporose und /oder Stürze begünstigen können, sollte besonders sorgfältig überlegt werden. Hierzu gehören Mittel aus den Gruppen Antiepileptika, Antidepressiva, Sedativa, Tranquilizer oder auch orale Glucocorticoide.

Die medikamentöse Prävention steht damit neben der Veränderung von Ernährungs- und Lebensstil und der Vermeidung von Risikofaktoren (Nikotin, bestimmte Arzneimittel (z.B. Kortisone) usw.). Zur medikamentösen Prävention gehören übrigens (noch) nicht die Bisphosphonate, die dagegen in der Therapie ihren unbestreitbaren Nutzen haben. Zusätzlich sollte bedacht werden, dass die Anwendung der hier genannten Wirkstoffe noch nicht als Maßnahme für eine dauerhafte Senkung des Risikos für Brüche oder als effektive Möglichkeit der andauernden positiven Wirkung auf den Knochenstoffwechsel belegt ist. Dennoch sollten diese Möglichkeiten zur Prävention bei einem aktuell erhöhten Risiko konsequent genutzt werden, um die Krankheitslast und die finanzielle Belastung unseres Versorgungssystems zu verringern und um gleichzeitig die Lebensqualität der Risikopatientinnen und -patienten zu verbessern.

Ein letztes Beispiel soll zeigen, wie notwendig die Evaluation von Arzneimitteltherapie ist, die zur Verhütung von Krankheiten eingesetzt werden: Melander und

Kollegen (2007) haben vier randomisierte kontrollierte Studien zur kardiovaskulären Prävention ausgewertet. Die Auswertung wurde so vorgenommen, dass die Wirksamkeit nach einem Jahr unter Studienbedingungen (efficacy), ausgedrückt durch die Number-needed-to-treat (NNT) verglichen wurde mit der Wirksamkeit und »Alltagsbedingungen« (effectiveness) bei allen Risikopatientinnen und -patienten in einer Hausarztpraxis. Als Arzneimittel wurde in den Studien die »Verhütungseffektivität« in der Sekundärprävention des Herzinfarktes bei der Anwendung der Statine Simvastatin und Pravastatin untersucht. In die Auswertungen gingen sowohl die Arzneimittelkosten mit Statinen und Antihypertensiva wie auch die Bewertung der hausärztlichen Arbeitszeit mit ein – für beide Aspekte wurden in der Studie Primärdaten erhoben, die monetäre Bewertung der hausärztlichen Arbeitszeit wurde auf der Basis der jeweiligen Honorarsysteme vorgenommen. In der Simvastatin-Gruppe lagen die Kosten für einen vermiedenen Herzinfarkt (Sekundärprävention) zwischen 1.020 und 13.505 Euro bei einer hausärztlichen Arbeitszeit von 2,7 Jahren. Die Primärprävention hätte einen Aufwand von 12,2 Jahren hausärztlicher Tätigkeit und Arzneimittelkosten von 5376 bis 117 676 Euro bedingt. Im Ergebnis, so die Autoren, wird die Sekundärprävention sowohl als medizinisch wirksam und ökonomisch als effizient erachtet, die Primärprävention dagegen erscheinen als unwirksam und teuer. Insofern werden einige sekundär- und tertiärpräventive Maßnahmen bei kardiovaskulären Erkrankungen durchaus als positiv bewertet, primärpräventive mit Arzneimitteln dagegen als eher unwirksam und zu teuer abgelehnt. Evaluationen sind also dringend erforderlich, wenn es um symptomorientierte und nicht kausal angewendete Arzneimittel (z.B. Folsäuresupplementierung) zur Vermeidung von Krankheiten geht.

## Fazit

Die Medikalisierung in unserem Versorgungssystem schreitet fort: Dies liegt zum einen an der steigenden Prävalenz von altersassoziierten (z.B. Hypertonie, Diabetes oder Depression) und altersbedingten Erkrankungen (z.B. Demenz) aufgrund der demographischen Veränderung in unserer Gesellschaft, zum anderen aber auch an der Ausweitung der Arzneimitteltherapie auf »erfundene Krankheiten«. Während die kurative Wirksamkeit von Arzneimittel in vielen Indikationsbereichen als erwiesen angesehen werden kann, ist der Nutzen einer Prävention mit Arzneimitteln in vielen propagierten Bereichen unzureichend belegt. Oft werden Ergebnisse aus ökologischen Studien herangezogen, um die Notwendigkeit der Anwendung von Medikamenten zu begründen (z.B. Substitution mit Vitaminen oder Mineralstoffen zur Verhinderung von Herz-Kreislauferkrankungen oder Krebs), oft werden Analogieschlüsse aus der Behandlung zur Erklärung dafür herangezogen, warum Arzneimittel bei vermeintlichen Risikopatienten auch schon vor der Diagnose einer Erkrankung verordnet werden sollen (z.B. Statine). In der pharmakologischen Primärprävention werden gesunde Menschen aufgefordert, zur Vermeidung möglicher Krankheitsrisiken dauerhaft Arzneimittel einzunehmen, obwohl die Auswirkungen bei Gesunden zumeist nicht ausreichend untersucht werden. Eine Risiko-Nutzen-Abwägung muss aber gerade in diesen Fällen besonders sorgfältig getroffen werden – die Hormonsubstitution bei Frauen in den Wechseljahren hat mehr geschadet als genutzt. Eine medikamentöse Prävention ist nur in Ausnahmefällen erste Option, wenn z.B. zur Vermeidung von Fehlbildungen bei Neugeborenen die Primärprävention mit Folsäure oder die Verringerung erneut auftretender Herzinfarkte oder Schlaganfälle die Prävention mit Azetylsalizylsäure im Rahmen der Sekundär- oder Tertiärprävention durch viele Studien belegt ist. Eine wirksame Arzneimitteltherapie ist immer mit unerwünschten Wirkungen verbunden. Und die zu vermeiden, wenn Arzneimittel gar nicht erforderlich sind, ist ein besonders wichtiges Ziel in der Prävention.

## Literatur


arznei-telegramm (2008): Wird die Wirksamkeit der Influenzaimpfung überschätzt? 1, 101-102

Baker Elina/Newnes Craig/Myatt Helen (2003): Drug companies and clinical psychology, in: Ethical Human Sciences and Services 5(3), 247-253.

BfR – Bundesinstitut für Risikobewertung (2004): Nutzen und Risiken der Jodprophylaxe in Deutschland. Aktualisierte Stellungnahme des BfR vom 1. Juni 2004, Berlin.

Cassels Alan, Hughes Marrilee A., Cole Carol, Mintzes Barbara, Lexchin Joel, McCormack James P. (2003): Drugs in the news: an analysis of Canadian newspaper coverage of new prescription drugs, in: Canadian Medical Association Journal 168, 1133-1137.

Egen Veronika, Hasford Jörg (2003): Prevention of neural tube defects: effects of an intervention aimed at implementing the official recommendations, in: Sozial- und Präventivmedizin 48, 24-32.

Gerhardus Ansgar (2009): Gebärmutterhalskrebs: Wie wirksam ist die HPV-Impfung?, in: Deutsches Ärzteblatt 106(8), A-330 / B-284 / C-276.

Glaeske Gerd/Gothe, Holger/Häussler, Bertram/Höer, Ariana/von Zahn, Joachim (2003): Medizinische und ökonomische Aspekte der Versorgung des Ulcus pepticum in Deutschland. Abschlussbericht. Bremen und Berlin.

Glaeske Gerd/Janhsen Katrin (2008): Antibiotikatherapie bei Kindern und Jugendlichen, in: Glaeske Gerd/Janhsen, Katrin/Schicktanz, Christel (Hrsg.): GEK-Arzneimittel-Report. St. Augustin,138-146.

Glaeske, Gerd/Janhsen, Katrin/Schicktanz, Christel (Hrsg.) (2009): GEK-Arzneimittel-Report. St. Augustin.

Häussler, Bertram/Gothe Holger/Mangiapane, Sandra/ Glaeske, Gerd/Pientka Ludger/Felsenberg, Dieter (2006): Versorgung von Osteoporose-Patienten in Deutschland: Ergebnisse der BoneEVA-Studie, in: Deutsches Ärzteblatt 103(39), A-2542 / B-2199 / C-2120.

Hasford Jörg (2003): Arzneimittel in der Schwangerschaft, in: ZPH Info 3, 8-9.

Janhsen Katrin, Glaeske Gerd (2002): Benzodiazpine. Noch immer zu lange und zu hoch dosiert, in: Sucht aktuell 9(2), 5-10.

Maywald Ulf/Hach Isabel (2006): Prävention mit Arzneimitteln – Möglichkeiten und Grenzen, in: Kirch Wolfgang/Badura, Bernhard (Hrsg.): Prävention. Heidelberg, 521-529.

Melander Arne, Lindber Gunnar, Nilsson Lars (2007) Can drug treatment prevent disease in common practice?, in: Zeitschrift für ärztliche Fortbildung und Qualität im Gesundheitswesen 101, 326-332.

Moynihan Ray, Heath Iona, Henry David (2002): Selling sickness: the pharmaceutical industry and disease mongering, in: British Medical Journal 321, 886-891.

MWS-Million Women Study Collaborators (2003): Breast cancer and hormone-replacement in the Million Women Study, in: Lancet 362, 419-427.

Scriba Peter Christian, Gärtner Roland (2000): Risiken der Jodprophylaxe?, in: Deutsche Medizinische Wochenschrift 116, 794-795.

SVR Sachverständigenrat für die Konzertierte Aktion im Gesundheitswesen (2000/2001): Gutachten 2000/2001. Bedarfsgerechtigkeit und Wirtschaftlichkeit. Band III.1: Grundlagen, Übersichten, Versorgung chronisch Kranker. Baden-Baden, 50-54.

UKPDS. UK Prospective Diabetes Study Group (UKPDS) (1998): Intensive blood-glucose control with sulphonylureas or insulin compared with conventional treatment and risk of complications in patients with type 2 diabetes (UKPDS 33), in: Lancet 352, 837-53.

WHI – Writing Group for the Women's Health Initiative Investigators (2002): Risks and benefits of estrogen plus progestin in healthy postmenopausal women. Principal results from the Wormen's Health Initiative randomized controlled trial. Journal of the American Medical Association 288, 321-333.

Wolf-Dieter Narr

# Die verlorene Integrität

## Patientenerfahrung und sozialwissenschaftliche Reflexionen gegenwärtiger Medizin und Gesundheitspolitik: 15 Schnappschüsse

*»Aus unserer Leiblichkeit erwachsen uns moralische Fragen, also ernste Fragen, in deren Entscheidung wir mitentscheiden, was wir und wie wir als Menschen sind«* (Gernot Böhme).

Am Sommeranfang fiel mich beim sonntäglichen Hundegang um den Grunewaldsee sonnenaufgangsfrüheallein ein Schlag an. Am späten Nachmittag vermutete die junge Neurologin in der Notaufnahme von Benjamin Franklin ein »Schlägle«, schwäbisches Diminutiv eines partiellen Gehirninfarkts. Sie empfahl mir, mich sogleich stationär betten und untersuchen zu lassen. Anamnese und therapeutische Versuche komplizierten sich, weil ich seit einem Jahrzwölft, etwa meinem 60. Jahr nicht mehr Antäus gleiche. Computertomographisch in wolkig-geographischem Bild aufgenommen, haben medizinische Kollegen und Freunde in Stuttgart und Berlin bald im neuen Jahrtausend in kompetentem Lesen eine Steuerungsschwäche meines Kleinhirns ausgemacht. Kein fester Halt auf dem Boden. Schwanken, Stolpern, Fallen beim zielgerichteten Gang mit spastisch ungelenken Beinen auf sanft fallender Ebene der Verschlechterung über die Jahre. Die Steuerungsschwäche sei verursacht durch zu lange missachteten hohen Blutdruck und eine zu hohe Dosis Blutfett als erbliche Mitgift. Außer tablettös sei keine Therapie möglich.

Neun Tage schlief ich bei Benjamin Franklin. Fünf Wochen erfreute ich mich danach rehabilitativer Versuche im schön, an Wasser mit Blesshühnern, an Wald und Humboldt-Schlösschen gelegenen Medical Park. Erlebnisse dorten, Lektüre, frühere Diskussionen mit medizinverständigen befreundeten Kolleginnen und Kollegen, darunter nicht zuletzt Rolf Rosenbrock, dessen Lob dieser Band gilt, informieren meine verstreuten Bemerkungen. Ich stehe also auf breit-hohen Schultern, die mir nicht selbst gewonnene Einsichten ermöglichen. So wie sie nachfolgend formuliert werden, sind sie selbstverständlich niemandem anderen als mir als gewiss eifrigen, aber missverstehenden, auch altersradikalen und an Nichtreform verzweifelten Weggenossen zurechnen. An eigenen Qualifikationen spielen lange, aktiv erworbene und analytisch erkundete organisationssoziologische Erfahrungen eine hilfreiche Rolle, wie in modularisiert verpackten Lehr-Lernprozessen und einbahnstraßig ausdifferenzierten Forschungen nicht mehr erwerbbare philosophisch-methodologische Kenntnisse.

Ich verfahre eher von besonderen zu allgemeinen gesundheitspolitischen Problemwahrnehmungen und Einsichten. Solche Konkretionen und Abstraktionen erhellen insgesamt nur im dauernden Wechselspiel. 15, in ihren Lücken schreiende Schnappschüsse habe ich gewählt. Mit einer Serie breit angelegter punktueller Erhellungen will ich der Gefahr entgehen, Komplexität allzu reduktionistisch zu verfehlen. Schnappschüsse besagt aber auch, dass die durchgehenden Zusammenhänge und verwirrenden Rückkoppelungsschleifen in der Regel nicht einmal angedeutet werden, von ausreichenden, wenngleich jederzeit anschleppbaren Belegen jenseits der eigenen Person nicht zu reden.

## I. Ärztlich interpretierte, von Patienten gespiegelte, maschinell produzierte ›Wirklichkeit‹.

Nach meiner Bleibe im Benjamin Franklin Krankenhaus am Sonntagabend, war ich am Montagmorgen selbstverschuldet absent. Bei Diplomprüfungen wollte ich nicht fehlen. Danach wurde ich am Montagnachmittag erstmals in neurologischer Routine gleichsam handuntersucht. Um eine halbe Stunde lang. Zwischenzeitlich war mir meine Sprache schier abhanden gekommen. Daran schlossen sich ab Dienstag bis Montag der darauf folgenden Woche, abzüglich Wochenende, in Abständen technologischer Verfügbarkeit eine Serie von sublim invasiven Körperblicken. Je eine Magnetresonanztomographie von Kopf und Rückgrat. Ein 24-Stunden-EKG. Ultraschall erkundete Halsadern. An Mittwoch, Donnerstag und Freitag punktierende Flüssigkeitsentnahme (beim 1. Mal noch nicht) nach dem beobachteten Mangel an Liquorzirkulation im Kopf. Der behandelnde Arzt nahm an, dieser könne die Ursache der Bewegungsmängel darstellen.

Am 30. Juni abends verließ ich die neurologische Abteilung. Alle dort Beschäftigten waren freundlich und sorgsam mit mir umgegangen. Soweit ich in meinem Dreibettzimmer beobachten konnte, mit unterschiedlich kranken ›Leidensgenossen‹, nicht nur mit mir. Nur einen Mangel habe ich zu rügen. Auf ihn habe ich schon während meines Aufenthalts, danach in brieflicher, bis dato unerwiderter Form den mich behandelnden Neurologen hingewiesen. Sein medizinisches Engagement und seine ärztliche Kümmernis schienen mir mustergültig. Trotz mehrfachem Nachfragen und ebenso zahlreichen, schon terminlich georteten Zusagen fand ›mein‹ Arzt indes keine Zeit, mit mir gebührend über die diversen Informationen zu reden. Er schaffte es nicht, mir vorzutragen, wie und warum er zu seinen mir am Abend meiner Entlassung mit stehend erläuternden Sätzen ausgehändigten Diagnose und therapeutischen Ratschlägen gekommen sei – einschließlich der weiter- und neu verschriebenen Pharmaka.

Nicht infolge »schlechter« medizinischer Forschung und Praxis, vielmehr aufgrund der mehr als körperkomplexen Schwierigkeitsgrade gleicht neurologisch ›gesteuertes‹

Handeln dem metaphorisch bekannten Stochern mit einer experimentellen Stange im vage umgrenzten Problemnebel. Darum käme es auf mehrere Schritte an: erstens auf die genaue oder explizit ungenaue Lektüre der maschinell produzierten Bilder (in Kenntnis all der heute einsichtigen ›Unschärferelationen‹). Auf eine ärztliche, die Patienten einschließende Gruppenidentifikation – mit shadow lines – und Gruppeninterpretation der zu Informationen transformierten Bilder zum zweiten. An dritter Stelle müsste erneut mit dem Patienten erörtert werden, wie die diagnostischen Ergebnisse therapeutisch scharf, unscharf oder gar nicht übersetzt werden können. Wie sollen Ärzte, wie sollen Patienten voneinander diagnostisch und therapeutisch lernen, wenn sie beide aus diversen Gründen nicht sprachfähig sind?

## II. Welcher Teil überwiegt im doppelten Patientensubjekt?

Lobenswert, ein Gesundheit versichernder Großschritt, dass Patienten im Übergang von akuter Krankheit, einer Operation z.B. therapeutisch unterstützt werden, in die – ihnen noch mögliche – Normalität zurückzufinden (sofern radikale Gleichheit diesseits aller Versicherungsmodi garantiert ist. Skeptisch habe ich das nicht neuerdings untersucht). Der Medical Park in Alt-Tegel, Teil eines Riesenunternehmens, ist solch eine Einrichtung, die dazu dient, sich zu rehabilitieren, also den alten Habitus, die vorigen Lebensmöglichkeiten wieder zu gewinnen (»Reha« im Kürzel).

Ich habe die Wochen vom 3.7. bis zum 7.8. insgesamt genossen – wechselnd bewölkt infolge des nachschattenden Schlags und meiner kontinuierlichen Steh- und Gehschwäche, von den Punktierungen im Krankenhaus unbeeindruckt. Eine institutionelle, individuell erfahrene Schwäche ist aber signifikant. Man wird einer Fülle von »Anwendungen« unterworfen. Sie könnten einen zum »Angewandten« machen. Vom Sitz-Radfahren bis zur Logopädie reichte bei mir das Spektrum. Das in der Sprache ahnbare Problem ist dreifach. (1) Nach eher oberflächlicher Eingangsuntersuchung – man bringt seinen Krankenbefund mit sich – werden zwar »Anwendungen« spezifisch sortiert. Wie sortiert wird, welcher Funktion die einzelnen Anwendungen dienen sollen, ob im Laufe der Zeit Änderungen empfehlenswert wäre, wird mit den »Angewandten« nicht besprochen. (2) Man hat mit wenigen Ärzten eher in flüchtiger Berührung wie in meinem Fall zu tun, jedoch mit vielen TherapeutInnen, die, kompetent und einfallsreich wie die meisten, ihre individuell zugespitzten oder Gruppen-Übungen praktizieren. Keine therapierende Bezugsperson übersieht jedoch die individuell ›aufgehalsten‹ Trainingseinheiten und bespricht sie wöchentlich korrekturoffen. (3) So kommt es nicht von ungefähr, dass die personal nicht spezifisch ausgewählten »Anwendungen«, bevor man »An der Mühle 2-9« verlässt, nicht mehr in einer rückblickenden Zusammensicht ärztlich/therapeutisch hier, von den Patienten dort besprochen werden. Keine Ratschläge und Hinweise weiterer Therapie werden erteilt. Hier drückt sich erneut ein beiderseitiges, wenngleich verschiedenes Lernmanko aus. Die Reha als Produzentin erhält die insgesamt verdiente Resonanz des Dankes. Sie wird als Institution nur finanziell bereichert, ihre Bediensteten profitieren qua Arbeitsplatz. Sie kann jedoch keine Erfahrungen über spezifische Krankheiten/Behinderungen sammeln (Evaluation im nicht nur modisch kontrollierenden Sinne). Das können auch die TherapeutInnen nicht. Die (Ganz-/Teil-/auch Nicht-) Rehabilitierten gehen so klug als wie zuvor nach Hause. In diesem Sinne ist die Reha mehrfach intellektuell unterbelichtet, obwohl der »Kopf« im anhaltenden Prozess der Rehabilitation mehr ist als ein Organ, das gehorsam ihm weitgehend nach Schema F abverlangte »Anwendungen« vollzieht.

## III. Überforderung des medizinischen Personals, hier vor allem der ÄrztInnen (1).

Notfälle über Notfälle haben die »Software« der Krankenbehandlung, das Arzt-Patienten-Gespräch, verschieben und verschieben lassen. Homolog in der Reha. Die »Anwendungen« und das sie betreibende Personal jagen sich mit vorprogrammierten Verzögerungen auf dem geduldigen Rücken der »Angewandten« im Halb- oder Viertelstundentakt auch dort, wo der Sinn der Übungen nachhaltige Dauer verlangte. Zwischen Montagmorgen und Freitagabend eilt Frau Hektik und lärmt im Stationsganggewusel. Ruhige Zimmer für Gespräche sind nicht vorgesehen. Alles engt und rennt.

Phänomenal scheint es so, als habe das Personal aller Arbeits-, Kompetenz- und Bezahlungsdimensionen die »wissenschaftlich« kalkulierte und exakt aufgeteilte »Ökonomie der Zeit« verinnerlicht. Fließbänder sind im Umkreis gesundheitspolitischer Einrichtungen nicht vorhanden. Sie sind verinnerlicht. Tätigkeitsmodule werden eifrig notiert wie die »Anwendungen« der Reha in Doppelkontrolle. Primär die der Beschäftigten.

Strukturell haben die Hetze und der Mangel an Zeit für »Leistungen«, die nicht »objektiv« in der Behandlung der »Krankengüter« erforderlich sind und sich nicht kalkulierbar »rechnen«, ihre Ursache in einer Einsicht des Namenspatrons des früheren Klinikum Steglitz: Benjamin Franklin. Diese lautet und beförderte als »protestantische Ethik« den »Geist des Kapitalismus«: time is money. Zeitquanten ergeben Arbeitsplätze. Indem Zeitvergeudung (»waste«) vermieden werden kann, wird Personal gespart und wächst die »Effizienz«. Das große neue »Subjekt«, die Informations- und Kommunikationstechnologie, übernimmt die »Entscheidung«. Nicht nur als diagnostisches Substrat mit Eigensinn, sondern als Organisator unbekannter Prämissen.

Zu dieser Hauptursache kommen hartnäckige Faktoren hinzu. Diese ankern im nicht ökonomischen Kern aller auf profitablen Überschuss geeichten Organisationen: der Erhaltung und vermehrenden Modifikation der sozial gemachten feinen und groben Unterschiede zwischen den Menschen. Im Rahmen der Medizin ist das die Doppelhierarchie des in sich statusgeteilten ärztlichen und des gesamten medizinisch-pflegerischen und technischen Personals – von den in Status und Bezahlung marginalisierten großen Gruppen der so genannten Infrastrukturaufgaben zu schweigen. Nur zwei aktuelle Miniindizien meiner aktuellen Beobachtungen. Warum wird mein »Befund« professoral und oberärztlich mit unterschrieben, obwohl einer mit mir nichts, einer nur auf flüchtigem Grußfuß zu tun hatte? Warum werden die TherapeutInnen nicht dadurch weiterqualifiziert, dass sie die Aufgabe von Betrugspersonen erhalten? (Was bedeutete, man nähme betriebswirtschaftliche Süß-Formeln praktisch ernst: job enrichment, job enlargement, job satisfaction and job efficiency) Es rächt sich zusätzlich, dass die Organisierung der gesundheitspolitischen Institutionen seit der »Geburt der Klinik« sich zwar qualitativ verändert hat. Sie wurde jedoch nicht, den Wandlungen entsprechend, grundsätzlich neu verfasst. Darum sind selbst Reorganisationen unter den gegebenen Bezahlungs- und Profitbedingungen unwahrscheinlich. Also sind Überlastung der Gesundheitsberufe und substantielle Defizite der Gesundheitsleistungen nicht nur für die Klienten (römisch: Schutzbefohlene) die Folge. Die missachteten Bürger werden zu Mehrfachpatienten.

## IV. Zweite Überforderung des medizinischen Personals: die leistungssportliche Ausdifferenzierung.

Die Einheit der Wissenschaft und ihre gering aufgesplitterte Praxis sind lange vergangen. Unter den Wissenschaften, die sich als theoretisch-praktische Einheit in eine Fülle nahezu autonomer Zweige ausgewachsen haben, gilt dies für die Medizin als Bäumeensemble am meisten. Fraglich ist es, ob noch von einer gemeinsamen Wurzel und von einem gemeinsamen Ziel gesprochen könne. Was bedeuteten Rest-Gemeinsamkeiten? Selbst die Gemeinsamkeit im Objekt, dem menschlichen Körper, ist fraglich. Die Person nur noch als »Kunde« und eventuell als Kläger von Belang.

Sollte aber an der Gemeinsamkeit des Subjekt/Objekts, der Person aus mehr als berufsständischen und Unternehmerinteresse festgehalten werden, müssten in Ausbildung, Weiterbildung und der Organisierung spezialistischer Praxen einschneidende Konsequenzen gezogen werden. Als ich während meiner neun Tage Neurologische Abteilung eines großen Krankenhauses, Teil eines keinem Sterblichen mehr überschaubaren Krankenhauskomplexes mit dem vertrauten Namen Charité, außer vielen müden, auch iatrogenetisch besten Wollens und Wissens verursachten Stunden im Spiegel der Lektüre eines alten Sozialwissenschaftlers über die Aufgabe auch nur meines Arztes sann, bin ich erschrocken. Erschrocken bin ich auch, wie wenig Konsequenzen aus dieser Überbeanspruchung gezogen worden sind und gezogen zu werden scheinen.

- Daran, dass die Neurologen für sich organisiert sind wie andere medizinische Disziplinen auch, haben wir uns gewöhnt. Was aber weiß »mein« Arzt vom Rest meines Körpers und dem Stand medizinischer Spezialisten dort?
- »Mein« Arzt lernte meine Person zunächst nur mit dem neurologischen Routinecheck kennen. Zeigefinger beider Hände in weitem Schwung bei geschlossenen Augen auf die Nasenspitze führen; mit den Händen (neuerdings) altmodische Glühbirnen gestisch eindrehen; mit den Augen bei möglichst starrem Gesicht den sich

unterschiedlich seitwärts bewegenden Händen des Arztes folgen u.a.m. »Mein« Arzt aber muss später die nicht von ihm entwickelten Bilder der Magnetresonanztomographie (MRT im allen Gebildeten bekannten Kürzel) in Sachen meines Kleinhirns so lesen können, dass er um die informationelle Steuerung durch das MRT-Gerät weiß. Hat er diese Art von Ikonographie in ihren normalen und anormalen Mustern lesen gelernt, zugleich um individuelle Abweichmöglichkeiten wissend? Er muss die verstandenen, keine Ursachenzusammenhänge wiedergebenden Bilder in ihren therapeutischen Folgen mit dem urteilsbegründeten Risiko des Irrtums sich ziehen trauen. Dazu gehören: die Abschätzung der therapeutischen Eingriffstiefe, möglicher externer Effekte und erhoffter Wirkungen. Außerdem muss er unterschiedliche Bilderinformationsreihen diverser Apparatediagnostik aufeinander beziehen können usw., usf. Hinzu kommt, dass medizinisch-technologische Innovationen in weltweitem Wettlauf auf den riesigen Gesundheitsmarkt kommen von Unternehmen, die um den neuesten Behandlungsschrei konkurrieren, von Ländern, von Kliniken, die weltweiten Patienten nicht zu unterschätzen.

- Das ist nur eines der Kompetenzpostulate im Zusammenhang miteinander verbundener Komplexitäten des menschlichen Körpers. »Mein« Arzt hat mir eine neue Tablette verschrieben. Wie kommt er als erster dazu? Weiß er um die Zusammen- oder Gegenwirkung mit anderen Tabletten, die ich nehme? Abgefragtes Durchschnittswissen jenseits meiner Befindlichkeiten? Alle schon gestellten Fragen gelten homolog. Wenn aber »mein« Arzt, als neurologischer Spezialist, sich notwendiger Weise mit anders spezialisierten Ärzten und Angehörigen der Pflegeberufe, deren Wissen brach liegt, auf den jeweils neuesten Stand bringen möchte – wo bliebe ihm die Zeit dazu?

Obwohl ich erst anhebe, Anforderungen an Ärzte aufzuzählen, wenigstens auf ihrem Gebiet, bezogen auf den besonderen Patienten, selbst urteilen zu können, muss ich abbrechen. Erkenntlich sollte geworden sein, warum es konservativ und mitteldurstig, wie große Institutionen, zuerst an sich selbst interessiert arbeiten, es so nahe liegt, elektronischen Technologien zu vertrauen und eigene Verantwortung zu delegieren. Den längst nicht mehr entbehrlichen Maschinen und den pauschal vorweg unterschreibenden Patienten. Ihnen wird, hier als volle juristische Person behandelt, die Verantwortung übereignet, die sie gerade mit dem Mut zum eigenen Verstand, nur als klaglose Objekte einsehen können.

## V. Dritte Überforderung: Maschineninformationen und/oder maschinelle Definitionen.

Die medizinischen Disziplinen und Subdisziplinen werden von pharmakologischen und wissenschaftlich-technologischen Erfindungen im globalen Wettlauf in einem fort überflutet. Der informationelle Überschuss ist nicht zu bändigen. Er hat neue Spezialisierungen der Ärzte als Technologen oder der Technologen als Ärzte zur Folge. Die

Untersuchungsräume sind mit Computern und anderen Apparaten so verstellt, dass das Bedienungspersonal und die Patienten in der Maschinerie wie verschwinden. Die Informationen, die daraus gewonnen werden, sind selten eindeutig und sind doch immer gerichtete Größen. Daten an sich selber gibt es nicht.

Wer will die Fülle diverser Informationen so handhaben, dass er um ihre Genesis und Geltung weiß und sie dem eigenen Handlungsbereich angemessen umsetzen kann? Nicht zufällig werden häufig massenstatistisch gewonnene Durchschnittsgrößen mustergleich benutzt. Aus dem Durchschnitt fallende, also abweichende Informationen werden einstweilen an den Rand geschoben. Es ergibt sich aus immer feinerkörnigen Datenbildern auch, dass diagnostische Ahnungen eindeutige, individuell besondere Diagnosen quantitativ (und auch qualitativ) bei weitem übertreffen. Hier schlägt unter anderem die Stunde der Vor-Ahnungen und des Vor-Wissens über nosologische Zusammenhänge, die präventives Frühhandeln motivieren. Die Folgen in den ärztlichen Praxen und ihren meist beträchtlichen Maschinenparks sind absehbar. Diesseits anderer, beispielsweise ökonomischer Erwägungen, um teure Geräte abschreiben zu können, werden schier unvermeidlich maschinell gesammelte Daten zum ärztlich gelesenen Ersatz selbst am Patienten recherchierter Befunde. Meist werden sie unterstützt durch Standard-Informationen, die aus dem PC gewonnen worden sind. Dieses apparativ verschlankte »Subjekt« ist ohnehin längst als Dritter im Bunde zum Duo Arzt – Patient getreten, meist räumlich dazwischen und arztnäher. Es weiß es besser und ist dem Anscheine nach apparativ neutral.

Erneut liegt ein ähnlicher Refrain nahe, der Überforderung intoniert. Konsequenzen in der Aus- und Weiterbildung, Folgen vor allem in der Kompetenz anreichenden Organisation der ÄrztInnen und ihres Umgangs mit den noch mehr überforderten Patienten leuchten fern am Horizont wie Mörikes Orplid.

## VI. Der Mitspieler, der an einer intellektuellen und habituellen Atrophie leidet: die Patientenlücke.

Patriarchale Götterblicke und Balsamworte mit einem Tross medizinischer Adepten in Visiten schreitender Chefärzte sind selten geworden. In sieben Wochen Krankenhaus und Reha bin ich allenfalls flüchtig visitiert worden. Als freundlich behandeltes Körperkompositum wird je nach problemzentrierter Befindlichkeit das Krankenbett zu besagten Maschinenstellagen herumgeschoben und später gegebenenfalls behandelt.

Sparsamer Beobachtungen an ›meinen Fall‹ halber präsentiere ich in wenigen Ausschnitten Frigga Haugs (2004) Feststellungen einer Patientin. Sie bestätigen zahlreiche Eindrücke anderer Patienten. Krankenhaussoziologisch muten sie sehr plausibel an.

»Ich muss kundig über meinen Körper sprechen und ihn lesen können«, so Frigga Haug, »ohne wirkliche Kenntnisse zu besitzen, und ich muss die ausreichenden Symptome darstellen können, einen Eindruck vermitteln, der die einzelnen Experten aus dem Medizinbereich in Bewegung setzt. Da mein Körper wirklich krank ist, wird das ganze zu einer Übung auf einem Seil.«

»Der leidende Körper kann nicht das neue Subjekt sein, müsste es aber«, folgert Frigga Haug später. »So findet sich der neue Patient in einer neuen Verkehrung (»neuer« Patient, weil er in seiner Gesamtheit durch die Latten organisierter medizinischer Spezialisten fällt; WDN). Er streift die Verdinglichung des vormaligen Objektseins ab und bringt als selbstbestimmtes Subjekt seinen Körper als Einsatz in die neuen Warenbeziehungen. Daher muss er ihn zugleich von sich trennen und selbstbewusst als eigenes Ich behaupten. Solange er weder unsterblich ist, noch weiß, was ihm geschieht, noch, wie ihm am besten zu helfen ist, kann er den neuen Subjektstatus nur spielen und sich dabei einbilden, seine Krankheit sei ebenso nur ein Spiel und gespielt seien auch Leben und Tod.«

Weitere Folge: »Jeder weiß, dass er sich keine Blöße geben darf, nicht stolpern, nicht krank werden, nicht alt. Aber die neuen Zeiten verlangen mehr: Er braucht eine ungeheure Kompetenz in der allgemeinen Inkompetenz, um auch nur einem Bruchteil der Zumutungen und Anforderungen gerecht zu werden.«

Die seit September 2009 gesetzlich eingeführte Patientenverfügung ist die liberal annehmliche und zugleich »systemisch« hilflose und augenwischerische neue Selbstbestimmung der Menschen an der Kippe zum Tod. Ohne den riesigen, bürokratisch zerstückelten, szientifisch-technologisch aufrechterhaltenen und legitimierten Riesenapparat als mitbestimmte, durchsichtige, seinen entscheidenden Abläufen nach- und mitvollziehbare plurale Fülle von Einrichtungen zu »sozialisieren«, samt den nötigen bildungs- und arbeitspolitischen Voraussetzungen und Folgen, wird der final souveräne Patient zur Illusion mit grundrechtlicher Aura.

Nun folgen, photographisch nicht zu machen, weil mir der Seitenraum ausgeht, Schnappschüsse der Schnappschüsse, also »Schnappzwinkereien«. Als imitierte ich die Zeit- und Raumknappheiten meines Gegenstandes argumentativ.

## VII. Die präventive Kehre der Medizin, ihre Gründe und Abgründe.

Sie leuchtet »spontan« ein. Vorsorge ist besser als Nachsorge. Prometheus der Feuerbringer, Epimetheus derjenige, der die Büchse der Pandora öffnet und das entfleuchende Unheil beklagt. Wie die Reue immer zu spät.

Das aber, was als präventive, oft prädiktiv Verhalten normierende Medizin sich in Form eines neuen biologischen Wissensregimes häutet (Rheinberger/Müller-Wille 2009), versäumt nicht nur den Zusammenhang von »primärer«, »sekundärer« und »tertiärer« Prävention in eben dieser verbindlich einzuhaltenden Reihenfolge. Der strikte Zusammenhang wird von Rosenbrock/Gerlinger (2006) in einführendem Überblick kundig dargestellt. Am Ende der gesundheitspolitischen Fahnenstange tritt präventiv gerichtete

Medizin uns allen als potentiellen Patienten von der vorgeburtlich installierten Wiege bis zur Bahre, die todbeweglich flexibel geworden ist, als prinzipiell seinerseits in seinen Grenzen nicht kontrollierbares Kontrollregime gegenüber. Das aber geschieht aufgrund eines unvermeidlich in seiner Partialität und Fragilität durchgehend ambivalenten und ungewissen Vorauswissens.

Die Chancen wie die Abgründe sind im Bereich der Humangenetik zu fassen. Gerade ist die treffliche Arbeit von Sonja Palfner (2009) zum Umgang mit dem Brustkrebsgen erschienen. Der Sog und die Sucht nach gesundheitspolitischer Prävention wird von drei mächtigen Rädern angetrieben: (1) dem Faszinosum entgrenzter Medizin. Ein Ende wissenschaftlicher new frontiers ist nicht abzusehen. Imperial ausschreitende Medizin. Sokrates' bescheidene Einsicht muffelt antiquiert. Hybris ist eine Eigenschaft, die die alten Griechen scheuten (Muster: das 2. Chorlied der sophokleischen Antigone). Ein Symptom stellen das leistungssportunvermeidliche Doping und sein immer zu später Kontrollschatten dar. (2) Dem Hunger nach neu und neuen Investitions- und Profiträumen. Der Körper des Menschen in Rekonstruktion und nun der Konstruktion – eine unendliche Anlagegeschichte. (3) Dem uralten und immergrünen Menschheitsverlangen, »ewiges« Leben hier und heute, irdisch und dauernd zu gewährleisten. Töricht die Verszeilen des 90. Psalms:

»Herr, lehre uns, dass wir sterben müssen. Auf dass wir klug werden« (Lutherdeutsch).

## VIII. Das Schlüsselverhältnis ohne Schlüsselloch: das Arzt-Patienten-Verhältnis.

Mit ihm beginnt, mit ihm endet alles. Von ihm wird menschlich Krankgesundes konstituiert. So scheint es. Das letzte Buch, das ich dazu gelesen habe – von den eigenen Erlebnissen jüngst habe ich eingangs berichtet –, kreist um das Schlüsselverhältnis: Bernard Lowns »Die verlorene Kunst des Heilens« (2002). Selbst bei diesem hervorragenden, für seine Erfindung genobelten Arzt finden sich, jenseits des essentialistisch aufgeladenen Postulats – nämlich den Patienten als »ganzen Menschen« zu betrachten –, das in der Sache, um die es beim Heilen geht, einleuchtet, kaum Hinweise, wie die Faktoren verändert werden könnten, die das »Kernverhältnis« entkernt haben. Darum droht zur vernebelnden Ideologie zu werden, wenn man von dieser zweipoligen sozialen Wechselstrombeziehung anders als analytisch kritisch redet. Indem man herausarbeitet, warum einem heute mehr denn je nötigen Arzt-Patient-Zusammenspiel die sozio-institutionellen Voraussetzungen mangeln. Zugleich müsste vorgestellt werden, in welcher Weise Substanz und Formen des Heilens gerettet werden könnten.

## IX. Blut ist ein besonderer Saft, Geld ein Blut umfassend aufhebendes Medium als Sache selbst.

Das Gesundheitswesen ist kommerzdurchdrungen. Das ist in dieser umfassenden Dichte erst seit 30/40 Jahren nimmersatt der Fall. Die Symptomatologie des nicht zu stillenden Hungers nach Mehrwert, den Ausdruck umgangssprachlich nicht streng Marx'isch verstanden, wird täglich aus der Gesundheitssystemküche bereichert. Das sind keine individuell, Ärzten oder einzelnen Krankenhäusern zuzurechnenden Korruptionsbläschen. Das hat System. Das ist System (vgl. jüngst, durchgehend nicht kapitalismuskritisch vom ›Innern‹ der Medizin: Relman 2007).

Dass ein solcher »medical-industrial-complex« besteht und gedeiht, wie heute altertümlich Ehrenreich/Ehrenreich (1971) für die USA zuerst feststellten, wird neben Gründen im gesundheitspolitischen Feld vor allem durch die globalen Veränderungen kapitalistischer Ökonomie bewirkt. Sie haben bis in die letzten Erdflecken hinab die Konkurrenz zwischen den Kapitalen und zwischen den Staaten hinunter bis zu den Kommunen auf allen Ebenen verschärft.

Den Ausschlag gibt, dass das Gesundheitswesen früher (USA) oder mit einigen staatlich bürokratischen Hemmungen später (BRD) ungehemmt ins kapitalistische Marktgeschehen einbezogen wird. Dadurch werden auch die professionellen Widerstände der modernen Medizin beseitigt, die bis ins 20. Jahrhundert galten. Die gesundheitspolitischen Produktionsverhältnisse und – formen werden analogisiert. Karl Polanyis Einsichten (1944/1978) wie die später von Kenneth Arrow (1963) geäußerten, dass sich Gesundheit als humanes Bedürfnis und gesellschaftliches Erfordernis nicht eigne, marktförmig organisiert zu werden, wurden im kaum sublimen Imperialismus wachstumsbesoffener kapitalistischer Ökonomie nicht berücksichtigt.

Also herrscht das umgangssprachliche Motto: auch alles Gesundheitspolitische muss sich »rechnen«. So gesehen sind viele gegengerichtete Handlungen und Freundlichkeiten eine Art anarchisches Superadditum im Sinne gegenseitiger Hilfe, so sie nicht unter Konsumenten/Patientenwerbung als »opportunity costs« zu verbuchen sind.

## X. Medizin im Strudel ökonomisch-fiskalischer Expansionen.

Die führenden Reiter des Gesundheitssystems auf weithin national begrenzten, aber global orientiertem Terrain tragen im Galopp die Fahnen der Innovation, profitablen Wachstums und regionaler, nationaler und global greifender riesiger Organisationen. Die Fahnen klirren zusammen. Ihre Träger sind personal längst nicht mehr zu fassen. Nur noch vermittelt bewirken sie die gesundheitspolitisch am meisten bedenklichen Phänomene. Sie sind ihrerseits phänomenal nicht mehr zu greifen: die Abstraktion und die Verdinglichung. Abstrahere, lateinisch, heißt absehen von, berauben. Das ist es: von Besonderen, dem ärgerlich nie ausrechenbaren, immer nur aporetisch zu beurteilenden

›Ding‹ ist abzusehen, der Person, einem schwer entmischbaren biologisch-kulturellen und damit geschichtlichen Wesen organischer anorganischer Wechselbezüge. Das Ganze ist seine Teile, genauer: es »ist« genetisch durchwirktes Gewebe samt den biologisch chemischen Prozessen. Also wird der Körper und werden körperliche Zusammenhänge körperpolitisch zu je und je rekonstuierbaren und/oder zu konstruierenden Gegenständen. Das hat immense Fortschritte zur erwartbaren Folge. Es hat auch zur Folge, dass das überall durchblitzende Politikum Gesundheit/Krankheit ohne Urteilsbasis okkasionell dezionistisch rumort, soweit die systemischen Entscheidungen nicht technologisch »delegiert« worden sind, Entscheidungen zu richten. Anfang des 20. Jahrhunderts sind wache Zeitgenossen, Nietzsche-informiert, erschrocken: alles fließt, gib mir den Punkt, wo ich stehen kann. So Ernst Troeltsch. Nun wird »Politik« in eminentem Sinne gemacht: hergestellt, geplant, produziert. Aber keine Instanz, die verantwortlich, das heißt u.a. mit kontrollierbar einvernehmlicher Urteilsbasis entschiede. Von uns Armen nur körperobjektiv Beteiligten zu schweigen.

## XI. Die folgenreich verkannte *Form*frage der Gesundheitspolitik.

Das gilt gesellschaftlich allgemein. Man kann die jüngste finanzkapitalistische Krise nicht verstehen, die darum allenfalls homöopathisch behandelt worden ist, wenn man nicht die monetären Größenordnungen und ihre Modi betrachtet. Diese kann niemand mehr verstehen, geschweige denn »steuern«. Analoges gilt für staatliche Politik. Sie versackt in bürokratisch multipler Sklerose. Sie tritt zitternd ein angesichts von Größenordnungen, vermehrt durch Zeit verschlingende Geschwindigkeiten, die von »systemisch (!) überforderten »Repräsentanten« weder begriffen noch gehandhabt werden können. Technik als Instrument ist längst zum techno-logischen Definitionsorgan geworden. Die Hauptschuld der »Repräsentanten«: sich narzistisch ihre Ohnmacht nicht einzugestehen. Überall ist die nicht primär normative Verfassungsfrage zu stellen. Wie ist verantwortliche Politik möglich? Wie ist Macht als menschliches Machenkönnen zu retten?

Dieser allgemeine Befund gilt gesundheitspolitisch besonders. Die bitter nötigen re-organisatorischen Findungen und Erfindungen, zu beginnen mit der Verkleinerung der Einheiten ärztlichen (und patientenbezogenen) Handelns, werden gigantoman pervertiert. Hauptgründe: die Macht- und Abstraktionslogik der Globalisierung und die in bestehenden Einrichtungen wie Darmzoten eingelassenen Interessen. Wenn es nicht gelingt, ein Gesundheitssystem von lokal unten nach regional- und transregional oben aufzubauen, hier hälfen die Neuen Technologien human kontrolliertem Handeln und ersetzen es nicht, dann sind alle sonstigen Reformen, Gesetze, Kommissionen, gar solch unnütz tiefgeschwätzige der »Ethik« ... nur eitel Dunst und Schein. Politikwissenschaftlich ausgedrückt: sind symbolic uses of politics or ethics. Nur von unten nach oben sind Bürgerpatientenbeteiligung und sprachfähiges Wissen über eigene körperlich-psychische Befindlichkeiten möglich.

## XII. Der (menschliche) Körper und die Medizin: Analogien und Dyslogien.

(Ich muss es bei der Überschrift belassen. Zur freien und zugleich disziplinierten Assoziation!)

## XIII. Die gesetzliche Krankenversicherung (GKV) als Regulierungskomplex labyrinthischen Ausmaßes. Sie enteignet die Ärzte und Patienten auf verschiedene Weise und geht keines der berührten Probleme auch nur an.

(siehe Klammerbemerkung zuvor)

## XIV. Entgrenzte Medizin. Chancenvoll, aber rundum abgründig, so wie die gesundheitspolitischen Dinge stehen.

Der Ausdruck »entgrenzte Medizin« wurde dazu benutzt, die nationalsozialistisch ausgerichtete *moderne* Medizin zu kennzeichnen. Indem ich diesen Ausdruck auf die gegenwärtige Medizin anwende, will ich kein falsch vermischendes Schindluder betreiben. Der Stand der Medizin und ihre Praktiken sind mit den seinerzeitigen nicht in eins zu setzen.

Die Chancen der forschenden und anwendenden Medizin sind staunenswert, Krankheiten zu erkennen und Krankheiten zu behandeln. Wer möchte in Sachen Krebs oder angesichts der Zunahme von Alterskrankheiten, von denen ich selbst betroffen bin, diagnostischen, therapeutischen, pharmakologischen Fortschritt hemmen? Dennoch werden die organisatorischen Voraussetzungen und Folgen, auch Formen der materialistisch menschenrechtlichen Kontrolle des vor allem ökonomisch motivierten Konkurrenzwuchses der weltweiten Forschungen und Anwendungen nicht gewährleistet. Sie müssten in einer notwendigen Kombination normativer Differenzierungen – welche historisch anthropologischen Vorstellungen werden in welche Urteilskriterien übersetzt? – und mit ihnen verbundener Diskussions- und Entscheidungsverfahren erfolgen. Die organisierte Unverantwortlichkeit ist gerade hier nicht akzeptabel.

## XV. Das täglich beunruhigende Suchbild von Standards und Verfahren, das Ärzten und Patienten, einer demokratisch menschrechtlich orientierten Gesellschaft insgesamt angemessen wäre.

Restitutio ad integrum, so lautete lange das Ziel der Medizin. Das ist verschwunden. Begriff und Tatsache der Integrität, die beispielsweise Art. 2 GG unterliegen, sind allenfalls noch vage Grenzvorstellungen. Von sonstigen gesellschaftlichen Feldern zu schweigen unterwandern moderne medizinische Forschung und Praktiken die personale und auch die körperliche Integrität prinzipiell. Die primär »rekonstruktiv« ausgerichtete Medizin hatte immerhin noch den »ganzen« Körper und die ihm zugeordnete Person im – oft verklärenden – Blick. Das ist im präventiven und innovativen Kontext längst nicht mehr der Fall. Darunter leiden alle meist problematischen, weil im Regelungswust Rechtssicherheit verwirrenden Verrechtlichungen. Darunter leiden alle ethischen Erwägungen, vor allem, wenn sie ohne organisatorische Formen in der Luft normtreiben. Geht man aber die Kombination Norm/Form nicht zügig institutionell zu übersetzen an, die nur dann nicht geschwätzig zu lösen ist, wenn man die oben nur angetippten Organisationsfragen mit zu beantworten sucht, dann droht die »Schule der Möglichkeiten«. Von ihr spricht Sören Kierkegaard in seinem »Begriff der Angst«. Diesseits theologischen Räsonements lernte man in der Schule innovativer Möglichkeiten und entgrenzter Medizin neben neuen hilfreichen Fertigkeiten vor allem die Ängste vor dauernden Missbräuchen als dann normalen.

## Literatur

(nur Angaben von direkt zitierten Aufsätzen und Büchern)

Arrow, Kenneth J. (1963): Uncertainty and the Welfare Economics of Medical Care, in: American Economic Review 53, 943-973.

Böhme, Gernot (2008): Ethik leiblicher Existenz, Frankfurt a.M.

Ehrenreich, Barbara/Ehrenreich, John (1971): The American Health Empire. Power, Profits, and Politics. New York.

Haug, Frigga (2004): Patientin im neoliberalen Krankenhaus, in: Graumann, Sigrid/Grüber, Katrin (Hrsg.): Patient – Bürger – Kunde. Soziale und ethische Aspekte des Gesundheitswesens. Münster, 9-48.

Lown, Bernhard (2002): Die verlorene Kunst des Heilens. Stuttgart.

Palfner, Sonja (2009): Gen-Passagen. Molekularbiologische und medizinische Praktiken im Umgang mit dem Brustkrebsgen. Bielefeld.

Polanyi, Karl (1944/1978): The Great Transformation. Politische und ökonomische Ursprünge von Gesellschaften und Wirtschaftssystemen. Frankfurt a.M.

Relman, Arnold S. (2007): A Second Opinion. Rescuing America´s Health Care. A Plan for Universal Coverage Serving Patients Over Profit. New York. Rheinberger, Hans-Jörg/Müller-Wille (2009): Vererbung. Geschichte und Kultur eines biologischen Konzepts. Frankfurt a.M.

Rosenbrock, Rolf/Gerlinger, Thomas (2006): Gesundheitspolitik. Eine systematische Einführung. 2., vollst. überarb. Aufl. Bern.
Sachse, Carola/Walker, Mark (2005) (eds.): Politics and Science in Wartime. Comparative International Perspectives on Kaiser Wilhelm Institutes. Chicago.
Schmuhl, Hans-Walter (2005): Grenzüberschreitungen. Das Kaiser-Wilhelm-Institut für Anthropologie, menschliche Erblehre und Eugenik 1927-1945. Göttingen.
Sozialgesetzbuch V (SGB V) (2008): Recht im öffentlichen Gesundheitswesen. München.

Heinz-Harald Abholz

# Public Health, evidenzbasierte Medizin und Prävention als Bedrohung des Individuums in der Medizin

In den 70er- und 80er-Jahren des letzten Jahrhunderts ist gegen den Widerstand der traditionellen Medizin die Dimension des Sozialen wieder in die Medizin gebracht worden. Dies ist nach Jahren der »Vertreibung« im Nationalsozialismus ganz überwiegend durch die Linke in der Medizin (Haug 1973, Volkholz et al. 1974), aber nicht allein durch diese (Schäfer/Blomke 1970), sowie in den »Geisteswissenschaften« (Mitscherlich et al. 1967) geschehen und bezog sich im Westen Deutschlands erst einmal auf Medizinische Soziologie und die Medizinische Psychologie.

In der DDR waren es die Sozialhygiene und die Sozialmedizin (Beyer/Winter 1967), die gegen den zum Teil vorhandenen Widerstand der Fakultäten etabliert wurden (Timmermann 2010).

Schließlich aber haben dann die jeweiligen Approbationsordnungen diese »Sozialen Fächer« in das Medizinstudium aufnehmen lassen; sie wurden so auch zu Fächern universitärer Forschung.

Mit den 90er-Jahren entwickelte sich dann die Forderung nach Etablierung von *Public Health*, die insbesondere aus den »Sozialen Fächern der Medizin« kam. Zugleich schien Public Health eine gesellschaftlich akzeptierte Antwort auf das »Entdecken« der Breite der gesundheitlichen Probleme in der Gesellschaft, einem zunehmenden Kostenbewusstsein sowie der breiteren Kenntnisnahme der Grenzen der Medizin als Reparaturstelle (Abholz 1980) zu sein. Public Health stellte sich dabei als ein Bereich dar, der – anders als die eher theoriebasierten psychosozialen Medizinfächer – auch die praktische und politische Seite der Anwendung sozialwissenschaftlich geprägter Erkenntnis im Fokus hatte (Ashton/Seymour 1988). Ansonsten war und ist Public Health durch die Zusammenführung unterschiedlicher Fächer und Spezialgebiete – von Soziologie, Epidemiologie, Statistik bis hin zur Managementwissenschaft – charakterisiert.

Ein weiterer Bereich, der ebenfalls in dieser Zeit erneut auch von der Medizin »entdeckt« wurde, war die *Prävention* (Abholz et al. 1981). Sie sollte dem oben angesprochenen und immer sichtbarer werdenden Problem nicht ausreichender Gesundheit in der Gesellschaft bei gleichzeitiger Erkenntnis, dass diese durch die »kurative Medizin« auch nicht wieder herzustellen sei, konzeptionell und praktisch Abhilfe schaffen (Elkeles et al. 1991, Lengwiler/Madarász 2010).

Die nun seit einigen Jahren bestehende *Versorgungsforschung* hat hier einen nennenswerten Teil von Funktionen von Public Health übernommen, eine wirklich stringente Definition des Bereiches oder auch eine nutzbare Abgrenzung zu Public Health ist jedoch bisher nicht wirklich gelungen (Memorandum 2008; Bundesärztekammer 2008). So ist auch die Ansicht vertretbar, dass die Versorgungsforschung als ein besonders medizinorientiertes Feld von Public Health anzusehen ist, in der der Fokus auf die Transmission Klinischer Forschung in die »Praxis« liegt. Damit wäre aber Versorgungsforschung deutlich enger definiert als alle zuvor aufgeführten Bereiche, denn sie stünde – anders als Public Health und Prävention oder gar die Medizinische Soziologie – unter der »Leitung« der Medizin. Zudem kann man festhalten, dass dies eine deutsche »Interpretation« des Feldes ist – international wird Versorgung generell, also nicht nur die Medizin-dominierte, als Fokus von Public Health gesehen.

Im Folgendem wird überwiegend von der in der Medizin angesiedelten und von der Medizin dominierten Prävention und Versorgungsforschung sowie Public Health in der Interpretation der Medizin gesprochen. Dies ignoriert nicht die von den Sozialwissenschaften und der Politik belegten Felder der genannten drei Bereiche, es nimmt sie hier nur nicht in den Fokus.

## Medizin und Public Health

Der Widerstand der Institution Medizin gegen die Medizinische Soziologie, gegen die Stärkung der Sozialmedizin, aber auch gegen Public Health und die Versorgungsforschung, ist in den letzten zwei Jahrzehnten deutlich schwächer geworden und zeigt sich häufig nur noch in einer implizierten Geringschätzung oder nicht adäquaten Beachtung dieser Bereiche. Zu letzterem gehört auch, dass Lehrstühle der »psychosozialen Fächer« mit Emeritierung ihrer Inhaber teilweise auch wieder relativ laut- und klaglos geschlossen werden.

Trotz dieser hier nur kurz angesprochenen wissenschaftspolitischen Fehde der Medizin mit den »Sozialen Fächern« sind in die klassische Medizin zentrale Grundgedanken von Publik Health und Prävention nicht nur eingeflossen, sondern beherrschen die klassische Medizin zunehmend konzeptionell – ohne dass dies innerhalb der klassischen Medizin wirklich zur Kenntnis genommen, geschweige denn problematisiert wird.

Versteht man zudem die Versorgungsforschung als eine durch die Medizin dominierte Variante von Public Health, dann ist deren Entwicklung innerhalb der Medizin als weiterer Beleg für die Aufnahme sozialer Aspekte in die Medizin anzusehen – wenn hier auch sehr viel sichtbarer als bei der konzeptionellen Durchdringung der klassischen Medizin durch Ansätze, die aus den Sozialwissenschaften stammen.

## Der Einzelne und die Community

Public Health legt den Schwerpunkt – entsprechend der Namensgebung – auf die Gesundheit von Bevölkerung und Bevölkerungsgruppen. Damit fokussiert sie auf das Problem, was zur Akzeptanz des Bereiches geführt hat: Gesundheitsprobleme sind oft drückende Probleme für die Gesellschaft, die sich um diese Probleme kümmern muss. Dies ist allein schon damit begründet, dass Gesundheitsprobleme Kosten verursachen. Aber es hat auch noch einen weiteren Grund: Die Gesellschaft kann es für ihren eigenen Zusammenhalt nicht über längere Zeit aushalten, viele Kranke einfach un- oder unterversorgt zu lassen; erheblich soziale Spannungen wären in vielen Gesellschaften die Folge.

Es geht in Public Health also um die Gesundheit der Gesellschaft – was etwas ganz anderes ist als das Ziel klassischer Medizin, die immer den Patienten, also den Einzelnen im Fokus hatte. Dass sich dies aber heute in der Medizin wandelt, ist Ausdruck einer Entwicklung, die hier etwas näher dargestellt werden soll.

Aus Sicht von Public Health wird bei dem Ziel einer »gesunden Gesellschaft« immer unterstellt, dass das, was für eine Gemeinde, die Gesellschaft an Gesundheit resultiert, ja auch jedem Einzelnen zu Gute kommt. Dass dies eben nicht (nur) so ist, soll wiederum Thema des vorliegenden Textes sein.

Mit dem Fokus von Public Health ist also der Einzelne – hier ganz wertfrei beschreibend gemeint – nur von sekundärem Interesse bzw. wird legitimerweise konzeptionell nur als Einzelner angesehen, der der jeweiligen Bevölkerung(sgruppe), für die eine verbessernde Maßnahme umgesetzt wird, angehört. Damit müsste er – so das Verständnis – »auch« davon profitieren. Aber es bleibt dabei: Public Health ist primär auf Gruppen bezogen, das Individuum profitiert dann bestenfalls sekundär.

## Evidenzbasierte Medizin – konzeptionelle Zurückdrängung des Einzelnen

Die Orientierung von Public Health auf die »Gruppe« bekommt auf Seiten der Medizin deutliche Verstärkung durch den Siegeszug evidenzbasierter Medizin (EBM).

Die Mediziner (Internisten) Feinstein (1985) in den USA und Sackett et al. (1985) in England entwickelten unabhängig voneinander auf Basis der Klassischen Epidemiologie die »Klinische Epidemiologie«, die mit den Methoden der Epidemiologie die Erkenntnisse von Medizin – insbesondere im Bereich der Interventionen – auf methodisch zuverlässigere Füße stellen sollte – und dies auch tat. Richtig erfolgreich wurde der Ansatz Klinischer Epidemiologie jedoch erst durch die »Umbenennung« zu evidenzbasierter Medizin (Sackett et al. 1997). Diese unterscheidet sich von Klinischer Epidemiologie einerseits durch die Popularisierung des Grundgedankens als auch die Aufnahme von mehr praktischen und klinischen Aspekten sowie die Aufnahme systematischer Literatursuche als auch durch deren Bewertung auf Basis formaler methodischer Beurteilungsmaßstäbe.

Ausgehend von Nordamerika und England hat evidenzbasierte Medizin Deutschland und seine Mediziner erst in den letzten Jahren zunehmend erreicht – selbst wenn dies noch nicht annähernd vollständig geschehen ist. In ihrem Einfluss auf die wissenschaftliche Medizin aber gilt dies schon für die letzten 15 Jahre.

Die Notwendigkeit, mittels methodisch hochwertiger Studien den Nutzen einer präventiven, diagnostischen oder therapeutischen Maßnahme nachweisen zu müssen, bevor man sie empfehlen und breit anwenden kann, wird heute zumindest auch von jedem deutschen Mediziner unter 40 Jahren als selbstverständlich angesehen.

EBM fokussiert faktisch – wenn auch anders von den »Vätern« gewollt – nur auf Studienergebnissen und damit aber nur auf statistischen Aussagen über Gruppen. Zwar heißt es weiterhin, dass immer die »beste Evidenz« genutzt werden solle – und diese könne auch die Klinische Erfahrung sein –, aber faktisch wird nur mit Studien argumentiert, wenn man von EBM spricht oder einen EBM-Ansatz propagiert. Dies aber unterstellt unausgesprochen, dass das, was man in Gruppen gefunden hat, auch das Handeln am Einzelnen bestimmen sollte.

Mit Übernahme von EBM in die Medizin hat man sich also auf das Primat der Gruppe, auf die sich Studien ja nur beziehen können, eingelassen. Damit haben Public Health und EBM eine entscheidende Gemeinsamkeit und wirken konzeptionell gleichgerichtet. Mediziner, die sich auf EBM in ihrem Handeln und Entscheiden beziehen, vertreten damit auch eine Position, die sich konzeptionell nicht mehr vorrangig auf den einzelnen Patienten bezieht.

Dies gilt selbst dann so, wenn handelnde Mediziner dies in der Regel so gar nicht bemerken, d.h. sich weiterhin als Entscheidungsfindende in Bezug auf den Einzelnen erleben. Im Alltag des Handelns, aber auch im Alltag der expliziten Argumentation für oder gegen eine Maßnahme für einen Patienten, wird dieser feine, aber sehr entscheidende Unterschied zwischen dem Einzelnen und der Gruppe – letzteres die Basis einer Studienaussage – nicht mehr gesehen. Es wird einfach unterstellt, dass das, was EBM bietet, das »Richtige« ist – was man nun beim Patienten anwendet.

Die Gleichsetzung von EBM-Ergebnis mit Vorgabe zur Behandlung des Einzelnen ist aber konzeptionell falsch – und dabei eigentlich sogar leicht durchschaubar falsch: Wenn Studienergebnisse einen Nutzen einer Maßnahme beinhalten oder sie auch eben keinen Nutzen nahe legen, dann bezieht sich »Nutzen« immer auf die Gesamtgruppe, bestenfalls auf ein oder zwei Untergruppen, für die die entsprechende Aussagen gelten. Bei fast allen Therapien, diagnostischen und präventiven Maßnahmen ist grundsätzlich davon auszugehen, dass es Untergruppen gibt, für die das Ergebnis nicht gilt, die also z.B. von einer Behandlung profitieren, obwohl die Gesamtheit der Gruppe nicht profitiert. Entsprechend gilt auch, dass es Untergruppen gibt, die keinen Nutzen haben, obwohl für die Gesamtgruppe ein solcher nachgewiesen wurde. Denn ist eine solche Untergruppe nur klein genug, so geht sie – statistisch gesehen – im Gesamtergebnis unter. Dass es so etwas gibt, wird darüber erklärt, dass diese Personen andere, nicht erfasste oder schwer erfassbare Charakteristika haben, die sie anders als die Mehrzahl in der Gruppe reagieren lassen.

Die faktische Größe solcher Untergruppen wird durch den Prozentsatz derjenigen angezeigt, die auf eine Therapie nicht reagieren – dies ist bei den meisten Verfahren die Mehrheit. Für den Fall fehlenden Nutzennachweises hingegen ist die Untergruppe derjenigen, die dennoch von der Behandlung profitieren könnten, nicht so leicht ablesbar. Damit aber wird deutlich, dass die Ergebnisse aus Gruppenanalysen nur sehr bedingt auf den Einzelnen überhaupt übertragbar sind. Explizit wird dies übrigens über die Ausschlusskriterien jeder Studie: Die, die ausgeschlossen werden müssen, sind ganz überwiegend die, von denen man annimmt, dass sie anders als die Eingeschlossenen auf eine Intervention reagieren könnten. Und zumeist ist es sogar so, dass die Mehrheit von Personen mit einer Krankheit oder einem Symptom, das in der Studie behandelt werden soll, über Ausschlusskriterien herausfällt. Damit sind Studien unrepräsentativ für eine ›normale‹ Krankenhauspopulation.

Theoretiker von EBM und Biostatistiker (Wegscheider 2009) relativieren allerdings, indem darauf hingewiesen wird, dass Studienergebnisse auf Gruppen basierend immer auf den Einzelnen zu adaptieren und damit auch abzuwandeln sind bzw. auch einmal nicht zutreffen können. Faktisch aber wird dies gerade meist nicht gemacht. Nur die Ärzte, die überwiegend mit den Patienten »zu tun haben«, die sich von den in Studien untersuchten deutlich unterscheiden, also die Hausärzte, tun es. Sie aber werden dann wegen ihrer Resistenz EBM gegenüber gescholten, man unterstellt Renitenz, Unwissenheit und/oder Unbelehrbarkeit. Bei wissenschaftlicher Bearbeitung der Problematik, die im Hintergrund dieser Resistenz gegen die regelmäßige Anwendung von EBM und Leitlinien steht, zeigt sich allerdings, dass diese »notwendig« ist. So beinhaltet allein schon Multimorbidität, dass sich die zu den einzelnen Krankheitsbildern vorliegenden Leitlinieninhalte gegenseitig in zentralen Vorgaben ausschließen (Boyed 2005).

Auch in der Politik wird mit EBM so krude argumentiert und gehandelt. Z.B. zeigen Disease-Management-Programme den Weg auf, der als richtig angesehen wird; und bei einer bestimmten Abweichung von den Leitlinien drohen Sanktionen. Eine in diese Richtung weiter entwickelte Form der Nutzung von Evidenz zur Kontrolle ärztlichen Handelns liegt im Einsatz von Qualitätsindikatoren in Verbindung mit einem Pay-for-Performance-System. Der Arzt wird auf die Umsetzung einer mit Evidenz belegten Vorgehensweise orientiert, die sich auf eine Gesamtgruppe auf Basis entsprechender Studienergebnisse bezieht.

Dabei werden Variationen und mögliche Untergruppen, die anders zu versorgen wären, zwar meist nicht unberücksichtigt gelassen (sie werden in dem geforderten, meist ja nicht 100%-igen Erreichungsgrad eines Qualitätsindikators abschätzend untergebracht), jedoch wird damit eine Denkungsart geschult und über finanzielle Anreize (Pay for performance) eingebläut, die unbemerkt auf der Gleichung »Studie/Gruppe ist identisch mit Einzelnem« basiert. Der Arzt, der anders handelt, wird bestraft oder läuft das Risiko der Bestrafung (Abholz/Egidi 2009).

Dennoch gibt es in der wissenschaftlichen Medizin keine Alternative, als methodisch hochwertige Studien durchzuführen und sie auch für die individuelle Entscheidung beim jeweiligen Patienten zu nutzen. Nur sollte man sich dabei der oben skizzierten fundamentalen Einschränkung immer bewusst sein – und diese Erkenntnis auch umsetzen »dürfen«. Ansonsten wird nicht mehr der Einzelne behandelt, sondern der Einzelne als idealtypischer Vertreter einer Gruppe – der er aber realiter fast nie ist.

Damit aber ist man von einer – prinzipiell notwendigen – individualisierenden oder personalisierenden Behandlung immer weiter entfernt; dies zum Schaden der versorgten Patienten. Denn für diejenigen, die nicht der Subgruppe der Personen angehören, die auf eine in Studien als erfolgreich identifizierte Behandlung anspricht, gibt es dann zunehmend weniger therapeutische Möglichkeiten. Denn sind therapeutische Möglichkeiten »nicht evidenzbasiert«, stellen sie ein Problem für den Arzt dar: Er wird bei Abweichen von vorgegebenen Normen mit dem Ziel, dem Individuum gerecht zu werden, mit Honorareinbußen bestraft. Eine Steigerung des Strafprinzips lässt sich zunehmend auch bei Begutachtungen von »Schlichtungsstellen für ärztliche Fehler« sowie Gerichten finden. Es wird also immer enger für den Einzelnen in seinem Anspruch an den Arzt: »Tue das Beste für mich«.

## Der unglückliche Gleichklang von EBM und Public Health

Die Orientierung von Public Health auf die Community – also die Gruppe – zusammengenommen mit der wissenschaftlichen Ausrichtung der Medizin auf EBM – ebenfalls auf die Gruppe - , führt zu einer Verdrängung des Individuums aus dem Fokus der Medizin – angetrieben von der Politik und der Medizin. Die Verdrängung des Einzelnen hat aber auch seine sichtbaren Spuren. Es sind die – massenhaften – Therapieversager, die beklagt werden und die mit einer Unfähigkeit der handelnden Ärzte, hier EBM umzusetzen, oder mit der Non-Compliance der Patienten erklärt werden. Diese Defizite bei den Erfolgen in Therapie und Prävention werden dann wiederum mit dem gleichen konzeptionellen Ansatz angegangen: Ärzte oder Patienten müssen »in die Gruppe getrieben« werden. Dies geschieht mittels des Case-Managements der »schwer Einstellbaren«, der »Problempatienten«, also der »Schwarzen Schafe« der Gruppe. Und an den Gruppenergebnissen wird dann zunehmend auch der Arzt bewertet – sei es durch ihm zurückgemeldete »unzureichende Erfüllung« der gesetzten Qualitätsindikatoren für eine gute Behandlung einer Erkrankung, oder sei es mittels Pay-for-performance als finanzieller Steuerung dessen, was in der Gesamtgruppe der Versorgten erreicht werden soll. Dabei kann faktisch nicht mehr die Vielfältigkeit der Einzelnen beachtet werden. Zudem muss der gleichzeitig in der Öffentlichkeit hoch gehaltene Wert »Gemeinsamer Entscheidungsfindung« (Shared decision making) nur als Störfaktor erscheinen – also im ärztlichen Handeln umgangen werden. Die Erreichung von Zielen für die Gruppe – der Diabetiker, der Dickdarmkarzinompatienten, der Rheumatiker etc. – wird bestimmend. Selbst wenn sich solche Ansätze sehr romantisch-heimelnde Namen geben, wie jüngst mit ›patient-centered medical home‹ (Rittenhouse/Shortell 2009), so sind sie fast nur »alter Wein in neuen Schläuchen«; immer geht es um Struktur, Organisation und die Gruppe, selbst wenn »patient-centered« gesagt wird.

Für EBM ist dies der Logik des Ansatzes bei gleichzeitiger Nicht-Entwicklung eines reflexiven, also die Grenzen der Anwendbarkeit immer betonenden Vorgehens geschuldet. Den Ansatz als berechtigt und notwendig zu sehen und zugleich immer wach und gegenwärtig zu halten, dass er nur die Verbesserung der Orientierung zu geben in der Lage ist, das wäre die Aufgabe.

Für Public Health gilt all das Gesagte hingegen nur dann, wenn Public Health – wie bis hierher einmal so getan – in der Medizin angesiedelt ist, also für den Bereich individueller Behandlung eingesetzt wird. Damit gilt das Gesagte sicherlich für die Versorgungsforschung.

Allerdings wissen wir, dass sich Eindimensionalität nicht in »Bewegungen« oder Forschung so, also ungebrochen, durchsetzt: Auch in Versorgungsforschung und in Public Health – selbst wenn von Mediziner betrieben – gibt es immer wieder Projekte, die sich gerade dieses Widerspruchs annehmen, ihn thematisieren, ihn gar in eine Richtung aufzulösen versuchen, der nicht dem geschilderten Mainstream entspricht.

Hingegen würde Public Health als gesellschaftsbezogener Ansatz in den anderen Feldern, die für Gesundheit höchste Relevanz haben (Arbeit, Wohnen, Umwelt, Soziale Gleichheit etc.), nie zur Bedrohung des Individuums führen – im Gegenteil, hier würde eine Verbesserung der Entfaltungsmöglichkeiten des Individuums resultieren (Rosenbrock 2007).

## Prävention – Zielsetzungen ohne das Individuum

Individualisierende/personalisierende Medizin ist nur dort möglich, wo eine individuelle Beurteilung von Krankheit und Gesundheit noch gut umsetzbar ist. Dies war und ist immer bei Krankheiten mit Symptomen der Fall. Man kann als Arzt – und auch als Patient – anhand der Symptome beurteilen, ob etwas »anspricht« oder nicht. Mit dieser Symptom-Orientierung war meist auch verbunden, dass sich diese in absehbaren Zeiträumen auch ändern konnten bzw. – im schlimmsten Fall – sich nicht verschlechterten, obwohl dies dem sog. »natürlichen Verlauf« entsprochen hätte.

Mit der zunehmenden Orientierung der Medizin auf Prävention ist jedoch ein Wandel eingetreten: Es geht nun immer öfter um die Frühform oder Vorform von Krankheit, die noch keine Symptome haben. Noch deutlicher ist es, wenn Risikofaktoren für mögliche Krankheiten behandelt werden (ein Polyp, ein gestörter Zuckerstoffwechsel, ein Bluthochdruck etc.). Damit hat der Arzt aber seinen Bezug, das Befinden des Patienten und das Symptom, in nennenswertem Maße verloren. Mit dieser Hinwendung zu Risikofaktoren, Vor- oder Frühformen von Krankheiten geht es auch zugleich um längerfristige Verläufe – verglichen zu den (weiter entwickelten) symptomatischen Erkrankungen.

Dies macht nochmals die Beurteilung des Einzelnen und seiner »Erkrankung«, seiner Risikokonstellation schwierig bis in der Regel unmöglich. Der Hochdruck heute, die Polypen im Darm heute, der Rückfluss von Magensäure in die Speiseröhre heute würden sich erst in Jahrzehnten in Form einer Krankheit auswirken – dann noch nicht einmal bei jedem der Betroffenen. Wie soll da der Einzelne noch Orientierungspunkt zur Beurteilung eines Nutzens einer Maßnahme sein? Erlebbar ist es weder für Arzt noch Patient, was bei den Wenigen, die von Prävention profitieren – im Verhältnis zu den Vielen, die sie erhalten – resultiert. Dieses Resultat liegt zeitlich noch weit entfernt und ist meist nur ein – vermiedenes – Risiko und nicht eine mit Sicherheit vermiedene Krankheit.

Der Arzt kann sich »Ersatz« über die Beurteilung von Indikatoren potentieller Krankheit verschaffen: Der Blutdruck kann gemessen werden, die Arrosionen von Knochen in Gelenken kann radiologisch verfolgt werden, um über Erfolg oder Misserfolg – ersatzweise zum Symptom – zu entscheiden. Nur hat nicht einmal die Mehrheit dieser Frühformen, Vorformen und Risiken solche Surrogatmarker bzw. sind diese nicht beliebig diagnostisch identifizierbar.

Prävention als Konzept der Medizin hat die individualisierende Beurteilbarkeit massiv eingeschränkt, teilweise verdrängt. Der Einzelne ist nur noch über die Gruppe – nämlich die der Risikoträger – beurteilbar. Man kann ihm bestenfalls sagen, welche Risikoreduktion er bei Behandlung als Gruppenmitglied statistisch erwarten kann. Nur ist diese im Bereich der Prävention häufig so niedrig, dass selbst eine solche Angabe nicht mehr »nacherlebbbar« ist: Von 2 000 Frauen, die über 10 Jahre am Mammographie-Screening teilnehmen, hat eine einen Nutzen im Sinne verhinderten Todes an diesem Karzinom (Gotzsche/Nielsen 2006). Man könnte nun denken, dass dies ja für diese eine Frau erlebbar sei. Ist es aber nicht, weil der Nutzen, um den es hier ja geht, immer nur im Vergleich zur Nicht-Teilnahme am Screening zu sehen ist. Bei dieser Dimension von 1 zu 2000 auf 10 Jahre aber ist dies für den einzelnen Menschen nicht mehr beurteilbar, ob er nicht sowieso zu den erfolgreich Therapierten auch ohne Screening gehören würde oder nicht. Risiko- und Nutzen-Größen sind im Bereich medizinischer Prävention zu Zahlen geworden, die in der Alltagswirklichkeit der Menschen nicht mehr »nachvollziehbar« sind. Es sind abstrakte Maßeinheiten, an denen man sich nur noch intellektuell zur Beurteilung von Erfolg oder Fortschritt orientieren kann. Übrigens ist dies ja die wesentliche Erklärung dafür, dass man sich in allen Ländern seit Jahren »weigert«, die zu Screenings Aufgerufenen über den Nutzen wahrheitsgemäß zu informieren (Gummersbach et al. 2010).

## Das Null-Risiko-Denken

Die Relation von Behandelten zu erfolgreich Behandelten – ausgedrückt in der number needed to treat (NNT) – ist im Bereich präventiver Orientierung der Medizin – also der Behandlung von Risikozuständen im weitesten Sinne – sowie expliziter medizinischer Prävention (Früherkennung, Impfung) meist sehr ungünstig.

Da dies so ist, fällt es sehr schwer, hier eine Grenze zu ziehen, was noch behandelnswert ist und was nicht. In einer solchen Situation liegt es nahe – insbesondere wenn dies noch durch Industrie-Interessen gefördert wird – »alles«, soweit es nur die Nebenwirkungen zulassen, zu behandeln – also sich an einem Null-Risiko zu orientieren.

Wenn aber das Null-Risiko-Denken zunehmend mehr Menschen unter Behandlung bringt, bei diesen die NNT zunehmend größer wird, dann ist damit ein weiterer Fakt benannt, der den Einzelnen aus dem Fokus der Medizin herausdrängt: Denn der Einzelne kann sich nur ganz selten (hohe NNT), dann zudem erst nach Jahrzehnten (präventiver Ansatz) mit Erfolg oder ohne Erfolg behandelt sehen. Für den einzelnen Arzt und seine Patienten ist dies also nicht mehr »erlebbar«, ob er am Erfolg »beteiligt« ist oder nicht. Und damit ist auch nicht mehr »erlebbar«, was einen Erfolg bringt oder nicht: Sind es die medizinischen Maßnahmen oder wäre es auch ohne diese so gekommen?

Und auch hier gilt: Die Angabe über die Größenordnung von Nutzen und Schaden – z.B: NNT (Number needed to treat) oder NNH (number needed to harm) – sind gute Hilfen, um zu beurteilen, was man als vertretbar zum Aufnehmen einer medizinischen Intervention ansehen kann oder was nicht. Man kann Entscheidungen hiermit transparent begründen bzw. zur Diskussion stellen. Nur bei einer Werteorientierung auf ein Null-Risiko hilft dies zur Orientierung auch nicht unbedingt. Da wirkt eine sehr große NNT nicht bremsend, nur eine größere NNH als NNT kann dies noch.

Patient und Arzt müssen sich also auf die Studien stützen, die ihnen für – wie auch immer – definierte Gruppen einen Erfolg nachzuweisen scheinen. Damit muss per Koch-Rezept – nämlich der aus Studien abgeleiteten Therapieempfehlung – gehandelt werden. Erfahrung wird entwertet – und damit wird auch der Einzelne, an dem die Erfahrung wachsen konnte, zunehmend unbedeutend.

Gleichzeitig ist es so, dass unter dem Null-Risiko-Denken auch die Populationen, die es zu behandeln gilt, immer größer werden, was sich in den sehr hohen NNTs ausdrückt. In Bezug auf die kardiovaskulären Risikofaktoren müsste man 84 % der Bevölkerung Norwegens behandeln – einer Population mit einer der höchsten Lebenserwartungen (Petursson et al. 2009). Aus präventiver Orientierung und Null-Risiko-Denken resultiert also zweierlei: Der Einzelne kann nicht mehr in seiner Individualität erkannt werden, er muss wie ein »Gruppenmitglied« behandelt werden. Und die Gruppe derer, die behandelt werden muss, wird immer größer und erfasst teilweise fast ganze Bevölkerungen. (Rose 1992)

Es muss erwähnt werden, dass die Medizin dieses Problem auch zunehmend erkennt. Der Begriff der personalised medicine ist geboren: Er meint, dass über genetische oder anderwärtige Charakteristika-Identifizierung der einzelnen Personen zukünftig wieder mehr auf den Einzelnen bezogen gehandelt werden könnte. Damit würden nicht mehr die großen Gruppen behandelt werden müssen, sondern nur Untergruppen, die bestimmte genetische Charakteristika aufweisen, bei denen sich erwiesen hat, dass sie das erfolgreiche Ansprechen einer Behandlung vorhersagen lassen. Man muss aber hier schon einwenden, dass eine solche Charakterisierung oft, vielleicht auch meist nie 100%-ig sein wird. Zudem ist dies ein Ansatz, der erst entwickelt wird und dessen weitere Entwicklung nicht wirklich gut abschätzbar ist. Dennoch lässt sich schon heute sagen, dass damit ein Null-Risiko-Denken nicht in seiner – für manche wahnsinnigen – Faszination gebremst wird – im Gegenteil.

Das Null-Risko-Denken verlangt, dass alles nur Erdenkliche für sehr große Gruppen von Menschen oder für die vielen kleineren Gruppen von individualiserend identifizierten Menschen getan werden muss, um dann faktisch ganz wenigen von ihnen zu helfen. Dies ist mit der präventiven Orientierung der Medizin in diese selbst eingeschleppt worden und trifft sich mit dem täglich wach gehaltenen Anspruch, dass Medizin alles könne.

Aus einer solchen Perspektive wird es zur Bedrohung, wenn die Öffentlichkeit über die Nutzendimensionen – number needed to treat etc. – informiert wird. Besonders deutlich wird dies bei den Früherkennungsuntersuchungen, bei denen ja fast alle Gesundheitssysteme manipulative Aussagen zum Nutzen machen, um die angesprochene Bevölkerung zur Teilnahme zu gewinnen (Gummersbach et al. 2010). Aber nicht nur im expliziten Bereich medizinischer Sekundärprävention – Früherkennung – ist es so. Auch in den klassischen Behandlungsbereichen, die zunehmend vom präventiven Ansatz sowie der Null-Risiko-Orientierung durchdrungen sind, geht es um Ziele, die vom Einzelnen nicht mehr in ihrer Relevanz erlebbar sind. Bei der Behandlung von Patienten mit z.B. einer Zuckererkrankung ist ein Zielwert – Surrogatparameter – der HBA1c. Er steht für gute Einstellung der Zuckererkrankung und er korreliert auch mit einem günstigen Verlauf, d.h. weniger Komplikationen (wenn auch die wichtigsten hiervon bisher nicht nachweislich beeinflusst werden). Ziel sei 6,5 % – bestenfalls einen anderen Wert, der kleiner als 7,0 % sein soll. Was gewinnt aber der Einzelne von einer Senkung von 7,9 auf 7,0 %? Es bekommen z.B. durch eine hierzu notwendig werdende Therapie-Intensivierung 3 von 100 über 10 Jahre so »besser« Behandelte weniger einen schwerwiegenden Augenschaden (Haward 2002); bei der weiteren Senkung auf 6,5 % ist der zusätzliche Nutzen noch kleiner. Für das Beispiel ist festzuhalten, dass es hier um den zahlenmäßig häufigsten Schaden einer Diabetes-Erkrankung geht, also andere und bedrohlichere Schäden noch niedrigere Nutzendimensionen aufweisen, wenn eine Therapie-Intensivierung in den genannten Bereichen erfolgt. Und Therapie-Intensivierung beinhaltet bei dieser Behandlung teilweise erhebliche, als Einschränkungen oft erlebte Veränderungen der Behandlung.

In der Regel lässt man aber die Beteiligten im Glauben, dass es sich um einen für sie relevanten Nutzen handele. Das explizite Hauptargument, dieses Missverständnis nicht aufzuklären bzw. weiter bewusst aufrecht zu erhalten, liegt darin, dass sich ansonsten zu viele nicht an den entsprechenden Maßnahmen beteiligen würden und damit – das muss man so sehen – ein relevanter bevölkerungsmedizinischer Schaden entstünde. Mit einer solchen Argumentation wird ausgesprochen, dass es – eigentlich – um die Gesellschaft geht. Dafür wird dem Einzelnen die Berechtigung abgesprochen, das zu tun, was er auf Basis wahrhaftiger Information für sich als relevant ansieht. Der Einzelne wird im Sinne eines gesellschaftlichen Interesses zu bestimmten Handlungsweisen gedrängt.

## Ein Ausweg

Die hier skizzierte Entwicklung weg von einer symptomorientierten und individuellen Medizin mit dem Einzelnen im Zentrum hin zu evidenzbasierter Medizin mit Orientierung an Gruppenaussagen sowie hin zur Übernahme der Nutzenbetrachtung aus einer Public Health-Perspektive, führt zu einer zunehmenden Vernachlässigung und Unterversorgung der einzelnen Patienten. Sie gehen ein Behandlungsverhältnis mit dem Auftrag, »Tue das Beste für mich«, ein, aber sie erhalten zunehmend »nur« die beste EBM-Behandlung. Oder sie werden gar nur als Vertreter einer Bevölkerungsgruppe angesehen – z.B. über 50-jährige Frauen mit einem Nutzen des Mammographie-Screenings –, die zum gesellschaftlichen Nutzen »behandelt« werden.

Um die Realisierungsmöglichkeit des Anspruchs des Einzelnen auf die individuell für ihn / sie beste Behandlung muss es politisch gehen. Dass dies schwierig umzusetzen sein wird, dürfte klar sein. Die Schwierigkeiten liegen nicht nur im Politischen, der Bezahlbarkeit etc., sondern auch in unseren Köpfen, die dazu in die Lage versetzt werden müssen, reflexiv mit den Errungenschaften von EBM, Public Health und Prävention umzugehen.

Denn die Vernunft, die in Public Health, EBM und Prävention steckt und für die sich eine ganze Generation in den 70-er und 80-er Jahren eingesetzt hat, gilt es zu retten: vor sekundären Interessen des medizinisch-technischen Komplexes, vor einer wahnhaften Orientierung auf Null-Risiko und vor einer zunehmenden Priorisierung des gesellschaftlichem vor dem individuellen Nutzen. Eine erste und einfache Erkenntnis dürfte dabei sein: Public Health außerhalb der Medizin sowie Primärprävention als gesellschaftliche Unternehmung im Bereich der Verhältnisprävention wären frei von den hier geschilderten Problemen (Rosenbrock 2007).

Es gibt eine gesellschaftliche Wertsetzung, die hierbei ebenfalls hilfreich sein könnte, die der Partizipation der Patienten. Denn klärt man die Patienten über ihren zu erwartenden individuellen Nutzen auf, so würden sich wohl viele nicht mehr an einem primär bevölkerungsmedizinisch begründetem Vorgehen beteiligen. Damit erscheint ein Insistieren auf das Umsetzen von partizipativer Entscheidungsfindung auf längere Sicht ein Ansatz zu sein, wieder zum Individuum zurückzukehren.

## Literatur

Abholz, Heinz-Harald (1980): Welche Bedeutung hat die Medizin für die Gesundheit?, in: Deppe, Hans-Ulrich (Hrsg.): Vernachlässigte Gesundheit. Köln, 15-60.

Abholz, Heinz-Harald/Borgers, Dieter/Engelhard, Manfred et al. (Hrsg.): (1981).Prävention (Argument-Sonderband AS 64). Berlin.

Abholz, Heinz-Harald/Egidi, Giovanna (2009): Qualitätsindikatoren in der Hausärztlichen Versorgung – ein Provokationspapier, in: Zeitschrift für Allgemeinmedizin 85, 260-263.

Ashton, John/Seymour, Howard (1988): The new public health. Philadelphia.

Beyer, Adolph/Winter, Kurt (1967). Lehrbuch der Sozialhygiene. Berlin.

Bundesärztekammer: Arbeitskreis »Versorgungsforschung« beim Wissenschaftlichen Beirat der Bundesärztekammer. (2004): Definition und Abgrenzung der Versorgungsforschung. http://www.bundesaerztekammer.de/downloads/Definition.pdf

Deutscher Kongress für Versorgungsforschung, Ständige Kongresskommission (2003): Memorandum zur Versorgungsforschung in Deutschland: Situation – Handlungsbedarf – Strategien. http://gmds.de/pdf/publikationen/memoranden/pdf/memo_versorgungsforschung.pdf

Elkeles, Thomas/Niehoff Jens-Uwe/Rosenbrock Rolf et al. (1991): Prävention und Prophylaxe: Theorie und Praxis des gesundheitspolitischen Grundmotivs in zwei deutschen Staaten 1949-90. Berlin.

Feinstein, Alvan R. (1985): Clinical epidemiology: The architecture of clinical research. Philadelphia.

Gotzsche, Peter C./Nielsen, Margarethe (2006): Screening for breast cancer with mammography, in: Cochrane database for Systematic Reviews 4, Art. No.: CD001877.

Gummersbach, Elisabeth/Piccoliori, Giuliano/Oriol Zerbe, Christian et al. (2009): Do women get relevant information about mammography screening for an informed consent? A critical appraisal of information brochures used for screening invitation in Germany, Italy, Spain and France, in: European Journal of Public Health. d&i: 10.1093/eurpub/ckp174.

Haug, Wolfgang F. (Hrsg.) (1973). Argumente für eine soziale Medizin IV (Das Argument. Zeitschrift für Philosophie und Sozialwissenschaften, H. 78). Berlin.

Lengwiler, Martin/Madarász Jeanette (Hrsg.) (2010): Transformationen des präventiven Selbst: Vorsorgepraktiken in der Moderne, Bielefeld (in Vorbereitung).

Mitscherlich Alexander/Brocher Tobias/von Mering Otto et al. (Hrsg.) (1967). Der Kranke in der modernen Gesellschaft. Köln, Berlin.

Petursson, Halfdan/Getz, Linn/Sigurdsson, Johann A. et al. (2009): Can individuals with a significant risk for cardiovascular disease be adequately identified by combination of several risk factors? Modelling study based on the Norvegian HUNT 2 population, in: Journal of the Evaluation of Clinical Practice 15, 103-09.

Rittenhouse, Diane R./Shortell, Stephen M. (2009): The patient-centered medical home: Will it stand the test of health reform?. Journal of the American Medical Association 301, 2038-2040.

Rose, Geoffrey (1992): The strategy of preventive medicine. Oxford.

Sackett David L./Haynes Brain/Tugwell Peter (1985): Clinical epidemiology: A basic science for clinical medicine. Boston.

Rosenbrock, Rolf/Michel, Claus (2007). Primäre Prävention. Berlin.

Sackett, David/Richardson, W. Scott/Rosenberg William et al. (1997) Evidence based medicine: How to practice and teach EBM. New York, Edinburgh.

Schäfer, Hans/Blohmke, Maria (1972): Sozialmedizin. Stuttgart.

Timmermann, Carsten (2010): Risikofaktoren und die Gesundheit der Deutschen, in: Lengwiler/Madarász (Hrsg.) (in Vorbereitung).

Volkholz, Volker/Elsner, Gine/Geissler, Brigitte et al. (Hrsg.) (1974): Analyse des Gesundheitssystems. Frankfurt a.M.

Wegscheider, Karl (2009): Übertragung von Studienergebnissen auf den Versorgungsalltag – Die therapeutische Praxis profitiert von der methodischen Vielfalt randomisierter und nicht-randomisierter Forschungsansätze, in: Zeitschrift für Allgemeinmedizin 85, 53-59.

Hans-Ulrich Deppe

# Zur Kommerzialisierung der Arzt-Patient-Beziehung

## 1. Ökonomisierung und Kommerzialisierung

Grundlage der Gesundheitspolitik und Krankenversorgung sind immer ökonomische Determinanten. Ohne diesen Zusammenhang in Frage stellen zu wollen, ist allerdings darauf zu achten, wo die ökonomischen Grenzen anzusetzen sind und wo politische oder ethische Fragen Gesellschaft bestimmend werden. Die um sich greifende, bruchlose und unkontrollierte Übertragung ökonomischer Gesetze und Instrumente auf außerökonomische Sachverhalte und Probleme wird als Ökonomisierung bezeichnet (Deppe 2005: 163f.). Eine Ökonomisierung tritt in der Regel ein, wenn das Gewinnkalkül oder der Tauschwert das Übergewicht über seinen Träger, den Gebrauchswert, gewinnt (vgl. auch Kühn 2004: 32). Von Ökonomisierung wird auch dann gesprochen, wenn die Eigendynamik der Ökonomie diese aus der Gesellschaft entbettet, um sich ihr dann allerdings wieder wie ein Alb aufzulegen (Altvater 2006: 47). Ökonomisierung bedeutet schließlich die Herstellung von Gütern oder Leistungen für den Markt, ihre Zur-Ware-Werdung (Kommodifizierung). Und einen Schritt weiter geht der Begriff der Kommerzialisierung. Er meint nicht nur die Herstellung von Gütern für den Markt, sondern darüber hinaus den Handel mit Waren und Diensten zum Zwecke der Gewinnerzielung.

Die Kritik an der Ökonomisierung und vor allem der Kommerzialisierung richtet sich nicht zuletzt auf das Menschenbild, das diesen zu Grunde liegt: das Konstrukt des homo oeconomicus, den natürlich egoistischen und Nutzen maximierenden Menschen, der alle sozialen Werte wirtschaftlichen Interessen unterordnet. Dieses Thema ist nicht neu, schon Anfang der 70er Jahre machten sich Gesundheitsökonomen Gedanken darüber, wie das Verhalten von niedergelassenen Ärzten durch unterschiedliche Honorierungssysteme gesteuert werden könne (WWI 1971: 92f.).

Bei einer solchen Zuspitzung geht es keineswegs um eine generelle Verurteilung von Ökonomie, sondern um die Kritik ihres Allmachtsanspruchs. Zu fragen ist dabei nicht nur nach dem Zuviel an Ökonomie, also dem Grad der Kommodifizierung, sondern auch danach, ob die eingesetzten Instrumente dem jeweiligen Sachverhalt angemessen sind. Die Ökonomie unterliegt nämlich der Gefahr, ihre Grenzen zu sprengen und zur Norm des menschlichen Zusammenlebens insgesamt zu werden, wenn sie das gesellschaftliche Ganze ihren Imperativen subsumiert.[1] Und unter den hegemonialen Bedingungen der Kapitalakkumulation, des Marktes und der Konkurrenz reduziert sich dann Gesellschaft auf das Konstrukt einer blanken Marktgesellschaft. Zu beachten ist deshalb stets das spezifische Modell von Ökonomie, das den historisch vermittelten Herrschaftsstrukturen zugrunde liegt. Insgesamt besteht ein Spannungsfeld zwischen der Ökonomisierung des Sozialen einerseits und der Sozialisierung des Ökonomischen andererseits.

Innerhalb des heute hegemonialen Modells von Ökonomie ist deutlich zwischen einer betriebswirtschaftlichen und einer gesamtwirtschaftlichen Rationalität zu unterscheiden. Die Logik der Mikroökonomie und die der Makroökonomie werden allerdings zunehmend einander fremd. Am Ende der betriebswirtschaftlichen Rationalität steht immer die Rentabilität, der Gewinn des einzelnen Betriebs. Und die Gewinnperspektive ist umso günstiger, je schneller sich die Investitionen amortisieren. Was aber für den einzelnen Betrieb von Interesse ist, muss für die Gesamtwirtschaft noch lange nicht zweckmäßig und sinnvoll sein. Nicht selten widerspricht sich sogar die Wirtschaftlichkeit dieser beiden Dimensionen, da die einzelnen Wirtschaftsakteure bei ihren Entscheidungen keine Verantwortung für deren gesellschaftliche Konsequenzen übernehmen müssen. Die Ausweitung der betriebswirtschaftlichen Rationalität bedeutet heute nicht selten eine enorme Vergeudung gesellschaftlicher Ressourcen. Besonders deutlich wurde das beim Umweltschutz. So fehlte beispielsweise den Stahl- und Chemieunternehmen zunächst jeglicher Anreiz, die von ihnen verursachte Umweltverschmutzung zu reduzieren. Die Reinigungs- und Gesundheitskosten, die durch ihre Produktionsverfahren nötig geworden sind, wurden nämlich größtenteils nicht von ihnen selbst, sondern gesamtgesellschaftlich getragen. Noch dramatischer ist es bei den Folgekosten der Atomindustrie. Die so entstehenden sozialen Kosten können von einzelnen Unternehmen solange ausgeklammert und vernachlässigt werden, bis das Gemeinwesen unter gesamtwirtschaftlichen, ökologischen und sozialen Aspekten interveniert. Die sozialen Kosten der unternehmerischen Freiheit sind bisweilen exorbitant. Dieser Widerspruch zwischen Mikro- und Makroökonomie, zwischen betriebswirtschaftlichem und gesamtwirtschaftlichem Handeln, wird als ein Teil des Marktversagens (Bator 1958) bezeichnet. Denn der Markt ist aus sich heraus nicht in der Lage dieses Problem zu regulieren.

Auch im Gesundheitswesen kennen wir dieses Phänomen. So kann beispielsweise die Verschiebung von Kosten aus dem ambulanten in den stationären Sektor und umgekehrt durchaus für die jeweilige Institution einen finanziellen Vorteil bedeuten, obwohl sie unter einer Gesamtsicht verteuernd wirkt. Betriebswirtschaftliche Verfahren können in der Beziehung zwischen sozialer Arbeit und ihren Adressaten allenfalls messen, »ob etwas richtig getan wird«, nicht aber, »ob auch das Richtige getan wird«. Für das Gesundheitswesen lässt sich sogar sarkastisch formulieren, dass aus betriebswirtschaftlicher

1 Karl Marx bezeichnete diesen Prozess als die reelle Subsumtion unter das Kapital.

Sicht unwirksame oder gar gefährliche gesundheitliche Dienstleistungen den gleichen Gewinn erbringen können, wie wirksame und nützliche.

## 2. Arzt-Patient-Verhältnis: Der primäre Ort von Krankheit ist die Intimsphäre

Beim Arzt-Patient-Verhältnis handelt es sich um spezifische soziale Beziehungen, die Menschen miteinander eingehen, welche nicht in der Öffentlichkeitssphäre der bürgerlichen Gesellschaft liegen. Sie befinden sich vielmehr in der Intimsphäre, die als abgeschirmter Kern des Privaten beschrieben wird (Habermas 1962: 41ff.). Und die Merkmale des Intimen widersprechen der geforderten Transparenz des Marktes konstitutiv. Gleichwohl können wir feststellen, dass sich die traditionellen Zuordnungen zu den einzelnen Sphären der Gesellschaft seit Anfang der 70er Jahre verändern. Das Intime ist stärker öffentlich geworden. Zu denken ist dabei vor allem an den Umgang mit sexuellen Fragen, psychischen Problemen und der persönlichen Betroffenheit durch Krankheit. Man spricht darüber – auch öffentlich. Die Selbsthilfebewegung hat dabei eine nicht unbedeutende Rolle gespielt. Parallel zu dieser Entwicklung kommt es auch zu einer Veränderung des Arzt-Patient-Verhältnisses. Seiner Herkunft nach ist es paternalistisch und autoritär strukturiert. Hier gilt der Arzt als Anwalt eines unmündigen Patienten. Die Veränderung dieses Verhältnisses geht langsam in eine Richtung, die mehr partnerschaftlich orientiert ist. Dabei bekommen Mitbestimmung und Mitverantwortung, aber auch Information und Kontrolle zunehmend Bedeutung. Der Arzt als »Anwalt« wird immer mehr zum »Treuhänder« (James 1996).

## 3. Zum Wandel des Morbiditätsspektrums

Diese Entwicklung wird unterstützt durch eine Veränderung des Morbiditätsspektrums: Seit einigen Jahrzehnten findet nämlich eine Verlagerung von den akut lebensbedrohlichen zu den chronisch lebensbegleitenden Erkrankungen statt. Auch dieser Prozess führt zu einer Machtverschiebung im Arzt-Patient-Verhältnis. Noch zu Beginn des vergangenen Jahrhunderts war der Arzt vor allem Helfer und Retter in akuten bedrohlichen Situationen meist junger Patienten, ausgestattet mit erheblicher Entscheidungsmacht und nahezu unangreifbarer Autorität (»Halbgott in Weiß«). Der Arzt jedoch, der heute einem alten Patienten mit einer chronischen Erkrankung gegenübertritt, muss dagegen eine erhebliche Einschränkung seiner Interventionsmöglichkeiten erkennen. Er heilt nicht mehr, sondern lindert allenfalls die Beschwerden, verbessert damit die Lebensqualität und hilft über akute Krisensituationen hinweg, ohne allerdings das Grundproblem der dauerhaft gestörten Funktion lösen zu können. Der Arzt tritt also nicht mehr als derjenige auf, der den Patienten von seiner Krankheit befreit. Er ist zunehmend

Berater bei der Bewältigung langfristiger gesundheitlicher Probleme und Vermittler für die medizinische und soziale Unterstützung durch andere. Damit korrespondiert auf der anderen Seite der Zweierbeziehung ein informierter und mündiger werdender Patient, der nicht mehr abzuwendende Krankheitsfolgen akzeptiert und sein Leben mit Krankheit fortsetzt (Herzlich/Pierret 1991).

## 4. Der Patient ist nicht nur »Konsument«, sondern auch »Ko-Produzent«

Der Patient als »Konsument« wird als solcher evident, wenn es um den Verbrauch medizinischer Leistungen geht. Sie zählen gemeinhin zu den personenbezogenen Dienstleistungen. Medizinische Leistungen haben eine spezifischen Charakter: sie sind immaterieller Natur, ihre Erbringung und Nutzung ist zeitgleich, sie haben eine begrenzte oder keine Lagerfähigkeit und sind nicht übertragbar. Sie beruhen immer auf einer Beziehung mit einer anderen Person oder wirtschaftlichen Einheiten (Institution) und erfordern Zusammenarbeit. Darüber hinaus haben sie im Gegensatz zur industriellen Produktion eine niedrigere Produktivität. Sie sind nur sehr begrenzt und langsam rationalisierbar. Rationalisierungen mit Personalabbau in der Krankenversorgung haben nicht selten einen Qualitätsverlust zur Folge und nehmen in der Regel einen Verzicht auf menschliche Zuwendung in Kauf.

Seit über 20 Jahren wird in der englischen Literatur (Hart 1996) diskutiert, dass der Patient bei der Wiederherstellung seiner Gesundheit oder der Linderung von Beschwerden eher »Ko-Produzent« als Konsument ist. Das gilt insbesondere für die Erhebung der Anamnese als entscheidender Grundlage für die Diagnose. Nach Hampton machten 1975 die Anamnese 85 Prozent, die klinische Untersuchung 7 Prozent und das Labor sowie andere technische Tests 8 Prozent bei der Findung einer endgültigen Diagnose aus. Die Leistung des Arztes und der Einsatz von Technik allein genügt also nicht. Die Stellung des Patienten als Ko-Produzent korrespondiert auch mit anderen gesellschaftlichen Bereichen wie der Erziehung und Ausbildung, dem Sport oder dem Strafvollzug. Die Reduktion des Patienten auf einen Konsumenten oder Klienten entspricht allerdings einer zunehmenden Ökonomisierung mit dem sich ausbreitenden Konsumverhalten in alle gesellschaftlichen Bereiche. Dieses Denkmuster macht den Patienten zum Adressaten eines verführbaren »Objekts« (Deppe 1969).

## 5. Die Arzt-Patient-Beziehung ist asymmetrisch

In der Medizinsoziologie gilt die Arzt-Patient-Beziehung nach wie vor als eine strukturell asymmetrische. Unterschiedliche Wissensverteilung und instrumentelle Fähigkeiten, einseitige fachliche und soziale Kompetenzen bis zur Verordnung von

Sanktionen statten die soziale Position des Arztes mit der Macht des Experten aus. Nur – ob und wie der Arzt diese professionelle Macht einsetzt und ausspielt – oder gar missbraucht, hängt wesentlich von der Struktur und der Machtverteilung im Gesundheitswesen (Wanek 1994: 91ff.) sowie von »externen Einflüssen« ab. Dabei spielt eine nicht unerhebliche Rolle, welchen Stellenwert z.B. die professionelle Macht bei der Gestaltung des eigenen Einkommens hat, nach welchen Kriterien Überweisungen und Verordnungen vorgenommen werden oder was die ausgesprochenen und unausgesprochenen Richtlinien der Indikationsstellung sind. In der ambulanten Versorgung ist die Konkurrenz seit langem ein nicht zu unterschätzender externer Faktor. Es ist bekannt, dass die »Klientenzentrierung« der Ärzte steigt, je stärker die Konkurrenz um Patienten einkommenswirksam wird. Die Anpassungsbereitschaft der Kassenärzte ist dabei nahezu grenzenlos, ob es sich um die Standortwahl ihrer Praxis, Sprechzeiten, die Anzahl der behandelten Patienten, Arzneimittelverordnungen, Verschreibungen bis hin zu therapeutischen Anwendungen handelt, von denen bekannt ist, dass sie nicht nur unwirksam – sondern gelegentlich sogar schädlich – sind.

## 6. Ermessensspielraum

Das Spektrum für ärztliche Entscheidungen – ob im Krankenhaus oder der ambulanten Praxis – ist of sehr breit. Ein wesentlicher Grund dafür ist offenbar die begrenzte Wissenschaftlichkeit der angewandten Medizin mit ihrer notwendigen Orientierung auf den »Einzelfall«. Letzterer zeichnet sich durch unterschiedliche Merkmale und Symptome bei gleicher Krankheit aus. Ein weiterer Grund ist der Zwang zur Praxis. Und Praxis verlangt nicht selten Entscheidungen im Augenblick. Die Schwierigkeit, Gesundheit eingrenzen zu können, konfrontiert die Medizin konstitutiv mit den Unwägbarkeiten der menschlichen Wirklichkeit, die sich auch mit mathematischer Zuverlässigkeit nur bedingt erfassen und in standardisierte Handlungsbezüge integrieren lassen. Dadurch entsteht ein großer Ermessensspielraum, der bis an die Grenze der Beliebigkeit gehen kann.[2] Er begünstigt gegensätzliche Handlungsweisen: Entweder, dass zu viel – oder, dass zu wenig gemacht werden kann. Das betrifft nicht nur die Indikationsstellung, also die Begründung für die angemessene Anwendung eines bestimmten Heilverfahrens, sondern auch die unterschiedlichen Methoden von Heilbehandlungen selbst. Die Variabilität medizinischer Begründungen ist groß. Juristisch ist der Arzt in dem Rahmen, den Gesetz und Richtlinien ihm gewähren, in seinen Entscheidungen zwar frei (SVR 2000/2001: 29). Aber: Ein nichtindizierter Eingriff kann den rechtswidrigen Tatbestand der Körperverletzung erfüllen.

2 Wie krank ist Deutschland, Frankfurter Allgemeine Zeitung vom 31. Mai 2009, S. 24. Hier heißt es: »Eine Studie der Universität Leipzig zeigt, dass selbst erfahrene Ärzte nur selten zu gleichen Diagnosen kommen. Bei einigen Krankheitsbildern kommen zwei Ärzte nicht einmal in zehn Prozent der Fälle auf den gleichen Code.«

## 7. Unterschiedliche ärztliche Entscheidungen (Indikationsstellungen)

Mit der wachsenden Durchdringung medizinischen Handelns von betriebswirtschaftlichen Konstrukten und Anreizen findet eine immer stärkere Kommerzialisierung statt. Entscheidungen werden – zunächst bewusst und später unbewusst – zunehmend nach Gesichtspunkten der Rentabilität gefällt. Im ambulanten Sektor kennen wir seit langem den niedergelassenen Arzt als Unternehmer, der um seiner Existenz Willen als Arzt sein investiertes Kapital amortisieren muss. Aber durch die neoliberale ökonomische Orientierung nimmt dieser Druck zu und weitet sich auch auf Felder wie die stationäre Versorgung oder die Krankenpflege aus. Es verschiebt sich die Grauzone, wo die Eigendynamik konstruktiver wirtschaftlicher Regulierung in destruktives ärztliches Handeln umschlägt.

Dieses personenbezogene, wissenschaftlich weiche und komplexe Feld ist anfällig für Außeneinwirkungen. Geld, Konkurrenz, juristische Absicherung, Karriereabsichten, wirtschaftliche Existenz- und Arbeitsplatzängste haben deshalb ein Leichtes, darauf Einfluss zu nehmen und den Entscheidungsprozeß für eine bestimmte Maßnahme bewusst oder unbewusst zu funktionalisieren. In der praktischen Medizin wird zunehmend um Marktanteile gekämpft. Es gibt zahlreiche Beispiele dafür, dass sich unterschiedliche ärztliche Entscheidungen bei gleicher oder ähnlicher Morbiditätslage nicht mit »medizinischem Sachverstand« erklären lassen:

- So wurden 1993 in den USA 2,5-mal so viele Frauen hysterektomiert und knapp doppelt so viele Kaiserschnitte[3] durchgeführt wie in Schweden. Im selben Jahr wurden in den USA 4,4-mal so viele koronare Bypässe operiert wie in Kanada (OECD 1997).[4]
- In Deutschland, wo bisher nur wenige Daten vorliegen, gab es 1995 und 1996 unterschiedliche Operationshäufigkeiten. In einer bundesweiten Untersuchung konnten zwischen den Kreisen regionale Unterschiede festgestellt werden. Systematische Unterschiede wurden im Sinne eines Ost-West-Gradienten gefunden, wobei in den neuen Bundesländern weniger Leistenhernienoperationen, aber mehr Cholecystektomien und Appendektomien durchgeführt wurden. Für Appendektomien konnte ein Zusammenhang zwischen Strukturvariablen (Vertragsarztdichte, Krankenhausbettendichte) und der Operationsrate nachgewiesen werden. Bei der Schenkelhalsfraktur ergab sich nur eine geringe Variation (BMG 2000: 8).
- Auffallend ist, »daß laut Umfrage Ärzte im eigenen Erkrankungsfall in beträchtlichem Umfang auf Leistungen verzichten würden, die sie an Patienten aber durch-

---

3 Auf diesem Gebiet finden zur Zeit umfangreiche Veränderungen statt. Inzwischen hat die Deutsche Gesellschaft für Gynäkologie und Geburtshilfe erklärt, dass die Entscheidung »Kaiserschnitt« nicht mehr allein an medizinische Begründungen gebunden sein muss (vgl. Hickl/Franzki 2002).

4 In den USA gibt es eine breite Diskussion über »unnötige Operationen« (siehe Leape 1992).

aus erbringen.« (SVR 1996: Ziff. 242) Bei der Befragung von Urologen durch die American Medical Association (AMA) zu sehr häufig vorkommenden Prostatahyperplasien im Stadium II (gutartige Erkrankung des Prostatadrüsen- und Bindegewebes) zeigt sich beispielsweise im Falle einer eigenen Erkrankung, dass lediglich 40,5 Prozent dieser Berufsgruppe eine transurethrale Prostataresektion (Entfernung von Prostatagewebe) bei sich selbst durchführen lassen würde. Jedoch wird dieser Eingriff bei über 80 Prozent der Patienten mit einer Prostatahyperplasie im Stadium II vorgenommen (ebda.).

- Dazu passen auch Ergebnisse einer Studie aus dem Schweizer Kanton Tessin: Tonsillektomien, Hysterektomien, Cholecystektomien und Hämorrhoidenentfernungen wurden bei Ärztinnen/Ärzten und Rechtsanwältinnen/Rechtsanwälten deutlich seltener durchgeführt als bei der Allgemeinbevölkerung. Während sich Ärztinnen/ Ärzte und Rechtsanwältinnen/Rechtsanwälte kaum voneinander unterscheiden, war die Rate der Eingriffe in der Allgemeinbevölkerung um 19 bis 84 Prozent höher (Domenighetti 1993: bes. 509; vgl. auch Schmacke 1997: 150).[5]
- Das kassenärztliche Abrechnungsgeschehen in Deutschland zeigt, dass Internisten mit eigener Röntgeneinrichtung ein Vielfaches an Röntgenleistungen veranlassen, als Internisten, die Röntgenuntersuchungen als Auftragsleistungen durchführen lassen (SVR 1988: Ziff. 83). Und der Ausschuss für Qualitätssicherung der Deutschen Röntgengesellschaft stellte bereits auf seiner Jahrestagung 1996 fest, dass in Deutschland, verglichen mit dem Ausland, »gut ein Drittel aller Röntgenaufnahmen überflüssig« seien (SVR 1996: Ziff. 246). In Deutschland kommen auf 1000 Einwohner ca. 1250 Röntgenuntersuchungen, in Frankreich ca. 1000, in den Niederlanden und Schweden 500 bis 600 Untersuchungen (Stuppardt 1998: 15).
- Im Vergleich zu anderen europäischen Ländern liegt Deutschland mit diagnostischen Herzkathederuntersuchungen und Koronarinterventionen weit an der Spitze. Im Mittel wurden 1993 in ganz Europa 1146 +/– 1024 Untersuchungen pro eine Million Einwohner durchgeführt. Deutschland überschritt diesen Wert mit 5028 um das knapp Fünffache (Frankreich: 2754, Österreich: 2721, Schweiz: 2602). Für die Koronarinterventionen gilt das gleiche. Außerdem zeigt sich, »daß zunehmend mehr Untersuchungen offenbar nicht von therapeutischen Konsequenzen im Sinne von interventionellen oder chirurgischen Revaskularisierungsmaßnahmen gefolgt werden. Es muss somit nach der Notwendigkeit bzw. der Indikation für die zahlreichen diagnostischen Untersuchungen gefragt werden.« (vom Dahl et al. 1997: 60f.)
- Hinsichtlich der Arthroskopie des Kniegelenks zeigten Studien in den Niederlanden, dass etwa 78 Prozent aller vorgenommenen Eingriffe nicht notwendig gewesen wären. Derartige Beobachtungen lassen sich gegenwärtig bei der Anwendung mikroinvasiver Verfahren im Bauch- und Beckenraum machen (SVR 1996: Ziff. 249).

5 Für eine weitere Anzahl in klinischen Lehrbüchern empfohlener Standardtherapien in Deutschland siehe: Schwartz et al. 1996.

- In Schweden kam es nach Einführung der »internen Märkte« Anfang der 90er Jahre zu einem Abbau der bekannten Warteschlangen vor den Krankenhäusern. Die Hospitalisierung nahm zu. Aber – so heißt es in einer diesen Prozess begleitenden Studie: »Der Anstieg ist viel höher als die Zahlen auf den bisherigen Wartelisten. Es gibt Anzeichen einer Ausweitung der Indikation für Krankenhausbehandlung. Diese Steigerung beschränkt sich freilich nicht nur auf Herz-Kreislauferkrankungen, sondern wurde für eine große Zahl von Diagnosen gefunden, bei denen anzunehmen ist, dass die erhöhte Hospitalisierung auf geänderte Kriterien zurückgehen könnte.« (Diderichsen 1995: 151)
- Weitere Beispiele für Untersuchungen, für die ein nicht unbedeutender Anteil inadäquater Anwendungen bekannt ist, die sich auf der verfügbaren Datengrundlage derzeit aber noch nicht quantifizieren lassen, sind: Endoskopien des oberen Verdauungstraktes, Röntgen der Nasennebenhöhle bei Verdacht auf akute Sinusitis, Koronarangiographien, Röntgenuntersuchungen vor zahnmedizinischer Behandlung sowie Untersuchungen, für die zur Zeit in ihrer Anwendung als Screeningverfahren keine wissenschaftliche Evidenz besteht (SVR 1996: Ziff. 254).
- Bei den 15 Mitgliedsstaaten der Europäischen Union treten starke Unterschiede im Antibiotikaverbrauch auf: Er variiert zwischen 36,5 definierten Tagesdosen (DDD) pro 1000 Einwohner in Frankreich und lediglich 8,9 DDD in den Niederlanden (Schwabe/Paffrath 2001: 771).
- Der regionale Arzneimittelverbrauch in den einzelnen Kassenärztlichen Vereinigungen in Deutschland zeigt ebenfalls deutliche Unterschiede: In der KV Nordwürttemberg wurden im Jahr 2000 die niedrigsten definierten Tagesdosen (348 DDD/Kopf) verordnet. Sie lagen 22,3 Prozent niedriger als der Bundesdurchschnitt (448 DDD/Kopf). Mit ähnlich niedrigen Verordnungsmengen kamen auch die benachbarten KV Südwürttemberg und die KV Südbaden aus. Auf der anderen Seite stand ein fast doppelt so hoher Arzneimittelverbrauch in der KV Mecklenburg-Vorpommern (602 DDD/Kopf). Dieser Wert liegt 34,4 Prozent über dem Bundesdurchschnitt. Aus skandinavischen Arzneiverordnungsanalysen ist seit langem bekannt, dass in ländlichen Regionen weniger Arzneimittel als in Städten verschrieben werden (Schwabe/Paffrath 2001: 775f.; Staffeldt 2000; siehe auch: Rabbata 2008: 1535).

Wir haben es hier mit Untersuchungen zu tun, die aus Ländern stammen, die etwa gleiche moralische Wertmaßstäbe haben, die gemeinhin zu den reichen zählen und in denen die Medizinstudierenden mit den gleichen medizinischen Lehrbüchern lernen.

Offensichtlich liegen den aufgeführten Beispielen ärztliche Entscheidungen zugrunde, die sich nicht mehr allein mit medizinischer Erkenntnis interpretieren lassen. Von vielen Ärzten wird der Widerspruch zwischen ökonomischen Zwängen und einzelfallabhängiger Patientenversorgung noch als grundlegend unvereinbar miteinander wahrgenommen. Utilitaristischen Denkmodellen entlehnte Kosten-Nutzen-Kalküle stoßen noch immer auf eine geringe Akzeptanz. Gleichwohl ist festzustellen, dass außermedizinische Selektionskriterien in die Entscheidungen von Ärzten eingehen. In einer Studie zu diesem Thema heißt es: »Zu beobachten ist eine schleichende Anwendung von Altersgrenzen, weitere Kriterien sind Versichertenstatus, Beruf, Bildung und sozialer Status. Doch mit den Worten eines Gesprächspartners: ›Das würde nie jemand offen sagen‹. Keines dieser Kriterien ist durch moralische, rechtliche oder medizinische Legitimationsmuster gestützt.« (Kuhlmann 1998: 72; vgl. auch: Kuhlmann 1999: bes. 37ff., 72f.) Das war bereits Mitte der 90er Jahre. Und nach einer neueren Untersuchung lehnen 85,8 Prozent der Krankenhausärzte noch immer eine Rationierung aus ökonomischen Gründen ab, obwohl sie es inzwischen aber täglich machen müssen. In der Literatur wird hier von einer »moralischen Dissonanz« gesprochen (Kühn 2005: 21).

Noch ist in Deutschland das gesetzlich vorgeschriebene Verteilungskriterium die »medizinische Notwendigkeit«. Diese ist nicht nur eine biologische Größe, sondern wird auch – und zwar nicht unwesentlich – von verteilungspolitischen und normativen Prämissen sowie dem jeweils spezifischen gesellschaftlichen Kontext geprägt. Das professionelle Wissensmonopol der Ärzte und das Legitimationspotenzial medizinischer Begründungen bietet allerdings ausreichend Raum, um davon in der Praxis abweichen zu können. Nicht selten werden medizinische Begründungsmuster in den Vordergrund gestellt, um die ökonomischen Interessen als tatsächliche Einflussfaktoren unsichtbar zu machen. Genau in diesen Kontext passt auch die Erfindung so genannter Individueller Gesundheitsleistungen (IgeL).

## 8. Individuelle Gesundheitsleistungen (IGeL)

Die Kassenärztliche Bundesvereinigung (KBV) legte im Frühjahr 1998 einen Katalog von rund 70 ärztlichen Leistungen vor, den so genannten Individuellen Gesundheitsleistungen, »die nicht zum Leistungskatalog der GKV gehören, die dennoch von Patienten nachgefragt werden (und) die ärztlich empfehlenswert oder je nach Intensität des Patientenwunsches zumindest ärztlich vertretbar sind.« (Krimmel 1998).[6] So lautete die erste Definition. IGel sind also Leistungen, die der Gemeinsame Bundesausschuss, die vereinte Selbstverwaltung der Ärzte und Krankenkassen, nicht als medizinisch notwendig anerkennt und deshalb auch nicht in den Leistungskatalog der Kassen aufgenommen hat. Sie werden also nicht von der Kasse bezahlt. Sie können allerdings in der Warteschlange zur Prüfung anstehen. Die KBV wollte seinerzeit mit der Einführung der IGeL dem Werteverfall der Gebühreneinheiten (Punkte) bei gleichzeitig begrenzten Budgets der Kassenärzte entgegenwirken und ihnen zugleich eine neue lukrative Einnahmequelle erschließen. Bis 2006 war die Liste auf etwa 250 Zusatzangebote

6 Krimmel, der als »Erfinder« der IGel bezeichnet wird, hat nach seiner Tätigkeit für die KBV die MedWell Gesundheits AG gegründet und vier Jahre geleitet. Deren Geschäftsidee war es, einen zweiten Gesundheitsmarkt neben der Gesetzlichen Krankenversicherung aufzubauen. Dann war Krimmel für Strategie, Marketing und Vertrieb zuständiger Geschäftsführer der Bioscienta GmbH, eines Instituts für Laboruntersuchungen, das jährlich rund 2,5 Millionen Euro mit Individuellen Gesundheitsleistungen umsetzte. (Flintrop/Gerst 2005: 402)

angestiegen. Diese explosionsartige Vermehrung, die den Kassenärzten zusätzlich rund 1 Milliarde private Mehreinnahmen brachten, veranlasste den 109. Deutschen Ärztetag (2006) »Zum Umgang mit individuellen Gesundheitsleistungen« Stellung zu nehmen. (Tätigkeitsbericht der Bundesärztekammer 2006: 1266f.) Es waren nämlich Zweifel aufgekommen, ob deren Leistungsumfang noch dem allgemein anerkannten Stand der medizinischen Erkenntnisse entsprach. Werden solche Leistungen in der Praxis angeboten, so ist inzwischen eine schriftliche Vereinbarung abzuschließen und eine Rechnung zu erstellen. Das wird allerdings nicht immer eingehalten. Eine Qualitätssicherung gibt es bei IGeL nicht. Zahlreiche dieser Angebote haben eher ungünstige Nutzenbewertungen erhalten (Schuldzinski/Vogel, 2007: 202). Mittlerweile haben sich Verkaufskongresse etabliert, gibt es spezielle Zeitschriften für IGeL-Interessenten, Internetforen, und für die Wartezimmer werden Videoprogramme zur Anpreisung der IGeL verkauft. Sie werden von Arztpraxen aktiv angeboten – zu 72 Prozent von Ärzten und zu 36 Prozent von Arzthelferinnen. Sie richten sich insbesondere an Patienten mit höheren Einkommen und höherer Schulbildung.

Die IGeL werden vor allem von Frauenärzte, Augenärzten, Hautärzten, Orthopäden und Urologen angeboten. Es handelt sich dabei insbesondere um Ultraschalluntersuchungen, Augeninnendruckmessungen, ergänzende Krebsfrüherkennung bei Frauen, alternative Heilverfahren, Laborleistungen, vom Gemeinsamen Bundesausschuss abgelehnte Leistungen oder neuartige Untersuchungs- und Behandlungsverfahren. Insgesamt ist die wachsende Nachfrage nach IGeL offensichtlich zu einem großen Teil angebotsinduziert. »Dabei bietet das Angebot von IGeL-Leistungen dem Arzt die Chance, das Honorar durch private Liquidationen aufzubessern. Die Arzt-Patient-Beziehung wandelt sich zum Anbieter-Kunden-Verhältnis ... Der Arzt, der privat liquidiert, wird zum Unternehmer mit wirtschaftlichen Interessen« (Zok 2008: 351; vgl. auch: Schuldzinski/Vogel 2007).

## 9. Kritische Medizin

In seinen Grundzügen ist das alles keineswegs neu und seit längerem absehbar. Die erwerbswirtschaftlich entfremdete Medizin, die sich am deutlichsten im Arzt als Unternehmer vergegenständlicht, wird seit Jahrzehnten kritisiert. Dieser Gesichtspunkt hatte schon in der Kritischen Medizin, die von den Medizinern der Studentenbewegung Ende der 60er Jahre formuliert wurde, zentrale Bedeutung.[7] Erinnert sei hier nur an den bekannten Artikel des Psychiaters Erich Wulff mit dem Titel »Der Arzt und das Geld«. (Wulff 1971) Neu ist allerdings, dass sich heute diese Entwicklung in einem gesellschaftlichen Klima vollzieht, das von Individualismus, Eigennutz, Geld und nicht

7 Siehe hierzu: Argument-Sonderband 1970, Deppe 1987 sowie das Jahrbuch für Kritische Medizin (insbesondere die ersten Bände).

zuletzt von Wettbewerb als Ersatz für fehlende gesellschaftliche Utopien geprägt wird. Wir brauchen aber konkrete Utopien. Wenn nämlich die utopischen Oasen – wie zum Beispiel ein sozial gerechtes Gesundheitswesen – austrocknen, breitet sich eine Wüste von Banalitäten und Ratlosigkeit aus (Habermas 1985: 161). Wem das überzogen und zu abgehoben oder gar als »Sozialromantik« erscheint, dem sei allerdings empfohlen, sich einmal etwas näher in den USA umzuschauen (Deppe 1993; Kühn 1993). In diesem wettbewerbsorientierten Gesundheitssystem können wir bereits heute als Realität erkennen, was für uns vielleicht noch Zukunftsmusik ist. Hier provoziert das dogmatische Beharren auf dem Marktprinzip bereits dessen selbstzerstörerische Kräfte (Galbraith 2005: 65ff.). Und es wird für die Gesellschaft immer schwieriger, die Kontrolle über die entfesselten Marktkräfte wieder zurückzugewinnen. Die gescheiterte Gesundheitsreform des US-amerikanischen Präsidenten Bill Clinton war 1993 dafür ein Symptom. Inzwischen stellten die Republikaner über zwei Legislaturperioden den Präsidenten. Während dieser Zeit wurde die Privatisierung in der Krankenversorgung mit den Instrumenten der neoliberalen Ideologie weiter vorangetrieben. Man darf gespannt sein, ob es nun der neuen demokratischen Administration von Barack Obama (2009) gelingt, hier Richtung ändernde Strukturen zu initiieren.

Aus dieser Problemlage ergibt sich ganz offensichtlich, dass es in einer Gesellschaft am Gemeinwohl orientierte, geschützte Räume geben muss, die nicht der blinden Macht des Marktes und den deregulierenden Kräften der Konkurrenz überlassen werden dürfen. Es ist nämlich die oberste Aufgabe des Staates, Schutz und Sicherheit seiner Bürger zu gewährleisten. Erst auf dieser Grundlage lassen sich Selbstbestimmung und eigenverantwortliche Lebensführung entfalten. Hier liegen die Freiheit stiftenden Effekte sozialer Sicherheit. Bei solchen gesellschaftlich definierten Schutzzonen denke ich an verwundbare Bereiche des sozialen Zusammenlebens, wie den Umgang mit verwundbaren Gesellschaftsgruppen (Kinder, Alte, Pflegebedürftige, psychiatrisch Kranke etc.), an verwundbare gesellschaftliche Ziele wie Solidarität und soziale Gerechtigkeit oder an verwundbare öffentliche und intime Kommunikationsstrukturen (z.B. Erziehung, Forschung oder die Arzt-Patient-Beziehung), die auf der Grundlage von Vertrauen beruhen. Sie bilden gleichsam den Kernbestand des europäischen Sozialmodells, der nicht aus Gründen optimaler Kapitalverwertung mutwillig zerstört werden darf.

## Literatur

Altvater, Elmar (2006): Das Ende des Kapitalismus, wie wir ihn kennen. 3. Aufl. Münster.

Argument-Sonderband (1970): Kritik der bürgerlichen Medizin (Das Argument 60, Sonderband). Berlin.

Bator, Francis M. (1958): The anatomy of market failure, in: Quarterly Journal of Economics 72(3), 351-379.

BMG – Bundesministerium für Gesundheit (Hrsg.) (2000): Operationshäufigkeiten in Deutschland. Baden-Baden.

Deppe, Hans-Ulrich (1969): Zum ›Objekt‹ der Medizin, in: Das Argument 50, 284-298.

Deppe, Hans-Ulrich (1987): Krankheit ist ohne Politik nicht heilbar. Frankfurt a.M.

Deppe, Hans-Ulrich (1993): Gesundheitspolitik in Europa und den USA, in: Arbeit und Sozialpolitik 47(7/8), 41-46.

Deppe, Hans-Ulrich (2005): Zur sozialen Anatomie des Gesundheitssystems. Neoliberalismus und Gesundheitspolitik in Deutschland. 3. Aufl. Frankfurt a.M.

Diderichsen, Finn (1995): Market Reforms in Health Care and Sustainability of the Welfare State: Lessons from Sweden, in: Health Policy 32(1-3), 141-153.

Domenighetti, Gianfranco/ Casabianca, Antoine/Gutzwiller, Felix et al. (1993): Revisiting the Most Informed Consumers of Surgical Services, in: International Journal of Technology Assessment in Health Care 9(4), 505-513.

Flintrop, Jens/Gerst, Thomas (2005): Ausfransungen eines grauen Marktes, in: Deutsches Ärzteblatt 102(8), 399-402.

Galbraith, John Kenneth (2005): Die Ökonomie des unschuldigen Betrugs. Vom Realitätsverlust der heutigen Wirtschaft. München.

Habermas, Jürgen (1962): Strukturwandel der Öffentlichkeit. Neuwied.

Habermas, Jürgen (1985): Die Neue Unübersichtlichkeit. Frankfurt a.M.

Hart, Julian Tudor (1996): Patients as Producers, in: Iliffe, Steve/Deppe, Hans-Ulrich (eds.): Health Care in Europe: Competition or Solidarity? Frankfurt a.M., 136-149.

Herzlich, Claudine/Pierret, Janine (1991): Kranke gestern, Kranke heute. Die Gesellschaft und das Leiden. München.

Hickl, Ernst-Joachim/Franzki, Harald (2002): Indikationen zur Sectio caesarea – Zur Frage der sog. Sectio auf Wunsch, in: Der Gynäkologe 35(2), 197-202.

James, T.C. (1996): The Patient-Physician Relationship: Covenant or Contract?, in: Mayo Clinic Proceedings 71(9), 917-918.

Krimmel, Lothar (1998): Individuelle Gesundheitsleistungen: Mit dem »IGEL« aus der Grauzone, in: Deutsches Ärzteblatt 95(11), 479.

Kühn, Hagen (1993): Healthismus. Eine Analyse der Präventionspolitik und Gesundheitsförderung in den USA. Berlin.

Kühn, Hagen (2004): Die Ökonomisierungstendenz in der medizinischen Versorgung, in: Elsner, Gine/ Gerlinger, Thomas/Stegmüller, Klaus (Hrsg.): Markt versus Solidarität. Hamburg, 25-41.

Kühn, Hagen (2005): Patient-Sein und Wirtschaftlichkeit, in: Essers, Michael/Gerlinger, Thomas/ Herrmann, Markus et al. (Hrsg.): Jahrbuch für Kritische Medizin 42: Patientenbeteiligung im Gesundheitswesen. Hamburg, 8-25.

Kuhlmann, Ellen (1998 ): »Zwischen zwei Mahlsteinen« – Ergebnisse einer empirischen Studie zur Verteilung knapper medizinischer Ressourcen in ausgewählten klinischen Settings, in: Feuerstein, Günter/Kuhlmann, Ellen (Hrsg.): Rationierung im Gesundheitswesen. Wiesbaden, 11-80.

Kuhlmann, Ellen (1999): Aufklärung im Dienste der Ressourcenallokation? Eine empirische Studie zur ärztlichen Informationspolitik, in: Feuerstein, Günther/Kuhlmann, Ellen (Hrsg.): Neopaternalistische Medizin. Der Mythos der Selbstbestimmung im Arzt-Patient-Verhältnis. Bern, 37-93.

Leape, Lucian L. (1992): Unnecessary Surgery, in: Annual Review of Public Health 13, 363-383.

OECD – Organization of Economic Co-operation and Development (1997): OECD Health Data 1997. Paris.

Rabbata, Samir (2008): Ärzte im Osten verschreiben mehr, in: Deutsches Ärzteblatt 105(36), 1535.

Schmacke, Norbert (1997): Ärzte oder Wunderheiler? Opladen.

Schuldzinski, Wolfgang/Vogel, Kai Helge (2007): Individuelle Gesundheitsleistungen (IGeL) – Randerscheinung oder relevanter Faktor im Gesundheitswesen, in: Böcken, Jan/Braun, Bernhard/ Amhof, Robert (Hrsg.): Gesundheitsmonitor 2007. Gütersloh, 201-216.

Schwabe, Ulrich/Paffrath, Dieter (2001): Regionale Unterschiede des Arzneimittelverbrauchs, in: Dies. (Hrsg.): Arzneiverordnungs-Report 2001. Berlin, Heidelberg, 770-790.

Schwartz, Friedrich W./Döring, Hans/Bitzer, Eva M. et al. (1996): Akzeptanz von Standardtherapien bei niedergelassenen Fachärzten – Potentiale für die Qualitätssicherung, in: Die Krankenversicherung 48(3), 75-83.

Staffeldt, Thomas (2000): Arzneimittel-Benchmark als differenziertes Beurteilungskriterium für das Verordnungsgeschehen, in: Arbeit und Sozialpolitik 54(11-12), 16-23.

Stuppardt, Rolf (1998): Überlegungen zum GKV-Leistungskatalog – Qualität und Wirtschaftlichkeit als Herausforderung für die Vertragspartner im Gesundheitswesen, in: IKK-Bundesvorstand (Hrsg.): Weiterentwicklung der sozialen Krankenversicherung, 5. IKK-Forum. Bergisch-Gladbach, 13-21.

SVR – Sachverständigenrat für die Konzertierte Aktion im Gesundheitswesen (1988): Jahresgutachten 1988. Baden-Baden.

SVR – Sachverständigenrat für die Konzertierte Aktion im Gesundheitswesen (1996): Sondergutachten 1996. Baden-Baden.

SVR – Sachverständigenrat für die Konzertierte Aktion im Gesundheitswesen (2000/2001): Bedarfsgerechtigkeit und Wirtschaftlichkeit. Gutachten 2000/2001, Bd. III, Ausführliche Zusammenfassung. Bonn.

Tätigkeitsbericht der Bundesärztekammer (2006): Entschließungen zum Tagesordnungspunkt VII: Individuelle Gesundheitsleistungen (IGeL), in: Deutsches Ärzteblatt 103(22), S. 1266-1267.

Vom Dahl, Jürgen/Sasse, Alexander/Hanrath, Peter (1997): Leistungsentwicklung im stationären Bereich: Innere Medizin, in: Arnold, Michael/Paffrath, Dieter (Hrsg.): Krankenhaus-Report '97. Stuttgart, 51-62.

Wanek, Volker (1994): Machtverteilung im Gesundheitswesen – Struktur und Auswirkungen. Frankfurt a.M.

Wulff, Erich (1971): Der Arzt und das Geld. Der Einfluß von Bezahlungssystemen auf die Arzt-Patient-Beziehung, in: Das Argument 13(11/12), 955-970.

WWI – Wirtschafts-Wissenschaftliches-Institut des DGB (1971): Die Gesundheitssicherung in der Bundesrepublik Deutschland – Analyse und Vorschläge zu Reform (Studie zur Wirtschafts- und Sozialforschung, Nr. 20). Köln.

Zok, Klaus (2008): Private Zusatzleistungen in der Arztpraxis – Ergebnisse aus Patientenbefragungen, in: Gerhardt, Moritz/Kolb, Stefan/Bonde, Ingo et al. (Hrsg.): Medizin und Gewissen. Frankfurt a. M., 329-352.

Sebastian Klinke

# Elemente eines ordnungspolitischen Wandels – Auswirkungen auf das ärztliche und pflegerische berufliche Selbstverständnis

Seit einigen Jahren hat sich auch in der sozialwissenschaftlichen Debatte um die Veränderung der Gestalt des bundesdeutschen Sozialstaates die Erkenntnis durchgesetzt, dass sich als Folge der Reformgesetzgebung ein grundlegender Wandel in der sozialpolitischen Gestaltung gesundheitsbezogener Lebensrisiken abzeichnet. Welche möglicherweise schwer wiegenden Konsequenzen sich daraus für die Patienten ableiten, belegen Untersuchungen, die auf der Befragung von Ärzten und Pflegekräften[1] basieren. Sie zeigen, dass sich die akut-stationäre Versorgung in Deutschland in einem Besorgnis erregenden Umbruch befindet. Die gewinnwirtschaftliche Neuausrichtung der Organisation Krankenhaus stellt zunehmend traditionelle Handlungslogiken und das berufliche Selbstverständnis der dort tätigen Ärzte und Pflegekräfte in Frage. Derzeit kursieren jedoch verschiedene Modelle, die versuchen, den stattfindenden Wandel kategorial zu fassen und systematisch an die vorhandenen Typisierungen der vergleichenden Wohlfahrtsstaatsforschung rückzubinden. In diesem Text wird argumentiert, dass sich der in Deutschland stattfindende gesundheitspolitische Wandel analytisch und empirisch am besten als ordnungspolitischer Wandel fassen lässt, da der Wandel a) in Pfadabhängigkeit nicht den für bundesdeutsche Gesundheitspolitik dominanten ordnungspolitischen Steuerungsmodus verlässt[2] und b) im Bereich der Finanzierung

1 Die Befragungen wurden im Rahmen des Forschungsprojektes »Wandel von Medzin und Pflege im DRG-System« (WAMP) durchgeführt. Das Verbundprojekt wird von der Hans-Böckler-Stiftung, der Gewerkschaft Ver.di, der Gmünder Ersatzkasse (GEK) und der Landesärztekammer Hessen gefördert bzw. unterstützt und vom Wissenschaftszentrum Berlin für Sozialforschung (WZB) und dem Zentrum für Sozialpolitik der Universität Bremen (ZeS) unter der Leitung von Rolf Rosenbrock (WZB) und Bernard Braun (ZeS) durchgeführt. Mitarbeiter sind Petra Buhr (ZeS), Sebastian Klinke (WZB) und Rolf Müller (ZeS). Informationen im Internet finden sich unter www.wamp-drg.de. Die dritte Welle Pflegekräftebefragung wurde von der Robert-Bosch-Stiftung in Kooperation mit der Techniker Krankenkasse gefördert.

2 Dieser ordnungspolitische Steuerungsmodus wird insbesondere in den Politikwissenschaften im Kontext der Korporatismusforschung häufig als gesundheitspolitischer Mesokorporatismus gekennzeichnet (Streeck 1999; Czada 1994; Heinze/Schmid 1994). Aufgrund seiner allen anderen Steuerungsformen überlegenen Kapazitäten zur Verantwortungsdiffusion wird er sowohl öffentlich als Innovationshemmnis kritisiert als auch von staatlichen Akteuren geschätzt, um Maßnahmen austeritärer Finanzpolitik über geschickte Aufstellung von Interessenkoalitionen, der im Rahmen der GKV (Gesetzliche Krankenversicherung) inkorporierten Akteure der Selbstverwaltung, relativ geräuschlos durchzusetzen (Streeck 1983; Streeck/Schmitter 1985a, b).

des Gesundheitswesens dadurch gekennzeichnet ist, dass strukturpolitische Elemente durch Formen wettbewerblicher Steuerung ersetzt werden sowie c) sich dieser Wandel über eine Neugewichtung der einzelnen für das Gesundheitswesen zentralen ordnungspolitischen Leitbilder zueinander vollzieht. Diese These eines grundlegenden Wandels bei gleichzeitig hoher Pfadabhängigkeit mag auch erklären helfen, weshalb sich innerhalb der sozialwissenschaftlichen Debatte so lange die These einer relativen Reformunfähigkeit von Sozialversicherungsstaaten des deutschen Typus halten konnte (Bogedan/Bothfeld/Leiber 2009; Klenk/Nullmeier et al 2009).

Die Gesundheitsreform ist in der Bundesrepublik seit 1977 ein Dauerbrenner. Damals begann, was sich bis heute fortsetzt – die Verabschiedung von Kostendämpfungs- und Strukturreformgesetzen in immer kürzerer Abfolge, so dass hier von einer gesundheitspolitischen Dauerbaustelle gesprochen werden muss, deren Schließung auf unabsehbare Zeit vertagt wurde. Die Analyse der Gesetze zeigt, dass die Politik – unabhängig von der jeweiligen Regierungskoalition – ein gemeinsames Ziel verfolgt: die Durchsetzung eines ordnungspolitischen Wandels, der darin besteht, dass die Orientierung am Ziel der Beitragssatzstabilität tendenziell alle übrigen Ziele der Gesetzlichen Krankenversicherung dominiert – also auch das Ziel der Gewährleistung einer flächendeckenden qualitativ hochwertigen Versorgung mit allem medizinisch Notwendigen (Klinke 2008).

Praktisch wirksam wird dieser ordnungspolitische Wandel durch die Entkoppelung der Finanzierungsgrundsätze vom medizinischen Bedarf (Rothgang 1996), vor allem durch die Einführung von Budgetierung und pauschalierten Entgeltsystemen. Für die Krankenhausversorgung hat diese neue Finanzierungslogik zu einer tiefgreifenden Verunsicherung der Akteure geführt: Krankenhausleitungen und Beschäftigte sehen sich mit dem politischen Willen konfrontiert, von den derzeit etwa 2.000 Einrichtungen etwa 25 Prozent schließen zu wollen (Klinke 2005). Gesteuert werden soll dieser Prozess primär über den Wettbewerb. Das heißt zumindest theoretisch: Das Insolvenzrecht entscheidet zunehmend über den Fortbestand einer Klinik, während Bestandsgarantien über Landeskrankenhauspläne tendenziell an Bedeutung verlieren.

## Grundzüge des gesundheitspolitischen Makrowandels 1977–2008

Der Verlauf der Gesundheitspolitik in Deutschland innerhalb der letzten 30 Jahre lässt sich entlang der zentralen ordnungspolitischen Leitbilder anhand von Legislaturperioden grob in die folgenden Reformphasen aufteilen:

- Der Ausgangs- oder ex ante-Zustand eines gesundheitspolitischen Wandels lässt sich im Jahre 1977 verorten: Das Jahr 1977 ist insofern wichtig, weil mit dem Gesetz zur Weiterentwicklung des Kassenarztrechts (Krankenversicherungs-Weiterentwicklungsgesetz – KVWG) und dem Gesetz zur Dämpfung der Ausgabenentwicklung und zur Strukturverbesserung in der gesetzlichen Krankenversicherung (Krankenversicherungs-Kostendämpfungsgesetz – KVKG) erstmalig per Gesetz der insbesondere seit Ende der 1960er Jahre expansive Kurs verlassen wird. Der Zeitraum 1974 bis 1977 kann als Diskussionsphase aufgefasst werden, als dessen erstes Ergebnis diese beiden Gesetze betrachtet werden können.

- Die erste Phase reicht von 1977 bis 1982, in der vorrangig Kostendämpfungsgesetze als Reformpolitik unter SPD geführten Koalitionsregierungen verabschiedet wurden, wobei mit Kostendämpfungspolitik eine Dämpfung der Kostenwachstumsrate gemeint ist, nicht der absoluten Kosten. Erklärtes Ziel dieser Phase war eine Stärkung des Wirtschaftlichkeitsgebotes. Unmittelbar deutlich wird diese Intention durch die Ersetzung des Selbstkostendeckungsprinzips durch das Ziel einer einnahmeorientierten Ausgabensteuerung.
- 1983 bis 1989 wird in einer zweiten Phase die begonnene Kostendämpfungspolitik unter CDU-geführten Koalitions-Regierungen weitergeführt. Dominantes Gesetz dieser Periode ist das Gesundheitsreformgesetz (GRG) von 1989. Alle seine Bestimmungen sind dem Ziel einer Förderung der Wirtschaftlichkeit bei Leistungserbringung und -inanspruchnahme untergeordnet. Konkret gefasst wird die Aufwertung des Wirtschaftlichkeitsgebotes mit der Verpflichtung aller Akteure, die Beitragssatzstabilität zu gewährleisten.
- 1992 bis 1998 stehen Strukturreformen im Mittelpunkt der Gesundheitsreformpolitik der CDU-geführten Bundesregierungen. Prominentestes Gesetz dieser Phase ist das GSG von 1992, bei dem bereits die Namensgebung den gesetzgeberischen Willen zu grundlegenden Reformen ausdrückt.
- 1998 bis 2009 schließt sich als vierte Phase die Fortsetzung der Gesundheitspolitik als Strukturpolitik unter SPD-geführten Koalitionsregierungen an[3], die in personaler Kontinuität der Ministerin nahezu nahtlos in der großen Koalition fortgeführt wurde. Einige der verabschiedeten Regelungen gehen direkt zu Lasten des Solidaritäts-, Sachleistungs- und Bedarfsprinzips. Hierzu gehört die verschärfte Fortsetzung der Budgetierung, die Einführung der DRG-Fallpauschalen und die Einführung des Hausarztmodells, die eine von der Bedarfsentwicklung entkoppelte Ausgabensteuerung ermöglichen. Über die Politik der derzeitigen CDU/FDP-Koalition lässt sich derzeit nur wenig sagen, außer das die Personalie des Gesundheitsministers (FDP und Arzt) Kontinuität, hinsichtlich einer weiteren Stärkung des Wirtschaftlichkeitsgebots verspricht.

Was ergibt nun eine Zusammenschau von annähernd 30 Jahren gesundheitspolitischer Reformgesetzgebung im Hinblick auf die Frage nach einem ordnungspolitischen Wandel? Auf einen ersten Blick gar nichts oder jedenfalls nichts Eindeutiges: So findet sich im SGB V weiterhin ein Nebeneinander eines umfassenden Versorgungsanspruchs (z.B. §§ 12, 70 SGB V) und der Forderung das Wirtschaftlichkeitsgebot zu beachten.

3 Diese Phase muss eigentlich zweigeteilt werden, da unter der Ägide von Ministerin Fischer (Grüne) besondere Verletzungen des Versorgungs- und Solidargebots wieder zurückgenommen worden, während unter Ministerin Schmidt (SPD) wieder primär eine Stärkung des Wirtschaftlichkeitsgebots betrieben wurde.

Genauso augenfällig ist jedoch die Tatsache, dass fast jedes der vielen Reformgesetze eigentlich nur ein Ziel kannte, das auf verschiedenen Wegen, also mit unterschiedlichen Instrumenten, unter Förderung oder Schwächung anderer Strukturprinzipien der GKV (Gesetzliche Krankenversicherung), erreicht werden sollte: Die Stärkung des Wirtschaftlichkeitsgebots, in einer spezifischen Interpretation, nämlich als Gebot zur Wahrung der Beitragssatzstabilität. Die damit entstandene Spannung zwischen Versorgungs- und Wirtschaftlichkeitsgebot ist Auslöser für eine seit einigen Jahren fest etablierte und mehr oder weniger detaillierte öffentliche Debatte über die Notwendigkeit, den Sinn und die möglichen Folgen von Rationierung oder Priorisierung im Gesundheitswesen (Esslinger/Franke/Heppner 2007).

Versucht man eine Kontinuitätslinie zu skizzieren,[4] dann wurde in der ersten Reformphase das Wirtschaftlichkeitsgebot mittels Stärkung der Selbstverwaltung bei gleichzeitiger Schwächung des Sachleistungsprinzips gefördert. Von nachhaltiger Bedeutung ist hier die Schaffung der Konzertierten Aktion im Gesundheitswesen (KAG), die einen parteiübergreifenden Wandel von der Struktur- zur Ordnungspolitik als dominantem Modus einleitet. Die zweite Reformphase brachte eine stärkere Betonung des Wirtschaftlichkeitsgebots, indem es konkretisiert und die Zielerreichung kontrollierbar gemacht wurde. Die hier angesprochene Beitragssatzstabilität kann in ihrer Funktionalität als bivalent charakterisiert werden, denn sie befindet sich einerseits auf der Ebene einer Zieldimension, andererseits kann sie auch als Instrument zur Bemessung von Ausgabengrenzen fungieren.[5] Das Sachleistungsprinzip wurde weiter geschwächt, die Eigenverantwortung gestärkt, damit das Solidarprinzip geschwächt, und Erfordernisse des Wirtschaftlichkeitsgebots führten zu einer Aufweichung des Bedarfsprinzips z.B. im Bereich der Zahnmedizin. Als neue Institution von langfristiger Bedeutung wurde der MDK (Medizinischer Dienst der Krankenkassen) geschaffen, der dazu dient, das bisher aus Sicht der Krankenkassen und des Gesetzgebers einer inhaltlichen Überprüfung entzogene Verordnungsverhalten der Ärzte transparent zu machen, indem sie gezwungen werden, ihr therapeutischen Verhalten gegenüber anderen Ärzten zu begründen.[6] Die dritte Reformphase beinhaltete strukturelle Änderungen, die zu einer Umgewichtung des Verhältnisses der Prinzipien zueinander führten, da dem Grundsatz der Beitragssatzstabilität mit der Einführung einer Budgetierung der Ausgaben in allen Leistungsbereichen und der Grundlohnanbindung zur Bemessung von Ausgabenstei-

---

4 Soll heißen: man kann auch die Diskontinuitäten betonen, jedoch erscheint dies hier unangemessen, da der Schwerpunkt auf der Betrachtung langfristiger Tendenzen liegt.

5 Dies liegt daran, dass die Krankenkassen nur geringe Ermessenspielräume bei der Festlegung des Beitragssatzes besitzen und auf den Einnahmebereich keinen Einfluss haben – einmal abgesehen von Versuchen der Mitgliederwerbung in gesellschaftlichen Gruppen mit günstigem Beitragshöhen-Morbiditäts-Verhältnis, den so genannten günstigen Risiken –, d.h. eine Erhöhung von Ausgabeposten X würde unweigerlich zu einer Erhöhung des Beitragssatzes Y führen. Damit erhält das Ziel der Beitragssatzstabilität den Charakter eines Instruments zur Ausgabenobergrenzenbemessung.

6 Eine solche Begründung gegenüber einem vom MDK (Medizinischer Dienst der Krankenkassen) beschäftigten Arzt kann bis zu einer Vorführung des Patienten führen.

gerungen konkrete Instrumente einer Umsetzung zugeordnet wurden. Aufgrund der Tatsache, dass das Wirtschaftlichkeitsgebot gegenüber allen anderen Prinzipien gestärkt wurde, kann von einer Neudefinition des Verhältnisses von volkswirtschaftlichen Belangen und Eigenverantwortung auf der einen und Solidarität und Bedarfsprinzip auf der anderen Seite ausgegangen werden, wenngleich noch keine Antwort auf die Frage des Ausmaßes dieser Neubewertung gegeben wurde.

Die vierte Phase zeichnet sich dadurch aus, dass die angestrebte Stärkung des Wirtschaftlichkeitsgebots in der Mehrzahl der Maßnahmen mittels einer Schwächung der Anbieter- und Leistungserbringerseite verfolgt wird, teilweise über eine Aufwertung des Selbstverwaltungsprinzips (Krankenkassen) bei gleichzeitiger Schwächung durch Interessenskonflikte (Kassenärztliche Vereinigungen). Auffällig ist in dieser aktuellen Phase, dass neben die Bestimmung des Wirtschaftlichkeitsgebots durch das Ziel der Beitragssatzstabilität das Ziel der allseitigen Stärkung marktförmiger Strukturen im Gesundheitswesen und des Wettbewerbs der Anbieter von Versicherungsleistungen (Gesetzliche Krankenkassen und Private Krankenversicherungen) und der Leistungserbringer untereinander getreten ist, so dass Patienten – ordnungspolitisch korrekt gewandelt – von der Politik als Verbraucher behandelt werden, die zunehmend mit gewinnwirtschaftlich agierenden Akteuren (Kassen und Leistungsanbieter) konfrontiert sind, und daher entsprechend Bestandteil und Adressat der offiziellen Verbraucherschutzpolitik geworden sind.

Einige der verabschiedeten Regelungen im Bereich der Instrumente gehen direkt zu Lasten des Solidaritäts-, Sachleistungs- und Bedarfsprinzips und stehen damit in der Tradition des GSG, weisen jedoch über dieses juridische Werk hinaus. Hierzu gehört die verschärfte Fortsetzung der Budgetierung, die Einführung der DRG-Fallpauschalen und die Einführung des Hausarztmodells, die eine von der Bedarfsentwicklung entkoppelte Ausgabensteuerung ermöglichen. Speziell im Bereich des ärztlichen Verordnungsverhaltens (ambulant als auch stationär) wurden Logiken etabliert – Begründungs- und Dokumentationspflichten, drohende Kostenübernahmeverweigerung, Prüfrechte der Krankenkassen und des MDK (Medizinischer Dienst der Krankenkassen) –, die einen Vorrang gewinnwirtschaftlicher Handlungslogiken vor einer möglichst umfassenden bedarfsgerechten Behandlung erwarten lassen.

Damit die beabsichtigte Abschöpfung von Wirtschaftlichkeitsreserven nicht unkontrolliert über ein Qualitätsdumping erfolgt, wurde – ordnungspolitisch komplementär zum Ziel des Verbraucherschutzes – das Ziel der Qualitätssicherung eingeführt und insbesondere in der 4. Phase ausgebaut, indem Institutionen (Gemeinsamer-Bundesausschuss, Institut für Qualität und Wirtschaftlichkeit im Gesundheitswesen, Bundesgeschäftsstelle Qualitätssicherung) geschaffen[7] und Instrumente (vor allem Evidence-Based-Medicine) benannt wurden. Aufgrund des ambivalenten Charakters

7 Oder deren Schaffung wurde der gemeinsamen Selbstverwaltung auferlegt.

der Qualitätssicherung[8] muss angenommen werden, dass diese von der Politik als Mittel der Etablierung eines zahlenförmigen, relativen Qualitätsbegriffs angesehen wird, welches der Legitimation einer stärkeren Begrenzung des Leistungskatalogs dient.

Die Hauptwirkungsrichtungen der gesundheitspolitischen Reformgesetzgebung lassen sich demnach als starke Aufwertung des Wirtschaftlichkeitsgebots, unter Stärkung des Selbstverwaltungsprinzips und der Eigenverantwortung bei gleichzeitiger Abwertung des Sachleistungsprinzips, des Solidarprinzips sowie des Bedarfsprinzips darstellen.

Zusammenfassend kann für alle vier Phasen demnach konstatiert werden, dass, nach gewissen institutionellen Grundsteinlegungen in der ersten und zweiten Phase, in der dritten Phase ein signifikanter Bruch im ordnungspolitischen Gefüge zu verzeichnen ist, der in der vierten Phase verstärkt wurde und heute zu einem Zustand geführt hat, den man wie folgt charakterisieren kann: dem Wirtschaftlichkeitsgebot kommt – in seiner spezifischen Interpretation – mittlerweile eine die übrigen Prinzipien dominierende Rolle zu. Im Vergleich zum Ex-ante-Zustand wurde der damalige Trade off zu Lasten des Wirtschaftlichkeitsgebots mehr als einfach nur ausgeglichen.

Die Einteilung der Reformphasen entlang von Regierungskoalitionen konnte keine wesentlichen Brüche in der Politikausrichtung nachweisen, d.h. gesundheitspolitisch herrscht seit vielen Jahren eine große Koalition der Gesundheitsexperten der im Bundestag vertretenen Parteien. Als Unterschied lässt sich maximal eine stärkere Betonung des Selbstverwaltungsprinzips und der Eigenverantwortung bei CDU-geführten Koalitionen gegenüber dem Vorzug von direkten Einschränkungen auf Anbieter- und Nachfrageseite bei SPD-geführten Koalitionen feststellen. Gemeinsam ist den aus den Reformgesetzen ersichtlichen Politiken indessen die inhaltliche und ordnungspolitische Neubewertung des Verhältnisses von Wirtschaftlichkeitsgebot und Eigenverantwortung auf der einen und Solidar- und Bedarfsprinzip auf der anderen Seite. Betont werden muss an dieser Stelle, dass nicht alle Verortungen von Schwächungen und Stärkungen der Prinzipien an sich oder im Verhältnis zueinander explizit in den entsprechenden Gesetzestexten oder den sie begleitenden offiziellen Begründungen zu finden sind. Diese Verortungen sind als plausible Interpretationen des Inhalts dieser Gesetze zu verstehen.

Will man nun klären, ob sich entsprechend des hier zugrundeliegenden Modells aus den gesundheitspolitischen Reformgesetzen der letzten 30 Jahre qualitativ ein ordnungspolitischer Wandel interpretieren lässt, ist folgende Einschätzung zu bedenken:

»Es ist allerdings zweierlei zu bedenken: Zum einen muss auch ein radikaler Paradigmen- und Instrumentenwechsel durch vielleicht sogar langwierige Debatten politisch vorbereitet werden. Er kündigt sich also meist lange an, bevor er sich vollzieht.

8 Im Zentrum von Qualitätssicherung steht immer eine Form von relativer Qualität als Ziel. Zentrale definitorische Bezugsgrößen sind das jeweilige Ausmaß der Orientierung am Ziel der Kostenminimierung oder der Orientierung am Ziel der Gesundheitsmaximierung sowie dem Ausmaß der Orientierung am maximalen kollektiven Nutzen versus einer Orientierung am maximalen individuellen Nutzen.

Zum anderen kann ein Strukturwandel auch weniger radikal verlaufen, in dem sich Veränderungen erster und vor allem zweiter Ordnung in großer Zahl über längere Zeiträume aneinander reihen und schließlich zu einem schleichenden Strukturwandel führen können. In ausdifferenzierten politischen Systemen dürfte diese Form des Strukturwandels sogar der wahrscheinlichere Fall sein, da es hier aufgrund komplexer Strukturen selten – aber nicht völlig unmöglich – zu radikalen Veränderungen in kurzen Schritten und Zeiträumen kommen kann.« (Bleses 2003)

Ersetzt man den Begriff des Strukturwandels mit dem hier präferierten Begriff des ordnungspolitischen Wandels, da er den Horizont – oder »Frame« – dessen, innerhalb dem Gesundheitspolitik von den parlamentarischen Parteien verhandelt wird, konkretisiert und benennt, dann scheint es im Falle des bundesdeutschen Gesundheitssystems gerechtfertigt, von einem ordnungspolitischen Wandel auf der Makroebene zu sprechen. Keines der ordnungspolitischen bzw. Strukturprinzipien wurde aus der Agenda entfernt, jedoch ihre Gewichtung zueinander entscheidend verändert: Volks- und betriebswirtschaftliche Interessen besitzen mittlerweile in zahlreichen Konfliktfällen mehr Gewicht als medizinische Erwägungen. In Bezug auf die drei Ebenen von Zielen der Gesundheitspolitik und den ihnen beizuordnenden Strukturprinzipien der GKV (Gesetzliche Krankenversicherung) lässt sich der ordnungspolitische Wandel als Hierarchisierung der Ebenen abbilden, d.h. von einem relativ gleichgewichtigen Nebeneinander hin zu einer Rangfolge:

- Ökonomische Ebene: Wirtschaftlichkeitsgebot, Selbstverwaltungsprinzip, Subsidiaritätsprinzip, Eigenverantwortung, Prinzip der gegliederten Krankenversicherung, Versicherungsprinzip
- Gesellschaftliche Ebene: Solidarprinzip, Bedarfsprinzip
- Medizinische Ebene: Versorgungsgebot, Sachleistungsprinzip

## Elemente eines gesundheitspolitischen Mikrowandels – das berufliche Selbstverständnis von Ärzten und Pflegekräften

In den empirischen Analysen des WAMP-Projektes (Wandel von Medizin und Pflege im DRG-System) wurde u. a. überprüft, ob und wie weit der hier skizzierte Reformprozess auf der Makroebene bereits auf der Mikroebene angekommen ist, d.h. von den Akteuren auf der Mikroebene der Leistungserbringung (hier: Ärzte und Pflegekräfte im Krankenhaus) wahrgenommen und umgesetzt wurde. Dabei stellt sich die Frage, wie diese Hierarchisierung der Prinzipien wahrgenommen wurde und in die traditionellen Handlungslogiken integriert wird. Mit Sicherheit wahrgenommen werden von den stationär tätigen Ärzten und Pflegekräften die vielen Änderungen von Stellgrößen und das Hinzutreten neuer Instrumente (z.B. Budgetierung, Fallpauschalen-System). Da etliche Neuregelungen zu Handlungsrestriktionen und finanziellen Einbußen für die von ihnen betroffenen Akteure – hauptsächlich Leistungserbringer und ihre

Organe der Selbstverwaltung – führen, ist aber auch zu erwarten, dass die gesetzlich induzierten Veränderungen weder komplett als Handlungsimperative angenommen werden noch einfach loyal befolgt werden. Vielmehr ist mit Konflikten, interessen- und berufspolitischen Umdeutungen und Verweigerungshaltungen zu rechnen. Für die Mikroebene ist dies im Hinblick auf die Krankenhausärzte bereits mittels Interviews mit Chefärzten in einem frühen Stadium der DRG-Einführung (DRG = Diagnosis Related Groups = diagnose orientierte Fallpauschalen) untersucht worden (Klinke 2003). Dort konnte gezeigt werden, dass ein ordnungspolitischer Wandel bereits in den Köpfen der Chefärzte registriert und teilweise positiv gedeutet wird, wenngleich einer loyalen Regelbefolgung häufig noch andere Handlungslogiken entgegen stehen. Gezeigt hat sich außerdem, dass für Ärzte in ihrer beruflichen Selbstwahrnehmung insbesondere Konflikte zwischen Handlungslogiken der medizinischen und der ökonomischen Ebene eine Rolle spielen, während die gesellschaftliche Ebene für ihren beruflichen Alltag weniger Bedeutung hat und nur im Kontext von Reflexionen darüber wie Dilemmata zu lösen seien, eine Rolle spielen.

Die Ergebnisse der WAMP-Befragungen im Zeitraum 2003 bis 2008 zeigen, dass Zeit für die Versorgung und Pflege der Patienten ein knappes Gut geworden ist und zunehmend in Konkurrenz mit dem Zeitaufwand steht, die Leistungen gegenüber Krankenkassen zu dokumentieren und zu rechtfertigen. Ein Arzt beschreibt sein Dilemma zugespitzt: »Ich kann eine AOK-Anfrage beantworten, oder ich kann einen AOK-Patienten behandeln. Beides geht nicht«. Wie sehr bei dieser Abwägungsentscheidung Spielraum zugunsten des Patienten besteht und genutzt wird, hängt dann nicht zuletzt von der wirtschaftlichen Lage des jeweiligen Hauses ab: »Das bedeutet für die kleinen Krankenhäuser, wir müssen um jeden CCL-Punkt kämpfen wo nur irgend möglich. Und das geht natürlich auch nur über Dokumentation, das heißt, der Dokumentationsaufwand steigt noch um wesentliches mehr. Entweder ich pumpe mir Personal, das das erledigt, aber das kann ich nicht. Also muss das bisherige Personal das erledigen und das heißt, die Zeit fehlt für den Patienten«. Befürchtet wird, dass heutige Mediziner den Patienten dauerhaft aus dem Blick verlieren und künftige Medizinergenerationen ihnen dies zu Recht vorwerfen werden. Die derzeit begünstigte Handlungslogik wird mit dem Satz charakterisiert, »der MDK[9] wird gucken, ob Sie den Verbandswechsel dokumentiert haben. Es wird keiner Sie danach fragen, ob Sie den getan haben«. Diese Logik wirkt sich bereits auf die Kommunikation zwischen ärztlichen Kollegen aus, indem eher fehlende Dokumentationen angemahnt werden, als darauf zu insistieren, dass diese Behandlung/Untersuchung auch tatsächlich gemacht wird, weil keine Zeit dafür ist. In sofern befinden sich Ärzte in einem Konflikt mit ihrem beruflichen Selbstverständnis. Das Dilemma und die Verunsicherung über das traditionelle Selbstverständnis sind nach Aussage eines ärztlichen Direktors auch deshalb so groß, weil keiner der

9 MDK = Medizinischer Dienst der Krankenversicherung; der MDK überprüft im Auftrag der Krankenkassen Entgeltforderungen der Krankenhäuser.

Kollegen eine Lösung weiß: Die Begrenzung durch die Budgetierung wird sogar als entscheidender wahrgenommen, als die Fallpauschalen, aber gerade diese Überlegung stößt auf die Grenze volkswirtschaftlicher Erwägungen, weil gute Medizin auch einen entsprechend hohen Anteil des Sozialproduktes beanspruchen würde. Ein leitender Arzt berichtet: »Vor einiger Zeit habe ich mit Oberärzten und Chefärzten zusammen gesessen. Da ging es auch um solche Fragen. Und alle haben geschimpft. Und dann habe ich gesagt: ›So, jetzt passt mal auf. Ihr seid jetzt morgen früh Gesundheitsminister der Bundesrepublik Deutschland, habt das Durchgriffsrecht auf alles, was existiert, und braucht keine Rücksicht zu nehmen auf Mehrheiten und auf irgendwelche Gesetzgebungsverfahren, sondern dürft sagen, ab dem soundsovielten läuft das so. Also, hier der schlaue ärztliche Direktor mit seiner Poliklinik und mehr Geld für das Personal und, und, und. Habt ihr eine Lösung für ein Konzept?‹ Keiner wusste eine. Das ist doch ganz klar. Da hat sich einfach keiner Gedanken drüber gemacht«.

Diese Verunsicherung einer ganzen Branche schlägt sich auch auf die Wahrnehmungen, Deutungen und Handlungsmaximen der Pflegekräfte und Krankenhausärzte nieder. Die Auswertung mehrerer qualitativer und quantitativer Ärzte- und Pflegekräftebefragungen seit 2003 zeigt, dass ökonomische Handlungsgrundsätze bereits bis auf die Ebene der Assistenzärzte und Stationspflegekräfte hinunter vermittelt wurden und der Knappheitsgedanke Eingang in die Arzt-Patient Beziehung gefunden hat. So werden beispielsweise Patienten, deren Pauschale verbraucht ist, von Ärzten intern als »Draufleger« bezeichnet, die man möglichst schnell entlassen sollte. Eine solche betriebswirtschaftliche Handlungslogik steht natürlich im Konflikt mit der medizinischen und pflegerischen Handlungsnorm, für jeden Patienten alles Notwendige leisten zu wollen ohne zuvor die Vorstellung von dem, was individuell notwendig erscheint, an den Filter ›Abrechenbarkeit der Leistung‹, angepasst zu haben.

Die Analyse der Interviews und der schriftlichen Befragung zeigt, dass das traditionelle berufliche Selbstverständnis derzeit und quantitativ zunehmend von den Bedingungen der beruflichen Praxis in Frage gestellt wird. Die Aussage, »dafür bin ich nicht angetreten und habe diesen Beruf ergreifen wollen« beschreibt den Konflikt, indem sich viele Ärzte, aber auch Pflegekräfte, derzeit befinden. Entsprechend bereuen etwa 35 Prozent der deutschen Krankenhausärzte ihre Berufswahl und 61 Prozent der Pflegekräfte würden gerne den Beruf wechseln, zumeist, weil sie aus ihrer Sicht den Patienten keine gute Pflege mehr bieten können. Ein Vergleich der Befragungen von 2003 bis heute zeigt, dass Ärzte und Pflegekräfte ihre Beziehung zum Patienten zunehmend als ein auch betriebswirtschaftliches Verhältnis wahrnehmen. Bei den meisten Befragten ist der Versuch zu beobachten, eine aus ihrer Sicht statussichernde Neudeutung der eigenen Profession zu realisieren: So wird von Ärzten am Begriff des medizinisch Notwendigen festgehalten, weil er an das traditionelle berufliche Selbstverständnis anknüpft und darüber sicherstellt, dass man nicht grundsätzlich in Widerspruch mit der eigenen Berufsethik gerät. Dies gelingt deshalb, weil der Begriff der Notwendigkeit in einem gewissen Umfang deutungsoffen ist: Insbesondere Ganzheitlichkeit, psychosoziale Versorgung und ambulant erbringbare Leistungen sind

Versorgungsbedarfe, die aus Sicht von Krankenhausärzten, aber auch von Pflegekräften, unter der Bedingung beschränkter finanzieller Ressourcen, disponibel erscheinen, nicht zuletzt auch deshalb, weil der Rückbezug auf die handwerklich-technischen Bestandteile der Tätigkeit, wie sie auch im Rahmen von Standardisierungen, Leitlinien und Case-Management implizit vertreten werden, den Bereich der individuellen Verantwortlichkeit für das Wohlergehen des Patienten ein- und damit begrenzt.

Gegenwärtig zeichnen sich folgende Einschränkungen einer bedarfsgerechten Versorgung von gesetzlich versicherten Patienten im Krankenhaus ab, die einer langfristigen Verknappung der Ressourcen und einer Entkoppelung der Finanzierungslogik vom Bedarf geschuldet sind und von den befragten Akteuren im Krankenhaus als von der Politik herbeigeführter ordnungspolitischer Wandel wahrgenommen werden, der ihnen letztendlich Entscheidungen über die Priorisierung medizinischer und pflegerischer Leistungen aufbürdet ohne das diese von der Politik angemessen in der Öffentlichkeit gegenüber den GKV (Gesetzliche Krankenversicherung)-Versicherten verantwortet würden:

- Wartelisten werden eingeführt, um eine gleichmäßigere Auslastung der OP-Kapazitäten zu ermöglichen. Das heißt, der Anteil an Behandlungen mit Wartezeiten bis zur Aufnahme steigt (2004: 65 Prozent, 2005: 71 Prozent, 2007: 76 Prozent), mit der Folge, dass die betroffenen Patienten durch eine spätere Behandlung belastet werden.
- Patienten werden nicht stationär, sondern ambulant bzw. vorstationär aufgenommen. Das reduziert auf Seiten des Krankenhauses die Kosten, bedeutet jedoch je nach Zustand des Patienten und der Entfernung zum Krankenhaus zusätzliche Belastungen für die Betroffenen.
- Die regulären Operationszeiten werden bis in die Abendstunden ausgedehnt. Damit soll die Geräteauslastung bzw. deren Wirtschaftlichkeit erhöht werden. Dabei werden längere Wartezeiten für einbestellte Patienten von 10 bis 12 Stunden in Kauf genommen – was unnötige medizinische Versorgung notwendig machen kann.
- Bei ausgewählten Eingriffen wird die Behandlung auf mehrere Krankenhausaufenthalte verteilt (Fallsplitting), um mehr als eine Fallpauschale erlösen zu können. Hier werden die Patienten durch weitere Krankenhausaufenthalte und spätere Therapie belastet.
- Um pro Fallpauschale den Ressourceneinsatz niedrig zu halten, wird über die Primärdiagnose hinausgehender zusätzlicher Behandlungsbedarf zeitlich – wie beim Fallsplitting – und räumlich – zum Beispiel durch die Überweisung an niedergelassene Ärzte – verschoben. Ob die notwendigen Behandlungen dann auch erbracht werden, bleibt dabei ungewiss.

Für etwa 30 Prozent der Krankenhäuser haben Budgetierung, Rückgang der Investitionskostenzuschüsse und das Fallpauschalensystem in den Krankenhäusern zu einer Erhöhung des Kostendrucks beigetragen. Für alle Häuser gilt, dass durch die Gesundheitsreformen die Durchsetzung betriebswirtschaftlicher Grundsätze befördert wurde. In der Folge wuchs die Arbeitsbelastung des medizinischen und pflegerischen Personals. Hinderlich für eine hochwertige Versorgung erweist sich vor allem, dass die Arzt-

Patient Beziehung immer mehr von Erlöserwägungen bestimmt wird. Auch bei den derzeit immer wieder stattfindenden Protesten (Kampagne »Der Deckel muss weg«) von Ärzten und Pflegekräften wird zunehmend darauf hingewiesen, dass jede weitere Einengung der finanziellen Handlungsspielräume dazu führt, notwendige medizinische Leistungen rationieren zu müssen, um den Arbeitsalltag irgendwie meistern zu können. Entsprechend ist der Anteil an Ärzten, die ihr Arbeitspensum nicht schaffen, zwischen 2004 und 2007 von 31 auf 37 Prozent gestiegen, während parallel bei Pflegekräften der Anteil derjenigen mit mehr als 15 Überstunden pro Monat von 30 auf 39 Prozent gestiegen (2003 bis 2008) ist.

Wenn es politisch gewollt ist, dass von den derzeit bundesweit etwa 2.000 Krankenhäusern bis zu 25 Prozent geschlossen werden, dann sollte dies auch im Rahmen der Landeskrankenhausplanung entschieden und gegenüber der Bevölkerung verantwortet werden. Sonst ist für etwa 30 Prozent der Häuser ein mittel- bis langfristiges Siechtum zu erwarten, weil die örtlichen Politiker nicht für die Schließung »ihres« Krankenhauses verantwortlich sein wollen und dann doch wieder Defizite ausgleichen. Das verzögert zwar die Insolvenz, geht aber mit einer schlechten Mittelausstattung einher, so dass Personal abgebaut werden muss – die Folge: eine schlechtere Versorgung der dort behandelten Patienten.

Darüber hinaus sollte es verstärkt Mindeststandards für die Ausstattung von Krankenhäusern geben, etwa bei der Personalausstattung und dessen Qualifikation, um diese Bereiche dem Wettbewerbsdruck zu entziehen. Eine Auflösung des Dilemmas zwischen betriebswirtschaftlichen und medizinisch-pflegerischen Handlungslogiken, das in der Folge des reforminduzierten ordnungspolitischen Wandels entstanden ist, erscheint nur möglich, wenn die Effektivität und Effizienz der Leistungserbringung durch verstärkte Kooperation der beteiligten Akteure deutlich verbessert wird. Das kann vor allem im Rahmen der so genannten integrierten Versorgung geschehen, etwa wenn die Zusammenarbeit von ambulant und stationär tätigen Ärzten zum Regelfall wird. Ein Schritt in diese Richtung wäre beispielsweise, Qualitätsinitiativen und integrierte Versorgungsprogramme über Zuschläge zur Pauschalvergütung zu fördern, statt – wie derzeit üblich – die Zusammenarbeit der Anbieter medizinischer Leistungen über Erlösminderungen und Verteilungskämpfe unattraktiv zu machen. Wird Qualität und bedarfsgerechte Innovation in der Gesundheitsversorgung auf solche Weise angemessen vergütet, könnten sich in Zukunft wohl auch wieder mehr Mediziner und Pflegekräfte voll mit ihrem Beruf identifizieren. Derzeit ist zu konstatieren, dass die langfristige und grundlegende Modifikation und Umgewichtung gesundheitspolitischer Zielvorstellungen zu einer tiefgreifenden Verunsicherung der Akteure im stationären Sektor geführt hat, der das traditionelle berufliche Selbstverständnis eines medizinischen bzw. pflegerischen Primats bei Versorgungsentscheidungen als immer schwieriger umsetzbar erscheinen lässt. Ein ordnungspolitischer Wandel wurde eingeleitet, der sich bis heute fortsetzt, jedoch nie als solcher öffentlich erklärt und legitimiert wurde und nichtsdestotrotz absehbare Folgen hat, wenn sich nicht der politische Wille durchsetzt, die Bedingungen medizinischer und pflegerischer Arbeit so zu verändern, dass die Wahrscheinlichkeit, das sich die Akteure an Versorgungslogiken orientieren, steigt.

# Literatur

Bleses, Peter (2003): Der Umbau geht weiter – Lohnarbeit und Familie in der rot-grünen Sozialpolitik, in: Zeitschrift für Sozialreform 49(4), 557-583.

Bogedan, Claudia/Bothfeld, Silke/Leiber, Simone (2009): Fragmentierung des Bismarck'schen Sozialstaatsmodells? Ein Vorschlag zur Erfassung von Wandel in Sozialversicherungsländern, in: Sozialer Fortschritt 58(5), 102-109.

Czada, Roland (1994): Konjunkturen des Korporatismus – Zur Geschichte des Paradigmenwechsels in der Verbändeforschung, in: Streeck, Wolfgang (Hrsg.): Staat und Verbände. Opladen, 37-64.

Esslinger, Adelheid S./Franke, S./Heppner, Hans Jürgen (2007): Altersabhängige Priorisierung von Gesundheitsleistungen – Perspektiven für das deutsche Gesundheitswesen, in: Gesundheitswesen 69(1), 11-17.

Heinze, Rolf G./Schmid, Josef (1994): Mesokorporatistische Strategien im Vergleich: Industrieller Strukturwandel und die Kontingenz politischer Steuerung in drei Bundesländern, in: Streeck, Wolfgang (Hrsg.): Staat und Verbände. PVS Sonderheft 25. Opladen, 65-99.

Klenk, Tanja/Nullmeier, Frank/Weyrauch, Philine et al. (2009): Das Ende einer Bismarck-Tradition? Soziale Selbstverwaltung zwischen Vermarktlichung und Verstaatlichung, in: Sozialer Fortschritt 58(5), 85-92.

Klinke, Sebastian (2003): Ordnungspolitischer Wandel im Gesundheitssystem als Folge der Reformgesetzgebungsbemühungen. Diplom Arbeit, Diplom Studiengang Politikwissenschaft, http://www.sebastian-klinke.de/forschung/DiplGesamt.pdf. Bremen.

Klinke, Sebastian (2005): Von Menschen, Häusern und Autos. Schöpferische Zerstörung – Wie die deutsche Kliniklandschaft gesunden soll, in: Freitag vom 23.12.2005: 5.

Klinke, Sebastian (2008): Gesundheitsreformen und ordnungspolitischer Wandel im Gesundheitswesen, in: Hensen, Gregor/Hensen, Peter (Hrsg.): Gesundheitswesen und Sozialstaat. Gesundheitsförderung zwischen Anspruch und Wirklichkeit. Wiesbaden, 61-106.

Rothgang, Heinz (1996): Vom Bedarfs- zum Budgetprinzip? Die Einführung der Pflegeversicherung und ihre Rückwirkung auf die gesetzliche Krankenversicherung, in: Clausen, Lars (Hrsg.): Gesellschaften im Umbruch. Verhandlungen des 27. Kongresses der Gesellschaft für Soziologie in Halle an der Saale 1995. Frankfurt a.M./New York, 930-946.

Streeck, Wolfgang (1983): Interessenverbände als Hindernisse und Vollzugsträger öffentlicher Politik, in: Scharpf, Fritz W./Brockmann, Marlene (Hrsg.): Institutionelle Bedingungen der Arbeitsmarkt- und Beschäftigungspolitik. Frankfurt a.M./New York, 179-197.

Streeck, Wolfgang (Hrsg.) (1999): Staat und Verbände. PVS-Sonderheft 25. Opladen.

Streeck, Wolfgang/Schmitter, Philippe C. (1985a): Gemeinschaft, Markt und Staat – und die Verbände? Der mögliche Beitrag von Interessenregierungen zur sozialen Ordnung, in: Journal für Sozialforschung 25(2), 133-157.

Streeck, Wolfgang/Schmitter, Philippe C. (Hrsg.) (1985b): Private Interest Government: Beyond Market and State. Beverly Hills/London.

Anja Dieterich

# ›Setting‹, ›Zielgruppe‹ und ›Partizipation‹ – Good Practice-Kriterien auch für die Krankenversorgung?

»Ähnlich wie die Kommerzialisierung der Prävention in der Tendenz dazu führt, gesellschaftlich und politisch anzugehende Probleme in individuelle Kaufakte umzuwandeln, bestärkt die Medikalisierung der Prävention die Tendenz, primärpräventiv anzugehende Probleme in Akte der individuellen Inanspruchnahme ärztlicher Leistungen umzudefinieren.« (Rosenbrock/Michel 2007: 118)

## 1. Der Präventionsdiskurs in der Krankenversorgung

Der Präventionsgedanke ist in der Krankenversorgung angekommen. Wurde das Gesundheitssystem in Deutschland jahrzehntelang für seine kurative und akutmedizinische Ausrichtung kritisiert, die durch den medizinischen Fortschritt und die Definitionsmacht des ärztlichen Berufsstandes geprägt war, so finden mittlerweile zunehmend Strategien Beachtung, die auf eine krankheitsvorbeugende, d.h. präventive Orientierung des Gesundheitssystems abzielen. Besonders attraktiv scheinen Ansätze, mit denen Patient/-innen aktiviert werden sollen, den Erhalt der eigenen Gesundheit verantwortlich mitzugestalten. Darüber hinaus hat der Präventionsgedanke offensichtlich auch dadurch an Macht gewonnen, dass er als Steuerungsinstrument zur Entlastung des viel beanspruchten und ressourcenknappen Gesundheitssystems taugt: Wo individuelle Gesundheit erhalten und gefördert wird, sinken Kosten für die Krankenbehandlung, so die viel versprechende Formel.

Neben der gewachsenen präventiven Orientierung des kurativen Systems hat sich historisch in den letzten Jahrzehnten in Deutschland eine dezidiert nicht-medizinische Präventionsforschung und -Praxis formiert, nicht zuletzt als Gegengewicht zum ärztlich dominierten Gesundheitssystem. Es gelten zwar Primärprävention und Gesundheitsförderung fortgesetzt als unzureichend institutionalisiert und es wird der mangelnde politische Wille beklagt, dies zu ändern (s. wiederholtes Scheitern eines ressourcensichernden Präventionsgesetzes); dennoch ist auf der Basis der mittlerweile aufgebauten interdisziplinären Wissensbestände aus Sozialwissenschaften, Ökonomie, Psychologie etc., ein State of the Art moderner Primärpräventionsstrategien entstanden, der anhand des folgenden Zitats illustriert werden soll:

»Mit niedrigschwelligen Interventionen, die in den Lebenswelten der Zielgruppen ansetzen – beispielsweise Schule, Betrieb, Stadtteil oder Familie –, vermeiden Angebote, die mit dem Settingansatz arbeiten, eine einseitige Ausrichtung auf Mittelschichtsangehörige und eine Stigmatisierung der benachteiligten Zielgruppen. Interventionen im Setting verstehen ihre Zielgruppe als aktiv Handelnde, die an der Planung und Durchführung des Angebots beteiligt werden. Sie zielen darauf ab, Lebenskompetenzen zu vermitteln und die Betroffenen in der Wahrnehmung ihrer eigenen gesundheitsbezogenen Interessen zu stärken.« (BZgA 2007: 571f.)

Charakteristisch für eine so entstandene Primärprävention ist dementsprechend, dass für wirksame Interventionen insbesondere die Ebene der *strukturellen* System- und Organisationsentwicklung für relevant gehalten wird und hierfür Instrumente entwickelt und praktisch erprobt wurden. Der State of the Art der Primärprävention zeichnet sich durch Interventionsformen aus, die weniger auf Individuen als auf Bevölkerungsgruppen und ihre lokalen Lebenswelten und Kontexte bezogen sind; ein differenzierter Zielgruppen- und Settingbezug ist als zentrales Qualitätskriterium effektiver Programme etabliert.

Der vorliegende Beitrag konzentriert sich auf den Sektor der Krankenversorgung. Hier sind hartnäckige strukturelle Probleme (z.B. Fragmentierung, schwer erreichbare Bevölkerungsgruppen, Versorgungsungleichheit) als gesundheitspolitische Herausforderungen weithin anerkannt. Es liegt nahe, nach Interventions-Ansätzen zu suchen, die ein Innovationspotential auf der strukturellen Ebene der Systemgestaltung versprechen. In den folgenden Ausführungen wird deshalb gefragt, inwieweit die, zunächst für gesunde Bevölkerungsgruppen gedachten Good Practice-Kriterien aus der nichtmedizinischen Primärprävention, auch für den stärker institutionalisierten kurativen Sektor innovatives Potential versprechen.

Die Fragestellung wird in zwei Richtungen entfaltet: Erstens geht es um den Interventions*gegenstand* ›Vorbeugung von Erkrankung‹. Hier wird gefragt, in welcher Weise Wissensformationen aus dem Feld der gesundheitswissenschaftlichen Prävention und Gesundheitsförderung aktuell im Präventionsdiskurs der Krankenversorgung auftauchen: Wie wird hier Prävention ›gedacht‹ bzw. inhaltlich gefüllt?[1] Zweitens geht es vertiefend um die Frage, inwieweit die Interventions*ansätze* ›Settingbezug‹, ›Zielgruppenorientierung‹ und ›Partizipation im Feld der Krankenversorgung‹ bisher rezipiert werden.

---

1 Grundsätzlich ist in der Krankenversorgung zwischen expliziten Präventionsstrategien (bspw. Rauchentwöhnungsprogramme) und impliziten Ansätzen zu unterscheiden. So kann bspw. auch die Optimierung von Versorgungspfaden etwa für pflegebedürftige ältere Menschen durch kompetente ambulante Pflege oder ein abgestimmtes Entlassungsmanagement nach akut-stationärem Aufenthalt, mit denen eine vorzeitige Heimeinweisung vermieden werden kann, als präventiver Ansatz verstanden werden. Eine Aufdifferenzierung dieser Strategien kann in diesem Beitrag nicht geleistet werden, stattdessen wird im Folgenden auf die jeweiligen Zuschreibungen fokussiert, wer für Prävention zuständig erklärt wird (bspw. professionelle Akteure oder Patient/-innen selbst). Auch auf eine Differenzierung primär-, sekundär- und tertiärpräventiver Strategien wird vereinfachend verzichtet.

Eine Möglichkeit, den skizzierten Entwicklungen empirisch auf die Spur zu kommen, ist eine Analyse des Sprachgebrauchs von gesundheitspolitischen Akteuren. Der vorliegende Beitrag zeichnet anhand von Textbeispielen die Beschaffenheit und Logiken des aktuellen Präventionsdiskurses im Feld der Krankenversorgung nach.

Dafür werden beispielhaft veröffentlichte Positionen aus dem gesundheitspolitischen ›Mainstream‹, d.h. programmatische Schlüsseltexte der Bundesregierung, herangezogen und die Idealvorstellungen, die diese von Prävention und der Rolle von Patient/-innen darin transportieren sowie deren Konsequenzen für die Versorgungsgestaltung herausgearbeitet. Anhand des ersten Zitats wird das derzeit populäre ›Prinzip Eigenverantwortung‹ als Handlungsanweisung für Patient/-innen beleuchtet; ein zweites Textbeispiel dient der Analyse neuer Rollenverteilungen zwischen Arzt/Ärztin und Patient/-in. Schließlich werden am Beispiel der Versorgung älterer Menschen Charakteristika präventiver Orientierungen für eine innovative Versorgungsgestaltung aufgezeigt.

Im Anschluss daran werden die Charakteristika des Präventionsdiskurses daraufhin gegengelesen, inwieweit sie den State of the Art moderner Primärpräventionskonzepte übernommen haben bzw. welche bisher fehlenden Elemente hier für eine nutzer/-innenorientierte Krankenversorgung zukünftig vielversprechend sein könnten.

## 2. Prävention durch Eigenverantwortung

»Gesundheit stellt sich auch durch die besten medizinischen Leistungen allein nicht ein. Ohne dass wir selbst Verantwortung für unsere eigene Gesundheit übernehmen, geht es nicht. Viele Erkrankungen und viele Kosten lassen sich vermeiden, wenn die Bereitschaft zur Eigenverantwortung, Prävention und Individualvorsorge größer ist. Das erfordert jedoch ein neues Selbstverständnis der Versicherten: stärkeres Engagement für die eigene Gesundheit, die regelmäßige Teilnahme an Vorsorge- oder Früherkennungsuntersuchungen oder die Teilnahme an qualitätsgesicherten Präventionsprogrammen.« (Bundesministerium für Gesundheit 2008)

Das Zitat bündelt in prototypischer Weise Eigenschaften, die Patient/-innen in der gesundheitspolitischen (Fach-)Öffentlichkeit gegenwärtig zugesprochen werden. Patient/-innen werden als aktiv Handelnde beschrieben, die verantwortlich für ihre Gesundheit sind. Es wird den Einzelnen eine präventive Handlungsorientierung nahe gelegt, stets im Sinne der bestmöglichen Gesundheit zu handeln – nicht zuletzt im Interesse einer Kostensenkung im Versorgungssystem, d.h. ›zum Wohle aller‹. Der Ruf nach einer vermehrt präventiven Orientierung des Gesundheitssystems wird mit Vorstellungen von eigenverantwortlichen Patient/-innen verknüpft.

Einerseits wird durch diese Darstellungsweise Patient/-innen ein Machtzuwachs eingeräumt und die demokratische Orientierung des ›Sprechers‹ Bundesministerium untermauert. Dies geht jedoch mit spezifischen Aufgabenstellungen einher: Die Positionierung von Patient/-innen als zentrale Akteure des Gesundheitssystems und mündige Bürger erlaubt, ihnen auch eine moralische Verpflichtung zur Übernahme bürgerschaftlicher Verantwortung für das Gemeinwohl zuzuweisen. Patient/-innen werden als wichtige ›Stellschraube im System‹ verstanden und sollen durch adäquate Verhaltensweisen eine sparsame Ressourcennutzung fördern.

Ähnliche Idealvorstellungen tauchen in dem Zitat im Zusammenhang mit der Frage auf, wie Patient/-innen mit Fachwissen und erhebbaren Risikomarkern umgehen sollten: Indem gefordert wird, dass Patient/-innen regelmäßig an Screenings und Präventionsprogrammen teilnehmen, wird implizit vorausgesetzt, dass ein ›adäquater‹, d.h. vermeintlich ›objektiver‹ Wissensstand auch gesundheitlich rationale Verhaltensweisen nach sich zieht: Wie auch in ausdifferenzierten aktuellen Konzepten zur Compliance bzw. Adherence ausgeführt, sollen Patient/-innen durch Aufklärung und Vermittlung von Fachwissen professionelle Entscheidungs-Algorithmen so plausibel gemacht werden, dass sie nicht mehr aufgrund von Anweisungen Behandlungspläne oder gesundheitsförderliche Prinzipien einhalten, sondern aus eigenem Antrieb kooperieren. Überspitzt formuliert, wird so eine höhere praktische Umsetzungsrate von Präventionsmaßnahmen mit dem individuellen Patient/-innenwohl gleichgesetzt. Bemerkenswert ist, dass dieses ›Rationalitätskonstrukt‹ durch die Verknüpfung von wünschenswertem individuellem Verhalten und dessen Auswirkungen auf das Versorgungssystem vielversprechend wirkt: Durch optimale Compliance kann gleichzeitig die Versorgungseffizienz erhöht werden.

Wie das Zitat illustriert, beziehen sich diese oft impliziten Zuschreibungen, welche Eigenverantwortung als Eigenschaft von Patient/-innen betonen, nicht mehr nur auf gesunde Individuen, sondern prägen mittlerweile auch die Diskurse im Bereich der Krankenversorgung. Die neue präventive Orientierung des kurativen Systems bedeutet eine Ausweitung des Prinzips Eigenverantwortung in Lebensphasen von Krankheit und Leiden und über die gesamte Lebensspanne hinweg bis ins hohe Alter bzw. in die Pflegebedürftigkeit. Traditionell mit dem Patient/-innenstatus verknüpfte Charakteristika des (passiven) Erleidens eines Krankheitsgeschehens bzw. Fähigkeiten zur Erduldung und Akzeptanz von als schicksalhaft erlebten Funktionsdefiziten werden durch Vorstellungen abgelöst, in denen die Gestaltbarkeit des individuellen Gesundheitsstatus im Vordergrund steht. Krankheit wird so zu einem vermeidbaren Lebensereignis, bei dessen Eintreten die Individuen sich fragen (lassen) müssen, inwieweit hier eigenes Verschulden durch versäumte Verhaltensprävention mit ursächlich ist – und so die gesellschaftlichen Ressourcen des Versorgungssystems ›unnötigerweise‹ in Anspruch genommen werden. Als neue Kehrseite droht, dass Krankheit immer mehr als individuelles Versagen und Schwäche und damit schuldhaft erlebt wird.

## 3. Prävention durch Partnerschaft

»Bei der Partizipativen Entscheidungsfindung sind Ärzte und Patienten hinsichtlich der Auswahl einer Behandlung gleichberechtigte Partner. Informationen fließen in beiden Richtungen, beide Personen bringen ihre Entscheidungskriterien aktiv in den Abwägungsprozess ein und verantworten gemeinsam die getroffene Entscheidung. (...) Wenn die Möglichkeit dieser Art der Zusammenarbeit zwischen Patienten und ihren Ärzten besteht, hat dies nach wissenschaftlichen Studien eine Reihe von positiven Auswirkungen: Patienten wissen mehr über ihre Erkrankung und die Behandlung, sie haben realistischere Erwartungen über den Verlauf der Behandlung, sie sind zuverlässiger bei der Umsetzung der Therapieprinzipien und halten sich konsequenter an die Einnahme notwendiger Medikamente. Zudem sind Patientinnen und Patienten bei dieser Art der Entscheidungsfindung zufriedener mit ihrer Behandlung, nicht selten wird auch die Wirksamkeit einer Behandlung verbessert.« (Härter/Simon o.J.)

Die 2001 erfolgte Einrichtung eines Förderschwerpunktes des Bundesministeriums für Gesundheit, mithilfe dessen Möglichkeiten der Patientenbeteiligung erforscht werden sollen, zeigt, welche Vorstellungen eines zukünftigen Umgangs mit Patient/-innen gegenwärtig an Bedeutung gewinnen. Als anachronistisch verstandene paternalistische Interaktionsformen, so suggeriert der Terminus ›Patient als Partner‹, sollen durch eine Beziehungsgestaltung ›auf Augenhöhe‹ abgelöst werden.

Die Einrichtung eines solchen Schwerpunktes auf Bundesebene ist als diskursprägende forschungspolitische Weichenstellung zu interpretieren, nicht zuletzt da sie mit Ressourcenvergaben für Forschungsinstitutionen verbunden ist und so Konturen und ›Mainstream‹ der Wissensproduktion mitsteuert.

Die im Zitat skizzierten positiven Auswirkungen dieser Kommunikationsform deuten eine ideale Versorgung an, in der Verschlechterung von Krankheitszuständen und Chronifizierungen durch optimale Kooperation von Patient/-innen vermieden werden. Als Ideal wird ein Versorgungssystem gedacht, in welchem durch eine gelungene, d.h. möglichst widerspruchsfreie Zusammenarbeit zwischen Professionellen und Patient/-innen, Krankheitsverläufe entlang rationaler Wirksamkeitskriterien und evidenzbasierter Therapieprinzipien, im Sinne einer Sekundär- bzw. Tertiärprävention, möglichst komplikationsarm gestaltet werden. Auch wenn man sich dem Ziel einer bestmöglichen Behandlung nur schwer entziehen kann, ist die stark normative Ausrichtung des Konzepts ›Patient als Partner‹ kritisch zu reflektieren: Es ist bemerkenswert, dass auch hier die rationalen Fähigkeiten individueller Patient/-innen angerufen werden, auf der Basis partnerschaftlich vermittelten Fachwissens möglichst gesundheitsorientiert zu handeln.

Zwei Relevanzsetzungen kennzeichnen die Ausrichtung des Förderschwerpunktes, die gleichzeitig die Ein- und Ausschlusskriterien markieren, wie sie in gegenwärtigen Debatten zur Versorgungsgestaltung einflussreich sind: Erstens wird auf medizinische Entscheidungsprozesse fokussiert und so vorwiegend über Ärzt/-innen gesprochen, welche auch ganz überwiegend Akteure und Mittelempfänger des Förderschwerpunktes sind. Andere Berufsgruppen tauchen eher am Rande und meist im Rahmen von Delegationsaufgaben auf. Dieser Fokus entspricht der zentralen Rolle der Ärzteschaft im deutschen Gesundheitssystem, welcher die Definitionsmacht über medizinische Entscheidungen gesetzlich zugesprochen ist. Gleichzeitig wird deren Rolle jedoch reproduziert, indem außer Acht gelassen wird, dass – im internationalen Vergleich zu anderen Gesundheitssystemen – ebenfalls überarbeitungswürdige hierarchische Interaktionsformen zwischen den Berufsgruppen nicht thematisiert werden (z.B. ›Pflegekraft als Partner‹).

Zweitens illustriert das Zitat, auf welcher Ebene Patientenbeteiligung in der Krankenversorgung derzeit vornehmlich befürwortet wird. Die Fragestellungen setzen dezidiert beim individuellen Arzt-Patienten-Verhältnis an. Auch hier lassen sich ambivalente Konsequenzen beschreiben. Der Schwerpunkt ›Patient als Partner‹ erhöht die Sichtbarkeit von vielfach kritisierten Missständen der Kommunikation mit Patient/-innen und bildet Perspektiven für eine Weiterentwicklung professioneller Kompetenzen in diesem Bereich. Es bietet sich die Chance, Konzepte der Gesprächsführung zu entwickeln, welche die individuellen Bedürfnisse unterschiedlicher Patient/-innen in den Mittelpunkt rücken. Mit diesem Individuumsbezug, der für eine Handlungswissenschaft wie die Medizin charakteristisch ist, geraten jedoch gesellschaftlich übergeordnete, d.h. strukturelle und kulturelle Einflussfaktoren in den Hintergrund: Eine partizipative *System*gestaltung unter Einbezug der Betroffenen zu fördern – ein Ansatz, der in Deutschland vergleichsweise unterentwickelt ist – wird hier nicht zum Gegenstand des Forschungsinteresses gemacht. Insofern folgen auch in diesem Forschungsschwerpunkt die Relevanzsetzungen der Logik einer individualisierten Zuständigkeit für Gesundheit.

Auch wenn das Konzept der partizipativen Entscheidungsfindung explizit eher nicht auf Prävention abzielt, sondern eher für komplexe Therapieentscheidungen bspw. bei Krebserkrankungen entwickelt wurde, so sind die hier skizzierten Schwerpunktsetzungen auch im Bereich der Prävention einflussreich. Im Krankenversorgungssystem wird Prävention vornehmlich als ärztliche Beratungstätigkeit gedacht, mit Hilfe derer Patient/-innen zu individuellen Maßnahmen (Früherkennung, Verhaltensprävention) motiviert werden sollen.

## 4. Prävention durch ›Hilfe zur Selbsthilfe‹ am Beispiel Altenversorgung

»Die Menschen werden nicht nur immer älter, sondern bleiben auch länger gesund und fit (…). Älter werden heißt aber – leider – auch, dass chronische Erkrankungen auf dem Vormarsch sind, wenngleich ein paar Jahre später als früher. Mit gravierenden negativen Auswirkungen: auf die Lebenssituation des Einzelnen und dessen Familie, auf die Finanzen der sozialen Sicherungssysteme, auf die Leistungsfähigkeit von Unternehmen und schließlich die Volkswirtschaft. Dagegen kann man viel tun! Mit Gesundheitsförderung und Prävention gerade auch im Alter. (…) Für die Bundesregierung sind deshalb Gesundheitsförderung und Prävention im Alter (…) eine zentrale Investition in die Zukunft und die Grundlage dafür, dass jede Frau und jeder Mann im Alter so zufrieden und selbständig wie möglich sein Leben gestalten kann. Oft kann dadurch auch Pflegebedürftigkeit vermieden werden.« (Bundesregierung 2008)

Stellt man sich Patient/-innen, wie oben hergeleitet, als selbstbestimmte und eigenverantwortliche Subjekte vor, mit denen Versorgungsentscheidungen partnerschaftlich ausgehandelt werden können und sollen, liegt es nahe, auch Versorgungsstrukturen aufzubauen, die diesen Vorstellungen entsprechen. Eine ideale Versorgungslandschaft müsste die so gedachten Subjekte bestmöglich in ihrer Autonomie unterstützen und erst dann eingreifen, wenn die individuellen Handlungs- und Bewältigungsspielräume, aus eigener Kraft durch einen vorbildlichen Lebensstil so gesund und aktiv wie möglich zu bleiben, ausgeschöpft sind.

Auch hinsichtlich der Versorgung älterer Menschen tauchen in programmatischen Szenarien für die Gestaltung der Altenversorgung, Vorstellungen eines ›eigenverantwortlichen‹ und ›aktiven‹ Alterungsprozesses wieder auf. Alte Menschen werden als gesund und selbstständig dargestellt, idealerweise helfen sie in der Familie und sind zivilgesellschaftlich engagiert. Das primäre Ziel von Versorgungsangeboten ist es demzufolge, ältere Menschen zu motivieren, gesund zu bleiben, d.h. selbst bei denjenigen Bevölkerungsgruppen die Priorität auf ›Hilfe zur Selbsthilfe‹ zu legen, die anteilig am stärksten von Multimorbidität und Pflegebedürftigkeit betroffen sind.

Der damit einhergehende Fokus auf die Ressourcen und Fähigkeiten älterer Menschen und die Bestrebung, diese Gruppe am gesellschaftlichen Leben weitestmöglich partizipieren zu lassen und Lebensqualität durch die Vermeidung von Krankheit und Isolation zu erhalten, kann für die Betreffenden zweifellos positive Entfaltungsmöglichkeiten bieten.

Die problematisierende Lesart wäre, dass auch hier erneut individuelles Handeln als zentrale ›Stellschraube‹ verstanden wird. Durch diese Schwerpunktsetzung erlegt die Bundesregierung als politisch verantwortliche Instanz die Verantwortung für gesundes Altern den Individuen auf. Eine Regierungsverantwortung für die Schaffung der erforderlichen Voraussetzungen und Rahmenbedingungen wird nicht erwähnt. Vielmehr erscheint ein individueller Lebensstil, der andere Prioritäten als die Förderung der eigenen Gesundheit setzt, in dieser Versorgungslogik als wenig legitim. Es liegt nahe, dass in der weiteren Konsequenz denjenigen Sanktionen drohen, die nicht primär gesundheitsorientiert leben wollen oder können. Bspw. sind im SGB XI (§ 6) bereits gesetzliche Mitwirkungspflichten verankert, die von alten Pflegebedürftigen verlangen, aktiv zu einer Verminderung ihrer Pflegebedürftigkeit beizutragen. Wenn auch noch nicht mit Sanktionen verknüpft, zeigen jedoch Beispiele aus anderen Bereichen der Krankenversorgung (z.B. Zahnersatz), wie schnell dieser Schritt vollzogen werden kann.

Auch im angeführten Zitat werden individuelle Aufgabenstellungen zur Verhaltensprävention mit der Lösung gesellschaftlicher Problemlagen und hier vor allem ökonomischen Begründungen eng verknüpft: Es sind Probleme wie der demographische Wandel und der resultierende Kostendruck des Gesundheitssystems, mit denen hier Handlungsbedarf begründet wird.

## 5. Win-win-Situation – Prävention zur Systementlastung

Eine herausragende Argumentationsfigur, derer sich derzeit bedient wird, ist somit die Bewertung individueller Handlungsweisen hinsichtlich der Auswirkungen auf gesundheitspolitische Probleme, wie Effizienzmängel, Kostendruck etc. (ausführlich s. Dieterich 2007). Der starke Rückbezug individuellen (Gesundheits-)Handelns auf das Gemeinwohl ist insofern als einseitig zu kritisieren, als er vordringlich in nur eine Richtung vorgenommen wird. Insbesondere die Relevanz individuellen Handelns für die Lösung gesellschaftlicher Problemlagen wird thematisiert. Die andere Richtung, also der Einfluss gesellschaftlicher Kontextbedingungen, bspw. sozial bedingter Ungleichheit auf individuelle Gesundheitschancen und den Zugang zur Krankenversorgung, gerät aus dem Blickfeld.

Zusammenfassend ist vor dem Hintergrund fortgesetzter Strukturprobleme im Versorgungssystem zu konstatieren, dass deren Lösung derzeit vor allem auf die Ebene individuellen Handelns verschoben wird. Die neue präventive Orientierung im Versorgungssystem setzt v.a. auf Verhaltensprävention. Komplexere Ansätze einer lebensweltbezogenen Systemgestaltung unter Einbezug der Betroffenen, die auch Aspekte einer Verhältnisprävention beinhalten, finden kaum Beachtung. Dies ist eher als Effekt politischer Willensbildung, denn als Problem nicht-verfügbaren Wissens zu interpretieren: Mit dem vergleichenden Blick auf die eingangs skizzierten, eher getrennt entwickelten Wissensfelder von Medizin bzw. als Gegenbewegung entstandener nicht-medizinischer Primärprävention könnte man postulieren, dass der Bereich der Krankenversorgung hinter dem aktuellen Kenntnisstand der nicht-medizinischen Prävention und Gesundheitsförderung her hinkt.

## 6. Zur Übertragbarkeit von Good-Practice-Kriterien der Primärprävention auf die Krankenversorgung

Es stellt sich die Frage, welche Alternativen es gäbe, bzw. inwieweit Prinzipien der nicht-medizinischen Primärprävention in die Krankenversorgung übertragen werden könnten, um Versorgungsverbesserungen zu erreichen. Dies wird im Folgenden zugespitzt anhand der Schlagwörter ›Settingbezug‹, ›Zielgruppenbezug‹ und ›Partizipation‹ erörtert.

### a) Settingbezug

Bislang wird der Ansatz lebenswelt-bezogener Interventionen vorrangig auf den Bereich der Primärprävention bezogen. Angesichts fragmentierter Sektoren und oft wenig transparenter Versorgungspfade besteht auch im kurativen Sektor wachsender Bedarf an einer auf die lokalen Gegebenheiten bezogenen, stärker interprofessionellen und organisationsübergreifenden Versorgungsgestaltung. Hier könnte ein settingbezogener

Ansatz den Ausbau einer wohnortnahen niedrigschwelligen Primärversorgung bedeuten, welche in Deutschland als vergleichsweise schlecht ausgebaut gilt.

Bisher bleiben jedoch in aktuellen Konzepten bspw. für eine Stärkung der hausärztlichen Position im Gesundheitssystem deren Implikationen für die Systemgestaltung unterentwickelt. Dies zeigt sich in der oft unscharfen Verwendung der Konzepte Gemeindenähe, Wohnortnähe oder Populationsbezug. ›Irgendwie‹ soll etwa die Hausarztpraxis lokal verwurzelt sein oder integrierte Versorgungskonzepte einen Bevölkerungsbezug aufweisen. Aktuelle Modellprojekte populationsbezogener Versorgungsformen zeigen jedoch, dass hier als Minimaldefinition die Summe der Versicherten einer Krankenkasse angesehen wird. Eine solche Gruppe stellt jedoch nicht notwendigerweise einen Querschnitt der Bevölkerung vor Ort dar, sondern kann bekanntermaßen je nach Anreizstrukturen für die Krankenkassen eine durchaus selektive Gruppe sein.

Ein klarer Bezug zum Konzept ›Sozialraum‹, d.h. zu einer an lokalem Wissen und Strukturen orientierten Versorgungsgestaltung wäre hier wünschenswert. Dazu könnten Ziele wie definierte territoriale Einzugsgebiete der lokalen Akteure, d.h. von Hausarzt-Praxen, Pflegediensten etc. gehören, die möglichst deckungsgleich mit anderen Leistungserbringern sein sollten – auch wenn dies für die deutsche Situation eher systemfremd ist. Eine solche Basis würde die interprofessionelle und organisationsübergreifende Übernahme einer gemeinsamen lokalen Versorgungsverantwortung ermöglichen. Ein ›Settingbezug‹ würde hier auch bedeuten, für die betreffende Region den Blick vom Schwerpunkt der individuellen Versorgung her zu erweitern und zusätzlich die ›Verhältnisse‹, d.h. die Lebenswelten von Patient/-innen als Interventionsgegenstand zu fokussieren. Gleichzeitig erfordert freilich ein umfassender Settingbezug eine Überwindung des sektoralen Denkens, d.h. eine Verzahnung zwischen Krankenversorgung, Prävention und weiteren Diensten, wie sozialem und informellem Sektor.

## b) Zielgruppenorientierung

Eng verknüpft mit dem Settingbezug ist die Frage, inwieweit eine verstärkte Sensibilität für verschiedene Zielgruppen mit besonderen Bedarfen in der Krankenversorgung hilfreich sein könnte. Probleme der unterschiedlichen Inanspruchnahme von Versorgungsleistungen sind bekannt. Insbesondere Zielgruppen mit besonders hohen Versorgungsbedarfen gelten in der Regel als »schwer erreichbar« und von Unterversorgung bedroht. Gesundheitswissenschaftliche Forschung zeigt, dass soziale Ungleichheiten in Bezug auf Parameter wie Einkommensunterschiede, Alter, Geschlecht oder Migrationshintergrund gesundheitliche Ungleichheiten mit höherer Morbidität und Mortalität sozial benachteiligter Bevölkerungsgruppen nach sich ziehen (Mielck 2000).

Dennoch sind in der Krankenversorgung zielgruppenbezogene Konzepte für ebendiese Patientengruppen unterentwickelt. Oft werden in aktuellen Versorgungskonzepten (bspw. DMP Programme, IV Verträge nach §140a ff.) Patientengruppen zwar nach Bedarfen differenziert, auf die unterschiedlich eingegangen werden soll (z.B. Diabetes-Patienten). Die Zielsetzung, dass auch für die wohnortnahe Primärversorgung zielgruppenspezifische

Konzepte entwickelt werden müssten, um eine zugangsgerechte Versorgung auch für sozial Benachteiligte zu gewährleisten, findet sich in der Regel bisher nicht.

Ein Einflussfaktor dürfte sein, dass – wie skizziert – die Nutzer/-innen von Versorgung überwiegend mit dem Idealbild aktiver, selbstbestimmter Patient/-innen gedacht werden. Es ist anzunehmen, dass die transportierten Idealbilder besser von denjenigen Patientengruppen repräsentiert werden, die über ausreichende Bildung und genügend finanzielle Ressourcen verfügen[2]. Das ›Prinzip Eigenverantwortung‹ bringt also einen ›Mittelschicht-Bias‹, d.h. eine implizite Ausgrenzung sozial benachteiligter Bevölkerungsgruppen mit sich. Ein Versorgungssystem, in dem die professionellen Akteure von Patient/-innen vermehrt die ›rationale‹ Nutzung des medizinischen Leistungsspektrums und ein hohes Maß an Eigeninitiative erwarten, droht die Aufmerksamkeit weniger auf jene Patient/-innengruppen (und ihren sozialen Kontext) zu richten, die diese Verhaltensweisen nicht oder weniger aufweisen. Eine systematische Identifizierung der ›Non-user‹ und die Entwicklung spezifischer Angebote für diese Gruppen unterbleibt.

Als Beispiel für solche Effekte des ›Prinzips Eigenverantwortung‹ können Versorgungsprobleme bei schwer erreichbaren Zielgruppen sozial benachteiligter Älterer interpretiert werden: Es fällt auf, dass in der Praxis auch neue Modellprojekte, wie bspw. Altenhilfenetzwerke, die mit hohem Engagement auf eine bessere Versorgung für ältere Menschen abzielen, zwar insofern erfolgreich sind, als sie oft für sich reklamieren können, einen großen Teil ihrer Adressaten (Pflegebedürftige in häuslicher Umgebung) lokal zu erreichen. Dennoch beklagen auch diese innovativen Projekte regelmäßig Probleme mit Gruppen ›schwer erreichbarer‹ Alter. Dies betrifft insbesondere Patient/-innen, die über wenig Systemkenntnisse verfügen, d.h. Komm-Strukturen weniger in Anspruch nehmen oder weniger informelle Unterstützung haben als andere. Gleichzeitig verstehen sich Angebote der Altenversorgung überwiegend als explizit für ›alle Alten‹ konzipiert: d.h. diejenigen, die ›aktiv‹ kommen, sind willkommen, bei den anderen wird das Fernbleiben mit einer achselzuckenden Ratlosigkeit quittiert[3] (Dieterich/Kümpers 2009: 279ff.).

---

2 Beispielsweise zeigen sich Gesprächsführungskonzepte einer partizipativen Entscheidungsfindung als voraussetzungsreich im Hinblick auf soziale Unterschiede: Ärzt/-innen sind eher direktiv und paternalistisch bei älteren, wenig gebildeten, sehr kranken Patient/-innen; sie sind stärker partizipativ orientiert bei jüngeren, höher gebildeten, wohlhabenderen Patient/-innen (Willems/De Maeschalck et al 2005). Auch Beteiligungswünsche von Patient/-innen sind abhängig von Geschlecht, Alter, Bildung, Gesundheitszustand.

3 Ziel dieser pointierten Ausführungen ist keinesfalls ein ‚Praxis-Bashing‹. Die Praktiker/-innen der Versorgung älterer Menschen sind gefordert, unter dem Einfluss multipler Sachzwänge zu handeln. Ein ambulanter Pflegedienst beispielsweise ist de facto in einer Wettbewerbssituation und muss entsprechend ökonomisch handeln. Aktuelle Versorgungslücken (wie die Unterentwicklung zielgruppenorientierter Angebote) werden vielmehr als Effekte und Konsequenzen aktueller Gesundheitspolitik verstanden. Insofern können die vorgenannten Schlüsselzitate auch als Leitbild-Formulierungen gelten, welche die Handlungsorientierungen der Praxis mit prägen. Man könnte schlussfolgern, dass gegenwärtige Policies und Anreize im Gesundheitssystem offensichtlich keine zielgruppenorientierte Konzeptentwicklung fördern (z.B. die gezielte Berücksichtigung sozialer und gesundheitlicher Ungleichheit).

Neben strukturellen Barrieren wie Zeitmangel und Vergütungsproblemen, können hier auch kulturelle Einflussfaktoren, wie die o.g. Idealvorstellungen aktiver und selbstbestimmter älterer Menschen als hemmend verstanden werden. Ausgehend vom Prinzip Eigenverantwortung bleibt es jedem alten Menschen und ggf. seinen Angehörigen primär selbst überlassen, sich in der Versorgungslandschaft zurecht zu finden – und Angebote ›aktiv‹ zu nutzen.

### c) Partizipation

Schließlich stellt sich die Frage, inwiefern auch das Grundprinzip, dass Interventionen an Wirksamkeit gewinnen, wenn sie die jeweils Betroffenen auf möglichst vielen Ebenen aktiv einbinden, für die Versorgungsgestaltung hilfreich sein könnte. Das deutsche Gesundheitssystem gilt als stark durch die beteiligten Anbieter und deren Interessenverbände gesteuert. Der Vorwurf einer unzureichenden Nutzer/-innen-Orientierung ist in den letzten Jahren v.a. mit der wachsenden Verbraucherbewegung hörbarer geworden. Auch wenn im Zuge der vergangenen Reformen erste Schritte wie bspw. die Aufnahme von Patientenvertretern in den gemeinsamen Bundesausschuss umgesetzt wurden, bleibt der Gestaltungseinfluss von Nutzer/-innen gering. Auch Trends, wie das oben analysierte neue Rollenverständnis von Patient/-innen als ‹Partner‹, verbleiben explizit auf der individuellen Ebene der Interaktion zwischen Professionellen und Patient/-innen. Ungleiche Voraussetzungen verschiedener Patient/-innengruppen für Gesundheit, Kommunikation und Teilhabe – und damit einhergehende Systemanforderungen im Sinne des Empowerments von benachteiligten Gruppen – werden ausgeblendet.

## 7. Ausblick: Perspektiven für die Versorgungsgestaltung

Insgesamt zeigt sich, dass im Präventionsdiskurs der Krankenversorgung der Rückgriff auf das humanistische Ideal eines autonomen, selbstbestimmten Subjekts damit verbunden ist, Verantwortung auf die Patient/-innenseite zu delegieren und diese zur Lösung gesundheitspolitischer Probleme zu instrumentalisieren. Vor diesem Hintergrund bleibt zu diskutieren, wie gesundheitspolitische Strategien aussehen könnten, die den damit einhergehenden, für Patient/-innen nachteiligen, Verwerfungen entgegenwirken.

Ein denkbarer Ansatz wäre, gesundheitspolitische Konzepte so auszugestalten, dass sich diese weniger an Idealbildern von Patient/-innen als vielmehr an wünschenswerten *professionellen* Verhaltensweisen orientieren. Dahinter steht die These, dass der allgegenwärtige Trend zur Prävention dahingehend ›missverstanden‹ wird, dass er sich als Auftrag und Maßstab an Patient/-innen richtet, die den propagierten Idealbildern entsprechen sollen. Auch wenn Bemühungen bspw. um mehr Vorbeugung einen wichtigen Beitrag für eine bessere Patient/-innenversorgung im Gesundheitssystem darstellen können, so laufen diese Ansätze Gefahr, instrumentalisiert zu werden und soziale Kontextbedingungen als Ansatzpunkt für eine soziale und gesundheitliche Ungleichheit vermindernde Versorgungsgestaltung aus dem Blick zu verlieren.

Eine Möglichkeit des Gegensteuerns wäre es hier, die Verantwortung für eine – hinsichtlich sozialer und gesundheitlicher Ungleichheit sensible – Versorgungsgestaltung dezidiert als Auftrag an die professionellen Akteure im Gesundheitssystem zu formulieren. Anstatt Patient/-innen in der Versorgungsrealität an Idealen von Eigenverantwortung und Selbstbestimmung zu messen, müssten sozial gerechte Gesundheitsziele formuliert werden, die explizit darauf ausgerichtet sind, Zugangschancen zum Versorgungssystem anzugleichen. Dies könnte bedeuten, bei der konkreten Ausgestaltung von Versorgungskonzepten den Aspekt der Befähigung von Patient/-innen stärker zu betonen. Bei Ansätzen von Partnerschaft, Shared decision making etc. wären verbindliche Strategien von den professionellen Akteuren einzufordern, wie deren Umsetzung mit verschiedenen, sozial unterschiedlichen Bevölkerungsgruppen eingelöst werden kann. Ein Resultat könnte hier der Ausbau zielgruppenspezifischer, settingbezogener und partizipativer Versorgungskonzepte sein, um Zugangschancen zu einer ›Versorgung auf Augenhöhe‹ für sozial Benachteiligte zu erhöhen.

## Literatur

Bundesministerium für Gesundheit (2008). Themen von A-Z. Berlin.

Bundesregierung (2008). Gesund im Alter – man kann viel dafür tun! Magazin für Soziales, Familie und Bildung. Berlin.

Bundeszentrale für gesundheitliche Aufklärung (BZgA) (2007): Kriterien guter Praxis in der Gesundheitsförderung bei sozial Benachteiligten. Ansatz – Beispiele – weiterführende Informationen. Köln.

Dieterich, Anja/Kümpers, Susanne (2009): Parallelwelten integrierter Versorgung -Innovationen für mehr Zusammenarbeit im Gesundheitssystem am Beispiel der Versorgung älterer Menschen, in: Gellner, Winand/Schmöller, Michael (Hrsg.): Gesundheitsforschung. Baden-Baden, 115-129.

Dieterich, Anja (2007): The modern patient – Threat or promise? Physicians‹ perspectives on patients‹ changing attributes, in: Patient Education and Counseling 67(3), 279-285.

Härter, Martin/Simon, Daniela (o.J.). Der Patient als Partner im medizinischen Entscheidungsprozess. BMG-Förderschwerpunkt.

Mielck, Andreas (2000): Soziale Ungleichheit und Gesundheit: empirische Ergebnisse, Erklärungsansätze, Interventionsmöglichkeiten. Bern.

Rosenbrock, Rolf/Michel, Claus (2007): Primäre Prävention. Bausteine für eine systematische Gesundheitssicherung. Berlin.

Willems, Stephan/De Maesschalck, Stéphanie/Deveugele, Myriam/Derese, Anselme/De Maeseneer, Jan (2005): Socio-economic status of the patient and doctor-patient communication: does it make a difference? Patient Education and Counseling 56(2): 139-146

Jürgen M. Pelikan

# Das Was, Warum und Wie des Gesundheitsfördernden Krankenhauses als Beitrag zur Neuorientierung der Gesundheitsdienste[1]

»Gesundheitsförderung wird deshalb auch als Element der Krankenbehandlung und bei der Betreuung chronisch Kranker vorgeschlagen und zum Teil erprobt.« (Rosenbrock/Gerlinger 2004: 66)

## 1. Einleitung

Die Ottawa Charta für Gesundheitsförderung (OC) (WHO 1986) – mit dem bezeichnenden Untertitel »The move towards a new public health« – definiert als eine von fünf strategischen Aktivitäten eine Neuorientierung der Gesundheitsdienste.[2] Die Kernforderung lautet, »ein Versorgungssystem zu entwickeln, das auf die Förderung von Gesundheit ausgerichtet ist und weit über die medizinisch-kurativen Betreuungsleistungen hinausgeht«. Für Einrichtungen der Krankenversorgung bot die WHO daher mit der OC nicht nur den *Setting-Ansatz* (Nutbeam 1998; Baric/Conrad 1999; Poland et al. 2000; Rosenbrock/Gerlinger 2004: 65ff.; Dooris 2006) als neue, komplexe, Verhalten und Verhältnisse umfassende, Gesundheitsförderungsstrategie an, sondern sie forderte zugleich auch eine *Reform* der klassischen Kernleistungen in diesen Einrichtungen ein. Zur Umsetzung ihrer Forderungen wurde die WHO auch selber initiativ. In einer Konsultation (Milz/Vang 1989), die sich allerdings nur noch auf Gesundheitsförderung in Krankenhäusern bezog, werden Patienten, Mitarbeiter und die Gemeinde als Stakeholder der Gesundheitsförderung im Krankenhaus identifiziert und die Bedeutung des physischen Settings und der sozialen und Dienstleistungs-Dimension betont. Gesundheitsfördernde Krankenhäuser sollen eine bessere Ressource für umfassende Gesundheit im Sinne der WHO-Definition werden, d.h. auch die sozialen und psychologischen

---

1 Dank an Hermann Schmied für Diskussion und Feedback und Astrid Loidolt für editorische Unterstützung.

2 Diese Forderung wurde in aktuellen WHO-Dokumenten, wie der Tallinn Charter (WHO 2008) bestätigt und im Nairobi Call to Action (WHO 2009) wieder aufgenommen und gestärkt.

Bedürfnisse von Patienten verstehen, eine neue Gesundheitskultur aufbauen, sowie die aktive Partizipation von Patienten und Mitarbeiter in Versorgung und Behandlung ermöglichen.

Zur Umsetzung dieser Ziele der Konsultation wurden bereits 1988 im Rahmen einer Machbarkeitsstudie ein detaillierteres Konzept entwickelt und Partner für ein Wiener WHO-Modellprojekt »Gesundheit und Krankenhaus« gefunden, das ab 1989 realisiert wurde. Schon beim ersten Projekttreffen (1990) wurde das internationale *WHO-Netzwerk Health Promoting Hospitals* (HPH) – zunächst als »Multi City Action Plan« des Gesunde-Städte-Netzwerks – gegründet. In der *Budapester Deklaration* Gesundheitsfördernder Krankenhäuser (International Network 1991) wurden Inhalte und Ziele eines Gesundheitsfördernden Krankenhauses und die Bedingungen für die Teilnahme an einem Europäischen Pilotprojekt Gesundheitsfördernder Krankenhäuser (EPHP) definiert. Am Ludwig Boltzmann Institut für Medizin- und Gesundheitssoziologie in Wien, das Machbarkeitsstudie, Modellprojekt und Pilotprojekt wissenschaftlich betreute, wurde 1992 ein erstes einschlägiges *WHO-Collaboration Center* für Gesundheitsfördernde Krankenhäuser eingerichtet, das auch die Begleitung des HPH-Netzwerks übernahm. Das Pilot-Projekt begann 1993 mit 20 Krankenhäusern aus zwölf europäischen Ländern, wobei Deutschland mit 5 beteiligten Häusern (aus Chemnitz, Chiemsee, Hamburg, Hildesheim, Riedstadt (Pelikan/Wolff 1999) gut vertreten war. Seit 1993 werden jährlich internationale HPH-Konferenzen durchgeführt und ein internationaler HPH-Newsletter publiziert. Seit 1995 hat die WHO, z.T. unterstützt durch die DG Sanco der EC, nationale bzw. regionale HPH-Netzwerke initiiert und anerkannt und einen jährlichen Workshop der Koordinatoren organisiert. In Deutschland und Österreich wurden 1996 entsprechende nationale Netzwerke gegründet. Das Europäische Pilotprojekt wurde mit den *Wiener Empfehlungen* zu Gesundheitsfördernden Krankenhäusern (WHO 1997) abgeschlossen. Seit 1998 gibt es permanente themenspezifische Task-Forces (z.B. für Psychiatrische Einrichtungen, für Einrichtungen für Kinder und Jugendliche, für Migrantenfreundliche Krankenhäuser) des internationalen Netzwerks, seit 2001 auch internationale Arbeitsgruppen und Projekte zu Spezialthemen, besonders zur Qualität (Brandt 2001; Brandt et al. 2005; Groene/Garcia-Barbero 2005), zur Evidenzbasierung (Tonnesen/Fugleholm/Jorgensen 2005) und neuerdings auch zum nachhaltigen GFKH (Weisz et al. 2009). Erarbeitet wurden 18 inhaltliche Kernstrategien und 7 methodische Implementierungsstrategien (Pelikan et al. 2005, 2006; Pelikan 2007b) und fünf Standards (mit Substandards, Indikatoren und messbaren Elementen) zur Selbstevaluation (Fugleholm et al. 2005; Groene 2006).

Seit 2005 hat HPH ein unabhängiges Sekretariat, seit 2008 ist HPH als Verein nach Schweizer Recht konstituiert, mit einer besonderen Beziehung zur WHO. Seitdem hat sich HPH auch für andere Gesundheitseinrichtungen als Krankenhäuser und für außereuropäische Netzwerke (u.a. in Australien, Kanada, Taiwan, Thailand und den USA) geöffnet. Derzeit gibt es ca. 40 nationale bzw. regionale Netzwerke mit ca. 700 Mitgliedseinrichtungen. An den jährlichen internationalen Konferenzen nehmen ca. 500 Delegierte teil.

Diese Entwicklungen in den letzten zwei Dekaden klingen zwar eindrucksvoll, sie können aber auch kritisch beurteilt werden. Quantitativ ist nur eine kleine Minorität von Krankenhäusern bzw. Gesundheitseinrichtungen weltweit Mitglied. Was diese tatsächlich tut, ist relativ unbekannt. Es besteht ein beträchtliches Defizit an systematischer Forschung. Das Wiener Modellprojekt (Nowak et al. 1997, 1998) und das Europäische Pilotkrankenhaus Projekt (Pelikan et al. 1998; Pelikan/Wolff 1999; Tountas et al. 2004) wurden noch systematisch dokumentiert und evaluiert. Seither gab es nur mehr sehr sporadische und begrenzte Untersuchungen (Aujoulat et al. 2006; Polluste et al. 2007; Guo et al. 2007). Die wenigen, auch nur begrenzt evidenzbasierten Einschätzungen in der Literatur (Groene 2005; Pelikan 2007b; Whitehead 2004; Wise/Nutbeam 2007; De Leeuw 2009) sind eher skeptisch, vor allem was die Neuorientierung der Krankenversorgung bzw. der Krankenhäuser durch Gesundheitsförderung betrifft. Derzeit wird eine internationale Evaluationsstudie (PRICES) auf der Ebene der Netzwerke und der Krankenhäuser von einem Team des Ludwig Boltzmann Institute Health Promotion Research (LBIHPR) in Zusammenarbeit mit dem internationalen Netzwerk durchgeführt, deren Ergebnisse werden aber erst Mitte 2010 vorliegen. Hier sollen daher das Was, das Warum und das Wie des HPH/GFKH theoretisch erörtert und reflektiert werden, als Teilantworten auf die Frage nach dem begrenzten Erfolg der bisherigen Umsetzung der Neuorientierung der Gesundheitsdienste durch Gesundheitsförderung im Rahmen des HPH-Netzwerks.

## 2. Was heißt Gesundheitsförderung im Krankenhaus?

Die Anschlussfähigkeit von Gesundheitsförderung an das besonders komplexe (high tech & high touch) Setting der Krankenhäuser ist durchaus nicht trivial. Krankenbehandlung und Gesundheitsförderung zielen beide auf die Verbesserung von Gesundheit ab, meinen damit aber nicht unbedingt das gleiche. Daher ist zunächst auch unklar, wie Gesundheitsförderung an die Krankenversorgung bzw. das Krankenhaus anzubinden ist, als Addendum oder Appendix, als integrierbarer Bestandteil oder als Treibmittel, das die Krankenversorgung radikal verändern soll (Pelikan 2006)?

Zu klären ist daher vorrangig, was Gesundheitsförderung von Krankenbehandlung unterscheidet. Zunächst zielt Gesundheitsförderung durch ihre Orientierung an der Gesundheitsdefinition der WHO, im Unterschied zur klassischen Medizin, auch (und vorrangig) auf die Erhaltung und Vermehrung von *positiver Gesundheit* und nicht nur auf die Herstellung möglichst weitgehender Abwesenheit von Krankheit. Gesundheitsbezogene Interventionen sollen einen möglichst hohen *Gesundheitsgewinn* (Health Gain) bzw. niederen Gesundheitsverlust bewirken, wofür vier unterschiedliche Strategien eingesetzt werden können (Pelikan 2007a; Pelikan/Halbmayer 1999). Neben der *Kuration* und der *Prävention* von spezifischen Krankheiten (oder Risikofaktoren), sind auch die *Protektion* und die *Entwicklung* von positiver Gesundheit möglich. Gesundheitsentwicklung kann z.B. durch gezieltes und systematisches Training erfolgen, was im Rahmen von Krankenbehandlung als Rehabilitation geläufig ist.

Darüber hinaus versteht die Gesundheitsförderung unter umfassender bzw. ganzheitlicher Gesundheit nicht nur etwas Somatisches, sondern gleichermaßen auch etwas *Psychisches* und *Soziales*. Die klassische Medizin hat eine Tendenz, diese Dimensionen entweder auszublenden oder reduktiv, d.h. medikalisierend zu behandeln, also mit materiellen, physikalischen, chemischen oder biologischen Interventionen in individuelle Körper. In der Perspektive der Gesundheitsförderung käme es aber darauf an, Gesundheit auch mit psychischen und sozialen Mitteln und auch über die Umwelt der Individuen hinaus zu beeinflussen.

Zusätzlich fokussiert die Gesundheitsförderung nicht primär auf objektivierbare Funktionstüchtigkeit des Individuums wie die Medizin, sondern mindestens so sehr auf subjektives psychisches *Wohlbefinden* und möglicherweise auch auf soziale *Attraktivität* (Pelikan 2009). Dieser Aspekt von Gesundheit gewinnt in den Zentren der als »Gesundheitsgesellschaft« (Kickbusch, 2006) charakterisierbaren Spätmoderne durch die Kombination von relativem Wohlstand und hoher Konkurrenz zunehmend an Bedeutung.

Und letztlich ist die Gesundheitsförderung nicht vorrangig an der Wiederherstellung der Gesundheit einzelner erkrankter Individuen interessiert, wie die medizinische Krankenversorgung, sondern an der Verbesserung der *Bevölkerungsgesundheit*. Durch die Orientierung an positiver Gesundheit und Gesundheitsgewinn kommen zusätzlich zu den Erkrankten auch andere Personen als Nutznießer für gesundheitsbezogene Interventionen ins Blickfeld: die Angehörigen von Patienten, aber vor allem die Mitarbeiter und deren Angehörige, wie insgesamt Personen in der Nachbarschaft oder in der Gemeinde einer Einrichtung für Krankenversorgung. Damit werden, im Unterschied zur Individualmedizin, Interventionsformen bedeutsam, deren Zielsetzungen verlangen bzw. deren Methoden erlauben, gleichzeitig die Gesundheit einer Vielzahl von Menschen zu beeinflussen, wie z.B. der Setting-Ansatz der Gesundheitsförderung.

Für Krankenversorgungseinrichtungen folgt aus dem erweiterten Gesundheitsbegriff vor allem eine Ausweitung der Definition und der Kriterien für die Bestimmung des Erfolgs ihrer Kernleistungen, der Behandlung und Versorgung, vom eng gefassten »clinical outcome« zum optimalen somato-psycho-sozialen Gesundheitsgewinn, der zusätzlich aktuelle Patientenzufriedenheit und mittel- und längerfristige Lebensqualität der Patienten umfasst.

Gesundheitsförderung hat aber auch eine andere Vorstellung von der Entstehung bzw. Herstellung und damit auch Beeinflussbarkeit von Gesundheit als die klassische Medizin. Gesundheit wird von Menschen, durch deren Entscheidungen und Handlungen in ihrer jeweiligen Umwelt, erzeugt und hängt deshalb von den gegebenen individuellen und gesellschaftlichen, ermöglichenden oder verhindernden (aber nicht determinierenden!) Handlungsbedingungen ab. Systemtheoretisch formuliert, liegt dem ein autopoetisches Verständnis von Gesundheitsreproduktion zugrunde, in das man von außen nur beschränkt direkt einwirken kann. Damit rücken vor allem *Handlungsbedingungen* als Ziele von Interventionen ins Blickfeld. Für deren Konzeptualisierung hat sich für das GFKH – aber auch für den Setting-Ansatz allgemein – ein

Minimal-Schema bewährt, das einerseits handelnde *Akteure* und die *Situation*, in der diese handeln, und andererseits strukturelle *Möglichkeiten* bzw. kulturelle *Präferenzen* von Handlungen unterscheidet (Pelikan/Halbmayer 1999: 19; Pelikan 2007a: 77).

Die Annahmen der Ottawa Charta muten der Medizin nicht nur einen radikalen Paradigmenwechsel im Hinblick auf Gesundheit und deren Herstellung zu. Sie haben auch Konsequenzen für professionelle gesundheitsbezogene Interventionen und für die Gestaltung des Verhältnisses von Professionellen und Laien bei der Erbringung von professionellen Krankenversorgungsdienstleistungen. Angesagt ist eine »neue Bescheidenheit« der Experten, seien das Mediziner oder Angehörige anderer Gesundheitsberufe, aber auch Gesundheitsförderer, hinsichtlich ihrer Möglichkeiten zu intervenieren bzw. zu helfen. Professionelle müssen sich einlassen auf partnerschaftliche, partizipative Ko-Produktion in der Leistungserbringung. Dazu müssen diese zusätzlich in Empowerment und Enablement ihrer Laien-Interaktionspartner investieren, um deren Handlungsbedingungen zu verbessern, um so den bestmöglichen Erfolg auch von professionellen Interventionen zu erzielen. Das Ergebnis von solchen empowernden personenbezogenen Maßnahmen wird zunehmend als messbare (und in der Leistungserbringung von den Professionellen zu berücksichtigende) *Gesundheitskompetenz* (Health Literacy) definiert (Kickbusch 2002; Nutbeam 2000). Für Krankenversorgungseinrichtungen ist dies ein weiteres Kriterium für den individuellen Gesundheitsgewinn bzw. Behandlungserfolg, vor allem bei chronischen Patienten.

Diese (erweiterten und veränderten) Dienstleistungen sind zusätzlich auch in einem gesundheitsförderlichen *Setting* bzw. Umfeld zu erbringen. Das ergibt sich aus den Annahmen über die Herstellung von Gesundheit bzw. über die Notwendigkeit der Ko-Produktion bei professionellen gesundheitsorientierten Interventionen und aus der Bedeutsamkeit situativer Handlungsvoraussetzungen für Ko-Produktion. Der Setting-Ansatz ermöglicht, in Abstimmung auf die tatsächliche, individuelle Gesundheitskompetenz der Patienten (und zusätzlich zu deren individuellem Empowerment durch Gesundheitserziehung), auch situationsbezogene Interventionen (Enabling) zur Verbesserung der gesundheitsbezogenen Les- bzw. Benutzbarkeit (Health Readability) von Versorgungsangeboten, Infrastrukturen und Ressourcen.

Schlussendlich können im Setting Krankenversorgungseinrichtung damit auch die vier anderen, in der OC formulierten allgemeinen Strategien oder Aktionsfelder der Gesundheitsförderung – »Entwicklung einer gesundheitsfördernden Gesamtpolitik«, »Gesundheitsförderliche Lebenswelten schaffen«, Gesundheitsbezogene Gemeinschaftsaktionen unterstützen«, »Persönliche Kompetenz entwickeln« – angewandt werden. Alle Interventionen sollten, wie jede Gesundheitsförderungsinitiative, jeweils einen Katalog von sieben Prinzipien oder Werten der Gesundheitsförderung erfüllen: sie sollten ganzheitlich, auch empowernd und partizipativ, sowie chanchengleich (equitable) und nachhaltig sein und die eher technischen Kriterien inter-sektoral und multi-strategisch erfüllen (Rootman et al. 2001: 4).

Dieses umfassende Verständnis des HPH/GFKH wurde zunächst in den erwähnten Dokumenten der Konsultation, der Budapest Deklaration und den Wiener Empfehlungen entwickelt und anschließend in den Strategien und Standards kodifiziert. Angestrebt wird einerseits eine Erweiterung und Veränderung der relevanten Qualitätsdimensionen für die (Kernleistungen der) Krankenbehandlung durch Integration der Werte, Prinzipien, Standards, Kriterien und Messungen der Gesundheitsförderung in die Leistungserbringung und -beobachtung der Krankenversorgung. Im Sinne von Donabedian (1966) betrifft das sowohl die Qualität der Strukturen, Prozesse und Ergebnisse der Leistungserbringung. Andererseits ist aber auch eine Erweiterung des Leistungsspektrums durch Erbringung/Verordnung zusätzlicher spezifischer, v.a. edukativer, Gesundheitsförderungs-Dienstleistungen, wie eine Entwicklung des Krankenhaus-Settings durch sozio-ökologische Maßnahmen erforderlich.

Dieser umfassende und radikale Paradigmenwechsel des Verständnisses und der Praxis von Krankenversorgung im Krankenhaus stellt die traditionelle Identität des Krankenhauses als Organisation und die aller seiner relevanten Stakeholder in Frage. Liebgewordene Selbstverständlichkeiten der Routine und Autorität der betroffenen Gesundheitsberufe und des darauf beruhenden expertokratisch verstandenen Verhältnisses zu Patienten werden fraglich. Er erfordert auch entsprechende Zusatzqualifikationen für die einzelnen Gesundheitsberufe, unterstützt neue Gesundheitsberufe und verschiebt die eingespielten Machtbeziehungen zwischen den Professionen. Herausgefordert sind aber auch Patienten und deren Angehörige, von denen mündiges Handeln statt regressives Verhalten verlangt wird. Gefordert sind aber auch Management, Eigentümer und Financiers von Krankenversorgungseinrichtungen und die Gesundheitspolitik, da sie Rahmenbedingungen schaffen müssen, die eine Erzielung von umfassendem Gesundheitsgewinn durch gesundheitsförderliche Ko-Produktion von Professionellen, Patienten (und Angehörigen) in einem gesundheitsförderlichen Setting ermöglichen.

## 3. Warum sollten relevante Stakeholder in die Neuorientierung des Krankenhauses durch HPH/GFKH investieren?

Auch wenn es hinreichend plausibel ist, dass Gesundheitsförderung in der Krankenversorgung zur Verbesserung der Gesundheit bestimmter Gruppen der Bevölkerung beträchtlich beitragen kann, und die Machbarkeit und Effektivität von Gesundheitsförderungsmaßnahmen im Krankenhaus durch viele dokumentierte Beispiele (und leider nicht so viele Studien) prinzipiell bestätigt ist, so müssen doch im Setting-Ansatz erst die relevanten Stakeholder vieler konkreter Krankenhäuser (und nicht nur wenige Nationalstaaten, wie in der old Public Health) in die tatsächliche Implementierung dieser Maßnahmen investieren, damit dieses Potenzial auch realisiert werden kann. Warum sollen diese unterschiedlichen Stakeholder (Financiers, Eigentümer, Management, Belegschaft, Patienten, Angehörige) sich für Investitionen in HPH/GFKH entscheiden, welchen »return on investment« bzw. welchen »added value« können sie erwarten und welche Bedingungen müssen gegeben sein, damit es für sie rational ist, dies zu tun?

Aus der Sicht der *Gesundheitsförderung*, und d.h. auch der Public Health und der Gesundheitspolitik, gibt es viele gute Gründe, warum Gesundheitsförderung auch (oder sogar vorrangig) im Sektor oder Funktionssystem der Krankenversorgung bzw. im Krankenhaus betrieben werden sollte. Denn wenn es um die Verbesserung der Bevölkerungsgesundheit geht, kann dieser relativ große und ständig wachsende Sektor, der die »andere Seite der Gesundheit« (Simon 1992), nämlich Krankheit, bearbeitet, und wachsende Anteile des BNP bindet, als einflussreiche und politisch beeinflussbare Gesundheitsdeterminante nicht ignoriert werden. Insbesondere Krankenhäuser als Zentrum der modernen Krankenbehandlung verfügen nicht nur über großes gesundheitsrelevantes Wissen und zugeschriebenes Prestige, sie erreichen auch jährlich große Anteile der Bevölkerung in einer Gesundheitskrise als Patienten und bieten in ihren Kernleistungen noch beträchtliche, ungenutzte Potenziale der Qualitätsverbesserung. Gleichzeitig beschäftigen Krankenhäuser eine große (z.T. knappe) und besonders gesundheitsgefährdete Workforce. Darüber hinaus sind sie als Großeinkäufer von mehr oder weniger gesunden oder gesund erzeugten Produkten und Dienstleistungen, sowie als Produzenten von problematischen Abfällen gesundheitsrelevant. Für die unterschiedlichen Stakeholder des Krankenhauses sind aber normative Forderungen der WHO und von Regierungen bzw. Appelle an ihre Corporate Social Responsibility meist noch kein hinreichender Grund für (freiwillige) Investitionen und einschneidende Veränderungen. Um wirksam zu sein, müssten normative Forderungen auch durch geeignete Incentives, d.h. positive oder negative Sanktionen, unterstützt bzw. abgesichert werden. Häufig ist es aber aussichtsreicher, wenn Gesundheitsförderung nicht als zusätzliches Ziel, sondern als neues Mittel eingeführt wird, um vorhandene Ziele der Krankenhäuser besser erreichen bzw. aktuelle Probleme besser lösen zu können. Genügt für normative Argumentationen (Wertrationalität) noch der Hinweis auf akzeptierte und geteilte Grundwerte, so ist für instrumentelle Begründungen (Zweckrationalität) zunehmend wissenschaftliche Evidenz erforderlich, die belegt, dass Gesundheitsförderungsinitiativen tatsächlich effektive und möglichst auch effizientere Mittel zur Zielerreichung oder Problembearbeitung sind. Aber evidenzbasierte Gesundheitsförderung setzt (öffentliche) Investitionen in entsprechende Studien, Reviews und in Richt- bzw. Leitlinien voraus.

Dabei müssen Begründungen und Argumente spezifisch anschließen an die verschiedenen an der Einführung und Umsetzung von Gesundheitsförderung beteiligten Berufsgruppen, d.h. an die für das Management typische Orientierung an Effizienz und Ökonomie, an die für die professionellen Experten typische Ausrichtung an Qualität im Sinne von Effektivität und Evidenzbasierung und an die für die Patienten und Angehörigen bzw. auch für die Mitarbeiter typischen Erwartungen von subjektiv erfahrbarem Nutzen und Wohlbefinden.

Auch für die verschiedenartigen Nutznießer von Gesundheitsförderung gelten unterschiedliche Bedingungen. Ein Angebot zusätzlicher Gesundheitsförderungsleistungen für *Patienten* ist zwar in deren und im Interesse der Volksgesundheit, ist aber von Krankenhäusern nur dann zu erwarten, wenn es dafür eine entweder privat, öffentlich oder durch die Krankenkassen finanzierte Nachfrage gibt.[3] Günstiger ist die Situation, wenn zusätzliche Gesundheitsförderungsangebote, wie z.B. Schulungen, nachweislich bessere und zumindest langfristig auch kostengünstigere Resultate im Kerngeschäft bringen, oder wenn die Berücksichtigung von Gesundheitsförderungs-Qualitätskriterien – wie: Empowerment, Partizipation, Ganzheitlichkeit oder Nachhaltigkeit – in der Krankenbehandlung zu besserer Ergebnis-Qualität führt.

Für *Mitarbeiter von Krankenhäusern* machen Investitionen in deren Gesundheit, wie in der betrieblichen Gesundheitsförderung generell, betriebswirtschaftlich vor allem dann Sinn, wenn (qualifizierte) Arbeitskräfte entweder knapp sind, was zunehmend der Fall ist und in den USA z.B. zum Konzept des Magnetspitals geführt hat, oder wenn bessere Gesundheit von Mitarbeitern auch nachweislich zur Verbesserung von deren Arbeitsleistungen führt.

Investitionen in Gesundheitsförderung für die *übrige Bevölkerung* sind aus der Sicht des Krankenhauses, wenn dieses im Gesundheitssystem ein isolierter Anbieter ist, betriebswirtschaftlich am wenigsten naheliegend. Es sei denn, ein Krankenhaus hat Überkapazitäten und diese können dadurch ausgelastet werden, allerdings gilt auch das nur, wenn jemand bereit ist, für diese Leistungen zu bezahlen.

Daher ist trotz guter Gründe für Gesundheitsförderung im und durch das Krankenhaus die Diskrepanz zwischen dem, was sinnvoll getan werden könnte und dem, was tatsächlich getan wird, noch auffallend groß. Denn noch fehlen weitgehend gesetzliche Verankerungen von Gesundheitsförderung in der Krankenbehandlung bzw. in der Ausbildung der Gesundheitsberufe, wie auch die notwendigen Ressourcen sowohl für gesundheitswissenschaftliche Forschung zur besseren Evidenz-Basierung wie für die Vorhaltung entsprechender gesundheitsförderlicher Leistungsangebote.

## 4. Wie Gesundheitsförderung in den Betrieb von Krankenhäusern erfolgreich und nachhaltig implementieren?

Wenn geklärt ist, was das Reform-Konzept des HPH/GFKH bedeutet und warum es für unterschiedliche relevante Stakeholder auch Sinn macht, in dessen Realisierung zu investieren, bleibt allein die Frage offen, wie denn diese Umsetzung technisch erfolgen kann und soll. Die prinzipielle Antwort muss hier lauten: genau so, wie auch

3 Deshalb erwartet das internationale HPH-Netzwerk von seinen Mitgliedskrankenhäusern derzeit nicht die verbindliche Einhaltung der neun Kern-Strategien, die mit zusätzlichen Leistungsangeboten verbunden sind, im Gegensatz zu den neun Qualitätsstrategien. Aber eine Arbeitsgruppe des internationalen HPH-Netzwerks hat untersucht, wie Gesundheitsförderungsleistungen in einem DRG-System verankert werden könnten.

andere, umfassendere Veränderungen der Alltagspraxis in Organisationen umgesetzt werden, d.h. mit den üblichen Mitteln des Change-Managements unter Verwendung von Methoden des Projekt- bzw. auch des Qualitäts-Managements. Dabei sind allerdings sowohl Besonderheiten des Krankenhauses als auch der Gesundheitsförderung zu berücksichtigen. Für das *Krankenhaus* als professionelle Expertenorganisation (Mintzberg 1992, 1997; Wolff 1999) ist davon auszugehen, dass die Professionellen der unterschiedlichen Gesundheitsberufe wegen ihrer doppelten Orientierung an und Loyalität gegenüber einerseits der lokalen Organisation des Krankenhauses und andererseits ihrer kosmopolitischen Berufs- bzw. Peer-Gruppe, nicht allein durch lokale Organisationsentwicklung im Krankenhaus zu verändern sind, sondern besser auch gleichzeitig und zu mindestens flankierend durch Maßnahmen im Bereich ihrer Aus-, Weiter- und Fortbildung. Das hatte die WHO bereits in der OC vorgesehen, dem wurde aber in der Umsetzung viel zu wenig Folge geleistet (Nutbeam 1991). Im Kontext des Krankenhauses ist auch damit zu rechnen, dass der in der klinischen Medizin zunehmende Anspruch auf Evidenzbasierung von Interventionen auch auf Gesundheitsförderungsmaßnahmen übertragen wird. Insofern es um Gesundheitsförderung als Inhalt und Prozess der Veränderung geht, sind deren Grundwerte, v.a. Empowerment und Partizipation bzw. Equity und Nachhaltigkeit, auch bei der Wahl der Umsetzungsmethoden zu berücksichtigen, was wenige Verfahren ausschließt (z.B. Business Reengineering), aber mit vielen anderen gut vereinbar ist. Für die Einführung von Gesundheitsförderung gilt dabei, wie für alle kulturellen Veränderungen in Organisationen, dass diese nicht rasch zu erreichen sind und besonders intensiver und umfassender Anstrengungen bedürfen, um erfolgreich stattzufinden.

Die Einführung von umfassender Gesundheitsförderung in Krankenhäuser wurde daher im HPH-Netzwerk im Anschluss an die Konzeption des Wiener Modellprojekts, die Budapester Deklaration (International Network 1991) und die Erfahrungen des Europäischen Pilotkrankenhaus-Projekts zunächst als *Organisationsentwicklung* bzw. als *lernende Organisation*, mit Fokus auf Steigerung des Gesundheitsgewinns und systematischer und kontrollierter Durchführung durch *Projektmanagement* bzw. *Trainings* des Krankenhaus-Personals begriffen (WHO 1997; Pelikan/Wolff 1999). Später wurde ein expliziter Anschluss an die Bewegungen des Qualitäts-Managements und der Evidenzbasierung in der Krankenbehandlung gesucht (Groene/Garcia-Barbero 2005). Von internationalen Arbeitsgruppen des HPH-Netzwerks wurden 18 inhaltliche HPH-Kernstrategien bzw. sieben Umsetzungs-Qualitäts-Strategien formuliert (Pelikan et al. 2005). Angelehnt an das Qualitätsverständnis der ISQUA wurden für ausgewählte Aspekte der Kern- bzw. Umsetzungsstrategien fünf Standards mit Substandards, Indikatoren und Messungen entwickelt, getestet und als Handbuch mit Selbstbewertungsformularen bereit gestellt (Fugleholm et al. 2005; Groene 2006). Die Institutionalisierung von Gesundheitsförderung im Krankenhaus kann dann entweder als eigenes GFQM-System oder integriert in ein vorhandenes QM-System, wie z.B. das EFQM (Brandt 2001; Brandt et al. 2005), oder auch unterstützt durch BSC (ebda.) erfolgen. Die Interpretation der Neuorientierung von Krankenhäusern durch Gesundheitsförderung als Qualitätsentwicklung – mit Fokus auf die spezifische Qualitätsdimension Gesundheitsförderlichkeit – macht Gesundheitsförderung auch gut verbindbar mit Qualitätskriterien, die aus anderen Reformbewegungen resultieren, wie Nachhaltigkeit oder Corporate Social Responsibility. Es geht dann um die gleichzeitige multidimensionale Optimierung von unterschiedlichen Qualitätsdimensionen.

Gleichzeitig wurde (2001) ein WHO-CC für evidenzbasierte Gesundheitsförderung im Krankenhaus in Kopenhagen gegründet, bei dem auch das Internationale Sekretariat von HPH derzeit angesiedelt ist, in dem Evidenz zur Gesundheitsförderung vor allen in den Kernprozessen der Krankenversorgung gesammelt und aufbereitet, sowie eigene Untersuchungen durchgeführt werden.

## 5. Schlussbemerkung

Das HPH/GFKH ist ein komplexes und anspruchsvolles Konzept, das sich aber gut begründen und im Prinzip auch umsetzen lässt. Auch wenn eine systematische Evaluation der Umsetzung derzeit noch in Arbeit ist, lässt sich sagen, dass das Ausmaß der tatsächlichen Umsetzung weit hinter den hohen Erwartungen und Hoffnungen der Initiatoren zurückbleibt. Aber es gibt zunehmend und weltweit ermutigende Beispiele und Wachstum. Der begrenzte Erfolg hat neben der Komplexität und Radikalität des Konzepts unterschiedliche Gründe. Als normatives Konzept erfährt GFKH nicht genügend Unterstützung durch die Gesundheitspolitik, als instrumentelles Konzept ist es zu wenig durch Forschung abgestützt und steht in Konkurrenz zu anderen, z.T. simpleren, Reformkonzepten. Für die Experten der Expertenorganisationen Krankenhaus gilt, dass ihr professionelles Verhalten nur zum Teil an ihrer lokalen Arbeitsstätte verändert werden kann und zugleich auf Veränderungen ihrer Aus-, Fort- und Weiterbildung angewiesen ist. Wenn Politik, Ausbildung, Forschung und Praxis sich nicht stärker für eine Neuorientierung der Gesundheitsdienste engagieren, wird es wohl beim eingangs zitierten Urteil von Rosenbrock/Gerlinger (2004: 66) bleiben müssen: »Gesundheitsförderung wird (…) auch als Element der Krankenbehandlung und bei der Betreuung chronisch Kranker *vorgeschlagen* und *zum Teil erprobt*.«

## Literatur

Aujoulat, Isabelle/Simonelli, Fabricio/Deccache, Alain (2006): Health promotion needs of children and adolescents in hospitals: A review, in: Patient Education and Counseling 61, 23-32.

Baric, Leo/Conrad, Günter (1999): Gesundheitsförderung in Settings. Konzept, Methodik und Rechenschaftspflichtigkeit zur praktischen Anwendung des Settingsansatzes der Gesundheitsförderung. Gamburg.

Brandt, Elimar (Hrsg.) (2001): Qualitätsmanagement und Gesundheitsförderung im Krankenhaus: Handbuch zur EFQM-Einführung. Neuwied/Kriftel.

Brandt, Elimar/Schmidt, Werner/Dziewas, Ralf et al. (2005): Implementing the Health Promoting Hospitals strategy through a combined application of the EFQM Excellence Model and the Balanced Scorecard, in: Groene/Garcia-Barbero (Hrsg.): Health promotion in hospitals, 84-102.

De Leeuw, Evelyne (2009): Editorial: Have the health services reoriented at all?, in: Health Promotion International 24, 105-107.

Donabedian, Avedis (1966): Evaluating the Quality of Medical Care, in: The Milbank Memorial Fund Quarterly 44, 166-206.

Dooris, Mark (2006): Healthy settings: challenges to generating evidence of effectiveness, in: Health Promotion International 21, 55-65.

Fugleholm, Anne Mette/Jörgensen, Svend Juul/Möller, Lilian et al. (2005): Development of standards for disease prevention and health promotion, in: Groene/Garcia-Barbero (Hrsg.): Health promotion in hospitals, 68-83.

Groene, Oliver (2006): Implementing health promotion in hospitals: Manual and self-assessment forms. Copenhagen.

Groene, Oliver (2005): Evaluating the progress of the Health Promoting Hospitals Initiative? A WHO perspective, in: Health Promotion International 20, 205-207.

Groene, Oliver/Garcia-Barbero, Mila (eds.) (2005): Health promotion in hospitals: Evidence and quality management. Copenhagen.

Guo, X./Tian, X.Y./Pan, Y.S. et al. (2007): Managerial attitudes on the development of health promoting hospitals in Beijing, in: Health Promotion International 22, 182-190.

International Network of Health Promoting Hospitals (1991): The Budapest Declaration on Health Promoting Hospitals. Budapest [http://www.euro.who.int/document/ihb/hphbudadecl.pdf].

Kickbusch, Ilona. (2006): Die Gesundheitsgesellschaft. Gamburg.

Kickbusch, Ilona (2002): Health literacy: a search for new categories, in: Health Promotion International 17, 1-2.

Milz, Helmut/Vang, J. (1989): Consultation on the Role of Health Promoting Hospitals, in: Health Promotion International 4, 425-427.

Mintzberg, Henry (1997): Toward Healthier Hospitals, in: Health Care Management Review 22(4), 9-18.

Mintzberg, Henry (1992): Die Mintzberg-Struktur: Organisation effektiver gestalten. Landsberg/Lech.

Nowak, Peter/Lobnig, Hubert/Krajic, Karl et al. (1998): Case Study Rudolfstiftung Hospital, Vienna, Austria – WHO-Model Project »Health and Hospital«, in Pelikan/Garcia-Barbero/Lobnig et al. (eds.): Pathways to a Health Promoting Hospital. Experiences from the European Pilot Hospital Project 1993-1997, Vol. 2. Werbach-Gamburg, 47-66.

Nowak, Peter/Lobnig, Hubert/Pelikan, Jürgen M. et al. (1997): Das Gesundheitsfördernde Krankenhaus. Ergebnisse und Umsetzungserfahrungen am Beispiel eines österreichischen Modellprojekts. Wien.

Nutbeam, Don (2000): Health literacy as a public health goal: a challenge for contemporary health education and communication strategies into the 21st century, in: Health Promotion International 15, 259-267.

Nutbeam, Don (1998): Health promotion glossary, in: Health Promotion International 13, 349-364.

Nutbeam, Don (1991): Re-orienting health services: moving from service management to health outcomes, in: Health Promotion International 6, 169-171.

Pelikan, Jürgen M. (2006): Linking Health Promotion and Health Care in the Interest of a New Public Health, in: Noack, Horst/Kahr-Gottlieb, Dorothea (eds.): Promoting the Public's Health. Conference Report EUPHA 2005. Graz, 99-106.

Pelikan, Jürgen M. (2007a): Gesundheitsförderung durch Organisationsentwicklung. Ein systemtheoretischer Lösungszugang, in: Prävention und Gesundheitsförderung 2, 74-81.

Pelikan, Jürgen M. (2007b): Health Promoting Hospitals – Assessing Developments in the Network, in: Italian Journal of Public Health 4, 261-270.

Pelikan, Jürgen M. (2009): Ausdifferenzierung von spezifischen Systemen für Krankenbehandlung und Gesundheitsförderung oder: Leben wir in der »Gesundheitsgesellschaft«?, in: Österreichische Zeitschrift für Soziologie 34(2), 28-47.

Pelikan, Jürgen M./Dietscher, Christina/Krajic, Karl et al. (2005): 18 Core Strategies for Health Promoting Hospitals (HPH), in: Groene/Garcia-Barbero (Hrsg.): Health promotion in hospitals, 48-67.

Pelikan, Jürgen M./Dietscher, Christina/Krajic, Karl et al. (2006): Putting HPH Policy into Action. Working Paper of the WHO Collaborating Centre on Health Promotion in Hospitals and Health Care. Vienna.

Pelikan, Jürgen M./Halbmayer, Ernst (1999): Gesundheitswissenschaftliche Grundlagen zur Strategie des Gesundheitsfördernden Krankenhauses, in: Pelikan/Wolff (Hrsg.): Das gesundheitsfördernde Krankenhaus, 13-36.

Pelikan, Jürgen M./Krajic, Karl/Lobnig, Hubert et al. (1998): The European Pilot Hospital Project of Health Promoting Hospitals – a Summary, in: Pelikan, Jürgen M./Krajic, Karl/Lobnig, Hubert (eds.): Feasibility, Effectiveness, Quality and Sustainability of Health Promoting Hospital Projects. Proceedings of the 5th International Conference on Health Promoting Hospitals. Vienna, Austria, April 16-19, 1997. Gamburg, 13-26.

Pelikan, Jürgen M./Wolff, Stefan (1999): Das gesundheitsfördernde Krankenhaus. Konzepte und Beispiele zur Entwicklung einer lernenden Organisation. München/Weinheim.

Poland, Blake D./Green, Lawrence W./Rootman, Irving (eds.) (2000): Settings for Health Promotion: Linking Theory and Practice. Thousand Oaks.

Polluste, Kaja/Alop, Jane/Groene, Oliver et al. (2007): Health-promoting hospitals in Estonia: what are they doing differently?, in: Health Promotion International 22, 327-336.

Rootman, Irving/Goodstadt, Michael/Hyndman, Brian et al. (2001): Evaluation in health promotion: principles and perspectives. Copenhagen.

Rosenbrock, Rolf/Gerlinger, Thomas (2004): Gesundheitspolitik. Eine systematische Einführung. Bern.

Simon, Fritz B. (1992): Die andere Seite der Krankheit, in: Baecker, Dirk (Hrsg.): Probleme der Form. Frankfurt a.M., 266-289.

Tonnesen, Hanne/Fugleholm, Anne Mette/Jorgensen, Svend Juul (2005): Evidence for health promotion in hospitals, in: World Health Organization, Regional Office for Europe (ed.): Health promotion in hospitals: Evidence and quality management. Copenhagen, 22-47.

Tountas, Yannis/Pavi, Elpida/Tsamandouraki, Kyriaki et al. (2004): Evaluation of the participation of Aretaieion Hospital, Greece in the WHO Pilot Project of Health Promoting Hospitals, in: Health Promotion International 19, 453-462.

Weisz, Ulli/Haas, Willi/Pelikan, Jürgen M. et al. (2009): Das nachhaltige Krankenhaus – Erprobungshase (Social Ecology Working Paper No. 119). Wien.

Whitehead, Dean (2004): The European Health Promoting Hospitals (HPH) project: how far on?, in: Health Promotion International 19, 259-267.

WHO – World Health Organization (2009): Nairobi Call to Action for Closing the Implementation Gap in Health Promotion. Nairobi.

WHO – World Health Organization (2008): The Tallinn Charter: Health Systems for Health and Wealth. Tallinn.

WHO – World Health Organization (1997): The Vienna Recommendations on Health Promoting Hospitals. Vienna.

WHO – World Health Organization (1986): Ottawa Charter for Health Promotion. Geneva.

Wise, Marilyn/Nutbeam, Don (2007): Enabling health systems transformation: what progress has been made in re-orienting health services? in: Promotion & Education 14 (suppl. 2), 23-27.

Wolff, Stefan (1999): Organisationswissenschaftliche Grundlagen: Das Krankenhaus als Organisation, in: Pelikan/Wolff (Hrsg.): Das gesundheitsfördernde Krankenhaus, 37-50.

# Über die Autoren

*Heinz-Harald Abholz*, Prof. Dr. med.; Facharzt für Allgemeinmedizin und Facharzt für Innere Medizin. Direktor der Abteilung für Allgemeinmedizin, Universitätsklinikum, Heinrich-Heine-Universität Düsseldorf. Arbeitsschwerpunkte: Allgemeinmedizin-Forschung, Versorgungsforschung, evidenzbasierte Medizin, Prävention.

*Dieter Ahrens*, Prof. Dr. PH, MPH; Professor für Gesundheitsökonomie und -management an der Hochschule Aalen. Arbeitsgebiete: Effektivität und Effizienz gesundheitlicher Interventionen, insbes. von Prävention und Gesundheitsförderung, betriebliches Gesundheitsmanagement, Krankenhausmanagement.

*Thomas Altgeld*, Diplom-Psychologe; Geschäftsführer der Landesvereinigung für Gesundheit und Akademie für Sozialmedizin Niedersachsen e.V. Arbeitsschwerpunkte: Gesundheitliche Chancengleichheit, Systemische Organisationsentwicklung und -beratung, Qualität in der Gesundheitsförderung, Gesundheitsmanagement in öffentlichen Verwaltungen, Gesundheit von Kindern und Jugendlichen, Männergesundheit.

*Bernhard Badura*, Prof. Dr. rer. soc.; Gesundheitswissenschaftler; emeritierter Professor für Gesundheitswissenschaften, bis 2008 Leiter der Arbeitsgruppe »Sozialepidemiologie und Gesundheitssystemgestaltung« an der Fakultät für Gesundheitswissenschaften der Universität Bielefeld. Arbeitsschwerpunkte: Gesundheitssystemforschung, vergleichende Organisationsforschung, Gestaltung und Beurteilung von Gesundheitsmanagementsystemen.

*Gesine Bär*, Diplom-Soziologin; wissenschaftliche Mitarbeiterin im Kooperationsverbund »Gesundheitsförderung bei sozial Benachteiligten« bei Gesundheit Berlin-Brandenburg. Arbeitsschwerpunkte: soziallagenbezogene Gesundheitsförderung, local governance und Quartiersentwicklung.

*Michael Bochow*, Dr. rer. pol.; Soziologe; seit 1987 tätig in der sozialwissenschaftlichen AIDS-Forschung und Minderheitenforschung. Arbeitsschwerpunkte: AIDS-Prävention, Lebenswelten schwuler Männer.

*Bernard Braun*, Dr. rer. pol., Diplomsoziologe; wissenschaftlicher Mitarbeiter und Leiter der Forschungseinheit Gesundheitspolitik und Evaluation medizinischer Versorgung, Zentrum für Sozialpolitik der Universität Bremen; Lehre im Studiengang Public Health der Universität Bremen. Arbeitsschwerpunkte: Gesundheitssystemforschung, Gesundheits- und Sozialpolitikfolgenforschung, Gesundheitsberichterstattung mit GKV-Routinedaten.

*Hans-Ulrich Deppe*, Prof. Dr. med.; 1972–2004 Direktor des Instituts für Medizinische Soziologie im Klinikum der Universität Frankfurt a.M. Arbeitsschwerpunkte: Politische Ökonomie des Gesundheitswesens in Deutschland, internationaler Vergleich von Gesundheitssystemen, soziale Bewegungen im Gesundheitswesen.

*Anja Dieterich*, Dr. med., MPH; wissenschaftliche Mitarbeiterin in der Forschungsgruppe Public Health am Wissenschaftszentrum Berlin für Sozialforschung (WZB). Arbeitsschwerpunkte: Lokale Systementwicklung im Gesundheitssystem (Integrierte Versorgung), Chancen und Probleme interprofessioneller und organisationsübergreifender Zusammenarbeit in der Krankenversorgung, Perspektiven der Primärversorgung, Versorgung älterer Menschen, Rollenwandel von Professionellen und Patient/innen im Gesundheitswesen, Erwerb kommunikativer und sozialer Kompetenzen in der Ausbildung der Gesundheitsberufe.

*Michael Drupp*, Dr., Diplom-Sozialwissenschaftler; Leiter des niedersächsischen AOK-Instituts für Gesundheitsconsulting, Hannover. Arbeitsschwerpunkte: Betriebliches Gesundheitsmanagement, Gesundheitsförderung und demographischer Wandel, Mental Health, Netzwerkmanagement.

*Thomas Elkeles*, Prof. Dr. med.; Diplom-Soziologe; seit 2001 Hochschullehrer an der Hochschule Neubrandenburg, Fachbereich Gesundheit, Pflege, Management. Arbeitsschwerpunkte: Soziale Ungleichheit und Gesundheit, Präventions- und Gesundheitssystemforschung, Gesundheitsberichterstattung, Sozialepidemiologie, Arbeits- und Organisationswissenschaften, Evaluationsforschung, Regionalsoziologie.

*Fabian Engelmann*, Diplom-Politologe, MPH; wissenschaftlicher Mitarbeiter im Deutschen Bundestag (Büro Biggi Bender, Sprecherin für Gesundheitspolitik in der Bundestagsfraktion Bündnis 90/Die Grünen). Arbeitsschwerpunkte: Gesundheitspolitik.

*Stefan Etgeton*, Dr. phil.; Leiter des Fachbereichs Gesundheit, Ernährung beim Verbraucherzentrale Bundesverband. Arbeitsschwerpunkte: Gesundheitspolitik, Ernährung.

*Andrea Fischer*, Diplom-Volkswirtin; freie Beraterin. Arbeitsschwerpunkte: Gesundheitspolitik und Gesundheitswirtschaft.

*Raimund Geene*, Prof. Dr., MPH; Politik- und Gesundheitswissenschaftler; 1998–2006 Geschäftsführer von Gesundheit Berlin, seit 2005 Professor am Fachbereich Angewandte Humanwissenschaften der Hochschule Magdeburg-Stendal, Lehrgebiete Public Health, Kindergesundheit, Sozialpädagogik, Gesundheits-, Sozial- und Familienpolitik. Arbeitsschwerpunkte: Gesundheits- und Präventionspolitik, Frühe Hilfen/Kinder- und Familiengesundheit, Selbsthilfe und Patientenunterstützung.

*Thomas Gerlinger,* Prof. Dr. phil. Dr. rer. med.; Gesundheits- und Politikwissenschaftler; 2004–2010 Professor für Medizinische Soziologie an der Goethe-Universität Frankfurt, seit 2010 Professor für Gesundheitswissenschaften und Leiter der Arbeitsgruppe »Gesundheitssysteme, Gesundheitspolitik und Gesundheitssoziologie« an der Fakultät für Gesundheitswissenschaften der Universität Bielefeld. Arbeitsschwerpunkte: Gesundheitssystemforschung, Vergleich von Gesundheitssystemen, Gesundheitspolitik, europäische Integration.

*Gerd Glaeske,* Prof. Dr. rer nat.; Professor für Arzneimittelversorgungsforschung; Hochschullehrer im Bereich Public Health des Fachbereichs Human- und Gesundheitswissenschaften der Universität Bremen. Co-Leiter der Abteilung Gesundheitsökonomie, Gesundheitspolitik und Versorgungsforschung am Zentrum für Sozialpolitik (ZeS) der Universität Bremen, Mitglied des Sachverständigenrats zur Begutachtung der Entwicklung im Gesundheitswesen und im wissenschaftlichen Beirat der Bundeszentrale für gesundheitliche Aufklärung, Leiter der Arbeitsgruppe Arzneimittelanwendungsforschung. Arbeitsschwerpunkte: Arzneimittelversorgung, Arzneimittelmarkt, Versorgungspolitik in der GKV.

*Rudolf Hickel,* Prof. Dr. rer. pol.; Wirtschaftswissenschaftler; von 1971 bis 2007 Professor an der Universität Bremen, zunächst für Politische Ökonomie, dann für Finanzwissenschaft, seit 2001 Direktor des Instituts für Arbeit und Wirtschaft (IAW) der Universität Bremen; Mitglied der Arbeitsgruppe Alternative Wirtschaftspolitik (seit 1975) und im Wissenschaftlichen Beirat von attac. Arbeitsschwerpunkte: Wirtschaftspolitik, Finanzpolitik, Globalisierung.

*Jens Holst,* Dr. med. Dr. PH; Facharzt für Innere Krankheiten; Gesundheitswissenschaftler; selbständiger Berater in der Entwicklungszusammenarbeit, kooperierender Forscher des Wissenschaftszentrums Berlin (WZB), Dozent an der Hochschule Magdeburg-Stendal und freier Journalist.

*Klaus Hurrelmann,* Prof. Dr.; Sozial-, Gesundheits- und Erziehungswissenschaftler; Professor of Public Health and Education, Hertie School of Governance, Berlin. Arbeitsschwerpunkte u.a.: strategische Verbindung von Bildungs-, Sozial- und Gesundheitspolitik, Interventionsstrategien zur Prävention von sozialen und gesundheitlichen Benachteiligungen.

*Holger Kilian,* Diplom-Soziologe, MPH; Referent bei Gesundheit Berlin-Brandenburg. Arbeitsschwerpunkte: Gesundheitsförderung, Gesundheitsziele, Qualitätsentwicklung.

*Sebastian Klinke,* Dr. rer. pol.; Politologe; seit 2010 wissenschaftlicher Mitarbeiter im artec – Forschungszentrum Nachhaltigkeit an der Universität Bremen; zuvor wissenschaftlicher Mitarbeiter in der Forschungsgruppe Public Health am Wissenschaftszentrum Berlin (WZB). Arbeitsschwerpunkte: Wohlfahrtsstaatstheorie, Politikfeldanalyse, Sozialpolitik, Gesundheitspolitik mit dem Schwerpunkt stationärer Sektor, ordnungspolitischer Wandel im Gesundheitswesen.

*Wolfhard Kohte*, Prof. Dr. jur.; Rechtswissenschaftler; Professor für Bürgerliches Recht, Deutsches und Europäisches Arbeits-, Unternehmens- und Sozialrecht am Juristischen Bereich der Martin-Luther-Universität in Halle/Saale. Arbeitsschwerpunkte: Arbeits- und Arbeitsschutzrecht, betriebliche Gesundheitsförderung und Rehabilitation sowie weitere Themen des Europäischen Arbeits- und Sozialrechts.

*Frauke Koppelin*, Prof. Dr., Sozialwissenschaftlerin und Biologin; Professorin für Gesundheitswissenschaften an der Fachhochschule Emden/Leer, seit Oktober 2009 Professur für Sozialepidemiologie mit Schwerpunkt Geschlecht und Gesundheit an der Universität Bremen (Vertretung). Arbeitsschwerpunkte: Arbeitsweltbezogene Gesundheitsforschung, Betriebliches Gesundheitsmanagement, Genderforschung in der Medizin, Präventionsforschung, Medizinsoziologie und -psychologie, Professionalisierung in den Gesundheitswissenschaften.

*Susanne Kümpers*, Diplom-Pädagogin, Dr., MPH; wissenschaftliche Mitarbeiterin und Koordinatorin im Forschungsbereich Alter, Ungleichheit und Gesundheit in der Forschungsgruppe Public Health am Wissenschaftszentrum Berlin für Sozialforschung. Arbeitsschwerpunkte: Versorgungsforschung (Bedingungen und Chancen integrierter Versorgung) und Präventionsforschung mit dem Fokus auf ältere Menschen und Benachteiligung, Sozialraumbezug, Internationaler Vergleich und Transfer (Gesundheitspolitik und -systemanalyse).

*Uwe Lenhardt*, Dr. rer. med., Diplom-Politologe; 1993–2004 wissenschaftlicher Mitarbeiter in der von Rolf Rosenbrock geleiteten Forschungsgruppe Public Health am Wissenschaftszentrum Berlin für Sozialforschung, seit 2004 an der Bundesanstalt für Arbeitsschutz und Arbeitsmedizin. Arbeitsschwerpunkte: Analyse des Arbeitsschutzsystems und der Betrieblichen Gesundheitsförderung auf nationaler und internationaler Ebene.

*Martin Moers*, Prof. Dr. phil., M.A.; Krankenpfleger; Professor für Pflegewissenschaft an der Fachhochschule Osnabrück. Arbeitsschwerpunkte: Professionalisierung, Theorieentwicklung und Systematisierung der Pflege, insbesondere Qualitätsentwicklung, chronische Krankheit.

*Rainer Müller*, Prof. Dr. med.; Facharzt für Arbeits-, Sozialmedizin; von 1976 bis 2007 (Emeritierung) Hochschullehrer an der Universität Bremen, Gründungsmitglied des Zentrums für Sozialpolitik, Leiter der Abteilung Gesundheitspolitik, Arbeits- und Sozialmedizin, Mitinitiator des Studienganges Public Health/Gesundheitswissenschaften der Universität Bremen. Arbeitsschwerpunkte: Arbeitswelt, Berufsverlauf/Gesundheit, Arbeitsschutz, Gesundheitspolitik.

*Wolf-Dieter Narr,* Prof. Dr.; Politikwissenschaftler; von 1971 bis 2002 Professor für empirische Theorie der Politik am Otto-Suhr-Institut (OSI) der Freien Universität Berlin; Mitgründer und Mitsprecher des Komitees für Grundrechte und Demokratie. Arbeitsschwerpunkte: Menschenrechte, Globalisierung, Demokratie.

*Jens-Uwe Niehoff,* Prof. Dr. med.; Arzt, Consultant, Bildungsarbeit, Publizist. Arbeitsschwerpunkte: Sozialmedizin, Gesundheitspolitik.

*Horst Noack*, Prof. em. Dr. PhD; bis 2006 Vorstand des Instituts für Sozialmedizin und Epidemiologie der Medizinischen Universität Graz, Ehrenpräsident der Österreichischen Gesellschaft für Public Health (ÖGPH). Arbeitsgebiete: Public Health, Sozialepidemiologie, Gesundheitsförderungsforschung, Lehre in Sozialmedizin.

*Jürgen M. Pelikan*, Prof. Dr. phil.; emeritierter Professor am Institut für Soziologie an der Universität Wien; Key Researcher Programline Hospitals und Direktor des WHO-Collaborating Centre for Health Promotion in Hospitals and Health Care am Ludwig Boltzmann Institute Health Promotion Research, Wien. Arbeitsschwerpunkte: Gesundheitssystemforschung, Organisation und Organisationsentwicklung, Setting-Ansatz der Gesundheitsförderung, Gesundheitsförderung im Krankenhaus, Qualitätssicherung und Evaluation in der Gesundheitsförderung und Krankenversorgung.

*Hartmut Reiners*, Diplom-Volkswirt; Ökonom und Publizist; bis 2009 Referatsleiter Grundsatzfragen der Gesundheitspolitik im Gesundheitsministerium Brandenburg. Arbeitsschwerpunkte: Gesundheitspolitik, Ökonomie des Gesundheitswesens.

*Daniel Rühmkorf,* Dr. med.; seit 2009 Staatssekretär im Ministerium für Umwelt, Gesundheit und Verbraucherschutz des Landes Brandenburg; zuvor Referent für Gesundheitspolitik und Pflege in der Bundestagsfraktion DIE LINKE. Arbeitsschwerpunkte: Gesundheits- und Pflegepolitik, medizinische und pflegerische Versorgung.

*Jörg Schaaber*, Diplom-Soziologe, MPH; Gesundheitswissenschaftler; Mitarbeiter bei der BUKO Pharma-Kampagne; Chefredakteur des Pharma-Brief, Geschäftsführer und Redakteur bei der unabhängigen Verbraucherzeitschrift Gute Pillen – Schlechte Pillen; Mitbegründer des globalen Netzwerks Health Action International (HAI); seit 2008 Präsident der International Society of Drug Bulletins (ISDB); Mitglied im Unterausschuss Arzneimittel des Gemeinsamen Bundesausschusses (GBA). Arbeitsschwerpunkte: Arzneimittelpolitik, Arzneimittelbewertung.

*Doris Schaeffer*, Prof. Dr. phil.; Dipl. Erziehungswissenschaftlerin; Professorin an der Fakultät für Gesundheitswissenschaften der Universität Bielefeld, Leiterin des Instituts für Pflegewissenschaft. Arbeitsschwerpunkte: Versorgung und Bewältigung chronischer Krankheit, Gesundheitserhaltung im Alter, Professionsforschung im Gesundheitswesen, Versorgungs- und Pflegeforschung.

*Norbert Schmacke*, Prof. Dr. med.; Professor für Public Health an der Universität Bremen, Leiter der Arbeits- und Koordinierungsstelle Gesundheitsversorgungsforschung. Arbeitsschwerpunkte: Versorgungsforschung, v.a. Studien zur Perspektive von Leistungserbringern wie Patienten auf Erkrankungen und das Versorgungsgeschehen.

*Bettina Schmidt*, Prof. Dr. PH; Professorin für Soziale Arbeit im Gesundheitswesen. Arbeitsschwerpunkte: Gesundheitsförderung, Gesundheitspolitik.

*Alf Trojan*, Prof. Dr. med., Dr. phil., M.Sc. (London); Direktor des Instituts für Medizin-Soziologie, Universitätsklinikum Hamburg-Eppendorf. Arbeitsschwerpunkte: soziale Netzwerke und Selbsthilfe; kommunale Gesundheitsförderung; Patienten- und Mitarbeiterbefragungen im Krankenhaus.

*Hans-Jürgen Urban*, Diplom-Politologe, Dr. phil.; Geschäftsführendes Vorstandsmitglied der IG Metall. Arbeitsschwerpunkte: Sozialpolitik, Gesundheitspolitik, Arbeitssoziologie, Gewerkschaftsforschung, Kapitalismusanalyse, Europäische Integration.

*Heiko Waller*, Prof. Dr. med. Dr. phil., M.Sc. (London); ehem. Leiter des Zentrums für Angewandte Gesundheitswissenschaften der Universität Lüneburg. Arbeitsschwerpunkte: Gesundheitsförderung und Prävention, soziale Benachteiligung und Gesundheit, Sozialpsychiatrie.

*Volker Wanek*, Dr. phil.; Diplom-Soziologe; Medizinsoziologe; Referent für Prävention im GKV-Spitzenverband, Berlin. Arbeitsschwerpunkte: Weiterentwicklung der Handlungsfelder und Kriterien für die Primärprävention und betriebliche Gesundheitsförderung in der GKV.

*Michael T. Wright*, Prof. Dr. phil., LICSW, MS; Professor für Methoden der empirischen Sozialforschung an der Katholischen Hochschule für Sozialwesen Berlin; Koordinator der Forschungsbereiche/Aids und Partizipative Gesundheitsforschung in der Forschungsgruppe Public Health, Wissenschaftszentrum Berlin für Sozialforschung. Arbeitsschwerpunkte: partizipative Gesundheitsforschung, Qualitätsentwicklung, Gesundheitsförderung und Prävention.